儿科常见疾病临床诊治

吴桂英　刘志刚　高爱民　主编

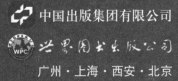

中国出版集团有限公司

世界图书出版公司

广州·上海·西安·北京

图书在版编目（CIP）数据

儿科常见疾病临床诊治 / 吴桂英, 刘志刚, 高爱民
主编. -- 广州：世界图书出版广东有限公司, 2023.5
ISBN 978-7-5192-9270-6

Ⅰ. ①儿… Ⅱ. ①吴… ②刘… ③高… Ⅲ. ①小儿疾
病 – 诊疗 Ⅳ. ①R72

中国版本图书馆 CIP 数据核字（2021）第 274769 号

书　　名	儿科常见疾病临床诊治	
	ERKE CHANGJIAN JIBING LINCHUANG ZHENZHI	
主　　编	吴桂英　刘志刚　高爱民	
责任编辑	梁少玲	
装帧设计	天顿设计	
责任技编	刘上锦	
出版发行	世界图书出版有限公司　世界图书出版广东有限公司	
地　　址	广州市海珠区新港西路大江冲 25 号	
邮　　编	510300	
电　　话	020-84460408	
网　　址	http://www.gdst.com.cn	
邮　　箱	wpc_gdst@163.com	
经　　销	各地新华书店	
印　　刷	三河市天润建兴印务有限公司	
开　　本	787mm×1092mm　1/16	
印　　张	27.5	
字　　数	683 千字	
版　　次	2023 年 5 月第 1 版　2023 年 5 月第 1 次印刷	
国际书号	ISBN 978-7-5192-9270-6	
定　　价	288.00 元	

主编简介

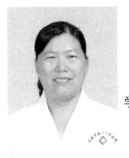

　　吴桂英，毕业于山东第一医科大学（原泰山医学院）临床医学专业，医学学士学位。泰安市第一人民医院儿科主任，副主任医师。

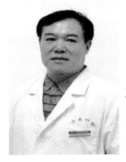

　　刘志刚，医学博士，山东第一医科大学附属济南妇幼保健院儿科、急诊科主任，主任医师。

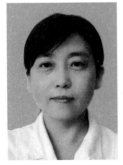

　　高爱民，毕业于遵义医学院临床医学专业，医学学士学位。贵阳市妇幼保健院儿童内分泌遗传代谢科副主任医师。

编 委 会

主 编

吴桂英　刘志刚　高爱民

副 主 编

张月志　冉　静　贾振华　高海艳
宿春竹　曹慧娟　郝晓瑞　徐天波

编 者　（以姓氏笔画为序）

马晓珊　山东第一医科大学附属济南妇幼保健院
冉　静　山东中医药大学第二附属医院
刘志刚　山东第一医科大学附属济南妇幼保健院
许士梅　济南市章丘区人民医院
李可可　洛阳市偃师人民医院
李华明　菏泽市牡丹人民医院
吴桂英　泰安市第一人民医院
张月志　铜仁市德江县妇幼保健院
陈　磊　沧州市中心医院
郝晓瑞　晋中市第一人民医院
贾振华　临汾市妇幼保健院 儿童医院
徐天波　浙江省天台县人民医院
高爱民　贵阳市妇幼保健院
高海艳　吕梁市人民医院
姬鹏鹏　洛阳市偃师人民医院
曹慧娟　晋中市第一人民医院
宿春竹　同江市中医医院
黎锦平　东莞常安医院

前　言

现代医学和生命科学的快速发展使得越来越多的新理论和新技术广泛应用于儿科临床,作为优秀的临床儿科医生,不仅要熟悉儿童及青少年的生长发育规律,还要掌握现代社会学、基础医学、预防医学的知识。随着时代的发展,临床儿科医生应不断学习,并掌握新的医学知识和诊疗技术。因此,为了适应现代儿科学的发展,编写一本较为全面的儿科诊疗著作显得尤为重要。

本书重点阐述了儿科常见病的临床诊治,主要包括消化、呼吸、循环、泌尿、血液、神经等系统疾病。全书本着严谨求实的态度,立足临床实践,内容全面翔实,重点突出,可读性强,有利于指导儿科医生解决在儿科临床中遇到的实际问题。

尽管本书融实用性、前沿性的儿科诊疗知识和技术于其中,但在医学知识日新月异的今天,本书可能仍然存在一些不足之处,望各位读者批评指正,以便再版时修正和补充。

目　　录

第一章　新生儿疾病

第一节　新生儿窒息

一、新生儿窒息

新生儿窒息是指婴儿出生1分钟无自主呼吸或未建立有效通气的呼吸动作,呈现外周性(四肢肢端)和(或)中央性(面部、躯干和黏膜)发绀甚至肤色苍白,肌张力不同程度的降低(严重时四肢松软),心率可能下降至小于100次/分,甚至小于60次/分,血压正常或下降,最严重者甚至无心跳。新生儿窒息主要是由于产前或产程中胎儿与母体间的血液循环和气体交换受到影响,致使胎儿发生进行性缺氧、血液灌流降低引起的,此类窒息又称为胎儿窒息或宫内窘迫;少数是由于出生后的因素引起的。新生儿窒息是新生儿死亡或智力伤残的主要原因之一。

(一)病因

1.产前或产程中

(1)母亲因素:任何导致母体血氧含量降低的因素都会引致胎儿缺氧,如急性失血、贫血(Hb<100g/L)、一氧化碳中毒、低血压、妊娠期高血压、慢性高血压、糖尿病或心、肾、肺疾病等。另外,要注意医源性因素:①孕妇体位。仰卧位时子宫可压迫下腔静脉和腹主动脉,前者降低回心血量,后者降低子宫动脉血流。②孕妇用药。保胎用吲哚美辛可致胎儿动脉导管早闭;妊娠期高血压用硝苯地平可降低胎盘血流;孕妇用麻醉药,特别是腰麻和硬膜外麻可致血压下降。

(2)脐带因素:脐带长于75cm(正常为30~70cm)时易发生打结、扭转、绕颈、脱垂等而致脐血流受阻或中断。

(3)胎盘因素:胎盘功能不全、胎盘早剥、前置胎盘等。

(4)胎儿因素:宫内发育迟缓、早产、过期产、宫内感染。

(5)生产和分娩因素:常见的因素是滞产,现代妇产科学将第一产程分为潜伏期和活跃期。初产妇潜伏期正常约8小时,超过16小时称潜伏期延长;初产妇活跃期正常约4小时,超过8小时称活跃期延长,或进入活跃期后宫口不再扩张达2小时以上称活跃期停滞。而第二产程达1小时胎头下降无进展称第二产程停滞。以上情况均可导致胎儿窘迫。其他因素有急产、胎位异常、多胎、头盆不称、产力异常等。

2.产后

少数新生儿出生后不能启动自主呼吸,常见的原因有中枢神经受药物抑制(母亲分娩前

30分钟至2小时接受镇静药或麻醉药）、早产儿、颅内出血、先天性中枢神经系统疾病、先天性肌肉疾病、肺发育不良等。几种病因可同时存在，一种病因又可通过不同途径起作用。

新生儿窒息多为产前或产程中因素所致，产后因素较少。

（二）临床表现

1.一般表现

90%的新生儿窒息发生在产前或产程中，前者称孕期胎儿窒息，后者称产时胎儿窒息。胎儿窒息时，胎动增强，后逐渐减弱或消失。胎儿心率先增快，可超过160次/分，以后减慢，可低于100次/分，有时不规则，最后心脏停止跳动。较重窒息者常排出胎粪，使羊水呈黄绿色。由于低氧血症和高碳酸血症使胎儿呼吸中枢兴奋性增高，出现真正的呼吸运动，此时胎儿会吸入羊水或混胎粪。

2.窒息程度

新生儿窒息时，常根据其皮肤颜色判定严重程度。

（1）轻度窒息（青紫窒息）：皮肤青紫，呼吸浅、间歇或无，心音有力，心率可增快，但常减慢，脐血管充盈而有搏动，肌张力正常或增强，反射（对刺激的反应）存在。

（2）重度窒息（苍白窒息）：处于心源性休克状态。皮肤苍白，四肢凉，呼吸微弱或无，心音弱，心率慢或不规则，脐血管萎陷无搏动，肌张力很低或消失，肢体松弛。

3.Apgar评分法（判定新生儿窒息的严重程度）

本法除观察皮肤颜色外，还应观察呼吸、心率、肌张力和反射等，可提供一个更为全面的判定窒息程度、复苏效果和预后的量化指标，对新生儿窒息的诊治起到良好作用。在胎儿出生后1分钟和5分钟进行常规评分。

（1）新生儿窒息的严重程度按胎儿出生后1分钟Apgar评分法判断。5项评分相加的满分为10分，总分8～10分为基本正常，4～7分为轻度窒息，0～3分为重度窒息。1分钟评分多与动脉血pH相关，但不完全一致。因为Apgar评分还受一些因素的影响例如母亲分娩时用麻醉药或止痛药使胎儿受到抑制，评分虽低，因无宫内缺氧，血气改变相对较轻；早产儿发育不成熟，虽无窒息但评分常低。

（2）5分钟评分多与预后（特别是中枢神经系统后遗症）相关。若5分钟评分低于8分，应每分钟评估一次，直到连续两次不少于8分或总共达20分钟。

（三）并发症

重度窒息可能发生的并发症：①羊水、胎粪吸入综合征，呼吸窘迫综合征；②缺氧缺血性脑病、颅内出血；③缺氧缺血性心肌病（三尖瓣闭锁不全、心力衰竭、心源性休克）；④肾衰竭；⑤酸中毒、低血糖、低血钙、抗利尿激素分泌增多；⑥坏死性小肠结肠炎、肝功能障碍；⑦血小板减少症、弥散性血管内凝血。

（四）预后

预后与窒息的严重程度和复苏是否及时、恰当有关。轻度窒息经过及时复苏后可以完全恢复正常。窒息越严重，开始复苏越延迟或不恰当，发生并发症和死亡的概率增加。如果能进行及时、恰当的复苏，绝大多数窒息新生儿可以得到完全复苏。仅极少数极严重的窒息新生儿复苏无效或由于严重并发症而死亡。但重度窒息常发生中枢神经系统后遗症，如脑性瘫痪、智能低下、耳聋、视力减退、癫痫等。出生后 5 分钟 Apgar 评分低者后遗症发生率较高。

二、新生儿窒息复苏

(一)复苏的准备

约 10% 新生儿出生时需要一些辅助才能开始呼吸,需要进一步的复苏[气管插管、胸外心脏按压和(或)用药]者少于 1%。但因新生儿数目巨大,复苏者并不少见,故预判是保证做好出生时充分复苏准备的关键。

1.了解需复苏的高危因素

多数情况下,可通过识别分娩前和分娩时的高危因素预测新生儿复苏的需求。

(1)胎儿状态不佳的征象

①急性围产期病史(如胎盘早剥、脐带脱垂、胎位异常、测试头皮 pH≤7.20)。

②胎动减少、生长减慢或超声多普勒脐血管血流不正常。

③胎心监护出现晚期减速、变异减速或心动过缓等。

(2)胎儿有疾病或潜在严重疾病的征象

①羊水胎粪污染和其他可能危及胎儿的迹象。

②早产儿(<37 周)、过期产儿(>42 周)、低出生体重儿(<2500g)或巨大儿(>4000g)。

③产前诊断为先天畸形。

④胎儿水肿。

(3)分娩时高危的征象

①明显阴道出血。

②胎位异常。

③不正常分娩或产程延长。

④难产。

2.医务人员要求

每个新生儿出生时,都必须有至少 1 名熟练掌握初步复苏技能的医务人员在场专门负责新生儿。如有更进一步的需要,还应有掌握全套复苏技术的人员参加,建立复苏小组,明确分工,互相协作。

3.必要的设备和器械

(1)辐射保暖台,应在分娩前打开并检查。

(2)空氧混合器(在 21%～100% 可调),可调的流量计和足够长的管子,加热和加湿器。

(3)脉搏血氧仪,需具专门用于新生儿的探头(可以读取 1～2 分钟,甚至更短时间内的数据。生后立即使用以监测氧饱和度和心率信息)。

(4)具有可调安全阀的自动充气式气囊或气流充气式气囊,适合新生儿的大小(150～250mL),且可提供 100% 氧气,最好配有 T-组合复苏器。

(5)合适的面罩。

(6)吸引管或洗耳球、吸引器。

（7）适合新生儿或早产儿大小的听诊器。

（8）呼气末二氧化碳指示器（确认插管后导管的位置）。

（9）复苏急救箱或急救车。内置物品包括：带有 0 号和 1 号镜片的喉镜及备用电池；气管导管（ET 管）内径 2.5～4.0mm 各种大小，每种两个，最好配有金属芯；药物，包括肾上腺素（1：10 000）、生理盐水、碳酸氢钠和纳洛酮；3.5F 和 5F 的脐血管插管、托盘或脐血管置管包；注射器（1mL、5mL、10mL 和 20mL）、针头（标准尺寸 18～25G）和 T 连接器；8 号胃管；剪刀；手套。

4.仪器准备

（1）确保辐射保暖台电源已开并预热，备有干燥、温暖的毛巾或毯子。

（2）有充分的氧气源，最好配空氧混合器。

（3）调节氧浓度至所需的初始水平。

（4）确保喉镜灯亮，并备有合适的镜片。按照新生儿预计出生体重准备适当的 ET 管（足月新生儿 3.5mm，更大者用 4.0mm；超过 1250g 的早产儿用 3mm，更小者用 2.5mm）。导管至少长 13cm。

（5）如果临床情况表明需要进一步的复苏，需要做好以下准备工作：

①建立静脉通道，有条件者进行脐血管插管。

②准备 1：10 000 的肾上腺素和生理盐水并备于注射器内。

③检查其他必备的药物是否已备齐并随时可用。

5.一般预防措施

在产房接触到血液或其他体液是不可避免的，因此，要做好一般的预防措施，包括戴帽、戴护目镜或眼镜、戴手套、穿防渗袍，直到新生儿包裹好才可解除。

（二）复苏的方案

新生儿窒息目前采用的复苏方案为 ABCD 方案：

A——建立通畅的气道

B——建立呼吸，进行正压人工通气

C——进行胸外心脏按压，维持循环

D——药物治疗

大约 90% 的新生儿可以毫无困难地完成从宫内到宫外环境的过渡，他们需要少许帮助或根本无须帮助就能开始自主且规则的呼吸；约有 10% 的新生儿在出生时需要一些帮助才能开始呼吸，其中约有 1% 需要使用各种复苏措施才能存活。

（三）复苏的实施

整个复苏过程中"评估—决策—措施"的程序不断重复。评估主要基于以下 3 个体征：呼吸、心率、脉搏血氧饱和度。通过评估这 3 个体征中的每一项来确定每一步骤是否有效。其中，心率对是否决定进入下一步骤是最重要的。

1.延迟结扎脐带

对于无须复苏的新生儿，延迟脐带结扎可以减少脑室内出血，提高血压和血容量，出生后较少需要输血，也较少出现坏死性小肠结肠炎。但发现的唯一不良后果是胆红素水平略有升高，光疗的需求增加。因此，在 2010 年，美国新生儿复苏指南中提出：出生时无须复苏的足月儿和早产儿延迟脐带结扎至少1分钟;对于需要复苏的婴儿,延迟脐带结扎的支持或反对证据不充分。2015年美国新生儿复苏指南则指出,对于出生时无须复苏的足月儿和早产儿,都建议出生30秒后再进行脐带结扎。

2.快速评估

出生后立即用几秒的时间快速评估以下4项指标:是否足月,羊水是否清亮,是否有呼吸或哭声,肌张力是否好。

(1)是否足月儿:早产儿常常由于肺发育不成熟、顺应性差,呼吸肌无力而不容易建立有效的呼吸,而且生后不能很好地保持体温。因此,应将早产儿与母亲分开,并在辐射保暖台对其进行评估和初步复苏。如果胎龄为34～36周的早产儿生命体征稳定,在观察数分钟后,可将新生儿放在母亲胸前进行皮肤接触。

(2)羊水是否清亮:正常羊水是清亮的,如羊水有胎粪污染则不清亮,多是宫内缺氧的结果。如羊水被胎粪污染且新生儿无活力,则应进行气管插管,将胎粪吸出。

(3)是否有呼吸或哭声:是判断新生儿有无窒息的最重要指标。观察新生儿胸部可判断有无呼吸,有力的哭声也说明有呼吸,但不要被新生儿的喘息样呼吸误导。喘息是在缺氧和缺血时出现的一系列单次或多次深吸气,预示有严重的呼吸抑制。

(4)肌张力是否好:也是判断新生儿有无窒息的重要指标。健康足月新生儿的四肢屈曲且活动性很好,而病儿及早产儿的肢体伸展且松弛。

如以上任何一项为否,则需要进行初步复苏。

3.初步复苏

初步复苏内容包括保持体温、摆正体位、清理气道(必要时)、清理羊水胎粪(有羊水胎粪污染时)、擦干全身、给予刺激及重新摆正体位。

(1)保持体温:将新生儿放在辐射保暖台上,便于复苏人员操作及减少新生儿热量的丢失。不要给新生儿盖毯子或毛巾,使热源直接照到新生儿身上,便于充分观察新生儿。如果新生儿有严重窒息,应避免新生儿过热。

早产儿,尤其是胎龄<32周者,即使用传统的措施减少热量丢失,仍会发生低体温。因此,推荐如下保温措施:将新生儿置于辐射源下,同时用透明的塑料薄膜覆盖,防止散热。但以上保温措施不应影响复苏措施(如气管插管、胸外心脏按压、开放静脉等)的进行。除了塑料薄膜和辐射保暖台,设置热床垫、温暖湿润的空气并增加室温,以及戴帽子也都能有效控制体温过低。

(2)摆正体位:新生儿应仰卧,颈部轻度仰伸到鼻吸气位,使咽后壁、喉和气管成直线,可以使气体自由出入。此体位也是做气囊面罩和(或)气管插管进行辅助通气的最佳体位。应注意勿使颈部伸展过度或不足,这两种情况都会阻碍气体进入。为了使新生儿保持正确的体位,可在其肩下放一折叠的毛巾,作为肩垫。尤其在新生儿头部变形、水肿或早产导致枕部增大时,此肩垫更有用。

(3)清理气道(必要时):必要时(分泌物量多或有气道梗阻)用吸球或吸管(12F或14F)先口咽后鼻清理分泌物。过度用力吸引可能导致新生儿喉痉挛,可刺激迷走神经引起心动过缓,并可延迟自主呼吸的出现。因此,应限制吸管的深度和吸引时间(<10秒),吸引器的负压不

超过 100mmHg(13.3kPa)。

（4）清理羊水胎粪（有羊水胎粪污染时）

①指征：2010 年美国新生儿复苏指南中指出，新生儿出生时羊水有胎粪污染，并且无活力〔呼吸抑制、肌张力低下和(或)心率低于 100 次/分〕时，应立即进行气管插管吸引胎粪，以减少严重的呼吸系统疾病（即胎粪吸入综合征）的出现。2015 年，美国新生儿复苏指南对出生时羊水胎粪污染、无活力的新生儿已不再推荐常规气管插管进行气管内吸引，而是应在辐射保暖台上进行初步复苏，如完成初步复苏后，新生儿仍没有呼吸或心率低于 100 次/分，则应开始正压通气。此推荐是基于气管插管可能造成正压通气延迟提供，以及插管过程中有可能对新生儿造成伤害。对新生儿个体而言，如有需要，应该进行恰当的干预，支持通气和氧合，包括气道梗阻时进行插管和吸引。

根据国情和实践经验，《中国新生儿复苏指南》做出如下推荐：当羊水胎粪污染时，仍先评估新生儿有无活力。新生儿有活力时，继续初步复苏；新生儿无活力时，应在 20 秒内完成气管插管及用胎粪吸引管吸引胎粪。如果不具备气管插管条件，而新生儿无活力时，应快速清理口鼻后立即开始正压通气。

②气管插管吸引胎粪的方法：插入喉镜，用 12F 或 14F 吸管清洁口腔和后咽部，直至看清声门。将气管导管插入气管，并通过胎粪吸引管与吸引器相连，然后边吸引边慢慢撤出气管导管（不要超过 3～5 秒）。必要时可重复吸引，直至胎粪吸引干净。然而，重复的插管可推迟进一步复苏。在进行第二次插管前，应检查心率。如新生儿心率减慢，可决定不再重复操作而进行正压通气。

（5）擦干全身并给予刺激：用温暖的干毛巾快速而有力地擦干全身，然后移除湿毛巾。擦干和吸引黏液都是对新生儿的刺激，对于多数新生儿，这些刺激足以诱发呼吸。如果新生儿没有建立正常呼吸，可给予额外、短暂的触觉刺激诱发呼吸（安全和适宜的触觉刺激方法：用手拍打或手指弹患儿的足底或轻轻摩擦背部 1 或 2 次）。需谨记，如果新生儿处于原发性呼吸暂停阶段，几乎任何形式的刺激都可以诱发呼吸；如果为继发性呼吸暂停，再多的刺激都是无效的，只会浪费宝贵的时间，应即刻给予正压通气。

4.再次评估新生儿及继续复苏

初步复苏后需再次评估新生儿，确定是否需要采取进一步的复苏措施。评估指标为呼吸和心率。评估呼吸时可观察新生儿有无正常的胸廓起伏；评估心率时可触摸新生儿的脐带搏动或用听诊器听诊新生儿的心跳（计数 6 秒，乘 10 即得出每分钟心率的快速估计值）。近年来，脉搏氧饱和度仪用于新生儿复苏，可以测量心率和脉搏血氧饱和度。

如果新生儿有呼吸，心率＞100 次/分，但有呼吸困难或低氧血症，可常压给氧或连续气道正压通气（CPAP），特别是早产儿。新生儿出生后血氧饱和度由大约 60％ 的宫内状态增至 90％ 以上，最终转变为健康新生儿的呼吸状态，需要数分钟的时间。当新生儿出现发绀或氧饱和度低于目标值时需要供氧。最好用空氧混合仪将氧浓度调节至 21％～100％，使新生儿血氧饱和度在生后数分钟达到目标值。有自主呼吸的新生儿可给予常压给氧，常压给氧途径有氧气面罩、气流充气式气囊面罩、T 组合复苏器、氧气管（手指夹住氧气导管覆盖新生儿口鼻）。无论使用何种方法，面罩都应靠近面部（但不能紧压），以维持氧浓度。

如果初步复苏后新生儿没有呼吸(呼吸暂停)或喘息样呼吸或心率<100次/分,应即刻给予正压通气。

5.正压通气

新生儿复苏成功的关键是建立充分的通气。

(1)指征:呼吸暂停或喘息样呼吸或心率<100次/分。对于有指征者,要求在"黄金1分钟"内实施有效的正压通气。

(2)压力和频率:通气压力需要20~25cmH₂O(1cmH₂O=0.098kPa),少数病情严重的新生儿可用2或3次30~40cmH₂O的压力通气。国内使用的新生儿复苏囊为自动充气式气囊(250mL),使用前要检查减压阀,有条件者最好配备压力表。通气频率是40~60次/分。正压通气每30秒为一个循环。

(3)用氧:有证据显示,使用100%氧可导致对围生期窒息新生儿的呼吸生理、脑血循环的潜在不利影响及氧自由基的潜在组织损害。无论足月儿或早产儿,正压通气均要在脉搏氧饱和度仪的监测指导下进行。足月儿开始时用空气进行复苏,早产儿开始时给予21%~40%浓度的氧,用空氧混合仪根据氧饱和度调整给氧浓度,使氧饱和度达到目标值。胸外心脏按压时氧浓度要提高到100%。

若未配备脉搏氧饱和度仪或空氧混合仪,或二者皆无,利用自动充气式气囊复苏时,有四种氧浓度可用:自动充气式气囊不连接氧源,氧浓度21%(空气);连接氧源,不加储氧器,可得到约40%浓度的氧;连接氧源,加储氧器得到100%(袋状)、90%(管状)浓度的氧。

脉搏氧饱和度仪的传感器应放在新生儿动脉导管前位置(即右上肢,通常是手腕或手掌的中间表面)。在传感器与仪器连接前,先将传感器与新生儿连接有助于最迅速地获得信号。

(4)矫正通气步骤:有效的正压通气表现为胸廓起伏良好,心率迅速增快。如达不到有效通气,需做矫正通气步骤,包括:检查面罩和面部之间是否密闭或再次通畅气道(可调整头位为鼻吸气位,清除分泌物,使新生儿的口张开)或增加气道压力。必要时进行气管插管或使用喉罩气道。

(5)评估及处理:经30秒有效正压通气后,如有自主呼吸,且心率≥100次/分,可逐步减少并停止正压通气,根据脉搏血氧饱和度值决定是否常压给氧;如心率在60~100次/分,则继续正压通气,可考虑气管插管或喉罩气道;如心率<60次/分,则进行气管插管正压通气,并开始胸外心脏按压。持续气囊面罩正压通气(>2分钟)可产生胃充盈,应常规经口插入8F胃管,用注射器抽气并保持胃管远端处于开放状态。

(6)用于正压通气的不同类型复苏装置:用于新生儿正压通气的装置有三种,其作用原理不同。

①自动充气式气囊:是目前最常用的复苏装置。如名称所指,在无压缩气源的情况下,可自动充气,如不挤压,会一直处于膨胀状态。它的吸气峰压(PIP)取决于挤压气囊的力度,且不能提供呼气末正压(PEEP)。结构上有如下特点:氧与空气混合气体的出口为单向,有单向阀门,加压、吸气时打开,呼气时关闭,不能用于常压给氧;连接氧源但不用储氧器,供40%氧,而用密闭式储氧器,供100%氧,但使用管状储氧器,供90%氧;当减压阀压力>3.43kPa

$(35cmH_2O)$时,阀门被顶开,防止过高的压力进入肺。

②气流充气式气囊:又称麻醉气囊,靠压缩气源来的气流充盈。不用时处于塌陷状态,当气源将气体压入气囊,气体的出口通向密闭的面罩或气管插管进入新生儿的肺时才能充盈。它的PIP由进入气体的流速、气流控制阀的调节和挤压气囊的力度来决定。它可提供PEEP,PEEP由一个可调节的气流控制阀进行调节控制,可用于常压给氧。

③T组合复苏器:给予流量控制和压力限制呼吸,与气流充气式气囊一样,也需要压缩气源。它有一个可调节的气流控制阀,调节所需要的CPAP或PEEP,由一个调节压力的装置和一个手控的T形管道构成。T组合复苏器需单手操作,操作者用拇指或其他手指堵塞或打开T形管的开口,使气体交替进出新生儿体内,给予间断的PIP。主要优点是可提供PEEP,预设PIP和PEEP,并使PIP和PEEP保持恒定,更适于早产儿应用。T组合复苏器可用于常压给氧。

复苏使用的气囊面罩有不同的形状、大小,可以用不同的材料制成。新生儿面罩的选择取决于是否适合新生儿的面部,应使面罩与新生儿的面部形成密封。面罩的周围可有或无缓冲垫。缓冲垫可使面罩与婴儿面部的形状一致,更容易形成密封,并减少对新生儿面部的损伤。

面罩分为2种形状:圆形和解剖形。解剖形面罩适合面部的轮廓,当放在面部时,它的尖端部分恰罩在鼻上。面罩有不同的大小,适于足月儿或早产儿。面罩边缘应能覆盖下颌的尖端、口和鼻,但勿覆盖眼睛。面罩过大可损伤眼睛,且密封不好;过小不能覆盖口和鼻,且可堵塞鼻孔。

6.胸外心脏按压

(1)指征:有效正压通气30秒后心率小于60次/分。在正压通气的同时须进行胸外心脏按压,此时应进行气管插管正压通气配合胸外心脏按压,以使通气更有效。胸外心脏按压时给氧浓度增加至100%。

(2)方法:胸外心脏按压的位置为胸骨下1/3(两乳头连线中点下方)处,避开剑突。按压深度约为胸廓前后径的1/3,产生可触及脉搏的效果。按压和放松的比例为按压时间稍短于放松时间,使心输出量达到最大。放松时拇指或其他手指应不离开胸壁。按压的具体方法为拇指法和双指法:①拇指法。双手拇指端压胸骨,根据新生儿体型不同,双拇指重叠或并列,双手环抱胸廓支撑背部。②双指法。右手食指和中指两个手指尖放在胸骨上进行按压,左手支撑背部。因为拇指法能产生更高的血压和冠状动脉灌注压,操作者不易疲劳,加之采用气管插管正压通气后,拇指法可以在新生儿头侧进行,不影响做脐静脉插管,故拇指法成为胸外心脏按压的首选方法。

(3)胸外心脏按压和正压通气的配合:需要胸外心脏按压时,应气管插管进行正压通气。通气障碍是新生儿窒息的首要原因,因此胸外心脏按压和正压通气的比例应为3∶1,即90次/分按压和30次/分呼吸,达到每分钟约120个动作;每个动作约1/2秒,2秒内3次胸外心脏按压加1次正压通气。45～60秒后重新评估心率,如心率仍低于60次/分,除继续胸外心脏按压外,考虑使用肾上腺素。

7.气管插管

(1)指征

①需要气管内吸引清除胎粪时。

②气囊面罩正压通气无效或要延长时。

③胸外心脏按压时。

④经气管注入药物时。

⑤特殊复苏情况，如先天性膈疝或超低出生体重儿。

（2）准备

进行气管插管必需的器械和用品应放置在一起，在每个产房、手术室、新生儿室和急救室应随时备用。常用的气管导管为上下直径一致的直管，不透射线并有刻度标示。如使用金属导丝，导丝前端不可超过管端。

（3）确定气管插管深度

按体重计算管端至口唇的长度(cm)，可按出生体重(kg)加 5～6 计算。

（4）方法

①插入喉镜：左手持喉镜，使用带直镜片（早产儿用 0 号，足月儿用 1 号）的喉镜进行经口气管插管。将喉镜柄夹在拇指与前 3 个手指间，镜片朝前，小指靠在新生儿颏部以提供稳定性。喉镜镜片应沿着舌面右边滑入，将舌头推至口腔左边，推进镜片，直至其顶端达会厌谷。

②暴露声门：采用一抬一压手法，轻轻抬起镜片，上抬时需将整个镜片平行于镜柄方向移动，使会厌软骨抬起即可暴露声门和声带。如未完全暴露，操作者用自己的小指或由助手用食指向下稍用力压环状软骨使气管下移有助于看到声门。在暴露声门时不可上撬镜片顶端来抬起镜片。

③插管：插入有金属管芯的气管导管，将管端置于声门与气管隆嵴之间，接近气管中点。

④操作时限及技巧：整个操作要求在 20～30 秒完成。如插入导管时声带关闭，可采用 HemLish 手法，用右手食指和中指在胸外心脏按压的部位向脊柱方向快速按压 1 次促使呼气产生，声门就会张开。

（5）判断气管导管位置的方法：

正压通气时导管管端应在气管中点，判断方法如下：

①声带线法：导管声带线与声带水平吻合。

②胸骨上切迹摸管法：操作者或助手的小指尖垂直置于胸骨上切迹上，当导管在气管内前进时小指尖触摸到管端，则表示管端已达气管中点。

③体重法。

（6）确定插管成功的方法

①胸廓起伏对称。

②听诊双肺呼吸音一致，尤其是腋下，且胃部无呼吸音。

③无胃部扩张。

④呼气时导管内有雾气。

⑤新生儿心率、氧饱和度和反应好转。

⑥有条件者可使用呼出 CO_2 检测器，可快速确定气管导管位置是否正确。

8.喉罩气道

喉罩气道是一个用于正压通气的气道装置。

（1）适应证

①新生儿复苏时气囊面罩通气无效、气管插管失败或不可行时。

②小下颌或相对大的舌，如 Pierre Robin 综合征和唐氏综合征。

③多用于体重≥2000g 的新生儿。

（2）方法

喉罩气道由一个可扩张的软椭圆形边圈（喉罩）与弯曲的气道导管连接而成。弯曲的喉罩越过舌产生比面罩更有效的双肺通气。采用"盲插"法，用食指将喉罩罩体开口向前插入新生儿口腔，并沿硬腭滑入至不能推进为止，使喉罩气囊环安放在声门上方。向喉罩边圈注入约 2～3mL 空气，使扩张的喉罩覆盖喉口（声门）。喉罩气道导管有一个 15mm 接管口，可连接复苏囊或呼吸器进行正压通气。

喉罩气道是气管插管的替代装置，随机对照研究发现，当气囊面罩人工呼吸不成功时，应用喉罩气道和气管内插管无明显区别。

9.药物

新生儿复苏时，很少需要用药。新生儿心动过缓通常是由于肺部通气不足或严重缺氧，纠正心动过缓的最重要步骤是充分的正压通气。

（1）肾上腺素

①指征：45～60 秒的正压通气和胸外心脏按压后，心率持续低于 60 次/分。

②剂量：新生儿复苏应使用 1∶10000 的肾上腺素。静脉用量 0.01～0.03mg/kg（0.1～0.3mL/kg），气管内用量 0.05～0.1mg/kg（0.5～1mL/kg）。必要时 3～5 分钟重复 1 次。

③给药途径：首选脐静脉给药。当脐静脉插管操作尚未完成或没有条件做脐静脉插管时，可气管内快速注入；若需重复给药，则应选择静脉途径。

（2）扩容剂

如果母亲产前或产时存在失血的高危因素，有可能导致胎儿或新生儿低血容量性休克，出生时则表现为新生儿窒息。对此类窒息新生儿，除进行常规的复苏措施外，更重要的是需要给予及时的扩容，纠正低血容量，否则可因低血容量性休克而死亡。因此，当母亲存在失血的高危因素，如果新生儿已经给予充分的正压通气、胸外心脏按压以及肾上腺素，心率仍无上升，并且出现皮肤苍白或发花、心音低钝和股动脉搏动减弱、末梢循环不良、毛细血管再充盈时间延长等低血容量表现时，需积极进行生理盐水扩容。

①扩容指征：有低血容量、怀疑失血或休克（皮肤苍白、低灌注、脉弱）的新生儿在对其他复苏措施无反应时。

②扩容剂：推荐生理盐水。

③方法：生理盐水首次剂量为 10mL/kg，经脐静脉或外周静脉 5～10 分钟缓慢推入。必要时可重复扩容 1 次。

（3）其他药物：分娩现场新生儿复苏时一般不推荐使用碳酸氢钠。

（4）脐静脉插管

脐静脉是静脉注射的最佳途径，用于注射肾上腺素以及扩容剂。可插入 3.5F 或 5F 的不透射线的脐静脉导管。当新生儿复苏进行胸外心脏按压时即可考虑开始脐静脉插管，为给药做准备。

插管方法如下:沿脐根部用线打一个松的结,如在切断脐带后出血过多,可将此结拉紧。在夹钳下离皮肤线约 2cm 处用手术刀切断脐带,可在 11、12 点位置看到大而壁薄的脐静脉。脐静脉导管连接三通和 5mL 注射器,充以生理盐水,导管插入脐静脉 2~4cm,抽吸有回血即可。早产儿插入导管稍浅,插入过深,则高渗透性药物和影响血管的药物可能直接损伤肝。务必避免将空气推入脐静脉。

第二节　新生儿缺氧缺血性脑病

围生期窒息所致缺氧缺血性脑病(HIE)是指各种围生期窒息引起的部分或完全缺氧、脑血流减少或暂停而导致胎儿或新生儿脑部损伤。HIE 为新生儿期危害最大的常见病,常引起新生儿死亡和其后神经系统的发育障碍。

一、病因

1.缺氧

围生期窒息是主要原因,尤其是重度窒息常并发 HIE。产前因素如母体大出血后继发血压过低、妊娠高血压综合征、胎盘异常及胎儿宫内发育迟缓等;产后因素有严重持续胎儿循环,严重反复呼吸暂停,继发于大动脉导管未闭症的心力衰竭,其他先天性心脏病及严重肺疾病(如呼吸窘迫综合征)。

2.缺血

缺氧可导致脑出血,心脏停搏或重度的心动过缓、心力衰竭、败血症及休克等均可引起脑缺血。

3.其他因素

其他因素如感染、先天性心脏病、脑部疾病等,脑发育差或发育受损可能是潜在的病因。

二、临床表现

临床可以通过观察患儿的意识状态、反应性、脑神经功能、动作和肌张力及有无惊厥、颅内高压等来判断 HIE 的轻重程度。

1.意识状态

正常新生儿易被唤醒,且能保持较长时间的清醒称为意识状态正常。轻度 HIE 患儿可无明显的意识障碍或在出生后早期表现为短暂性的嗜睡。中度 HIE 患儿意识障碍多在出生后第 2 天或第 3 天最明显,其后逐渐恢复,50% 的患儿可伴惊厥。严重意识障碍患儿昏睡,仅疼痛刺激可引起缩腿反应时称为浅昏迷;疼痛刺激亦不能引起任何反应时称为昏迷。重度 HIE 患儿出生后即呈昏迷状,常迅速恶化,短期死亡。幸存者意识障碍可持续数周,常伴惊厥。

2.反应性

主要为兴奋和抑制两大反应。轻度 HIE 患儿常呈过度兴奋状态,表现为易激惹,对刺激的反应过强,肢体颤抖,以及自发性莫罗(Moro)反射增多等。中度以上脑缺氧缺血性损伤患儿常呈抑制状态,表现为表情淡漠,肢体无自发活动,对刺激的反应低下,以及各种原始反射如吸吮、拥抱反射等不易引出或引出不完全等。

3.脑神经功能

轻度 HIE 常出现瞳孔放大,中度以上 HIE 则表现瞳孔缩小,对光反射迟钝或消失,反映了交感和副交感神经功能不良。出现瞳孔改变,眼动、吸吮力及咳嗽等反射的消失提示有脑干损伤,常伴呼吸节律不整、呼吸暂停甚至呼吸衰竭。

4.动作和肌张力

观察患儿的自发动作或轻轻抚摸以刺激患儿,可注意观察患儿四肢活动的情况及活动是否对称。轻度 HIE 患儿的肌张力可正常,且无其他明显临床症状;部分轻度 HIE 患儿,其肌张力可增高,提示有肌肉的早期痉挛。中度以上 HIE 患儿,其肌张力则多降低或呈严重低下,提示大脑皮质呈抑制状态。从动作和肌张力状态,可间接推测患儿可能属于何种脑缺氧缺血的病理改变类型;旁矢状区损伤患儿可呈现肢体无力,其无力程度近端较远端、上肢较下肢更明显;一侧大脑中动脉梗死,可引起损伤对侧的肢体偏瘫和局灶型惊厥;严重双侧脑动脉梗死可出现四肢麻痹;脑室周围白质软化的早产儿可呈现下肢活动减少和软弱无力;选择性神经元坏死的患儿可呈现严重的肌张力降低、迟钝和昏迷;自发运动明显减少或缺失,对痛觉无反应,张力普遍降低,可能为严重的弥散性、多灶性皮质损伤或脑干功能不良;颈肢反射持续存在则提示大脑皮质功能不全。

5.惊厥

HIE 常是新生儿惊厥最常见的原因,一般在出生后 12～24 小时发生,应用抗痉挛药物常难以控制。新生儿惊厥可分成轻微型、强直型、多灶性阵挛型、局灶性阵挛型及肌阵挛型五种。HIE 患儿的惊厥可表现为上述的一种或两种。几乎所有 HIE 惊厥患儿均可同时伴有轻微型惊厥,表现为两眼强直性偏斜或凝视、眨眼、吸吮、咂嘴、上肢拳击、游泳或划船动作及呼吸暂停。临床诊断早产儿轻微型惊厥较足月儿更为困难,早产儿常表现为持续睁眼、口-颊-舌动作(发出响声、流涎、咀嚼),踏脚动作及做鬼脸等。轻微型惊厥临床极易忽视,需经脑电图佐证;中度以上 HIE 患儿常表现为局灶性阵挛型惊厥;严重的脑动脉梗死惊厥发生率可达 80% 以上,惊厥多呈局灶型,位于损伤对侧;重度 HIE 呈弥散性脑损伤时,可出现肌阵挛型惊厥,表现为上肢和(或)下肢呈同步屈曲性抽动。

6.颅内高压

颅内高压通常在出生后 4～12 小时逐渐明显,如前囟隆起、张力增加,可用手指感到头颅骨缝裂开,头围增大。严重病例在出生后 1 小时即可有颅内高压表现,CT 表现为普通性脑水肿。

7.其他表现

重症 HIE 有脑干功能障碍,如瞳孔改变、眼球震颤和呼吸节律不整齐等。

三、辅助检查

1.实验室检查

出生时可通过胎儿头皮血、新生儿脐血进行血气分析和生化检测，了解宫内缺氧和酸中毒情况。出生后酌情定时检测血糖、血钠、血钙、血氨、肝肾功能及心肌酶谱等指标，了解代谢紊乱及多脏器损害的情况。有条件的情况下，也可检测血清磷酸肌酸激酶同工酶(CK-BB)、乳酸脱氢酶、神经烯醇化酶(NSE)、次黄嘌呤、S-100蛋白、髓鞘碱性蛋白(MBP)等，也可测定脑脊液中乳酸、神经烯醇化酶、乳酸脱氢酶、纤维蛋白原降解产物等，以判断脑损伤的严重程度。测定血红细胞中脂质过氧化物(LPO)浓度或超氧化物歧化酶(SOD)活性，可在一定程度上反映脑自由基损伤的情况。

2.脑电图检查

在出生后1周内检查。表现为脑电活动延迟(落后于实际胎龄)、异常放电、缺乏变异、背景活动异常(以低电压和暴发抑制为主)等。有条件时，可在出生早期进行振幅整合脑电图(aEEG)连续监测，与常规脑电图相比，具有经济、简便、有效和可连续监测等优点。

3.B超检查

可在HIE病程早期(72小时内)开始检查。有助于了解脑水肿、脑室内出血、基底核和丘脑损伤及脑动脉梗死等HIE的病变类型。脑水肿时可见脑实质不同程度的回声增强，结构模糊，脑室变窄或消失，严重时脑动脉搏动减弱；基底核和丘脑损伤时显示为双侧对称性强回声；脑梗死早期表现为相应动脉供血区呈强回声，数周后梗死部位可出现脑萎缩及低回声囊腔。B超具有可床旁动态检查、无放射线损害、费用低廉等优点，但需有经验者操作。

4.电子计算机断层扫描(CT)检查

待患儿生命体征稳定后检查，一般以出生后4~7天为宜。脑水肿时，可见脑实质呈弥散性低密度影伴脑室变窄；基底核和丘脑损伤时呈双侧对称性高密度影；脑梗死表现为相应供血区呈低密度影。有病变者3~4周后宜复查。要排除与新生儿脑发育过程有关的正常低密度现象。CT图像清晰、价格适中，但不能做床旁检查，且有一定量的放射线。

5.核磁共振成像(MRI)检查

MRI对HIE病变性质与程度评价方面优于CT，对矢状旁区和基底核损伤的诊断尤为敏感，有条件时可进行检查。常规采用T_1WI，脑水肿时可见脑实质呈弥散性高信号伴脑室变窄；基底核和丘脑损伤时呈双侧对称性高信号；脑梗死表现为相应动脉供血区呈低信号；矢状旁区损伤时皮质呈高信号、皮质下白质呈低信号。弥散成像(DWI)所需时间短，对缺血脑组织的诊断更敏感，病灶在出生后第1天即可显示为高信号。MRI可多轴面成像、分辨率高、无放射线损害，但检查所需时间长、噪声大、检查费用高。

6.近红外光谱测定技术(NIRS)检查

该技术是通过光学原理的一项无创性诊断方法。它通过实时测量脑内氧合血红蛋白和脱氧血红蛋白的浓度，可基本定量测定脑循环的变化，为临床提供脑血容量和氧释放的信息，了解脑内代谢的改变。

7.诱发电位(EP)检查

该检查通过检测特定神经传导通路的功能活动,可反映脑损伤的程度和范围,供临床综合分析参考。新生儿常用的检查方法有:脑干听觉诱发电位、闪光刺激视觉诱发电位(VER)、躯体感觉诱发电位(SEP),以前两种应用较多。异常诱发电位主要包括:潜伏期延长、波幅低平及波缺失。有条件时可做最大长度序列脑干听觉诱发电位检查,对脑损伤的评估可较常规脑干听觉诱发电位更为敏感。

8.脑血流动力学检查

应用多普勒超声,可测定大脑前动脉、中动脉及后动脉的血流速率和血管阻力,为一种无创评价脑血流速率的方法。新生儿可经前囟用二联法同时进行脑血流多普勒检测和脑影像学检查,多在旁矢状位取基底动脉环血管采样检测。正常足月儿的平均阻力指数(RI)为75±10。脑血流的速率和RI的变化,反映了缺氧缺血时脑血管痉挛、脑内阻力增高、血管麻痹、脑内低灌注或过度灌注等病理生理的变化。

9.振幅整合脑电图(aEEG)检查

aEEG采用电极少,脑电信号来自双顶骨2个电极或额、双顶部3个电极或双额、双顶4个电极。通过振幅压缩和整合,脑活动放电情况被描记在走速为6cm/h的纸上,由于走速慢,相邻波会叠加、整合。aEEG操作简易,容易掌握,可连续床旁监测脑功能,出生后1小时可做,是早期诊断HIE最好的方法,可早期发现中、重度HIE,并能预测预后。可根据脑电活动振幅波谱带上下边界进行评定。正常:上边界$>10\mu$V,下边界$>5\mu$V;轻度异常:上边界$>10\mu$V,下边界$\leqslant5\mu$V;重度异常:上边界$<10\mu$V,下边界$<5\mu$V。

10.磁共振频谱(MRS)检查

MRS已被证明是早期诊断HIE的重要检测方法,是一项无创性检查。检查新生儿时,在常规扫描完成后,不用搬动患儿,不用更换线圈,接下来用较短时间即可完成频谱检查。MRS可以对活体探测大脑组织内一些代谢物的浓度,例如N-乙酰天门冬氨酸、胆碱、肌酸及乳酸等,还可持续监测细胞内pH。MRS可测定在脑内的含磷代谢物的相对浓度,在围生期窒息时,可检测到磷酸肌酐下降、无机磷酸盐上升及三磷酸腺苷(ATP)下降。据报道,在出生后的数天内,乳酸含量升高与萘乙酸(NAA)含量下降的幅度,与脑损伤的严重程度以及不良预后直接相关。乳酸含量升高于24小时内而NAA含量下降于48小时后可以被测出。

四、诊断

新生儿HIE的临床特征多呈非特异性,应根据病史、体格检查、神经系统检查及影像学等资料谨慎做出诊断。

1.病史

患儿有明确的围生期缺血缺氧史,如有明确的可导致胎儿宫内窘迫的异常产科病史,以及严重的胎儿宫内窘迫表现[胎心率<100次/分,持续5分钟以上;羊水Ⅲ度污染或在分娩过程中有明显窒息史]。出生时有重度窒息,指1分钟Apgar评分少于或等于3分,并延续至5分钟时仍少于或等于5分,和(或)出生时脐动脉血气pH≤7.00。出生后不久出现神经系统症状,并持续至24小时以上,如意识改变(过度兴奋、嗜睡、昏迷)、肌张力改变(增高或减弱)、原

始反射异常(吸吮、拥抱反射减弱或消失)、惊厥、脑干损伤症状(呼吸节律改变、瞳孔改变、对光反应迟钝或消失)和前囟张力增高。诊断时需排除电解质紊乱、颅内出血和产伤等原因引起的抽搐,以及宫内感染、遗传代谢性疾病和其他先天性疾病所引起的脑损伤。

2.体格检查

患儿意识呈嗜睡、迟钝或昏迷状态,反应性呈过度兴奋或抑制;脑神经瞳孔增大或缩小,对光反射迟钝或消失,吸吮反射、吞咽反射减弱或消失,呼吸节律改变甚至呼吸衰竭等脑干损伤症状;自发动作增多或减少,或肢体无力、不对称;肌张力增强、减弱或松软;原始反射引出不全或未能引出;惊厥呈轻微型、局灶型、多灶型或肌阵挛型等惊厥类型,严重者呈惊厥持续状态。

3.临床分度

HIE 的神经症状在出生后是变化的,症状可逐渐加重,一般于 72 小时达到高峰,随后逐渐好转,严重者病情可恶化。临床应对出生 3 天内的新生儿神经症状进行仔细的动态观察,并给予分度。HIE 的临床分度见表 1-1。

表 1-1 HIE 临床分度

分度	意识	肌张力	原始反射 拥抱反射 吸吮反射	惊厥	中枢性呼吸衰竭	瞳孔改变	EEC 检查	病程及预后
轻度	兴奋、抑制交替	正常或稍增高	活跃正常	可有肌痉挛	无	正常或扩大	正常	症状在 72 小时内消失,预后好
中度	嗜睡	降低	减弱	常有	有	常缩小	低电压,可有癫痫样放电	症状在 14 天内消失,可能有后遗症
重度	昏迷	松软或间歇性伸肌张力增强	消失	有,可呈持续状态	明显	不对称或扩大,对光反射迟钝	暴发抑制,等电线	症状可持续数周。病死率高,存活者多有后遗症

五、治疗

(一)原则

1.争取早治疗

新生儿窒息复苏后出现神经症状即应开始治疗,最好在 24 小时内。

2.对症处理

中重度 HIE 应采用以亚低温治疗为主的综合措施,确保内环境稳定,对症处理和恢复神经细胞的能量代谢,以及促使受损神经细胞的修复和再生。

3.疗程足够

中度 HIE 需治疗 10～14 天,重度 HIE 需治疗 20～28 天,甚至延至新生儿期之后。轻度 HIE 无须过多干预。

(二)急性期治疗

此阶段主要针对窒息缺氧所致多器官功能损害,维持机体内环境稳定,控制各种神经症状,采取相应的支持对症疗法。亚低温是目前唯一公认能改变中重度 HIE 预后的治疗手段。其他治疗需根据临床实际,综合分析判断,谨慎使用。

1.亚低温疗法

目前主要的方式有选择性头部亚低温(冰帽系统)和全身亚低温(冰毯系统)两种方式。选择性头部亚低温使鼻咽部温度维持在 33.5～34℃(目标温度),可接受温度为 33～34.5℃,同时直肠温度维持在 34.5～35℃。全身亚低温使直肠温度维持在 33.5～34℃(目标温度),可接受温度为 33～34.5℃。亚低温治疗开始愈早愈好,最好在出生后 6 小时以内进行,治疗时间多为 72 小时。治疗期间,严密监测生命体征及血液、呼吸、循环等系统功能。

(1)适应证

胎龄≥36 周和出生体重≥2500g,并且同时存在下列情况:①有胎儿宫内窘迫的证据;②有新生儿窒息的证据;③有新生儿 HIE 或 aEEG 脑功能监测异常的证据。

胎儿宫内窘迫的证据,至少包括以下 1 项:①急性围产期事件,如胎盘早剥或脐带脱垂或严重胎心异常变异或迟发减速;②脐血 pH<7.0 或 BE>16mmol/L。

新生儿窒息的证据,满足以下 3 项中的任意 1 项:①5 分钟 Apgar 评分不超过 5 分;②脐带血或生后 1 小时内动脉血气分析 pH≤7.0 或 BE≤−16mmol/L;③需正压通气至少 10 分钟。

新生儿 HIE 诊断依据中华医学会儿科学分会新生儿学组制定的新生儿 HIE 诊断标准。

aEEG 脑功能监测异常的证据,至少描计 20 分钟并存在以下任意 1 项:①严重异常:上边界电压≤10μV;②中度异常:上边界电压>10μV 和下边界电压<5μV;③惊厥。

(2)具体用法

①临床实施前的准备:将新生儿放置在远红外辐射式抢救台或暖箱中,关闭远红外辐射式抢救台或暖箱电源;新生儿尽量裸露,除去新生儿身体部位一切可能的加温设施;监测心电、氧饱和度、血压和体温,aEEG 监测脑功能;建立动、静脉通路;完善治疗前检查。

②置温度探头。直肠温度探头:插入直肠 5cm 左右,并固定于大腿一侧。鼻咽部温度探头:放置长度相当于鼻孔至耳垂的距离,用蝶形胶布固定。食道温度探头:放置长度相当于鼻孔至耳垂,然后向下至剑突的距离再减去 4cm,用蝶形胶布固定。皮肤温度探头:放置于腹部,监测皮肤温度。特别提示:温度探头放置后应标记位置,作为操作后无滑脱的检验指示。

③选择合适的冰帽或冰毯:冰帽应大小适中,覆盖头部,不遮盖眼睛;冰毯应大小适中,覆盖躯干和大腿。特别提示:冰帽或冰毯均不能覆盖新生儿颈部。

④初始治疗:若新生儿体温已经在亚低温治疗的可接受温度范围内,则直接进入维持治疗状态;若新生儿体温没有达到可接受的温度范围,则开始诱导亚低温治疗,1～2 小时达到亚低

温治疗的目标温度(33.5～34℃);直肠温度降至可接受温度范围的最低限度(33℃)时,应开启暖箱或远红外辐射式抢救台电源给予维持体温。

⑤维持治疗:达到亚低温治疗的目标温度后转为维持治疗72小时。连续监测皮肤、鼻咽部或食道温度:开始每15分钟记录1次,直至达到目标温度后1小时;然后每2小时记录1次;复温期间每小时记录1次。监测新生儿体温低于或高于目标温度1℃以上或新生儿出现烦躁、颤抖等时应通知主治医生。每4小时检查新生儿皮肤1次,每2小时变动1次体位。冰毯或冰帽应保持干燥。测定血气的化验单应标注当时新生儿的体温。亚低温治疗期间,根据临床需要可继续给予其他对症支持治疗措施。亚低温期间新生儿皮肤可能发暗或呈灰色,如果氧饱和度正常,无须特殊处理。如果新生儿存在持续低氧血症(经过积极呼吸支持治疗后,SaO_2仍低于80%)或持续低血压(积极支持治疗和给予血管活性药物后,平均动脉压仍低于35mmHg),应考虑停止亚低温治疗。亚低温治疗期间,心率会降至90次/分以下,亚低温治疗仪报警设置应调整为低于80次/分,如果心率持续降低或出现心律失常,应及时处理或停止亚低温治疗。开始亚低温治疗后出现不良反应,应终止亚低温治疗,按照复温流程进行复温。

⑥复温方法:自然复温法——关闭亚低温治疗按钮,关闭远红外辐射式抢救台电源或暖箱电源,逐渐开始复温。人工复温法——设定鼻咽部温度或直肠温度为每2小时升高0.5℃。复温期间每小时记录1次鼻咽部温度或直肠温度,直至温度升至36.5℃。

2.支持疗法

(1)维持良好的通气、换气功能,使血气和pH值保持在正常范围。

(2)维持周身和各脏器足够的血液灌流,使心率和血压保持在正常范围。

(3)维持血糖在正常范围,以保证神经细胞代谢所需。

在此期间加强监护,如监测生命体征、血气、电解质、血糖。

3.对症疗法

(1)控制惊厥:HIE惊厥常在12小时内发生。治疗首选苯巴比妥,负荷量为20mg/kg,维持量为5mg/(kg·d),静滴或肌内注射。

(2)降低颅内压:颅压增高最早在生后4小时出现,一般在24小时更明显。治疗首选呋塞米1mg/kg,也可选用甘露醇,但甘露醇可损伤肾脏功能,故对有明显肾功能损害的患者,甘露醇应慎用。

(三)新生儿期后治疗

此阶段可使用神经营养药物。对出现神经系统发育异常的患儿,早期进行神经康复治疗和功能训练。

第三节 新生儿惊厥

新生儿惊厥是新生儿期神经系统疾病或功能异常最常见的临床表现,在新生儿期尤其是生后第1周内的发生率很高,随着年龄的增加发生率逐渐下降。新生儿惊厥常提示体内存在严重的原发病,如缺氧缺血性脑病、颅内出血、感染等。研究证明,惊厥可影响新生儿期后的脑发育,可产生一系列神经系统后遗症。因此,一旦发现新生儿惊厥,必须立即寻找病因并给予处理。

一、病因

新生儿惊厥的病因众多,很多惊厥是在其内在疾病的发展过程中出现的,但同时惊厥可能为某些疾病的首发症状和体征。近年来,缺氧缺血性脑病已跃居新生儿惊厥病因的首位,感染和单纯代谢因素所占比例较前者明显下降。常见的新生儿惊厥病因包括:①围产期合并症,如窒息、缺氧缺血性脑病、颅脑损伤、颅内出血、脑梗死等;②感染,如宫内感染或生后感染,引起脑炎、脑膜炎、败血症等;③代谢-内分泌因素,如低血糖、低血钙、低血镁、核黄疸、维生素 B_6 缺乏症、甲状旁腺功能低下、先天性酶缺陷等;④药物相关性惊厥,包括药物中毒和撤药综合征;⑤其他因素,如先天性脑发育不全、染色体病、基因缺陷病等。

二、诊断

1.病史

母孕期接触史、疾病史、分娩史、家族遗传史及用药史;患儿的喂养史、黄疸情况、有无感染。详细询问惊厥的发生时间有助于鉴别诊断。

2.体格检查

除观察了解惊厥表现、伴随症状、神经系统体征外,还应注意有无其他部位畸形,有无皮肤改变(如皮疹、黄疸、色素沉着或脱失),有无其他感染灶等。

3.临床表现

根据临床表现将新生儿惊厥分为微小型、强直型、多灶性阵挛型、局灶性阵挛型和全身性肌阵挛型。

(1)微小型:新生儿期最常见的惊厥表现形式。患儿表现为呼吸暂停、眼部异常运动(如眨眼、眼球震颤)、口-颊-舌异常运动(如吸吮、咀嚼、面肌抽动)、肢体异常运动(如上肢划船样、游泳样动作,下肢踏车样动作)。

(2)强直型:单个肢体或四肢强直型伸展或双下肢强直而双上肢屈曲,全身强直型可有躯干后仰或俯屈。患儿常伴呼吸暂停、双眼上翻、意识模糊。此型是疾病严重的征象,提示脑器质性病变,如化脓性脑膜炎、核黄疸、重度颅内出血等。

(3)多灶性阵挛型:由一个肢体移向另一个肢体或身体一侧向另一侧的游走性、阵挛性抽动。常伴意识障碍,多见于缺氧缺血性脑病、颅内出血和感染。

(4)局灶性阵挛型:身体某个部位局限性阵挛,常见于单个肢体或一侧面部,然后扩展到身体同侧的其他部位。患儿通常意识清醒或轻度障碍,多见于代谢异常、脑局部损伤(如出血或梗死)。

(5)全身性肌阵挛型:患儿表现为肢体反复短促的屈曲性痉挛,躯干同样也可发生。此型新生儿期少见,往往提示弥散性脑损害,预后不良。

4.辅助检查

结合病史和临床表现安排合理的检查,以进一步明确诊断。

(1)生化检查:血糖、血气、血电解质、血氨、血乳酸,必要时行氨基酸或有机酸检查。

(2)感染排查:血培养、脑脊液常规生化及培养。

(3)有遗传家族史者行特殊代谢物筛查、染色体及基因分析。

(4)影像学检查:头颅 X 线片、MRI、CT 和颅脑超声。

(5)脑电图:对病因诊断意义不大,但有助于判断疗效和评估预后。

三、鉴别诊断

(1)新生儿颤抖,可因声音、皮肤刺激或牵拉某一关节诱发,表现为踝部、膝部和下颌抖动。区别在于,新生儿颤抖发作时无眼球凝视,弯曲抖动肢体后发作立可停止,不伴有脑电图异常。

(2)早产儿呼吸暂停,表现为呼吸暂停伴心率下降。区别在于,早产儿呼吸暂停无眼球活动改变,刺激后即可缓解,且用呼吸兴奋剂治疗有效。

四、治疗

(一)病因治疗

惊厥可引起新生儿严重换气不良和呼吸暂停,导致低氧血症和高碳酸血症;引起血压升高致脑血流增加,糖酵解增加使乳酸堆积及能量消耗增加,各因素均可导致脑损害。故对新生儿惊厥,应迅速做出病因诊断并给予特异治疗。

1.低血糖

25%葡萄糖 2~4mL/kg 静脉注射后,10%葡萄糖 5~8mg/(kg·min)维持。

2.低血钙

10%葡萄糖酸钙 2mL/kg 加等量葡萄糖稀释后缓慢静脉注射。

3.低血镁

25%硫酸镁 0.2~0.4mL/kg 肌内注射,或 2.5%硫酸镁 2~4mL/kg 静脉注射,速度应小于 1mL/min。

4.维生素 B_6 缺乏症

维生素 B_6 50~100mg 静脉注射。

5.其他

针对不同病因给予治疗,如有感染者做抗感染治疗,红细胞增多症者做部分换血。

(二)对症处理

除禁食、补液 80~100mL/(kg·d)外,由于低体温、低氧血症、高碳酸血症或低碳酸血症、高血压或低血压等,均可加重脑损害,故出现以上症状时应予纠正。如出现窒息、颅内出血时常并发脑水肿,应限制水分为 50~70mL/(kg·d),供氧并用脱水药 20%甘露醇 0.5g/kg,30分钟内静脉滴注,并使用利尿药呋塞米 1~2mg/kg 静脉注射,争取于 48 小时内降低颅内压。

(三)控制惊厥

临床发作伴脑电图异常者,对止惊药反应良好,预后亦较好;而不伴脑电图改变者,常需用较多止痉药,且预后较差。临床惊厥发作不明显,仅有脑电图异常者,是否应给予抗惊厥治疗尚有争论。

1.苯巴比妥

苯巴比妥为首选药物,除有镇静作用外,对缺氧缺血性脑病尚有保护脑细胞作用,静脉注射可迅速达到血药有效浓度,其半衰期长,疗效稳定确切,不良反应少。苯巴比妥负荷量为20~30mg/kg,首次10~15mg/kg,以0.5mg/(kg·min)的速度静脉注射,如未止惊,每隔10~15分钟再注5mg/kg,直至惊厥停止(首次用药后止惊者,仍应做第二次用药以达有效血药浓度),12小时后维持量为3~5mg/(kg·d),分2次静脉注射、肌内注射或口服,如使用2周以上,应根据血药浓度重新调整剂量。对缺氧缺血性脑病的惊厥,治疗剂量可偏大,维持量需用至神经症状完全消失,脑电图(EEG)恢复正常才停药。如果苯巴比妥累积量达30mg/kg仍未止惊,可改用苯妥英钠。

2.苯妥英钠

苯妥英钠静脉注射效果好,肌内注射及口服吸收不良,使用时注意发生心律失常。本药负荷量为20mg/kg,首次10mg/kg,以0.5mg/(kg·min)速度静脉注射,如未止惊,每隔10~15分钟再注射5mg/kg,止惊后维持量为3~5mg/(kg·d),分2次静脉注射。如果本药累积量达20mg/kg仍无效,改用利多卡因或劳拉西泮。

3.劳拉西泮

本药用于对苯巴比妥及苯妥英钠无效的惊厥治疗,主要通过增加γ-氨基丁酸(GABA)的作用,对脑神经传导物质起抑制作用,从而抑制中枢神经系统,包括边缘叶和网状结构。可用0.05~0.1mg/kg静脉慢注,接着每次增加0.05mg/kg,直至惊厥控制。注意本药与苯巴比妥合用可增加中枢神经系统毒性。

4.大剂量维生素 B_6

维生素 B_6 能催化谷氨酸生成GABA,提高脑GABA的含量,使脑内抑制性物质浓度增多而达到止惊作用。剂量为维生素 B_6 50~100mg/(kg·d)静脉滴注。

5.利多卡因

本药用于上述药物用后仍未止惊,提示有严重颅内病变者,首剂2mg/kg静脉注射,20~30分钟后如无效,可重复上述剂量,缓解后用4~6mg/(kg·h)维持2~3天。不良反应少,个别有心率减慢、血压下降反应,减慢滴注速度后即可恢复。因不会导致呼吸抑制,本药尤适用于惊厥伴呼吸衰竭者;心、肝、肾功能损害者慎用,房室传导阻滞者禁用。

6.地西泮

本药用于上述药物治疗无效的持续惊厥。剂量为0.25~0.5mg/kg静脉注射,可先从小剂量开始,如无效,逐渐加量或用0.3mg/(kg·h)静脉滴注。不良反应为呼吸循环抑制及加重黄疸。

(四)脑功能监护

除原发病的监护内容外,对反复发作的惊厥或伴意识、反射、肌张力等神经学异常者,应进行脑功能动态监护,包括动脉血氧饱和度、血压、脑电图、脑功能监护仪(CFM)、大脑前动脉超声多普勒血流监测、近红外光谱仪(NIRS)监测等。NIRS 是监测区域性大脑氧饱和度最好的方法,主要反映皮质下白质静脉的血氧饱和度。CFM 即振幅整合脑电图,近年的临床应用证明其准度很高,但某些短暂的局灶性低电幅惊厥放电有可能被遗漏,有疑问时可间断地加做标准脑电图。

第四节　新生儿呼吸窘迫综合征

新生儿呼吸窘迫综合征(NRDS)为肺表面活性物质缺乏所致,多见于早产儿,生后数小时出现进行性呼吸困难、皮肤青紫和呼吸衰竭。因病理上出现肺透明膜,故又称肺透明膜病(HMD)。我国该病发病率约为 1%。

一、病因

1959 年 Avery 和 Mead 首次发现 NRDS 为肺表面活性物质(PS)缺乏所致。NRDS 主要发生在胎龄小于 35 周的早产儿,这与胎儿肺合成和分泌 PS 量不足直接有关。但近年来,足月儿 NRDS 发生率明显增加。NRDS 病因主要有以下几方面:

(一)早产

早产儿肺发育未成熟,PS 合成分泌不足。胎儿 15 周时,可在细支气管测得与肺表面活性物质相关蛋白 B(SP-B)和 C(SP-C)的 mR-NA,胎儿 24～25 周开始合成磷脂和活性 SP-B,以后 PS 合成量逐渐增多,但直到胎龄 35 周左右 PS 量才迅速增多。因此,胎龄小于 35 周的早产儿易发生 NRDS。

(二)剖宫产

剖宫产新生儿 NRDS 发生率比非剖宫产高,尤其是择期剖宫产,因分娩未发动,未经正常宫缩,儿茶酚胺和肾上腺皮质激素的应激反应较弱,PS 分泌释放较少。近年来,选择性或社会因素剖宫产较多,一些足月儿或近足月早产儿也发生 NRDS。

(三)母亲患糖尿病

母亲患糖尿病时,胎儿血糖增高,胰岛素分泌相应增加。胰岛素可抑制糖皮质激素,而糖皮质激素能刺激 PS 的合成分泌。因此,糖尿病母亲的新生儿 PS 合成分泌受影响,即使为足月儿或巨大儿,仍可发生 NRDS。

(四)围生期窒息

缺氧、酸中毒、低灌注可导致急性肺损伤,抑制肺 Ⅱ 型上皮细胞产生 PS。

(五)肺表面活性物质相关蛋白 A(SP-A)基因变异

为什么有些早产儿易发生 NRDS,而有些早产儿不易发病? 研究显示,这可能与 SP-A 等位基因变异有关,SP-A 等位基因 $6A^2$ 和 1A 是 NRDS 的易感基因,等位基因 $6A^3$ 和 $1A^5$ 为保护基因。NRDS 患儿的 $6A^2$ 和 1A 基因过度表达,$6A^3$ 和 $1A^5$ 基因表达下调。

（六）SP-B 基因缺陷

已有报道因患儿 SP-B 基因缺陷,不能表达 SP-B,PS 不能发挥作用,这些患儿不论足月或早产,均易发生 NRDS。

二、病理

患儿的肺呈暗红色,质韧,在水中下沉。光镜下见广泛的肺泡萎陷,肺泡壁附一层嗜伊红的透明膜,气道上皮水肿、坏死、脱落和断裂。电镜下肺Ⅱ型细胞中的板层小体成为空泡。

三、临床表现

NRDS 主要见于早产儿。患儿生后不久即出现呼吸增快、急促,呼吸频率为 60 次/分以上,继而出现呼吸困难、呼气性呻吟、吸气时出现三凹征,病情呈进行性加重,至生后 6 小时症状已十分明显。严重病例发生呼吸不规则、呼吸暂停、皮肤青紫、呼吸衰竭;体检两肺可呈呼吸音减弱;血气分析动脉血二氧化碳分压($PaCO_2$)升高,肺泡氧分压(PaO_2)下降,BE 负值增加。生后 24～48 小时病情最重,病死率较高,能生存 3 天以上者肺成熟度增加,可逐渐恢复,但不少患儿并发肺部感染或动脉导管未闭(PDA),使病情再度加重。轻型病例可仅有呼吸困难、呻吟,而皮肤青紫不明显,经连续气道正压通气(CPAP)治疗后可恢复。

选择性剖宫产发生的 NRDS 多见于胎龄 37～38 周的足月儿,起病时间为生后 1～72 小时不等,可先有湿肺表现,病情非常重,常并发持续肺动脉高压(PPHN)。遗传性 SP-B 缺陷症纯合子患儿临床表现严重,肺表面活性物质和机械通气治疗效果较差,多于数天内死亡,杂合子患儿临床表现较轻。

四、X 线检查

本病 X 线检查有特征性表现,多次床旁摄片可观察动态变化。按病情程度可将胸片改变分为 4 级:1 级,两侧肺野普遍透亮度降低(充气减少),可见均匀散在的细小颗粒(肺泡萎陷)和网状阴影(细支气管过度充气);2 级,除 1 级变化加重外,可见支气管充气征(支气管过度充气),延伸至肺野中外带;3 级,病变加重,肺野透亮度更低,心缘、膈缘模糊;4 级,整个肺野呈白肺,支气管充气征更加明显,似秃叶树枝。胸廓扩张良好,膈肌位置正常。

五、并发症

（一）动脉导管未闭（PDA）

早产儿动脉导管组织发育未成熟,常发生动脉导管开放。在 NRDS 早期由于肺血管阻力较高,易出现右向左分流;在恢复期,肺血管阻力下降,出现左向右分流。NRDS 患儿 PDA 发生率可达 30%～50%,常发生在恢复期。发生 PDA 时,因肺动脉血流增加致肺水肿,可出现心力衰竭、呼吸困难,使病情加重;在心前区胸骨左缘第 2、3 肋间可闻及收缩期杂音,很少呈连续性杂音。

（二）持续肺动脉高压（PPHN）

由于缺氧和酸中毒，NRDS 患儿易并发肺动脉高压，发生右向左分流，使病情加重，血氧饱和度下降。

（三）肺部感染

因气管插管、机械通气，患儿易发生肺部感染，使病情加重，两肺可闻及湿啰音。

（四）支气管肺发育不良（BPD）

NRDS 患儿由于长时间吸入高浓度氧和机械通气造成肺损伤，发生肺纤维化，导致 BPD。

（五）肺出血

严重病例常发生肺出血，主要与早产、缺氧有关，常发生于病程第 2～4 天。

（六）颅内出血

NRDS 患儿可发生颅内出血，主要与早产、缺氧有关，亦与机械通气治疗有关。

六、诊断和鉴别诊断

主要诊断依据包括：①病史，多见于早产儿和剖宫产新生儿。②临床表现，生后出现进行性呼吸困难。③肺 X 线变化，1 级和 2 级为早期，3 级和 4 级病情严重。NRDS 需与下列疾病鉴别诊断：

（一）B 族溶血性链球菌感染

宫内或分娩过程中发生的 B 族溶血性链球菌肺炎或败血症与 NRDS 极为相似。但 B 族溶血性链球菌肺炎常有孕妇羊膜早破史或感染表现，肺部 X 线改变有不同程度的融合趋势，病程经过与 NRDS 不同，用青霉素有效。

（二）湿肺

湿肺也多见于剖宫产新生儿和早产儿。该病患儿生后不久出现呼吸困难，有时鉴别诊断比较困难。但多数湿肺病例病程短，呈自限性，肺部 X 线表现以肺泡、间质、叶间胸膜积液为主，肺野模糊，肺部渗出不均匀。

（三）吸入性肺炎

该病患儿生后即出现呼吸困难、呻吟，但不呈进行性发展，X 线表现肺气肿较明显。

七、治疗

治疗关键包括：①预防低氧血症、酸中毒（维持正常组织代谢，完善肺表面活性物质的产生，防止右向左分流）；②合适的液体治疗（避免低血容量、休克及水肿，尤其肺水肿）；③防止肺不张；④减少高氧及机械通气所致的肺损伤。

（一）肺表面活性物质替代治疗

肺表面活性物质替代治疗为 NRDS 主要治疗手段，能改善 NRDS 的转归。肺表面活性物质治疗后氧合改善，呼吸机支持降低，可持续数小时甚至数天。常用制剂有牛肺或猪肺浸出液制成的肺表面活性物质。国外常用的有 Survanta、Infasurf 及猪肺磷脂注射液（固尔苏）；国内常用的除固尔苏外，还有国产的注射用牛肺表面活性剂（珂立苏）。

1.给药时间

预防性治疗效果常优于肺损伤后的营救性治疗,可在产房内经气管插管给药。经治疗后,气漏发生率及死亡率均可降低,并可减少脑室内出血的危险性。一旦诊断为 NRDS,在充分氧合、通气、灌注和监测建立后,早期治疗,一般在 1 小时内用药。

2.用药方法

所用肺表面活性物质剂量为 $50\sim200mg/kg$,由于不同制剂每毫升所含磷脂量不同,故每千克所需注入的药液毫升数不同。当所需要的药液量较多时,可将其分为不同体位分次给药,如所需毫升数较少时,一次性注入即可。用药过程需密切观测新生儿即时的耐受情况,如注药引起的心动过缓、暂时性的低血氧饱和度及呼吸暂停等。

3.注意事项

注药后需密切观察氧合改善情况,及时调低呼吸机压力,以防气胸产生。

治疗后,应将血氧饱和度(SpO_2)维持在 $88\%\sim95\%$。对体重<1250g 的新生儿,应将 SpO_2 维持在 $85\%\sim92\%$。

(二)氧疗

1.吸氧

吸氧应充分,以维持动脉血氧饱和度(SaO_2)在 $88\%\sim95\%$,一般此范围已满足代谢需要;在最小(体重<1250g)患儿可维持更低($85\%\sim92\%$)。为防止发生早产儿肺损伤、视网膜病变,应避免高于必需的吸氧浓度。所用氧应加温加湿,并通过混合氧通道供给,可准确调整氧浓度。对急性 NRDS 患儿,应直接测定吸入气道的氧气浓度,而不是凭流量估算,至少每小时监测吸入氧浓度(FiO_2)1 次。同时要密切监测 SaO_2 在适当范围。当气道吸痰、气管插管、呼吸暂停,需用麻醉囊通气时,吸氧浓度应与气囊通气前相同,以避免一过性高氧,并根据持续监测做出相应调整。

2.血气监测

在疾病急性期,可能需要频繁取样以维持动脉血气在适当范围。在改变机械通气参数(如 FiO_2、压力、频率)后 30 分钟需查动脉血气(PaO_2、$PaCO_2$ 和 pH)。可使用动脉留置针行血气监测,用脉搏测氧仪持续监测氧合趋势。在病情稍稳定的婴儿,采其温暖的足跟毛细血管血足以监测二氧化碳分压(PCO_2)和 pH。

(三)持续气道正压通气(CPAP)

CPAP 可预防肺不张,减少机械通气导致的肺损伤,维持肺表面活性物质的功能。

1.指征

有轻度 NRDS 的患儿尽早使用 CPAP。早期用 CPAP 可减少机械通气,并可降低慢性肺部疾病的发生。

2.使用方法

在气管内注入肺表面活性物质后即可用 CPAP 支持。开始压力为 $5\sim7cmH_2O$,流量应设为 $6\sim10L$,可逐渐增加压力,每次为 $1\sim2cmH_2O$,直至压力达 $8cmH_2O$。常用鼻塞或鼻咽插管法。治疗时必须置胃管以排除吞入胃中的气体。当病情稳定,能维持目标的 SpO_2 后可慢慢降低压力及吸入氧浓度。当吸入氧浓度降低至 30%,压力降低至 $4\sim5cmH_2O$ 时,如无呼吸窘迫,X线肺容量正常时可撤离 CPAP。

(四)机械通气

1.指征

$PaCO_2\geqslant55mmHg(\geqslant7.3kPa)$并迅速上升,或 $PaO_2<50mmHg(<6.6kPa)$及所需吸入氧浓度$(FiO_2)>50\%$时,或有严重呼吸暂停时。

2.通气模式

常用的有同步间歇正压通气(SIMV)或压力支持容量保证模式(PRVC)通气。

3.使用方法

(1)呼吸机开始设置:一般吸气峰压(PIP)为 $20\sim25cmH_2O$,呼气末正压(PEEP)为 $4\sim6cmH_2O$,呼吸频率为 $30\sim40$ 次/分,吸气时间为 $0.3\sim0.4$ 秒。NRDS 早期肺时间常数很短,故可用短吸气时间较快频率进行通气。

(2)机械通气期间,$PaCO_2$ 一般维持在 $45\sim55mmHg(6\sim7.3kPa)$(称为相对性的高碳酸血症),以减轻肺损伤。当 $PaCO_2$ 持续上升时,需考虑并发气漏、肺不张及 PDA 等。

(3)病情改善后,可根据血气变化降低 PIP、PEEP 及 FiO_2。当 $FiO_2<30\%$ 时,呼吸频率 20 次/分,PIP $18cmH_2O$ 可考虑拔管,拔管后继续用 CPAP 治疗以稳定肺容量。

4.紧急情况

(1)疑似原因:气管插管阻塞或位置不良;气漏;呼吸机功能不良。

(2)治疗措施:应立即脱开呼吸机,以皮囊行手控通气,检查两侧呼吸音,并快速吸引气管插管以确保气道通畅,必要时以喉镜检查插管位置或重新插管。当突然低氧、低血压时应高度怀疑气胸,立即观察胸廓运动是否对称,呼吸音是否对称,可做透光试验及胸部 X 线片以证实气胸,并可做试验性胸腔穿刺,证实后立即置胸腔闭式引流管排气。严重脑室内出血时病情可突然恶化。

(五)支持疗法

1.温度控制

控制体温对所有低出生体重婴儿至关重要,尤其是有呼吸疾病的患儿。为减少氧的消耗,应将患儿置于中性环境温度的暖箱或辐射床内。

2.液体及营养

多数 NRDS 患儿需静脉给液。

(1)一般第 1 天给 $70mL/kg10\%$葡萄糖液(体重<1000g 者,肾糖阈低,对葡萄糖的耐受性差,血糖正常时可改用 5%葡萄糖液)。

(2)第 2 天起可增加液量至 $80\sim100mL/kg$,并加钠 $2mmol/(kg\cdot d)$、钾 $1mmol/(kg\cdot d)$,必要时给钙剂[10%葡萄糖酸钙 $1\sim2mL/(kg\cdot d)$];有代谢性酸中毒时用等渗碳酸氢钠纠正酸中毒;应用湿化正压通气时不显性失水量会减少,在以后的数天内给液量一般不大于$120mL/(kg\cdot d)$,过多给液会促使动脉导管开放并造成肺水肿。数天内不能口服喂养者可考虑开始静脉应用氨基酸及脂肪乳剂。

3.维持循环、纠正贫血

严重 NRDS 患儿会发生低灌流及低血压,必须密切监护心率、血压及周围灌注。当有毛细血管充盈时间延长、血压偏低等灌流不足症状时,可用生理盐水扩容及正性肌力药[多巴胺 $2.5 \sim 5\mu g/(kg \cdot min)$ 静脉输注]支持循环功能。血细胞比容应维持在 $40\% \sim 50\%$,有贫血时应及时输注鲜血或浓缩红细胞。

4.抗感染

对所有 NRDS 婴儿进行血培养,做全血细胞计数及分类。在血培养未报告前需用广谱抗生素治疗。

第五节 胎粪吸入综合征

胎粪吸入综合征(MAS)或称胎粪吸入性肺炎,是由于胎儿在宫内或产时吸入混有胎粪的羊水所致,以呼吸道机械性阻塞及肺部化学性炎症为主要病理特征,于生后不久出现呼吸窘迫为主要表现的临床综合征。该综合征多见于过期产儿。

一、病因和病理生理

(一)胎粪吸入

当胎儿在宫内或分娩过程中缺氧,肠道及皮肤血流量减少,迷走神经兴奋,肠壁缺血,肠蠕动增快,导致肛门括约肌松弛而排出胎粪。与此同时,缺氧使胎儿产生呼吸运动将胎粪吸入气管内或肺内或在胎儿娩出建立有效呼吸后,将其吸入肺内。

(二)不均匀气道阻塞

1.肺不张

部分肺泡因其小气道被较大胎粪颗粒完全阻塞,其远端肺泡内气体吸收,引起肺不张,使肺泡通气/血流比值降低,导致发生低氧血症。

2.肺气肿

部分肺泡因胎粪颗粒不完全阻塞小气道,形成"活瓣",吸气时气体能进入肺泡,呼气时气体不能完全呼出,导致肺气肿。若气肿的肺泡破裂,则发生肺气漏,如间质气肿、纵隔气肿或气胸等。

3.正常肺泡通换气功能代偿性增强

部分肺泡的小气道可无胎粪,但该部分肺泡的通换气功能均可代偿性增强。

(三)化学性肺炎

于胎粪吸入后 12~24 小时,因胆盐(胎粪成分之一)等刺激,局部肺组织可发生化学性炎症及间质性肺气肿。此外,胎粪还有利于细菌生长,故也可使肺部继发细菌性炎症。

(四)肺动脉高压

在胎粪吸入所致的肺不张、肺气肿及肺组织炎症,以及 PS 继发性被灭活的基础上,缺氧和混合性酸中毒进一步加重,使患儿肺血管阻力不能适应生后环境的变化而下降,导致新生儿持续性肺动脉高压(PPHN)。

二、诊断

（1）常见于足月儿或过期产儿，多有宫内窒迫史和（或）出生窒息史。

（2）有吸入混合胎粪和羊水的证据是诊断 MAS 的必备条件：①分娩时可见羊水混胎粪；②患儿皮肤、脐带和指、趾甲床留有胎粪污染的痕迹；③口、鼻腔吸引物中含有胎粪；④气管插管时，声门处或气管内吸引物可见胎粪（即可确诊）。

三、临床表现

（1）常于生后开始出现呼吸窘迫，12～24 小时随胎粪吸入远端气道，症状及体征则更为明显。

（2）大多数表现为呼吸急促、发绀、鼻翼扇动和吸气性三凹征等，少数也可出现呼气性呻吟。查体可见胸廓前后径增加似桶状胸，听诊早期有鼾音或粗湿啰音，继之出现中、细湿啰音。若呼吸困难突然加重，听诊呼吸音明显减弱，应疑似气胸的发生；如患儿出现持续而严重的发绀，哭闹、哺乳或躁动时进一步加重，仍疑似 PPHN 的发生。

（3）患儿上述表现可持续数天至数周。若吸入少量或混合均匀的羊水，可无症状或症状轻微；若吸入大量或黏稠胎粪，可致死胎或生后不久即发生死亡。

四、辅助检查

（1）实验室检查：动脉血气分析示 pH 值下降，PaO_2 降低，$PaCO_2$ 增高；还应进行血常规、血糖、血钙和相应血生化检查，气管内吸引物及血液的细菌学培养。

（2）X 线检查：两肺透过度增强伴有节段性或小叶性肺不张，也可仅有弥散性浸润影或并发纵隔气肿、气胸等肺气漏。需注意，部分 MAS 患儿，其胸片的严重程度与临床表现并非成正相关。

（3）超声波检查：彩色多普勒可用于评估和监测肺动脉的压力，有助于 PPHN 的诊断。

五、鉴别诊断

羊水被胎粪污染是诊断本病的前提，而气管内吸引物中含有胎粪即可被确诊。因此，本病一般不难诊断，仅少数情况下注意与其他疾病相鉴别：

（一）大量羊水吸入

吸入大量羊水后，由于羊水内脱落的上皮细胞阻塞远端气道，引起呼吸困难。但此类患儿常有胎儿宫内窒迫或产时窒息史，呼吸急促多数在复苏后即发生，一般 48～72 小时恢复正常，临床预后相对良好。此外，大量羊水吸入征者羊水清澈，胎粪吸入综合征者有胎粪污染，更有助于鉴别。

（二）新生儿感染性肺炎

主要指宫内感染性肺炎，病原体常为 B 组链球菌、大肠杆菌等。但母亲产前常有发热、羊膜早破或羊水混浊伴有异味史,母血或宫颈拭子培养有细菌生长;患儿外周血象、C-反应蛋白、血培养等也可提示有感染证据。此外,此类患儿对抗生素治疗有效;X线征象即动态观察也助于两者鉴别。

六、治疗

是否需要插管抽出声带以下呼吸道内的胎粪,取决于新生儿的临床表现及医务人员的处理时间。若是胎粪在羊水中很稀,只有当胎儿在产前即出现窘迫迹象、明显窒息或产科医护人员未能清除口咽内胎粪的时候,才需要插管来抽除胎粪;若是羊水中的胎粪浓度很高,甚至有胎粪的颗粒,那么应该插管抽出胎粪;若新生儿的临床表现正常,无需任何处置便非常活跃,可以不必插管处理。

(一)一般处理及监护

(1)注意保温,将患儿置于合适的中性环境温度中。

(2)有呼吸系统症状者应进行血氧监测,可做血气或以经皮测氧仪或脉搏血氧饱和度仪监测氧合状态,及时处理低氧血症。若严重低氧血症,疑并发持续肺动脉高压时,条件许可情况下应做脐动脉插管。

(3)严重窒息者应每隔2小时监测血压一次,当有低血压、灌流不足及心搏出量不足表现时,可输入生理盐水,必要时可考虑血浆或5%白蛋白;对于严重窒息患儿尚需精确记录尿量,为防止脑水肿及肾衰竭,需限制液体,出生后第1天给予液量为60mL/kg,第2天根据尿量可增加至60～80mL/kg,有代谢性酸中毒者应以碳酸氢钠纠正。

(4)监测血糖及血钙,如发现异常均应及时纠正。

(二)氧疗

物理治疗过程中需同时供氧,证实有低氧血症时应给予头罩湿化、加温吸氧,随时调整吸入氧浓度,使血氧分压保持在6.65kPa以上。因持续低氧会造成肺血管痉挛,并发持续肺动脉高压。

(三)呼吸道清理

(1)出生后2小时内,每隔30分钟行胸部物理治疗及吸引一次。如有呼吸道症状出现,胸部X线片有斑片阴影时,以后每隔3～4小时做胸部物理治疗及吸引一次。

(2)见到有胎粪污染羊水时,于新生儿胸部娩出前清理口、鼻、咽分泌物,用大口径吸管吸出含胎粪的黏液、羊水;窒息(如无活力)新生儿出生时,应立即在喉镜下用胎粪吸引管做气管内吸引,然后再按复苏步骤处理,必要时需再次气管插管吸引。

(3)如自主呼吸有力,可拔除气管插管,继续观察呼吸症状,同时摄胸片了解肺部吸入情况。

(四)机械通气

(1)当吸入氧浓度增加至60%,而$PaO_2 < 6.65kPa$或$PaCO_2 > 7.98kPa$时需机械通气治疗。为防止空气进一步滞留于肺内,不能用太高呼气末正压,推荐用0.196～0.39kPa,可用较高吸气峰压2.94～3.43kPa(30～35cmH$_2$O)、呼吸频率20～25次/分、吸气时间0.4～0.5秒,应有足够呼气时间;也可将呼吸机开始设置为:吸入氧浓度0.8、呼吸频率60次/分、吸气峰压

2.45kPa、呼气末正压 0.29kPa。

（2）某些患儿对较快的通气频率及较短的吸气时间（每次 0.2 秒）反应良好。常规呼吸机治疗失败或并发气漏时，改用高频振荡通气常能取得良好效果。

（3）呼吸机应用过程中如有躁动，需同时用镇静药或肌肉松弛药。对胎粪吸入综合征患儿进行机械通气时，应随时警惕气胸发生，需准备好抽气注射器及排气设备。

（五）药物治疗

胎粪会加速细菌生长，故当 X 线胸片显示肺部有浸润变化时应常规给予广谱抗生素治疗，必要时做气管分泌物细菌培养。

（六）其他

严重低氧血症病例经上述处理不能使低氧症状改善时，常并发持续肺动脉高压。

第六节　新生儿心力衰竭

心力衰竭是一种临床和病理生理综合征，由于心脏结构或功能的受损，无法维持体循环或肺循环的适宜流速，不能以适宜的压力使心室充盈，不能满足机体代谢的需要。临床表现为相对低的心输出量和为了增加心输出量而产生的代偿反应。

一、病因

新生儿心力衰竭的主要原因：

（1）先天性心脏病：产生过度的工作负荷，导致压力或容量超负荷，伴或不伴发绀。先天性心脏病的发生率为 0.8%，其中 1/3～1/2 患儿需要立即治疗；在未经治疗的患儿中，每年有 0.1%～0.2% 发展至心力衰竭。

（2）心肌疾病：为基因异常或后天获得性，由代谢因素、感染性疾病、药物或毒物所致。

（3）心脏修补术后，心肌功能紊乱。

二、病理生理

1.心力衰竭血流动力学变化

心功能或心输出量的调节主要涉及下列 5 个基本因素：

（1）前负荷：又称容量负荷，可用心室舒张末期压力表示。

（2）后负荷：又称压力负荷，系指心室开始收缩后所承受的负荷，可由心室射血时的收缩压或主动脉压表示。

（3）心肌收缩力：指与心脏前、后负荷无关的心室收缩能力，与心肌细胞内 Ca^{2+} 浓度、收缩蛋白及能量蛋白的转换有关，受交感神经调节。

（4）心率：心输出量（L/min）＝每搏输出量（L）×心率（次/分）。

（5）心室收缩协调性。

2.胎儿心力衰竭

胎儿心力衰竭发展到新生儿期可能是致命性的,但是在胎儿期,由于血流动力学的因素,胎儿能够很好地耐受。室上性心动过速、房室传导阻滞导致的严重心动过缓,贫血,三尖瓣的Ebstein畸形导致的严重三尖瓣反流或房室流出道缺陷导致的二尖瓣反流以及心肌炎都可能引起胎儿心力衰竭。大多数可通过胎儿超声心动检查分辨。严重的胎儿心力衰竭会导致胎儿水肿、腹腔或心包积液。

3.生后第 1 天心力衰竭

大多数心脏结构异常在生后数小时内不引起心力衰竭,而继发于窒息、低血糖、低血钙或败血症的心肌功能紊乱常常会在第 1 天引起心力衰竭。继发于低氧血症的三尖瓣反流或瓣膜异常的 Ebstein 畸形也常常在第 1 天出现心力衰竭。随着肺动脉压下降,情况会有所改善。

4.第 1 周心力衰竭

严重的心脏功能紊乱如果未经治疗,最终在第 1 周发展成心力衰竭。动脉导管持续开放可能会增加存活概率,因此对这些新生儿,须应用前列腺素 E1 保持动脉导管开放。

(1)末梢动脉搏动和血氧饱和度应当在上、下肢分别检查。由于主动脉缩窄或主动脉弓离断,肺动脉压力高,经动脉导管水平的右向左分流使得下肢血流灌注不足,导致血氧饱和度低。

(2)房间隔或室间隔缺损不会导致生后最初两周心力衰竭,因此需要考虑主动脉缩窄和肺静脉异位引流等原因。

(3)早产儿心肌储备力差,只是动脉导管未闭(PDA)也可能在生后第 1 周导致心力衰竭。

(4)肾上腺功能不足或新生儿甲状腺中毒都可能表现为心力衰竭。

5.第 2 周之后心力衰竭

在生后 6～8 周,室间隔缺损患儿可表现出心力衰竭。

三、临床表现

新生儿心力衰竭有不同的临床表现,例如可能同时存在先天性心脏病的结构异常,导致肺循环充血和体循环低灌注(当两个循环系统通过心内结构的缺损或未闭的动脉导管相联系时)。在新生儿和小婴儿,喂养困难常常是充血性心力衰竭的最初表现,表现为喂养时间延长(超过 20 分钟)、喂养量减少、不耐受、呕吐、多汗和拒食。持续时间超过 1 个月的充血性心力衰竭可导致体重增长不佳,长期的体重增长不佳会影响身长的增长。

心力衰竭的新生儿可能会出现如下体征:肝大,超过肋下 3cm,治疗有效后,肝的边缘明显回缩;奔马律是心力衰竭最常见的体征;左心衰竭时,可能会有喘息,提示肺炎或严重心力衰竭;交替脉(衰竭心肌的强弱收缩交替)或奇脉(吸气时脉搏和血压降低)常见于重度充血性心力衰竭者。慢性心力衰竭时,喂养困难、肺部炎症、代谢增加导致生长发育落后,体重的落后比身长和头围的落后明显。

四、诊断和鉴别诊断

在我国,新生儿心力衰竭一直沿用的是婴儿心力衰竭指标。国外有文献总结新生儿心力衰竭诊断有如下指标:心动过速,心率＞180 次/分;每次喂哺奶量＜100mL,每次喂哺时间＞

40 分钟;呼吸增快,频率>60 次/分;呼吸困难;出现奔马律;肝大。

也有国外学者将新生儿心力衰竭程度进行评分,来评价其严重程度。分值越高(最高分＝14 分),程度越重。

新生儿心力衰竭需要和肺部疾病或败血症进行鉴别。

五、辅助检查

1.心电图

心电图为非特异性,但心力衰竭的患儿心电图常常有异常,表现为:窦性心动过速、左心室肥厚、ST-T 改变和Ⅰ度房室传导阻滞。

2.胸片

新生儿心胸比>60％、婴儿心胸比>55％是心力衰竭的线索。

六、治疗

(一)病因治疗

病因治疗是解除心力衰竭的重要措施,复杂心脏畸形、先天性心脏病应尽早手术。如有低血钙、低血糖及贫血应及时纠正;心律失常应尽快用抗心律失常药物控制;肺炎、败血症引起的心力衰竭选择适当的抗生素控制感染。

(二)一般治疗

1.调整体位

肺水肿时取半卧位,以减少回心血量。

2.供氧

心力衰竭均需供氧,呼吸障碍明显者做三管插管机械通气。对于依赖动脉导管开放而生存的先天性心脏病患儿供氧应慎重,因为血氧增高可使动脉导管关闭。

3.补液

补液时需控制输液量及滴速。输液量应限制在 60～80mL/(kg·d)。补液量一般为 80～100mL/(kg·d),有水肿时减少为 40～80mL/(kg·d),钠 1～4mmol/(kg·d),钾 1～3mmol/(kg·d)。最好根据测得的电解质浓度决定补给量。

4.纠正代谢紊乱

检测血气,纠正酸碱紊乱,必要时应用人工辅助呼吸。如低血糖、低血钙、低或高钾血症,应予纠正。

(三)药物治疗

1.洋地黄类正性肌力药物

(1)用药剂量:过去地高辛应用剂量偏大,后来发现新生儿红细胞内有较多地高辛受体,新生儿尤其早产儿的药物半衰期较成人长(早产儿为 57～72 小时,足月儿为 35～70 小时),加上新生儿肾功能不成熟、肾脏廓清率低,故现已改为偏小剂量。对重症心力衰竭者,地高辛 24 小时静脉注射全效量(饱和量)为:早产儿 0.02mg/kg、足月儿 0.03mg/kg,首剂用全效量的 1/2,余量分 2 次,每 6～8 小时给予 1 次。如需用维持量,则在用全效量后 12 小时开始给予,剂量为全效量的 1/4,分 2 次,每 12 小时给予 1 次。地高辛口服制剂除片剂外,尚有酊剂 (50mg/L)。口服全效量较静脉注射全效量增加 20%。对轻症心力衰竭或大的左向右分流、肺动脉高压而有慢性心力衰竭者,可每日用全效量的 1/4 口服,口服后 1 小时即可达血药浓度高峰,半衰期为 32.5 小时,经 5～7 天即可达全效量及稳定的血药浓度。如疗效不佳,可适当增量。地高辛用药维持时间视病情而定,一般可于心力衰竭纠正,病情稳定 24～48 小时后停药。治疗过程中不宜静脉注射钙剂,尤其当 K^+ <3mmol/L 时。如血钾、血钙均低,应先纠正低血钾,再在心电图监测下用 10% 葡萄糖酸钙 0.5～1mL/kg 静脉缓注。地高辛对轻、中度心力衰竭疗效较好,对重度心力衰竭疗效差,应用时以口服和静脉注射为宜,不宜肌内注射,因地高辛吸收不稳定,故可造成注射部位坏死。洋地黄可加强心肌收缩力,减慢心率,增加心搏量,使心室舒张末期压力下降,增加尿量,改善心排血量及静脉瘀血。

(2)地高辛血药浓度的监护:地高辛血药浓度对指导临床应用剂量是否恰当有重要的参考价值。地高辛口服 5～6 小时后心肌组织和血清地高辛浓度呈恒定关系。可以用血清地高辛水平作为反映心肌的药物浓度指标。新生儿体内有内源性的洋地黄类药物,故应用地高辛前应测地高辛基础值。地高辛有效浓度为 0.8～2ng/mL,新生儿地高辛浓度超过 4ng/mL 时,则可出现毒性反应,在 3.5ng/mL 以下时,很少发生洋地黄中毒。但注意有时中毒量和有效量可交叉。

(3)洋地黄中毒的表现及处理

①临床表现:新生儿洋地黄中毒症状不典型。主要表现为嗜睡、拒奶、心律异常,用药过程中如出现心率<100 次/分或出现早搏,则为常见的中毒表现。早产、低氧血症、低钾血症、高钙血症、心肌炎及严重的肝肾疾病均易引起洋地黄中毒。

②洋地黄中毒处理:立即停药,监测心电图。血清钾低或正常、肾功能正常者,用 0.15%～0.3%氯化钾点滴,总量不超过 2mmol/kg,有二度以上房室传导阻滞者禁用。窦性心动过缓、窦房阻滞者可用阿托品 0.01～0.03mg/kg 静脉或皮下注射;二度或三度房室传导阻滞者可静脉注射异丙肾上腺素 0.15～0.2μg/(kg·min),必要时用临时心内起搏;有异位节律者选苯妥英钠 2～3mg/kg,3～5 分钟静脉缓慢注射。利多卡因用于室性心律失常,缓慢静脉注射,每次 1～2mg/kg,必要时 5～10 分钟重复 1 次,总量不超过 5mg/kg。也可用抗地高辛抗体,1mg 地高辛需要 1000mg 地高辛抗体。

2.β 受体激动药

此类药有增强心肌收缩力、增加心输出量的作用。新生儿多用多巴胺和多巴酚丁胺。

(1)多巴胺:多巴胺选择性地作用于多巴胺受体,使肾、肠系膜、脑及冠状动脉等血管扩张,尤其是肾血管;使心排血指数增加,周围血管阻力降低,肾小球滤过率、肾血流量增加而利尿。不同剂量的多巴胺作用不同,小剂量 2～5μg/(kg·min)具有正性肌力和扩张血管作用;大剂量>10μg/(kg·min)时,血管收缩,心率加快,心排血量反而降低。

(2)多巴酚丁胺:有较强的正性肌力作用,对周围血管作用弱,无选择性血管扩张作用。剂量为 5～10μg/(kg·min)。

3.磷酸二酯酶抑制剂

此类药物增加心肌和血管平滑肌细胞内环磷酸腺苷(cAMP)浓度,使细胞内钙离子浓度增加,心肌收缩力增加。亦可扩张周围血管,减轻心脏前后负荷。

用法:氨吡酮静脉注射,开始用 0.25～0.75mg/kg,2 分钟内显效,10 分钟达高峰值效应,可持续 1～1.5 小时,以后用 5～10μg/(kg·min)。

4.血管扩张药

血管扩张药可减轻心泵负荷,从而增加心排血量,并可使心室壁张力下降,致心肌耗氧量有所减少,心肌代谢有所改善。血管扩张药按其作用于周围血管的部位,可分为三类:第 1 类药物可扩张静脉血管,有硝酸甘油、硝酸异山梨醇等。第 2 类药物主要作用于小动脉,松弛动脉血管床,减少心脏排血阻抗,增加心排血量,有酚妥拉明、酚苄明、硝苯吡啶等。第 3 类药物可使动、静脉血管皆扩张,有硝普钠、哌唑嗪等。

5.血管紧张素转化酶抑制药

此药可与地高辛合用,适用于轻度至重度心力衰竭及左向右分流型先天性心脏病所致的心力衰竭。

(1)卡托普利:可抑制血管紧张素转化酶活性,使血管紧张素 Ⅱ 生成减少,小动脉扩张,后负荷减低;还可使醛固酮分泌减少,水钠潴留减少,降低前负荷。新生儿口服剂量为每次 0.1mg/kg,每日 2～3 次,然后逐渐增加至 1mg/(kg·d)。本药对严重心力衰竭疗效明显,不良反应有血钾升高、粒细胞减少和蛋白尿等。

(2)依那普利:作用与巯甲丙脯酸相似,但其分子结构不含巯氢基结构,无巯甲丙脯酸的不良反应。用药后起作用慢,但持续时间长,一天服 1～2 次即可;用药后血压下降较明显。用药要从小剂量开始,开始剂量为 0.1mg/(kg·d),以后逐渐增加,最大量不超过 0.5mg/(kg·d),分 2 次服。

6.利尿药

利尿药作用于肾小管的不同部位,可减轻肺水肿,降低血容量、回心血量及心室充盈压,达到减低前负荷的作用。需长期应用利尿药者宜选择氯噻嗪或双氢氯噻嗪,加服螺内酯(安体舒通),前者利尿的同时失钾较多,后者有保钾作用,故二者合用较为合理。

(1)呋塞米:作用于肾脏 Henle 袢,可抑制钠、氯重吸收。静脉注射后 1 小时发生作用,持续 6 小时,剂量为 1mg/kg,每 8～12 小时 1 次;口服剂量为 2～3mg/(kg·d),分 2 次给予。不良反应为低血钾、低血钠、低氯性酸中毒及高尿酸血症。

(2)氢氯噻嗪:作用于肾脏远曲小管皮质稀释段,口服剂量为 0.5～1.5mg/kg,每日 2 次。

(3)螺内酯:作用于肾脏远曲小管远端,为保钾利尿药,尚有抗醛固酮作用。注射剂量为 1mg/kg,每 8～12 小时 1 次,静脉注射;口服剂量为 1～3mg/(kg·d),分 2～3 次给予。不良反应为高血钾、低血钠,故与呋塞米(可排钾)合用更为合理。

(4)布美他尼:作用于肾脏 Henle 袢,可抑制氯重吸收,作用迅速,疗效优于呋塞米,已广泛用于临床。可用 0.015～0.1mg/kg 静脉注射,5～10 分钟起效;或 0.01～0.025mg/(kg·h)静脉滴注。不良反应为低血压、呕吐、低血糖等。

在小儿心力衰竭治疗方面,近年来出现了不少新疗法,包括采用介入疗法治疗左向右分流的先天性心脏病所致心力衰竭,血管紧张素受体拮抗药(ARBs)、β 受体阻滞药、醛固酮拮抗药、钙增敏药、内皮素-1 受体拮抗药、基质金属蛋白酶抑制药、生长激素药物等,均已试用于临床并取得较好疗效,但离实际应用,尤其在新生儿应用尚有一段距离。

(四)其他辅助治疗措施

1.心肌能量代谢赋活剂

如 1,6-二磷酸果糖(FDP),剂量为 100~250mg/(kg·d),静脉滴注,每日 1 次,5~7 天为 1 个疗程。

2.其他

动脉导管依赖性发绀型先天性心脏病,如主动脉缩窄或闭锁、主动脉弓断离、大动脉移位、左心发育不良综合征、三尖瓣狭窄等,可用前列腺素 E_1(PGE$_1$)0.02~0.05μg/(kg·min)静脉滴注。本药可使动脉导管开放而使缺氧症状得以改善,从而争取了手术时机。不良反应为呼吸暂停、心动过缓、低钙抽搐等。

未成熟儿动脉导管开放,可用吲哚美辛促使其关闭,以改善肺动脉高压。剂量为 0.2mg/kg,静脉注射或口服,大多一次即能奏效,必要时每 8 小时再给予一次,总量不超过 3 次。不良反应为肾衰竭、骨髓抑制、胆红素代谢受干扰,对有胃肠道出血或血胆红素>171mmol/L 者勿用。有心律失常者用抗心律失常药;国外对难治性心力衰竭用体外膜肺(ECMO)。亦有对心力衰竭伴甲状腺激素分泌失衡者(T_3 下降、T_4 下降或正常、rT_3 上升而 TSH 正常),采用甲状腺素钠片剂口服治疗。

第七节　新生儿败血症

新生儿败血症指新生儿期细菌侵入血循环并在其中生长繁殖,产生毒素所造成的全身性感染。新生儿出生体重越轻,发病率越高。败血症与菌血症有区别,后者指细菌短暂侵入血循环(如抽吸气管内分泌物、气管插管、插动静脉导管等医疗操作,有时可造成黏膜损伤或细菌绕过皮肤屏障引起),立刻被机体免疫系统所清除,并无毒血症等任何临床表现。但若机体的免疫功能弱于细菌的致病力,则可发展为败血症。

一、病因

新生儿败血症有许多易感因素。国外一项多中心病例对照研究显示,79%的其他细菌败血症婴儿的母亲至少有一个下列主要的危险因素:绒毛膜羊膜炎、胎膜早破(PROM)超过 18 小时和 GBS(B 族链球菌)阴道定植。产时多次接受阴道检查、有创胎儿监护、母亲的细菌性阴道病以及低 Apgar 评分需要复苏也是新生儿败血症的易感因素。然而,接受硬膜外麻醉产妇单靠体温升高提示所生新生儿感染是不可靠的,因为 14.5%的这类产妇有发热而非感染。早产与逆行感染有关,与孕母产道微生物有关,自发性早产发作的羊膜腔内 10%~15%可发现致病微生物,早产胎膜早破(PPROM)则更高(占 32%~35%),因为早产常常与绒毛膜羊膜炎有关。羊水胎粪污染有时也是新生儿败血症的危险因素,如早产伴发羊水胎粪污染,以李斯特菌感染多见。胎儿或新生儿由本身的因素感染败血症的也很多,如多胎、宫内窘迫、小于胎龄儿和长期动静脉置管、气管插管、外科手术者,以及对新生儿的不良行为,如挑"马牙"、挤乳房、挤痈疖等;新生儿皮肤感染如脓疱病、臀炎及脐部感染等也是常见病因。

新生儿免疫功能发育不完善是新生儿败血症发生的内因,早产儿更不完善,且母亲经胎盘输注的免疫球蛋白不足,皮肤、黏膜、血-脑屏障难阻止细菌的入侵。

二、病原学

随着抗生素的应用及新的医疗干预,新生儿败血症的病原菌有很大的改变。在美国很多新生儿重症监护室(NICU),表葡菌败血症已成为最常见的院内感染;国内以葡萄球菌、大肠埃希菌等肠道细菌为最多,对于长期住院的早产儿凝固酶阴性葡萄球菌(CoNS)等条件致病菌仍是主要致病菌,尤其是深静脉置管者。气管插管机械通气所致的新生儿败血症则以克雷伯菌属、铜绿假单胞菌、不动杆菌属和沙雷菌属为多见,L型细菌以金葡菌为主。

三、诊断

(一)病史

早发败血症(EOS)指出生日龄<3天发病的败血症,常有母亲的病史、孕期及产时的感染史、产道特殊细菌的定植以及异常产科因素等。晚发败血症(LOS)指出生日龄≥3天发病的败血症,常有长期动静脉置管、气管插管、洗口腔、挑"马牙"、挤乳房、挤痈疖、皮肤感染、脐部感染等行为或现象。

(二)全身表现

(1)体温改变(发热或低体温)。

(2)少吃、少哭、少动、面色欠佳、四肢凉、体重不增或增长缓慢。

(3)黄疸:有时是败血症的唯一表现,严重时可发展为胆红素脑病。

(4)休克表现:四肢冰凉,伴花斑,股动脉搏动减弱,毛细血管充盈时间>3秒,血压降低,严重时可有弥散性血管内凝血(DIC),常常是病程发展到全身炎症反应综合征(SIRS)或(和)多系统器官功能衰竭(MOD)的表现。

(三)各系统表现

(1)皮肤、黏膜:硬肿症,皮下坏疽,脓疱疮,脐周或其他部位蜂窝织炎,甲床感染,皮肤烧灼伤,淤斑、淤点,口腔黏膜有挑割损伤。

(2)消化系统:厌食、腹胀、呕吐、腹泻,严重时可出现中毒性肠麻痹或坏死性小肠结肠炎(NEC),后期可出现肝脾肿大。

(3)呼吸系统:气促、发绀、呼吸不规则或呼吸暂停。

(4)中枢神经系统:易合并化脓性脑膜炎。表现为嗜睡、易激惹、惊厥、前囟张力及四肢肌张力增高等。

(5)血液系统:可合并血小板减少、出血倾向。

(6)泌尿系统感染。

(7)其他:骨关节化脓性炎症及深部脓肿等。

新生儿败血症中60%发生在生后头1周内,但只有10%出生时有临床表现。上述任一表现则提示为新生儿败血症,其敏感度为87%,特异度为54%。同时发现多数患儿不存在发热,如果联合发热与其他任何一项指标进行判断,则其敏感度降低为25%。

(四)实验室检查

1.细菌学检查

包括细菌培养,尽量在应用抗生素前严格消毒下采血(1mL)做血培养,疑为肠源性感染者应同时做厌氧菌培养,有较长时间用青霉素类和头孢类抗生素者应做L型细菌培养。怀疑产前感染者,生后1小时内取胃液及外耳道分泌物培养或涂片找多核细胞和胞内细菌;晚发者可在耻骨上膀胱穿刺(SPA)取清洁尿培养,脑脊液、浆膜腔液以及所有拔除的导管头均应送培养。也可检测病原菌抗原,对GBS和大肠杆菌K_1抗原可采用对流免疫电泳、乳胶凝集试验及酶链免疫吸附试验(ELISA)等方法,检测病原菌DNA可用16SrRNA基凶的聚合酶链反应(PCR)、DNA探针等分子生物学技术。疑为产时感染者,出生后1小时内即抽胃液和(或)外耳道拭子做培养和涂片镜检。

2.非特异性检查

①白细胞(WBC)计数:出生12小时以后采血结果较为可靠。WBC减少($< 5 \times 10^9$ 个/升)或WBC增多(出生不超过3天者WBC$> 25 \times 10^9$ 个/升;出生超过3天者WBC$> 20 \times 10^9$ 个/升)。②白细胞分类:未成熟中性粒细胞/中性粒细胞(I/T比率)≥ 0.16。然而,死于该病者中13%是没有血象异常的。③C-反应蛋白(CRP):炎症发生6~8小时后即可升高,数值不低于$8\mu g/mL$。注意,新生儿非感染性疾病,如窒息、肺透明膜病、胎粪吸入综合征均可增高,正常新生儿有报告平均8%增高。一项前瞻性研究,EOS第1天阳性率只有35%,第2、3天分别升到78.9%和88.9%,阴性预测值99.7%,则提示特异性很高。④血清前降钙素(PCT):生后18~36小时数值应低于10ng/mL,72小时低于0.5ng/mL。⑤血小板计数$\leq 100 \times 10^9$ 个/升。

(五)诊断标准

1.确诊

具有临床表现并符合下列任一条:①血培养或无菌体腔内培养出致病菌;②如果血培养出条件致病菌,则必须与另一次(份)血或无菌体腔内或导管头培养出同种细菌。

2.临床诊断

具有临床表现且具备以下任一条:①非特异性检查不少于2条;②血标本病原菌抗原或DNA检测阳性。

四、药物治疗

1.一般治疗

卧床休息,加强营养,补充适量维生素;维持水、电解质及酸碱平衡;高热时可给予物理降温。

2.抗生素治疗

一般采用静脉内用药。

(1)一线药物:主要针对感染原和感染途径比较明确的一般感染病例。可选用青霉素类与第一、二代头孢菌素。

(2)二线药物:主要针对一些感染途径、发病期或感染原不明确以及严重感染的病例。应用青霉素合并第三代头孢菌素(如头孢噻肟,头孢曲松等);青霉素为 40 万～60 万 U/(kg·d),每 8 小时应用 1 次;头孢噻肟、头孢曲松(头孢三嗪)为 80～100mg/(kg·d),每 12 小时应用 1 次。头孢曲松(头孢三嗪)对早产儿及出生小于 2 周的足月高胆红素患儿不适宜。如为院内感染菌株或多重耐药的菌株则可应用第三代头孢菌素、碳青霉烯类合并糖肽类[如万古霉素20～30mg/(kg·d),分 2 次静脉滴注]。

3.血浆置换

用于严重感染的病例。新鲜血浆一方面可置换出细菌毒素和炎性介质,另一方面可补充凝血因子,防止弥散性血管内凝血。可用新鲜冰冻血浆 20～30mL/kg,分 2～3 次置换或 10mL/(kg·d)输入。

4.免疫支持

应用大剂量静脉用人血丙种球蛋白 400mg/(kg·d),连续用 4～5 天。

5.其他治疗

包括适量的经口与经静脉营养疗法;水、电解质的合理补充;各种维生素与微量元素的补充;防治休克与弥散性血管内凝血。

第八节　新生儿高胆红素血症

一、新生儿胆红素代谢

(一)胆红素代谢

人体内胆红素代谢是在一系列的酶作用下进行的,受诸多因素影响。如果胆红素代谢发生障碍,临床可出现黄疸,在新生儿时期尤为常见。

1.胆红素的形成

胆红素是血红素降解的最终产物,其来源有三个方面:

(1)衰老红细胞的血红蛋白:衰老红细胞可被肝、脾和骨髓的单核吞噬细胞系统(网状内皮细胞)所吞噬和破坏,将血红蛋白分解成血红素、铁和珠蛋白。血红素在网状内皮细胞微粒体血红素加氧酶(HO)催化下,以及在还原型辅酶Ⅱ(NADPH)、细胞色素 P450 还原酶的参与下,释放出游离铁和一氧化碳,形成胆绿素,胆绿素又很快在胆绿素还原酶和还原型辅酶Ⅱ作用下转变为胆红素。1g 血红蛋白可递解为 34mg 胆红素。此部分来源的胆红素约占体内总胆红素来源的 80%。

（2）旁路胆红素：骨髓内一部分网织红细胞和幼红细胞尚未发育到成熟阶段即被分解，其血红蛋白的血红素再转变为胆红素。在正常情况下，这部分来源的胆红素很少，占总胆红素的3%以下。

（3）其他：肝和其他组织内含血红素的血色蛋白，如肌红蛋白、过氧化物酶、细胞色素等。由这部分来源的胆红素约占总胆红素的20%。

近年来，对血红素加氧酶（HO）在胆红素代谢中的作用机制的研究取得一些新的进展。哺乳动物体内存在有两种不同基因来源的HO——HO-1和HO-2，其中HO-1的主要生物学功能是调节体内血胆红素代谢的平衡及催化胆绿素生成。某些外源性刺激，如X线辐射、应激、发热、饥饿等均能诱导HO-1活性，促进血红素转化为胆红素，HO-2则不受上述外源性刺激的诱导。体外研究发现，HO同工酶组织分布有差异，脾中以HO-1为主，睾丸中以HO-2为主，肝中的HO-1与HO-2以1：2的比例结合，脑组织中只有HO-2。目前认为在脑组织中，HO-2催化血胆红素分解代谢产生的一氧化碳是类似一氧化氮（NO）的神经递质，其确切的作用机制正在深入研究中。而金属原卟啉化合物作为HO抑制剂，可竞争结合HO而阻断血红素降解作用，使血红素转变成胆绿素的过程被抑制，从而减少胆红素的形成。

2.胆红素在血液中的运输

从网状内皮细胞释放到血浆的胆红素是未结合胆红素，因与偶氮试剂呈间接反应，故称间接胆红素。它不溶于水，不能从肾小球滤过和排出，但溶解于脂肪。因各种细胞膜是脂蛋白结构，故未结合胆红素易透过细胞膜，若产生过多，细胞内未结合胆红素积累过多可能会干扰细胞内的代谢功能。

由于未结合胆红素不溶于水，在血液中必须与蛋白联结，以利运输，联结后的胆红素不能透过细胞膜。1g白蛋白可联结15mg胆红素，每100mL血浆中的白蛋白可联结342～425μmol/L（20～25mg/dL）胆红素，某些有机阴离子，如磺胺类、甲状腺素、水杨酸类，对白蛋白与胆红素的联结有竞争作用，使胆红素又游离出来。

3.肝细胞对胆红素的摄取和结合

血液流入肝后，与白蛋白联结的胆红素即游离出来，被肝细胞内两种色素受体蛋白——Y蛋白和Z蛋白所摄取。Y蛋白为碱性蛋白，含量较多，对胆红素接受能力较强，Z蛋白为酸性蛋白，优先结合游离脂肪酸，只有在胆红素浓度较高时才接受，亲和力较差。被Y蛋白和Z蛋白摄取的胆红素被运送至光面内质网，在葡萄糖醛酸转移酶的作用下，与葡萄糖醛酸结合形成胆红素葡萄糖醛酸酯，即结合胆红素，其为水溶性，不能透过细胞膜，能透过毛细胆管膜，从肾排出。

4.胆红素的排泄和肠肝循环

结合胆红素可透过毛细胆管膜排泄到毛细胆管，成为胆汁的一部分排入肠管，在小肠末端及结肠处受肠道菌群和肠道内葡萄糖醛酸糖苷酶的降解作用，与葡萄糖醛酸分离，形成未结合胆红素，在肠道细菌作用下还原为尿胆素原（或称胆素原）后大部分从粪便排出。一小部分胆素原以及经β-葡萄糖醛酸糖苷酶作用形成的未结合胆红素可被肠黏膜重吸收，经门静脉入肝，再由肝排入胆道，构成肠肝循环。

5.胆红素的化学结构

胆红素的化学结构有 4 个吡咯环,呈内旋形式,称 Z 型胆红素。由于亲水的氢键基团被包裹在分子内部,而疏水的碳氢基团暴露在分子表面,Z 型胆红素具有疏水而亲脂的特性,易透过生物膜、血-脑屏障及肝细胞膜,造成对组织细胞的毒性作用,对富含磷脂的神经系统毒性尤为严重。Z 型胆红素在适宜波长的光照下发生光化学反应可形成两种异构体,即 E 型胆红素和光红素。E 型胆红素易溶于水,在未与白蛋白结合的情况下极不稳定,可较快地逆转为 Z 型胆红素;光红素比 E 型胆红素更易溶于水,其不再回逆为 Z 型胆红素。

(二)新生儿胆红素代谢特点

1.胆红素生成增多

成人每天每千克产生胆红素为 $64.6\pm10\mu mol/L(3.8\pm0.6mg/dL)$,而新生儿为 $144.5\pm39\mu mol/L(8.5\pm2.3mg/dL)$。新生儿胆红素增多的原因:①有人认为,红细胞寿命短并不与新生儿早期出现高胆红素的时期一致,故并不是新生儿生理性黄疸的主要原因。②旁路和其他组织来源的胆红素增多。新生儿生后短期内停止胎儿造血,使此部分胆红素来源增多。有报道,足月新生儿旁路系统和其他组织来源的胆红素占总胆红素的 $20\%\sim25\%$,早产儿为 30%,而成人仅为 15%。③红细胞数量过多。胎儿在宫内处于低氧环境,刺激促红细胞生成素的产生,红细胞生成相对较多,出生后新生儿建立呼吸,血氧浓度提高,故过多的红细胞被破坏。

2.肝细胞摄取胆红素能力低下

新生儿出生时肝细胞的 Y 蛋白含量极微,仅为成人的 $5\%\sim20\%$,不能充分摄取胆红素,生后 $5\sim10$ 天,Y 蛋白达到正常水平。

3.肝细胞结合胆红素的能力不足

新生儿初生时肝酶系统发育不成熟,尿苷二磷酸葡萄糖醛酸转移酶含量不足,只有成人的 $1\%\sim2\%$,使胆红素结合过程受限,以后逐渐成熟,$6\sim12$ 周后接近正常水平。

4.肝细胞排泄胆红素的功能不成熟

新生儿肝细胞排泄胆红素的能力不足。若胆红素生成过多或其他阴离子增加,都会引起胆红素排泄发生障碍,早产儿尤为突出,可出现暂时性肝内胆汁淤积。

5.肠肝循环的特殊性

在肝内形成的结合胆红素,无论是胆红素单葡萄糖醛酸酯还是胆红素双葡萄糖醛酸酯,均不稳定,随胆汁排出后,在十二指肠或空肠 pH 偏碱的情况下通过非酶性的水解过程或经肠腔内较高浓度的 β-葡萄糖醛酸糖苷酶的作用,部分结合胆红素分解为未结合胆红素,并迅速被肠黏膜吸收回到肝进入血液循环,增加了肠肝循环。也有部分从粪便排出,新生儿肠腔内的胎粪含胆红素 $80\sim100mg/dL$,如胎粪排出延迟,也可加重胆红素的回吸收,使肠肝循环的负荷增加。新生儿肠道内无细菌,不能将结合胆红素还原成尿胆素原类化合物随粪便或经肾排出,也增加了胆红素的回吸收。

总之,由于新生儿胆红素生成增多、肝功能不成熟和肠肝循环的特点,血胆红素浓度容易增高,临床易出现黄疸。

二、早期新生儿高胆红素血症

新生儿在出生早期,由于胆红素代谢的特点,在正常发育过程中发生一过性黄疸,是新生儿期的生理现象,以往称之为新生儿生理性黄疸。90%的新生儿生后血清胆红素高于 $34.2\mu mol/L(2mg/dL)$,超过成人水平[成人为 $3.42\sim17.1\mu mol/L(0.2\sim1.0mg/dL)$]。当新生儿胆红素达到 $68.4\sim85.5\mu mol/L(4\sim5mg/dL)$时,肉眼即可观察到黄疸。

足月儿约有50%、早产儿约有80%出现肉眼可见的短暂的黄疸。足月儿黄疸多于生后2~3天出现,生后4~5天黄疸最明显,此时,黄疸程度较轻,先见于面颈部,可延及躯干或四肢,巩膜也黄染,粪便色黄,尿色不黄,无其他症状;生后7~10天逐渐消退。早产儿由于血浆白蛋白偏低,肝功能不成熟,黄疸程度较重,可延迟到2~4周才消退。血清胆红素主要是未结合胆红素增高,红细胞、血红蛋白、网织红细胞都在正常范围,尿中无胆红素或过多的尿胆原,肝功能正常。

新生儿生理性黄疸的程度受许多因素的影响,不仅有个体差异,也与种族、地区、遗传、喂养方式等有关。在此期间有很多因素,如围生期因素、溶血因素、感染因素等可引起病理性黄疸,致使新生儿黄疸的正常血清胆红素高限值很难有统一的标准。另外,新生儿出生后的胆红素水平是一个动态变化过程,故胆红素增高的生理范围也应随日龄而异,不能仅凭胆红素指标,尤其是只依据胆红素某一个限值来界定生理性或病理性黄疸,必须结合胎龄、日龄(或小时龄)以及是否存在引起高胆红素血症的高危因素等综合判断。早产儿有病理因素存在时,胆红素值在较低水平即可发生胆红素脑病。相反,正常足月儿胆红素值虽然超过生理性黄疸的最高限值,但却找不到原因,可能仍属于生理性黄疸。

鉴于上述原因,近年来国内外学者已倾向于弱化对新生儿生理性黄疸诊断标准的制定,而更重视和强调对新生儿高胆红素血症的诊断及干预标准的界定。

(一)诊断标准

新生儿高胆红素血症的诊断标准以往是根据健康新生儿出生后血清胆红素(TSB)峰值的第95百分位值来界定的,即足月儿血清胆红素浓度超过 $220.6\mu mol/L(12.9mg/dL)$、早产儿TSB浓度超过 $256.5\mu mol/L(15mg/dL)$诊断为新生儿高胆红素血症。近年来,国内外已普遍认同和采用健康足月儿及晚期早产儿的胆红素水平超过相应小时龄的第95百分位值作为高胆红素血症的诊断标准。目前多采用美国Bhutani等制作的TSB列线图作为诊断依据。

以往的诊断标准存在多方面的问题。Maisels等于1981年提出的诊断标准,即足月儿TSB不超过 $220.6\mu mol/L(12.9mg/dL)$、早产儿TSB不超过 $256.5\mu mol/L(15mg/dL)$一直作为传统的诊断标准使用。但目前已不再认同此标准,一方面是其最高限定值不适于我国新生儿人群,另一方面是用一个限值不能体现新生儿在出生后胆红素水平的动态变化过程。2006年,Maisels等对3984例胎龄≥35周的正常新生儿[主要为白种人(73.1%)和母乳喂养儿(67.1%)]生后6~96小时内监测经皮胆红素(TcB)水平的动态研究发现,TcB列线图上显示的96小时第95百分位的TcB水平接近以前沿用的 $220.6\mu mol/L(12.9mg/dL)$,认为白种人可用此值作为生理性黄疸 TSB 最高限值,同时也提到其他资料报道的数字高于此值。

Bhutani 等报道 2840 例平均胎龄 39 周的正常新生儿(其中白种人 43.4%、美裔非洲人 41.2%、母乳喂养儿 49.5%)在生后 132 小时内监测 TSB,发现在 TSB 列线图上显示 96 小时第 95 百分位的 TSB 为 299.3μmol/L(17.5mg/dL)。Newman 等和 Maisels 等报道的正常足月儿生后 96 小时第 95 百分位 TSB 值分别为 299.3μmol/L(17.5mg/dL)和 265.1μmol/L(15.5mg/dL)。我国多中心研究报道了 876 例母乳喂养儿生后 2 周内 TSB 值动态观察的结果,第 95 百分位的 TSB 值为 303.2μmol/L(17.7mg/dL)。由于各家报道的研究对象的种族、喂养方法以及胆红素的测定方法不同,结论有一定差异,但总体看来,正常足月新生儿生理性黄疸 TSB 最高限值较以前有所提高。

我国新生儿高胆红素血症的诊断和干预治疗标准经历了三次修订。中华医学会儿科学分会新生儿学组分别于 2001、2010 和 2014 年发表了《新生儿黄疸干预推荐方案》《新生儿黄疸诊疗原则的专家共识》《新生儿高胆红素血症诊断和治疗专家共识》。在前两者中未针对新生儿生理性黄疸或高胆红素血症的诊断标准进行修订,仍沿用以往的足月儿 TSB 超过 220.6μmol/L(12.9mg/dL)、早产儿 TSB 超过 256.5μmol/L(15mg/dL)作为新生儿高胆红素血症的诊断标准。美国儿科学会(AAP)2004 年发布的《胎龄≥35 周新生儿高胆红素血症处理指南》中,已不再沿用固定一个限值的诊断和干预标准,而是根据新生儿出生后胆红素水平的动态变化特点,采用 Bhutani 等制作的 TSB 列线图,将 TSB 超过相应小时龄的第 95 百分位值作为新生儿高胆红素血症的诊断标准和干预标准。中华医学会儿科学分会新生儿学组 2014 年发表的《新生儿高胆红素血症诊断和治疗专家共识》提出,TSB 水平对个体的危害性受机体状态和内环境多种因素影响,因此不能简单用一个固定的界值作为干预标准。2014 年的专家共识中还提出,对于胎龄≥35 周的早产儿和足月新生儿,目前采用美国 Bhutani 等制作的小时 TSB 列线图,当胆红素水平超过不同小时龄的第 95 百分位时定义为高胆红素血症,摒弃了以往采用的足月儿 TSB 不超过 220.6μmol/L(12.9mg/dL)、早产儿 TSB 不超过 256.5μmol/L(15mg/dL)的固定界值的观念。另外,还根据胆红素水平升高的程度,将新生儿高胆红素血症分为:①重度高胆红素血症,TSB 峰值超过 342μmol/L(20mg/dL);②极重度高胆红素血症,TSB 峰值超过 427μmol/L(25mg/dL);③危险性高胆红素血症,TSB 峰值超过 510μmol/L(30mg/dL)。

早产儿生后早期存在多种高危因素,因此,早产儿 TSB 虽然在正常生理范围内,但完全有可能已存在潜在的病理情况,必须先给予干预。近年来 NICU 中已广泛应用不同出生胎龄、出生体重的早产儿黄疸的不同出生小时龄 TSB 干预指标,有非常重要的临床实用价值。因此,NICU 的高危早产儿生理性黄疸 TSB 诊断标准已失去其临床应用价值。今后临床也将很难监测到完全自然发展过程的早产儿生理性黄疸的 TSB 值。Maisels 在 1999 年就提出,NICU 内的新生儿多为高危儿,生理性黄疸这一名词已被认为无意义和无实用价值,并提出在分析各种影响因素的前提下确定不同 TSB 的干预指标有更重要的临床实用价值。

健康新生儿出生后的黄疸程度与种族关系密切,应加强我国新生儿黄疸流行病学调查和研究,通过多中心、大样本的临床资料,绘制出符合我国新生儿群体特点的干预列线图,同时再通过大量临床实践,不断总结经验,修订出适于我国的更为完善和切实可行的干预标准。

早期新生儿由于各种原因所致的高胆红素血症绝大多数为未结合胆红素(UCB)增高,称高未结合胆红素血症。未结合胆红素有一定毒性,可透过生物膜及血-脑脊液屏障,当未结合胆红素超过 $342\mu mol/L(20mg/dL)$ 时,或早产儿有缺氧、酸中毒等合并症,未结合胆红素超过 $171\mu mol/L(10mg/dL)$ 时,如果得不到及时诊断和治疗,可引起胆红素脑病,导致中枢神经受损,可产生严重的后果,如直接致死致残,严重威胁新生儿的生命健康,应引起高度重视。因胆红素脑病几乎完全是可以防治的疾病,对早期高危新生儿(如黄疸发生早、进展快、程度重),应监测血清胆红素,密切观察病情,及时诊断,并给予相应的防治措施,严重者应按急症处理,如 Rh 血型不合溶血病等。

(二)病因

早期新生儿高未结合胆红素血症的病因较多,常由多种病因所致。根据病因对胆红素生成和各代谢阶段的不同影响可分为胆红素生成过多及肝细胞结合胆红素障碍。

1.胆红素生成过多

由于红细胞被破坏增多,胆红素生成过多,这是最多和更为常见的病因。

(1)新生儿溶血病:母婴 Rh、ABO 或其他血型不合引起的同族免疫性溶血病。大多数由 ABO 血型不合引起,主要见于母亲为 O 型血,胎儿为 A 型或 B 型血者。本病的特点是多于出生后 24 小时内即出现严重黄疸,而且迅速进行性加重,极易发生核黄疸,应及时诊断,按急症处理,尽早光疗,必要时换血。

(2)红细胞酶的缺陷:如红细胞葡萄糖-6-磷酸脱氢酶(G-6-PD)、丙酮酸激酶、己糖激酶缺陷等,其中以 G-6-PD 缺陷较为常见。常因感染、窒息、缺氧、酸中毒、口服或接触氧化剂(如维生素 K_3、水杨酸、磺胺、抗疟药、樟脑等)使黄疸加重。本病较少在出生后 24 小时内出现黄疸,多见于出生第 3~4 天,以中度黄疸为主。重症伴贫血、肝脾肿大者,不及时治疗,可导致核黄疸。在高发区的新生儿应于出生后即进行高铁血红蛋白还原试验筛查及血清胆红素监测,可及时诊断和采取防治措施。

(3)遗传性红细胞形态异常:如遗传性球形细胞增多症、椭圆形细胞增多症、口形细胞增多症、固缩细胞增多症,是由于细胞膜的缺陷,使红细胞过早地被脾脏破坏。本病是一种常染色体显性遗传病,多有家族史,较少见,约半数在新生儿早期发病,于出生后 36 小时之内出现黄疸,一般黄疸不重,但也可高达需要换血程度,以致发生核黄疸。可发生终身性慢性溶血性贫血,也可发生溶血危象。

(4)血红蛋白病:本病在新生儿期见到的主要是由链数量和质量异常引起的。地中海贫血可引起胎儿水肿综合征,黄疸较明显。

(5)体内出血:产程不顺利可直接造成新生儿较大的头颅血肿、损伤性颅内出血、皮下血肿或其他部位出血(肝脾破裂),引起血管外溶血,使胆红素产生过多。

(6)维生素 E 及微量元素缺乏:小于 32 周的早产儿维生素 E 水平较低,可影响红细胞膜的功能,引起溶血,使黄疸加重。母亲血浆中锌低,新生儿脐血中锌和镁也较低,低锌可使红细胞膜结构有缺陷而致溶血;镁缺乏可影响葡萄糖醛酰转移酶的生成。

(7)催产素引产:催产素用量超过 5U,同时输入大量不含电解质的葡萄糖溶液,可使孕妇血浆渗透压及血清钠降低,致胎儿血出现相应的改变。胎儿血的低渗状态可导致红细胞肿胀,失去可变形性及脆性增加,使红细胞被破坏,胆红素产生增多。

(8)红细胞增多症:如胎儿在宫内慢性缺氧、糖尿病母亲的胎儿造血功能旺盛、先天性青紫型心脏病、胎内输血(母-胎,胎-胎)、脐带晚扎(延迟5分钟可增加红细胞量50%)、出生时胎儿体位低于胎盘等,均可导致红细胞产生增多,被破坏也增多。一般出生后48小时后出现黄疸。

(9)肠肝循环增多:高危儿喂养延迟,早产儿喂养困难、先天性肠闭锁、幽门狭窄等,均可使胎粪排出延迟,增加胆红素经肠黏膜的重吸收,使胆红素升高。

(10)母乳喂养性黄疸:又称早发性母乳黄疸。其黄疸程度超过生理性黄疸,多见于初产妇的新生儿。

(11)感染:细菌毒素可致溶血,如金黄色葡萄球菌、大肠埃希菌感染;病毒感染也可引起,如巨细胞病毒(HCMV)。

2.未结合胆红素在肝细胞同葡萄糖醛酸结合障碍

(1)家族性暂时性新生儿黄疸:即 Lucey-Driscoll 综合征。本病较少见,有明显的家族史,易发生胆红素脑病。

(2)先天性葡萄糖醛酰转移酶缺乏症:即 Crigler-Najjar 综合征。本病极少见,有两种类型:Ⅰ型属常染色体隐性遗传,完全缺乏此酶。Ⅱ型又称 Arias 综合征,属常染色体显性遗传。

(3)先天性非溶血性未结合胆红素增高症:即 Gilbert 病,为常染色体显性遗传。本病主要由于肝细胞摄取未结合胆红素的功能障碍或胆红素尿苷酸化作用发生障碍引起,黄疸较轻,血清胆红素多低于 85μmol/L;也可伴有葡萄糖醛酰转移酶活性部分减低,则黄疸较重,这时酶诱导剂对其治疗有效。

(三)临床表现

早期新生儿高未结合胆红素症的特点:黄疸出现的时间早,于生后24小时即可出现,并呈进行性加重,2~3天即达高峰,或生后黄疸不明显,4~5天后出现较明显的黄疸;而且黄疸发展快,24小时内可明显加重,胆红素每天可增加 85μmol/L(5mg/dL)以上;黄疸程度较重,呈杏黄、橘黄或金黄色;分布范围较广,除头颈躯干、巩膜黄染较明显外,四肢及手足心也黄;大便色黄,尿色浅黄,不染尿布等。

表现:如血清胆红素>220.6μmol/L,患儿常可出现反应较差,食欲低下。如为溶血所致,患儿会因贫血导致肤色苍白,而降低黄疸色泽,使肤色呈苍黄色,且肝脾常大。如为红细胞增多所致,呈多血貌,皮肤深红色,也可影响黄疸颜色。此外,因病因的不同,可有不同的伴随症状,如感染所致,多伴有发热或体温低下及其他感染中毒症状等。随黄疸加重,出现精神萎靡或易激惹时可能为胆红素脑病的早期表现。

(四)诊断和鉴别诊断

黄疸在整个新生儿时期是一个需要重视的症状,由于其产生原因及机制是多方面的,做好诊断和鉴别诊断需从病史、体格检查及辅助检查入手,将胆红素监测与胎龄、小时龄及高危因素等结合起来综合判断。

1.病史

要仔细询问病史、母亲妊娠史(胎次,有无流产、死胎和输血史,妊娠并发症,产前有无感染和羊膜早破史);同胞兄妹有无黄疸史或家族史;是否为早产儿、低出生体重儿或糖尿病母亲的婴儿;父母血型;分娩过程(分娩方式,有无难产史,是否用过催产素、镇静剂或麻醉剂,是否输注葡萄糖等);用药史(母婴双方有无用过特殊药物)。同时注意询问喂养方式(母乳或人工喂养),新生儿的食欲、呕吐和粪便排出情况,尿和粪便颜色以及体重增加情况。黄疸出现时间极为重要,应详细询问。生后24小时即有明显黄疸,应考虑新生儿Rh或ABO血型不合溶血病;生后2～3天出现黄疸,超过生理性黄疸范围,多由各种围产因素所致;生后出现或4～5天后明显加重,多考虑有感染或胎粪排出延迟。无以上原因者,如为母乳喂养,应考虑母乳喂养性黄疸;如生理性黄疸期已过,黄疸持续不退或加深,应考虑晚发性母乳性黄疸、感染性疾病、球形红细胞增多症、甲状腺功能减退等;如尿黄、粪便发白,应考虑新生儿肝炎、遗传代谢性肝病、胆道闭锁或狭窄、胆汁黏稠综合征等。

2.体格检查

评估黄疸必须在光线明亮的环境下进行。首先,观察黄疸的色泽,如色泽鲜艳并有光泽,呈橘黄或金黄色(偶可稍显苍白),应考虑为高未结合胆红素血症所致的黄疸;若黄疸色泽呈灰黄色或黄绿色,则为高结合胆红素血症的特点。其次,观察黄疸分布情况,可助粗略估计血胆红素水平,在无条件检测胆红素时可帮助参考。但也有人认为,肉眼观察评估黄疸不可靠,易被误导,对皮肤较黑的新生儿尤为困难,应同时检查小儿一般情况:如有无病态;是否有皮肤苍白、出血点或脓疱疹;有无呼吸困难、肺部啰音;肝脾是否肿大、脐周有无红肿、脐部有无分泌物。对重度黄疸患儿应特别注意有无神经系统症状,如是否精神萎靡或激惹、前囟是否紧张、有无凝视、肌张力有无降低或增高、新生儿各种生理反射是否减弱或消失等。

3.实验室检查

(1)胆红素检测:是新生儿黄疸诊断的重要指标,传统的检验方法为静脉血偶氮法测TSB及直接胆红素值。由于新生儿静脉采血较困难,不易做到反复取血、随时监测,影响及时诊断和临床监测,目前已广泛应用微量血胆红素测定代替TSB测定。现国际已公认,微量血胆红素值可以代替静脉血胆红素值作为诊断指标。进行测定采血时应注意避光(日光、蓝光),血标本宜立即检测。无创的经皮测胆红素仪与微量血测胆红素仪的对比观察结果显示,两者也呈良好的线性关系。Maisels用一种新的经皮测胆红素仪对大数量白种人检测,用于流行病学调研,取得了相关性良好的结果,并认为白种人的TcB可应用于临床的诊断和研究。由于此法受测定部位皮肤厚薄与颜色的影响,可能会造成误判黄疸的发病情况,故此法可作为筛查用,但不用作临床诊断的指标。

直接胆红素和结合胆红素临床常作为同义词而通用。但实际上,直接胆红素是指胆红素与重氮化对氨基苯磺酸起直接反应而得出的胆红素值,而结合胆红素是指未结合胆红素在肝内与葡萄糖醛酸结合的水溶性结合胆红素。两者在临床评估时意义略有不同。例如TSB$\geqslant$85.5μmol/L(5mg/dL)、直接胆红素>20%TSB,属不正常;又如TSB<85.5μmol/L(5mg/dL)、直接胆红素>17.1μmol/L(1mg/dL),也属不正常。若用结合胆红素评估,则无论TSB是多少,只要结合胆红素>17.1μmol/L(1mg/dL)即属不正常。国内临床多采用传统测直接胆红素的方法。国外有人用Kodak Ektachem 700方法,可测得结合胆红素值。

近年来国外已开发应用葡萄糖氧化酶(GOD)、过氧化物酶(POD)方法测定血清游离胆红素,有助于胆红素脑病的监测和诊断。

（2）其他实验室检查

①红细胞、血红蛋白、网织红细胞、有核红细胞计数：在新生儿黄疸时必须常规检查，有助于新生儿溶血病的筛查。有溶血病时红细胞和血红蛋白减少；网织红细胞增多，可达 $40\%\sim50\%$，特别是有 Rh 溶血病时；有核红细胞可超过 10 个/100 个白细胞。必要时可做血涂片观察血细胞形态。

②血型检测：包括检测父母及新生儿的血型（ABO 和 Rh 系统），特别是在可疑新生儿溶血病诊断时非常重要。怀疑新生儿血型不合溶血病者，常需同时进行改良直接 Coombs 试验、抗体释放试验和游离抗体试验，简称三项试验。怀疑母子血型不合溶血病者，加前两项试验的任一项即可确诊。必要时，应进行母血间接 Coombs 试验（检查游离抗体）及抗体效价检测。

③红细胞脆性试验：怀疑黄疸由溶血引起，但又排除了 Rh、ABO 溶血病者，可做本试验。若脆性增高，考虑遗传性球形红细胞增多症、自身免疫性溶血症等；若脆性降低，考虑珠蛋白生成障碍性贫血等血红蛋白病。

④尿三胆检查：正常尿不含胆红素。若尿胆红素呈阳性，提示血清结合胆红素增高。

⑤高铁血红蛋白还原率测定：正常还原率＞0.75（75%）。G-6-PD 缺陷者此值降低，须进一步进行 G-6-PD 活性测定，以明确诊断。

⑥疑为感染所致黄疸者，应做血、尿、脑脊液培养，血清特异性抗体，C-反应蛋白（明显增高）及红细胞沉降率（增快）检查。血常规中白细胞增高或降低，有中毒颗粒及核左移。

⑦肝功能检查：测血总胆红素和结合胆红素、谷丙转氨酶是反映肝细胞损害较为敏感的方法。碱性磷酸酶在肝内胆道梗阻或有炎症时均可升高，如同时有 5'-核苷酸酶、γ-谷氨酸转移肽酶的增高，则更有助于诊断。甲胎蛋白升高提示肝功能受损。重症肝功能异常时血浆白蛋白降低，凝血酶原时间延长。

⑧基因检测：用聚合酶链反应（PCR）、等位特异性寡核苷酸探针杂交法（ASO）、限制性片段长度多态性（RELP）等基因检测方法，了解与胆红素代谢有关的 UGT 基因突变情况，有助于对新生儿黄疸的基因诊断。

4.影像诊断

（1）超声检查：腹部 B 超为无创性诊断技术，特别适用于新生儿检查。胆道系统疾病，如胆管囊肿、胆管扩张、胆结石、胆道闭锁、胆囊缺如等都可显示病变情况。

（2）放射性核素肝扫描：用 99Tc 标记的亚氨基二乙酸（IDA）衍生物扫描，具有半衰期短（6 小时）、肝所受辐射剂量小等优点。用 γ 照相机观察肝胆系统的功能状态，肝炎时在 $1.5\sim3$ 小时内可见胆囊内出现放射性物质，胆道闭锁时 24 小时内不出现放射性物质，但严重肝实质病变时可有类似表现，提示有胆汁淤积可能。

（3）CT 检查：CT 对胆道系统疾病显示的图像优于腹部 B 超。脂肪肝和肝内糖原贮积病 CT 可鉴别，脂肪肝显示密度低，糖原贮积病显示密度高。

5.其他检查

（1）肝活检：通过肝穿刺取活体组织进行肝组织电镜检查，肝炎时可见肝小叶结构紊乱，有多核巨细胞，胆管增生不明显，胆汁淤积。胆管闭锁时肝小叶结构正常，胆管增生和胆汁淤积明显，也可见多核细胞。也可通过肝组织的组织化学、超微结构、免疫病理以及病毒学检查鉴别,必要时可做特异性酶的检查等,对肝疾病的诊断和鉴别诊断有较大帮助,但新生儿期一般很少做此项检查。

（2）呼气末一氧化碳测定：根据血红素降解为胆红素过程中,在血红素加氧酶等作用下释放出一氧化碳的原理,测定气道中释放的一氧化碳可以早期预测血胆红素生成的速度。可用非分散型紫外线分析法或一氧化碳气体微量法测定。

（3）听、视功能电生理检查：包括脑干听觉诱发电位（BAEP）和闪光视觉诱发电位（FVEP）,可用于评价听觉、视觉传导神经通道功能状态,早期预测胆红素毒性所致脑损伤,有助于暂时性或亚临床胆红素神经性中毒症的诊断。

（五）治疗

治疗方法有光照疗法、换血及药物。

1.光照疗法

光照疗法简称光疗,是高胆红素血症首选的治疗方法,优点是作用快、方法简便安全、不良反应少、效果明显。自20世纪80年代初此疗法已被国内外普遍采用。

（1）光疗原理：胆红素能吸收光线,在光的作用下使未结合胆红素转化为水溶性异构体,由胆红素4Z,15Z结构主要转变为4Z,15E异构体（占总胆红素浓度的20%）和少量的光红素（占总胆红素浓度的2%～6%）,后者更易溶于水,且不回逆为4Z,15Z结构,不经过肝的结合即可经胆汁排泄到肠腔或从尿中排出,从而使血清胆红素浓度降低。

以波长450～460nm的光线作用最强。由于蓝光的波长主峰为425～475nm,故被认为是最好的光源,光疗时一般均采用蓝光照射。绿光波长主峰为510～530nm,由于皮肤的光学特性,波长较长的光易穿透皮肤,而绿光较蓝光更易穿透皮肤。所以有研究报道,光疗最有效的光源是波长较长的蓝-绿光（490～510nm）,能对胆红素转变成光红素起到联合效应。

（2）光源选择

①荧光灯管：应用最广泛的荧光灯光源有日光或冷白光、蓝光。其中,蓝光光谱为300～700nm,输出能量小。适用于控制早产儿或足月儿缓慢升高的血清胆红素。特殊蓝光灯是近年来最有效的光源,其发射的窄光谱蓝光的辐射强度显著高于普通蓝光灯,主要发射蓝-绿光谱的光,常用于治疗严重的高胆红素血症。在此波长下,光对皮肤的穿透性好,最大程度被胆红素所吸收,有别于常用的蓝光灯。但特殊蓝光在婴儿皮肤发出淡蓝色彩,可能掩盖发绀,故在NICU使用时,需监测脉搏氧饱和度。

②卤素灯：高压汞蒸汽卤素灯在蓝光范围能提供良好的效能。这种灯装有移动臂,可以随意移动,但不能距婴儿过近（不能短于厂商要求的距离）,易造成烫伤。但标准的荧光灯可距离婴儿10cm以内从而增加辐射强度,而不引起温度的增加。另外,多数卤素灯投射的区域相对小,辐射区域内强度不均衡,中心强度高,周边明显降低。

③发光二极管：发光二极管（LEDs）是近年来提出的产生窄谱（30nm）高强度的一种新方法,使用高强氮化镓的发光二极管在设定光谱（蓝光、蓝-绿光等）下以最小的热能产生高辐射强度。此装置重量轻、电压低、功率低及便于携带,是在医院或家中能提供高强光疗的有效方法。

（3）光疗指征：根据新生儿出生后胆红素的动态变化特点,不同胎龄、不同日龄或时龄的新生儿应有不同的光疗标准,另外还需考虑是否存在胆红素脑病的高危因素。根据 2014 年《新生儿高胆红素血症诊断和治疗专家共识》,对胎龄≥35 周的早产儿和足月儿可参照美国 AAP 推荐的光疗标准或根据 Bhutani 小时 TSB 列线图,TSB 超过第 95 百分位值作为光疗标准。在尚未具备密切监测胆红素水平的医疗机构可适当放宽标准,出生体重<2000g 的早产儿光疗标准亦应放宽。在极低出生体重儿或皮肤存在淤斑、血肿的新生儿,可以给予预防性光疗,但对于出生体重<1000g 的早产儿,应注意过度光疗的潜在危害。

(4)光疗方法

①单光治疗:适用于预防性治疗。用 20W 或 40W 蓝色荧光灯管 6~8 支,呈弧形排列,灯管间距 2.5cm,距患儿 25~35cm,可放于开放暖箱上方,不影响其他治疗的进行。患儿需裸体,每隔 2~4 小时翻身一次,周围环境温度维持在 30℃左右。一般开放暖箱上方已配备蓝光装置,也有装备蓝光的闭式暖箱,均为单面光疗。

②双光治疗:适用于胆红素已达高胆红素血症的诊断标准者。选用蓝光箱治疗,箱内上下均有 6 支荧光管,排列同上,上方距患儿 25~35cm,便于对患儿进行护理和操作,下方距患儿 25cm,患儿睡在箱中央有机玻璃板上。因为双光治疗上下方均可受到光照射,而且下方距离缩短,照射到皮肤的强度明显增加,所以其疗效优于单光治疗。

③毯式光纤黄疸治疗仪:近年来国内外均已开始用,适用于母婴同室母乳喂养的早期新生儿或家庭治疗。光垫直接贴于婴儿的胸部或背部,其外包裹衣被,不妨碍喂奶、输液和护理。虽然光垫直接与皮肤接触,但几乎不产生热,也不直接照射脸部,不良反应很小。缺点是照射面积较小。

(5)光疗照射时间:分连续照射和间歇照射两种,过去认为连续照射效果优于间歇照射,故前者用于治疗,后者用于预防。间歇照射方法各异,有的照 6~12 小时,停 2~4 小时,也有照 8~12 小时后停 16 小时或 12 小时,不论何法,应视病情而定。近年来,有资料报道间歇照射效果与连续照射效果并无差别,认为也可用于治疗,并可减少不良反应。

(6)光照强度:光疗的效果与皮肤暴露的面积、光照的强度及持续时间有关。光照强度以光照表面所受照度计算,标准光照强度为 8~10μW/(cm² · mm),强光疗强度为 30μW/(cm² · nm)。胆红素水平接近换血标准时建议采用持续强光疗。

(7)光疗注意事项

①因光疗时是通过体表接受光的照射而使体表组织间隙中的胆红素得到光分解,从而降低胆红素的,所以必须充分暴露患儿皮肤,使之有较大接触面积。一般患儿需裸体,用黑布遮住双眼,防止损伤视网膜;用尿布遮盖生殖器,防止损伤生殖器功能;遮盖面积勿过大,以免影响疗效。

②因患儿需裸体,光疗箱的温度要求在 30℃左右,湿度 50%。夏季防止过热,冬季注意保暖,箱内应有降温及保暖设备,每 2~4 小时测体温及箱温一次,以便随时调整。

③光疗时不显性失水增加,每天液体入量应增加 15%~20%,并应监测尿量。

④光疗的作用部位在皮肤的浅层组织。光疗可降低皮肤黄疸的可见度,但不代表血胆红素也会相应下降,需每 12~24 小时监测血胆红素一次。

⑤蓝色荧光管照射强度比白色荧光管衰减快,20W 比 40W 衰减更快,使用 2000 小时后,

能量会减弱 45%,因此,每次照射后应做记录,超过 2000 小时应更换新管,以免影响疗效。也可用蓝光辐照计测功率,低于 $200\mu W/cm^2$ 时必须换管。

⑥应详细记录箱温、体温、呼吸、脉搏、进食量、大小便次数。密切观察患儿全身情况,有无呕吐、发绀、皮疹及大便性状。

⑦光疗哭闹不安者,可给予苯巴比妥,防止患儿皮肤擦伤。

(8)光疗不良反应:目前认为光疗是一项安全的治疗措施。虽然光疗有一些近期的不良反应,但无危害性,且停止光疗后不良反应即消失。

①发热:为常见的表现,约占 47%,体温可达 38～39℃,是由于荧光灯的热能所致,夏季更易发生,易误认为是继发感染引起的,适当降低箱温,体温即可下降。

②腹泻:也较常见,约占 55%,于光疗 3～4 小时后即会出现。大便每天 4～5 次,呈绿色稀便,是光疗分解产物经肠道大量排出时刺激肠壁引起的,稀便量较多时,应注意补充水分。停止光疗后,腹泻很快会停止。

③皮疹:较少见,约占 7%。光疗 1～24 小时即可出现,表现为斑丘疹、色素沉着或淤点,分布于面部、躯干及下肢,原因尚不明,可能与光照射和血小板减少有关。停止光疗后,皮疹很快消退,不留痕迹。

④青铜症:胆汁淤积性黄疸患儿光疗后可使皮肤、血清及尿呈青铜色。青铜症的原因尚不清楚,仅发生于胆汁淤积的患儿(但并非所有胆汁淤积者都发生),可能与血浆中卟啉的积聚有关,通常很少有不良后果。光疗停止后,青铜症可以逐渐消退,但时间较长。高胆红素血症存在结合胆红素升高时,光疗并非禁忌证,但因为胆汁淤积,影响光产物经胆汁排泄,从而降低光疗疗效。当胆汁淤积的患儿发生严重高胆红素血症,光疗不能迅速降低胆红素水平时,需考虑换血。换血标准仍以总胆红素水平为准。

⑤DNA 损伤:试验研究发现,光疗可使体外培养细胞的 DNA 链断裂,且存在胆红素情况下,辐射会使细胞的 DNA 链断裂增加,但在人体或动物试验中未得到证实。光能穿透薄的阴囊皮肤,甚至到达卵巢,虽然有限深度引起生殖腺 DNA 损伤的可能性极小,但建议光疗期间用尿布遮盖患儿的生殖腺。

⑥眼部损伤:对多组接受光疗的小儿进行随访,结果表明,光疗对生长发育并无不良影响。但强光线照射能够损伤视网膜,并导致结膜充血、角膜溃疡等,故光疗时必须用黑布或厚布保护眼睛。

⑦其他:光疗期间还可引起血清维生素 B_2(核黄素)浓度降低,早产儿可发生低钙血症。有报道指出,光疗与极低出生体重儿动脉导管未闭的发生有关,其发生机制尚不清楚,可能与氧化亚氮诱导的血管舒张相关。

2.换血疗法

换血是治疗早期新生儿重症高未结合胆红素血症最迅速而有效的方法,被列为急救措施之一。此法主要用于重症母婴血型不合溶血病,可迅速换出血中游离未结合胆红素、抗体和致敏红细胞,减轻溶血,提供白蛋白,防止胆红素脑病,同时可纠正贫血,防止心力衰竭。除上述特殊情况外,换血还用于 G-6-PD 缺乏或其他原因导致的严重高胆红素血症。

(1)换血的指征:①出生胎龄≥35 周的早产儿和足月儿可参照 2004 年美国儿科学会推荐

的换血参考标准(高危因素同光疗标准)。在准备换血的同时先给予患儿强光疗 4~6 小时,若 TSB 水平未下降甚至持续上升或免疫性溶血患儿在光疗后 TSB 下降幅度未达到 34~50μmol/L(2~3mg/dL),立即给予换血。②严重溶血,出生时脐血胆红素 > 76μmol/L(4.5mg/dL)、血红蛋白<110g/L,伴有水肿、肝脾大和心力衰竭。③如已有急性胆红素脑病的临床表现,无论胆红素水平是否达到换血标准或 TSB 在准备换血期间已明显下降,都应换血。在上述标准的基础上,还可以 B/A 值作为换血决策的参考,如胎龄≥38 周的新生儿 B/A 值达 8.0,胎龄≥38 周伴溶血或胎龄 35~37 周新生儿 B/A 值达 7.2,胎龄 35~38 周伴溶血新生儿 B/A 值达 6.8,可作为考虑换血的附加依据。

(2)血源选择:①Rh 血型不合者选择 Rh 血型同母亲、ABO 血型同患儿,紧急情况下也可选择 O 型血。在 Rh(抗 D)溶血病无 Rh 阴性血时,亦可用无抗 D(IgG)的 Rh 阳性血,在用 Rh 阳性血液换血时,由于换入的血液又可被 Rh IgG 破坏而影响效果,但 Rh 阳性血至少能换出相当量的胆红素及抗体,同时因消耗游离的 Rh 抗体,能使溶血过程较快结束。②ABO 血型不合者,最好采用 AB 型血浆和 O 型红细胞混合后换血,也可用患儿同型血浆。③建议红细胞与血浆比例为 2∶1~3∶1。

(3)换血量:换血量应为新生儿全部血容量的 2 倍。新生儿的血容量通常为 80mL/kg,因此换血量为 150~160mL/kg,可换出致敏红细胞 85%,降低胆红素和抗体 50%~60%。

(4)换血途径:过去大多采用脐静脉单管交替抽注法。脐静脉是新生儿生后数天内最容易插入的血管,但因抽注不同步,可致血压波动,影响各脏器的平稳供血,且每次抽注过程中导管内总有约 1mL 新鲜血被浪费。故近年采用双管同步抽注法越来越多,双管的途径有用脐动、静脉,也可用桡动脉和脐静脉或周围静脉,现多采用外周动、静脉同步换血法。

(5)换血前准备:①手术应在严格消毒后的房间进行,房间应具备远红外线辐射保暖台、心肺监护仪、体温表等;②参加人员应为 4~5 名,包括手术者、助手、记录者、巡回护士和手术护士;③药物准备:500mL 生理盐水、1U/mL 肝素生理盐水溶液、10%葡萄糖酸钙、10mL 生理盐水及急救、复苏药品等;④准备器械,包括三通管 4 个、20mL 注射器 4 个、10mL 注射器若干个、换血塑料导管或硅胶导管 2 根、22~28 号套管针 1 支、输血器 2 套、盛器 3 个(盛放盐水、废血、肝素盐水等)、无菌胶布。

(6)换血步骤

①将患儿放置辐射保暖台上,取仰卧位,暴露手术部位,且四肢用夹板棉垫绷带固定。术前停喂奶一次,并抽出胃内容物以防呕吐。

②选取好外周动、静脉,常规消毒,用套管针穿刺进入血管后连接上三通管,胶布固定后连接充满肝素生理盐水的注射器抽注润滑。从动脉端抽血,从静脉端输入血,抽与注同时进行,同步、等量、等时。一般在外周动脉端连接上 20mL 注射器,向外抽血或经三通管连接到放置废血的容器;在外周静脉端三通管上分别连接上 20mL 注射器和储血袋,先关闭三通管的储血袋端,将血液慢慢注射入静脉血管。

③换血速度:根据新生儿体重确定换血每次抽注的血量。足月儿一般每次从 10mL 开始,如进行顺利,可增加到 15~20mL;早产儿为 5~10mL,约 2 分钟换一次。一般控制换血全程时间在 90~120 分钟内。

④换血过程中监测心率及呼吸,每换100mL血测静脉压一次。将导管与注射器分离,垂直提起导管,立直后根据血柱高低用备好的厘米尺直接读数,即为静脉压。正常新生儿静脉压为0.78kPa(8cmH$_2$O),如高于0.78kPa,考虑血量过多,为防止心力衰竭,宜多抽少注;如低于0.78kPa,说明血容量不足,宜少抽多注。一般出入量差额不超过60~70mL,待静脉压恢复正常再等量换血。

⑤记录员要准确记录每次抽出和注入的血量、时间、静脉压、用药、换血故障等。每15分钟记录呼吸、心跳、一般情况一次。

⑥换血前后各采集标本一次,分别检测血清胆红素、血细胞比容、血红蛋白、血小板、血钙、血钠、血钾、血氯及血糖,并进行血气分析。

(7)换血时的注意事项及并发症

①库血未经逐步复温而立即输入,可引起心血管功能障碍。一般将血袋置于室温下预温,应保持在27~37℃,如血袋外加温水,不能超过37℃,以免溶血。

②脐静脉插管操作时要求轻巧熟练,勿强力推动导管通过,否则可发生穿孔、出血。导管不能插入过深,如顶端与心肌接触,可发生心律不齐。

③换血过程切忌有空气或凝血块注入,避免出现空气栓子或血栓而突然发生心跳停止。

④注血速度勿过快,换入量勿过多,尤其对于早产儿,负荷过重可致心力衰竭,也可影响脑血流及颅压。

⑤换血过程中严格执行无菌操作,防止发生败血症等感染。

⑥勿使用血库陈旧血(保存3天以上,低温保存血除外),否则可发生高钾血症而致心搏骤停。

⑦换血过程中注射血液时门静脉系统产生反压,会影响肠道血流,引起缺血或坏死,可发生坏死性小肠结肠炎及肠穿孔。

⑧引起死亡(0.3%~0.5%),主要死于栓塞及继发感染。

(8)换血后处理

①注意切口感染及出血。拆线前勿洗澡,术后3天给予抗生素预防感染。

②每隔30分钟测生命体征一次,共4次,以后每2小时一次,共4次,观察心功能情况。

③每隔1~2小时测血糖一次,共2~4次,以便及时发现低血糖。

④每4小时测血清胆红素一次。换血后组织内的胆红素可回入血浆,同时可继续溶血,使胆红素再次升高,又上升至342μmol/L以上时,应考虑再次换血。由于现换血前后均进行光疗,再换血的机会已较少。

⑤换血后应在NICU进行监护和光疗,密切观察黄疸程度,以及有无嗜睡或易激惹、拒奶、抽搐等早期胆红素脑病表现。如术后情况良好,无呕吐等异常情况,8小时后可恢复喂奶。

3.药物疗法

(1)白蛋白:游离的未结合胆红素升高可能发生胆红素脑病。1g白蛋白可与15mg胆红素联结,因此用白蛋白增加与未结合胆红素的联结,可预防胆红素脑病的发生,但不能减轻黄疸程度。此法主要适用于早期新生儿,尤其是早产儿或重度黄疸儿。用法:白蛋白1g/kg加葡萄糖10~20mL滴注,心力衰竭者禁用。如无白蛋白,可用血浆,每次10mL/kg静脉滴注。白蛋白或血浆一般每天用 1 次,可根据胆红素高低用 1～2 次。

(2)免疫球蛋白(IVIG):可通过阻断单核-巨噬细胞系统 Fc 受体发挥作用,阻断溶血过程,减少胆红素的形成。适用于血型不合引起的同族免疫新生儿溶血病,早期应用可减少换血。多采用一次大剂量疗法,免疫球蛋白 1g/kg,于 6～8 小时内持续静脉滴注。

(3)酶诱导剂:能诱导肝细胞微粒体增加葡萄糖醛酸转移酶的生成,增加未结合胆红素与葡萄糖醛酸结合的能力;增加肝细胞 γ 蛋白含量及肝细胞膜的通透性,增加肝细胞摄取未结合胆红素的能力。用于 1 周内的新生儿,对 32 周以下的早产儿效果差,服后 3 天才能显效,作用慢。首选药物为苯巴比妥,用量为 5mg/(kg·d),分 2～3 次服,连服 4～5 天;或肌内注射 10mg/g 一次,可代替口服 3 天;或加用尼可刹米,100mg/(kg·d),分 2～3 次口服,可提高疗效。不良反应有嗜睡或吃奶缓慢,影响观察病情。

(4)锡原卟啉:是一种血红素加氧酶的抑制剂,使血红素转变成胆绿素的过程被抑制,可减少胆红素的形成。1988 年,Kappas 已有治疗成功的经验报道,由于国内缺少药源,尚未应用于临床。用量为 0.75μmol/kg,每天肌内注射一次,连续 3 天,有的病例可引起皮肤对光过敏的不良反应。

三、晚期新生儿高胆红素血症

(一)高未结合胆红素血症

出生后 1～4 周的新生儿称晚期新生儿。生理性黄疸多于出生后 7～10 天消退,如迟迟不退,表现为消退延迟或反而日渐加重,2～3 周才达高峰,血胆红素以未结合胆红素增高为主,为晚期新生儿高未结合胆红素血症。

1.病因

(1)胎龄＜32 周的极低出生体重儿:由于肝功能不成熟,生理性黄疸程度重,常于出生 1 周才达高峰,可延长到 2～4 周才消退。如伴有其他高危因素,黄疸更加重,血脑屏障功能也尚未成熟,如未经治疗,仍有发生胆红素脑病的可能。

(2)母乳性黄疸综合征:又称晚发性母乳性黄疸。临床特点为生理性黄疸高峰期不见减退反而增高,胆红素出生后 2～3 周才达高峰值,如不经治疗,6～12 周才逐渐消退;以未结合胆红素为主,不伴贫血,肝功能正常;患儿无任何症状,吃奶好,体重增长满意;均以母乳喂养为主,停母乳 3 天,换喂牛奶或配方奶,黄疸明显减退,血胆红素可下降 50%,继续母乳喂养,黄疸可稍微加重,胆红素回升 17.1～51.3μmol/L。

(3)先天性甲状腺功能减退:黄疸常是本病早期症状之一。在生理性黄疸的基础上,一方面表现为血胆红素浓度超过正常值,可达 289μmol/L 以上;另一方面,黄疸持续 2～3 周仍不消退,并同时出现体温降低、反应差(很少哭闹)、食欲差、肌张力低、胎粪排出延迟等症状。在新生儿期较少见本病的典型症状(特殊面容、黏液性水肿等)。

(4)肥厚性幽门狭窄:出生时症状不明显,生后 1 周开始呕吐及大便排出延迟,2%～3% 的患儿可出现高胆红素血症,于术后黄疸逐渐消失。

(5)重症感染:晚期新生儿细菌性感染机会增多,如肺炎、肠炎、败血症等,以金黄色葡萄球菌、大肠埃希菌、沙门菌等多见,而且可造成院内流行。

(6)其他:垂体功能减退、21-三体综合征、半乳糖血症、酪氨酸代谢紊乱等早期也可表现为生理性黄疸消退延迟,但较少见。重症血型不合溶血病未经治疗,就诊较晚者,1周后仍可有明显黄疸,溶血可持续2~3周。

2.临床表现

主要表现为生理性黄疸消退延迟或逐渐加重,高峰期可达2~3周或黄疸已消退又重新出现。黄疸程度轻重不等,重症胆红素可高达289μmol/L以上,消退时间可迟至6~12周。胆红素以未结合胆红素为主,故皮肤黄疸色泽仍呈浅杏黄色,粪便色黄,尿色不深。以母乳性黄疸最常见,常不伴有任何症状;由其他原因所致者伴相应症状。黄疸多为非溶血性,所以不伴贫血征,肝功能除感染外多正常。由于日龄较大,除早产儿外,不出现核黄疸症状。除重症感染黄疸进展快,病情危重外,一般预后较好。

3.辅助检查

(1)血胆红素检测:晚期新生儿黄疸程度不重且常伴有结合胆红素增高,应尽快测血总胆红素、结合及未结合胆红素值,同时检测谷丙转氨酶,明确是否为高未结合或高结合或混合性高胆红素血症,并判断有无肝损害。

(2)血红蛋白及红细胞比容检查:可明确为溶血性还是非溶血性。免疫抗体检查大多数于1周内转阴,但重症1周后仍可阳性。

(3)排除性检查

①疑为甲状腺功能减低时,测血清 T_4 及 TSH 含量。如 T_4 <127nmol/L(9.8g/dL)可疑甲低,同时做 TSH,如超过20mU/L(20U/mL)即可诊断。也可用 X 线检查骨龄,摄 X 线膝关节平片,如股骨远端和胫骨近端骨化中心仍未出现,表示胎儿骨发育迟缓,有助甲低诊断。B超检查可鉴别甲状腺是否缺如,并可测量甲状腺大小及位置。

②疑为幽门狭窄:低氯、低钾性碱中毒,血中游离钙降低。但脱水严重,肾功能低下,酸性代谢产物滞留,也可出现代谢性酸中毒。腹部 X 线平片立位时可见胃扩张,胃下界可达第2腰椎水平以下,肠内气体少。用稀钡造影可见胃扩张,排空延迟,幽门管细长,4~6小时后尚有95%钡剂留在胃内,即可确诊。超声检查也有助于诊断。

4.诊断

晚期新生儿发生黄疸者较早期新生儿明显减少,如有黄疸大多属病理性黄疸。晚期新生儿生理性黄疸已基本消退,个别尚余有轻度黄疸。溶血或围产因素所致黄疸多发生于出生后1~2天,经治疗大多数已消退,重症或未完全消退,均有病史及治疗史可提供。应重点了解出生后1周内情况,如黄疸史、喂养史等。如近期内有无黄疸消退延迟、加重或消退后又出现,粪便及尿颜色,全身情况,有无感染史等。

体格检查:注意生长发育情况及全身反应。注意皮肤有无苍白及感染灶、黄疸程度及分布情况、黄疸色泽(杏黄色或灰黄色);前囟门凹陷或膨隆;肺部有无啰音,心脏有无杂音,心音是否低钝;腹部有无肠型、蠕动波、肿物,脐轮有无红肿或分泌物,肝脾有无肿大;四肢肌张力及握持反射、拥抱反射是否正常。

除黄疸外,无其他异常体征,又为母乳喂养可考虑为母乳性黄疸。如反应低下,多由甲状腺功能减低所致;如有明显感染灶及中毒感染症状多由感染所致;如有脱水及腹部异常所见多考虑幽门狭窄;如黄疸为灰黄色或黄绿色则为高结合胆红素血症的特征。

5.治疗

除体重<1500g 早产儿伴有合并症或重症感染患儿发生重度高胆红素血症需积极治疗外,其他原因引起胆红素超过 $342\mu mol/L$ 时,一般也不需要换血或静脉输注丙种球蛋白、白蛋白或血浆等治疗。因晚期足月新生儿血脑屏障功能已相对成熟,发生核黄疸的机会很少,主要以去除病因为主,必要时给予光疗。母乳性黄疸患儿一般认为其血胆红素>$342\mu mol/L$ 或满月后仍高于 256.5mol/U,对此可停止喂母乳 3 天代以配方奶或将母乳挤出加热至 56℃ 15 分钟(破坏母乳中葡萄糖醛酸苷酶),胆红素于 2～3 天后可下降 50%,此法对 95%母乳性黄疸治疗有效。以后继续喂母乳,胆红素可略升高 $17.1～51.3\mu mol/L$,待自然消退,不需其他治疗。

(二)高结合胆红素血症

高结合胆红素血症在早期新生儿中极少见,主要见于晚期新生儿。临床以阻塞性黄疸为特征,表现为皮肤及巩膜呈黄色,粪便色泽变浅呈灰白色,尿色深黄如茶色可染尿布,肝脾肿大、肝功能异常,血胆红素以结合胆红素为主。引起上述症候群的原因较多,故又称其为新生儿肝炎综合征。新生儿出生后 1～4 周均可发病。本症需及时明确病因来采取不同的治疗方法,但各治疗方法预后均较差。

1.病因

(1)肝胆道阻塞

①新生儿肝炎:是最常见的原因,发病于新生儿晚期,属宫内感染。病因以病毒感染为主,如对弓形虫、风疹病毒、巨细胞病毒、疱疹病毒、梅毒螺旋体等病原进行检测,以巨细胞病毒引起者更为多见。

②总胆管囊肿:女婴发病率高于男婴,新生儿期发病者极少,黄疸呈间歇性,腹部可触及囊肿,可伴哭闹、呕吐等症状。超声检查可确诊,应及时手术治疗。

③先天性胆道闭锁:多见于女婴,肝内闭锁极少见。血胆红素早期结合胆红素增高,晚期肝功能受损,才出现未结合胆红素增高,谷丙转氨酶也逐渐增高。

④总胆管结石:NICU 中常使用全静脉营养,可致胆管结石,应用时间较长可因胆石继发胆道梗阻。

⑤胆汁黏稠(胆栓)综合征:总胆管被黏液或稠厚浓缩的胆汁所阻塞,多见于严重的新生儿溶血病后期。

⑥总胆管穿孔:由总胆管狭窄或有腔内阻塞引起。出生后 1～8 周均可发病。临床除有梗阻性黄疸外,可见进行性腹胀、腹壁被胆汁染黄、腹腔穿刺有黄染腹水可确诊,需进行外科引流术。

⑦外源性胆管受压:可由于腹腔淋巴结、肿瘤或梗阻肠管等压迫总胆管引致胆道梗阻,可经 CT 或 B 超确诊,经手术进一步证实。

(2)遗传代谢紊乱

①半乳糖血症:为常染色体隐性遗传,表现为肝肿大和黄疸,可同时损害脑及肾,影响智力发育,出现蛋白尿、电解质紊乱及低血糖。新生儿期即可出现症状,进食乳类后出现黄疸、呕

吐、体重不增、低血糖等症状。尿中无葡萄糖的还原物质及血中 1-磷酸半乳糖尿苷转移酶低可确诊,需停用乳类制品,以豆类代乳品。

②果糖血症:临床出现低血糖症状,持续时间长可引起黄疸、肝大、厌食、体重不增等症状。奶中需去除蔗糖。

③糖原贮积病Ⅳ型:为常染色体隐性遗传,糖原累积于肝导致肝硬化,出生时肝大而坚实。此型常呈进行性快速性肝衰竭而死亡。肝穿刺可确诊。

④Nieman-Pick 病:为常染色体隐性遗传,临床类似于肝炎,出生后头几天即可出现肝大、黄疸、喂养困难、体重不增等症状,继而出现进行性神经系统障碍、脾大,多于婴儿期死亡。肝、脾、骨髓、淋巴结中可见泡沫细胞,是确诊的依据。

⑤Gaucher 病:缺乏葡萄糖脑苷脂酶,导致葡萄糖神经酰胺累积于细胞,形成 Gaucher 细胞,因压迫肝正常结构,致肝脏纤维化。少数病例出生后即有肝脾大、食欲差、反应低下和黄疸。

⑥Wolman 病:出生后 1～2 周出现黄疸、呕吐、体重不增、脂肪泻、肝脾大、肾上腺钙化等,常在 3～6 个月死亡。

⑦酪氨酸血症:为常染色体隐性遗传,由于延胡索酰乙酸水解酶缺乏,使血酪氨酸及尿酪氨酸代谢产物增高,蛋氨酸也增高,肝脏有脂肪浸润、肝细胞坏死,进行性肝硬化。急性型在出生后 1～2 周发病,黄疸、肝大、肝功能异常、出血倾向、腹水,多于 1 岁内死亡。

⑧染色体病:如 18、21-三体综合征,除有各自的特殊表现外,常伴发肝炎和胆道闭锁,可能与宫内感染有关。

⑨α_1 抗胰蛋白酶缺乏症:为常染色体隐性遗传,在出生后不久即可出现厌食、呕吐、黄疸、肝脾肿大等,重症可很快出现肝衰竭而死亡。也可并发败血症,出现出血倾向。

⑩垂体功能低下:垂体先天性发育不全或不发育,可有类似肝炎表现,如结合胆红素增高,转氨酶升高、低血糖或有甲状腺功能减低表现,但肾上腺皮质激素和生长激素并不缺乏。需用替代疗法治疗。

(3)先天性持续淤胆

①动脉、肝发育不良:为常染色体显性或隐性遗传,40% 有家族性。临床表现有特殊面容、淤胆、后发性角膜青年环、椎弓似蝇样缺损、外周或主干动脉发育不全。50% 患儿智能落后。

②肝内胆管缺如:肝活检可见叶间胆管少或缺如。临床表现为梗阻性黄疸,转氨酶及碱性磷酸酶、胆固醇增高,胆道造影可明确诊断。多于婴儿期夭折。

③Byler 病:家族性肝内胆汁淤积。临床表现为进行性淤胆、脂肪痢、生长发育落后、智能落后,有出血症状,最后死于肝硬化。

(4)获得性肝内淤胆

①感染因素:除宫内感染外,新生儿期也可因细菌感染,如败血症等细菌或毒素直接侵犯肝细胞引起肝内淤胆,出现相应症状。早期积极控制感染,多可恢复。

②药物因素:可因药物毒性或特异反应导致肝脏损害。引起淤胆的药物有利福平、无味红霉素、新青霉素Ⅱ、呋喃妥因、吩噻嗪等。

③全静脉营养因素:低体重儿持续 2 周以上全静脉营养可发生淤胆。停止输液 1～4 周后

肝功能逐渐恢复。

2.临床表现

出生后 1 周内出现黄疸者极少见,多于出生后 2 周开始出现黄疸,逐渐加重。黄疸色泽不鲜艳,略呈暗黄色以至黄绿色;粪便由黄色变为灰白色,尿色由黄色变为茶色。除肝炎可同时出现低热、厌食、呕吐、腹胀、肝大等症状外,一般无全身症状,病程进展缓慢,多于新生儿期后黄疸逐渐加重,患儿因皮肤瘙痒而烦躁,最后出现肝硬化症状和体征。肝大(可达肋下 5~7cm)质硬、脾大(可达 6~7cm),腹壁静脉怒张,腹水征,会阴及下肢水肿,发展到肝昏迷或发生大出血而死亡。由感染、药物、全静脉营养所致者,及时治疗 4~6 周可逐渐恢复。由遗传代谢或先天胆管发育异常所致者,多伴有各种不同体表特征及智力落后表现,由于治疗困难,预后差。少数可在新生儿期急性发病,病情凶险,很快发生大出血和肝衰竭。

3.辅助检查

(1)肝功能检测:若谷丙转氨酶及碱性磷酸酶增高,提示肝功能已受损,肝炎发病后即有改变;胆道闭锁及遗传代谢病多于后期才有改变,碱性磷酸酶持续增高,而且增高较明显。新生儿期甲胎蛋白均呈阳性反应,如新生儿期后仍阳性,提示肝功能受损。阳性反应可持续 5~6 个月,随病情好转转阴。如临床症状无好转,而呈阴性反应,提示肝脏受损严重,以致不能再生,预后差。重症患儿白蛋白降低,凝血酶原时间延长。

(2)胆红素检测:测血清总胆红素、结合和未结合胆红素浓度。本症以结合胆红素增高为主。肝炎结合胆红素大多低于 68.4mol/L,未结合胆红素也增高;胆管闭锁结合胆红素大多高于 68.4mol/L,后期未结合胆红素才增高。二者尿胆红素均呈阳性。

(3)核素试验:肝胆显影物氮亚胺乙酸(IDA)用锝标记后,用照相机观察肝胆系统的功能状态。肝炎时在 1.5~3 小时可见胆囊内出现放射性物质,胆道闭锁时 24 小时内尚未出现。

(4)低密度脂蛋白 X 检测:肝炎时可呈阳性,血浓度＞400mg/dL。若重症肝炎血浓度较高时,则与胆道闭锁不易鉴别。可给患儿服胆酪胺,每日 4g,共服 2 周,如下降支持肝炎,无变化支持胆道闭锁。

(5)过氧化氢(H_2O_2)溶血试验:肝炎时呈阴性,少数可呈阳性;胆道闭锁时多呈阳性。

(6)5'-核苷酸酶检测:肝炎时正常或稍高;胆道闭锁时明显升高,高于 251U/L。

(7)十二指肠液的检测:肝炎时十二指肠引流液先为白色黏液状分泌物,4~8 小时后变黄,2 小时后又呈白色,交替出现;胆道闭锁时无胆色素出现。同时可测胆酸,肝炎为阳性,胆道闭锁为阴性。

(8)胆道造影:口服或静脉造影,由于新生儿肝脏浓缩能力差,均不能显影。

(9)病因学检查

①宫内感染:检测病原,如测乙肝表面抗原以及弓形虫、巨细胞病毒、风疹病毒、单纯疱疹病毒、EB 病毒等。可用 PCR 法测病原,用 ELISA 法测特异性 IgG 及 IgM 抗体或病毒分离。细菌感染应做血、尿、脊髓液培养。

②总胆管囊肿、结石、外源性胆管受压:腹部 B 超或 CT 有助于诊断。

③胆汁黏稠综合征、总胆管穿孔、肝内胆管缺如:胆道造影可确诊。

④半乳糖血症:尿中无葡萄糖的还原物质,血及尿中半乳糖含量增高,红细胞 1-磷酸半乳

糖尿苷转移酶含量低。

⑤果糖血症：进行果糖耐量试验，血葡萄糖急速下降；果糖、脂肪酸、乳酸上升或进行果糖1-磷酸醛缩酶测定。

⑥糖原贮积症：血内糖原与乳酸明显增高、血糖降低，进行胰高血糖素试验30分钟内血糖升高少于1.65mol/L。

⑦囊性纤维性变：可测胰腺功能，胰蛋白酶、糜蛋白酶及淀粉酶均低下。

⑧Niemann-Pick病、Gaucher病：可在骨髓中找典型的泡沫细胞及Gaucher细胞。

⑨18、21-三体综合征：应做染色体检查。

⑩Wolman病、酪氨酸血症：依据溶酶体酸性脂酶及延胡素酰乙酸水解酶活性测定确诊。

⑪Zellweger综合征：血清中极长链脂肪酸增高，除肝功能异常外，脑电图、头颅CT均异常，肾脏B超可发现囊肿。

4.诊断

详细了解母亲妊娠史，妊娠期间有无感染和用药史，前一胎有无淤胆及畸形儿史，有无家族史；了解患儿临床表现，如黄疸出现时间、进展情况、大小便颜色，有无发热、吃奶差、呕吐等全身症状。若生理性黄疸已消退又出现，肝炎的可能性大；若生理黄疸持续不退，胆道闭锁的可能性大。若出生后粪便色黄，以后变白，肝炎的可能性大；若出生后粪便即色白，胆道闭锁的可能性大。肝炎伴有全身症状，胆道闭锁则无。

体格检查：注意生长发育有无落后情况，全身反应是否低下，有无体表畸形，尤其是特殊面容（前额突出、眼距宽、眼裂上吊、小下颌、耳低位、通贯手等）。注意皮肤及巩膜黄疸色泽及程度；肝脏大小及质硬程度、脾脏大小，腹部有无肿物、有无腹水征；肺有无啰音，心音是否低钝，有无心律不齐或杂音；四肢肌张力低下或增高，神经反射有无异常。肝炎常伴肺炎、心肌炎等多脏器损害体征；胆道闭锁或遗传代谢病则常伴体表及多脏器畸形，智力低下，肝脾明显肿大。

5.治疗

治疗原则：根据不同病因治疗原发病；清除胆汁淤积，防止肝硬化和肝衰竭。

（1）肝炎的治疗

①加强营养：可酌加糖的供应，但不宜过多；蛋白质供应一般量即可；脂肪摄入量应减少。新生儿应以母乳喂养或配方奶为主，后者可选用低脂配方奶，适当加喂一些葡萄糖水。此外，还应适量补充脂溶性维生素D、维生素K、维生素E，肌内注射较易吸收。重症可静脉点滴葡萄糖、支链氨基酸（可在肝外组织代谢，促进蛋白合成）和脂肪乳剂（补充必需的脂肪酸）。

②肾上腺皮质激素：泼尼松，每日1～2mg/kg口服，症状好转后逐渐减量，一般疗程为4～8周，需注意预防其他感染。

③利胆药：胆酸钠，每次50mg，每日2～3次。

④保肝药：可用肝泰乐，每日2次，每次25mg；多酶片，每日1～2片。

⑤病原治疗：明确为病毒感染者可选用广谱抗病毒药治疗，如三氮唑核苷，每日10～20mg/kg，分2次肌内注射；若为疱疹病毒属可选用更昔洛韦，每日10mg/kg，与干扰素合用效果更好；若为弓形虫引起者，可用大环内酯类药物治疗，如螺旋霉素、阿齐霉素等；出生后严重感染由细菌引起者，需选用广谱抗生素积极控制感染。

（2）先天性胆道闭锁的治疗:尽早手术治疗。手术时日龄不超过 60 天者预后较好。术后需用去氢胆酸或泼尼松促进胆汁分泌,静点头孢菌素或氨基糖苷类药物预防胆管炎。术后黄疸不退或退而复现者,应在 2 个月内再做手术或进行经皮肝内胆管引流,并可进行胆道冲洗,长期留置导管,可获得较好的疗效。仍不能恢复者,可考虑肝移植。

（3）其他病因治疗

①手术治疗:如总胆管囊肿、结石、穿孔、外源性压迫(肿瘤、淋巴结、肠梗阻);胆汁黏稠综合征、囊性纤维性变(可进行胆管冲洗)。

②饮食治疗:如半乳糖血症(停用乳类食品,代以豆类配方奶)、果糖血症(停用蔗糖,代以加乳糖配方奶)、酪氨酸血症(低酪蛋白、低苯丙胺酸、低蛋氨酸膳食)。

③替代疗法:如垂体功能低下。

④对症及支持疗法:如 α_1 抗胰蛋白酶缺乏、Zellweger 综合征、糖原贮积症、Niemann-Pick 病、Gaucher 病、Wolman 病、Alagille 综合征、Byler 病。

四、新生儿胆红素脑病

新生儿胆红素脑病是指在新生儿期非结合胆红素在基底节和脑干的神经元沉积所导致的神经系统损伤的一组综合征。胆红素水平增高可造成早期神经功能障碍,如果未能及时治疗,可能造成永久性神经损伤。胆红素脑病和核黄疸分别用于描述胆红素中枢神经系统毒性的临床表现和病理改变。

（一）病因

高胆红素血症的严重程度、持续时间、白蛋白结合胆红素的能力、血脑屏障的完整性及神经元细胞损伤的易感性等因素,对于胆红素脑病的发生都是重要的。胎龄和体重越小,发生胆红素脑病的危险性越大。其他因素,如窒息、颅内出血、溶血、可能与胆红素竞争白蛋白位点的药物,都会增加胆红素脑病的易感性。很难对所有新生儿都设定一个精准的安全胆红素水平线,但胆红素脑病很少会发生在健康的、胆红素水平低于 $428\mu mol/L$ 的新生儿群体中。胆红素脑病常常在生后 1 周发生,但也有可能延迟至 2~3 周。

（二）临床表现

1.警告期

活动减少、吸吮减弱、嗜睡、激惹、哭声改变等为先兆症状。一旦进入痉挛期,其预后往往不良。

2.痉挛期

四肢强直、双手握拳、两腿伸直交叉及高声尖叫,可伴有角弓反张、抽搐,出现呼吸困难或暂停。发热与抽搐同时发生。此期症状持续加重可导致死亡;若存活的患儿进入恢复期,以后可能留下严重的后遗症。一般出现在生后 1 周,持续 2~3 个月。

3.恢复期

肌张力增高症状逐渐减轻,吃奶及对外界的反应逐渐恢复。

4.后遗症期

第一年常表现为角弓反张、肌肉强直、不自主运动及反复发作的抽搐。第二年不规则、不自主运动及肌张力减弱。到 3 岁时,大部分神经系统症状已经十分明显了,包括舞蹈手足徐动症、锥体外系症状、抽搐、智力障碍、构音障碍、高频失聪、斜视、眼球上转困难。

(三)磁共振影像诊断

(1)累及部位:基底神经节区,特别是苍白球区,其次为丘脑下核群、海马体。

(2)急性胆红素脑病常见双侧苍白球区对称性 T_1WI 高信号、T_2WI 等信号或稍高信号。早产儿的表现与足月儿相似。

(3)慢性胆红素脑病主要表现为苍白球对称性 T_2WI 上高信号,T_1WI 上无明显变化。

(四)治疗

(1)监测血清胆红素,全面评估患儿的临床状态,尽可能在神经可逆性损伤之前或早期进行积极干预治疗,包括光照疗法、药物疗法和换血疗法。

(2)对于出现急性胆红素脑病的患儿,在生命体征稳定 48 小时后采用脑细胞代谢激活剂和改善脑血流的药物及高压氧治疗,及时阻断神经细胞凋亡,恢复神经细胞能量代谢,促使神经细胞的修复与再生。

五、新生儿胆汁淤积症

新生儿胆汁淤积症(PNAC)临床常见,符合以下标准者考虑胆汁淤积症:新生儿期患儿总胆红素 $\leqslant 85.5\,\mu mol/L$(5mg/dL)时直接胆红素 $\geqslant 17.1\,\mu mol/L$(1.0mg/dL),或当血清总胆红素 $>85.5\,\mu mol/L$(5mg/dL)时直接胆红素 $\geqslant$ 总胆红素的 20%。当新生儿黄疸持续时间延长,超过 2~4 周时,应考虑胆汁淤积症的可能。新生儿在任何情况下发生胆汁淤积症均为病理性过程,需及时明确病因并得到诊断,针对病因及时治疗至关重要。

(一)流行病学和病因

新生儿胆汁淤积症的发病率为 1/2500 活产婴儿。引起新生儿胆汁淤积的病因复杂多样,1970—1990 年英国伦敦国王学院医院诊治的 1046 例新生儿胆汁淤积症中胆道闭锁占 32%,抗胰蛋白酶缺乏占 18%,Alagille 综合征占 5.8%,胆总管囊肿占 3.3%,特发性婴儿肝炎占 31.6%,其他疾病占 9.3%。1991—2008 年的 1625 例新生儿胆汁淤积症中,特发性婴儿肝炎占 40%,胆道闭锁占 20%,抗胰蛋白酶缺乏占 11%,Alagille 综合征占 4%,胆总管囊肿等阻塞性疾病占 5%,其他病因,包括儿童胃肠外营养相关性肝病占 6%,进行性家族性肝内胆汁淤积症占 5%,垂体功能低下占 2%,各种感染占 2%,交通性海绵状肝内胆管扩张占 1%,其他少见原因占 4%。国内缺少大样本的调查资料,南方地区某医院因胆汁淤积症住院的患儿 63 例,其明确的胆汁淤积症病因以遗传代谢病为主,其中希特林蛋白缺乏症最多;而胆道闭锁仅 3 例,巨细胞病毒和梅毒等感染因素仅 4 例。这与国外文献报道明显不同,与该数据来源于我国广东地区一家以开展希特林蛋白缺乏症研究为主的医院有关。

婴儿胆汁淤积症病因可归纳划分为感染性、结构性、代谢性、内分泌病、染色体病、肿瘤性、中毒性、血管性、免疫性和特发性。

(二)临床表现

1.皮肤、巩膜黄染和皮肤瘙痒

直接胆红素 $\geqslant 51.3\,\mu mol/L$(3mg/dL)时皮肤呈现肉眼可见的黄染,皮肤黏膜均可黄染,皮肤色暗,胆汁酸在皮肤沉积导致胆汁性瘙痒。无论病情进展轻重,直接胆红素均不会造成神经毒性。

2.尿色加深

尿胆红素增高后尿色加深呈茶色。

3.大便颜色变浅和白陶土便

肠道中直接胆红素降低,大便颜色变浅,呈现淡黄色,甚至出现白陶土样大便。

4.肝脾大

肝大、脾大和腹水陆续出现。

5.营养不良(特别是营养素缺乏)

(1)脂溶性维生素缺乏:维生素 A、维生素 E、维生素 D、维生素 K 吸收不良。

(2)钙缺乏:严重者出现惊厥、急性喉痉挛。

(3)低蛋白血症:组织水肿。

6.出血倾向

凝血因子缺乏导致出血。

(三)辅助检查

1.实验室检查

(1)肝功能:总胆红素≤85.5μmol/L(5mg/dL)时直接胆红素>17.1μmol/L(1.0mg/dL)为异常;血清总胆红素>85.5μmol/L(5mg/dL)时,直接胆红素≥总胆红素的20%为异常。肝酶升高,特别是谷丙转氨酶升高提示肝损伤,但肝酶升高在胃肠外营养相关性胆汁淤积症(PNAC)和胆道闭锁早期不出现,缺少特异性。极低出生体重儿PNAC发生在出生 32±21(14～90)天,故临床上应定期监测黄疸患儿的肝功能,尤其对于胃肠外营养超过 2 周的患儿。肝、肾及骨碱性磷酸酶含量高,胆道闭锁的碱性磷酸酶升高明显,但需除外骨骼疾病。γ谷氨酰转肽酶(γ-GGT)存在于胆管上皮细胞,γ-GGT 升高提示胆道闭锁、α 抗胰蛋白酶缺乏、特发性新生儿肝炎和 Alagille 综合征,进行性家族性肝内胆汁淤积 1 型和 2 型(PFIC-1 和 PFIC-2)中 γ+GGT 并不升高,PFIC-3 中则显著升高。

(2)胆汁酸:血清总胆汁酸浓度升高是 PNAC 的早期信号,血清石胆酸的浓度是所有类型的新生儿肝胆疾病的标志物。

(3)凝血酶原时间:胆汁淤积症患儿往往存在严重凝血功能异常,提示凝血因子缺乏,特别是维生素 K 依赖性凝血因子缺乏严重。

(4)全血分析、细菌培养(血、尿)、TORCH、病原核酸检测:判断感染是否存在,考虑感染疾病导致的胆汁淤积症时需进一步检测病原。

(5)垂体功能和甲状腺功能检测。

(6)代谢筛查:血糖、血氨、血气、血清和尿氨基酸分析,血、尿胆汁酸及前体物质分析。

(7)染色体分析或单基因检测或基因筛查:染色体疾病、Allagille 综合征、PFIC、希特林蛋白缺乏症及不明原因的胆汁淤积症等。

2.其他检查

(1)腹部超声:可直接评估肝大小、质地,胆道结石、肝内泥沙样结石和胆总管囊肿情况。

通过间接观察测量胆囊大小是否有收缩可帮助诊断胆道闭锁,胆囊不可见、胆囊小提示胆道闭锁的敏感性仅有 23%;肝门外三角形高密度回声提示该区域纤维化,这是胆道闭锁的特征性表现,据文献报道,此征象敏感性为 73%~100%,特异性达到 98%~100%。

(2)肝胆管同位素扫描:用锝标记的亚氨二醋酸衍生物做胆管扫描常用于观察胆管树,胆管闭锁者不能将同位素排到肠腔,胆道闭锁时肝细胞的摄取和正常排泄受阻,而肝炎患者摄取延迟、排泄正常。两篇回顾性研究报道,此征象敏感性为 83%~100%,特异性较低,为 33%~80%。检查前 5 天开始应用苯巴比妥 5mg/(kg·d)提高敏感性。此项检查耗时费力,临床不作为首选。

(3)磁共振胆道造影:被越来越多用于新生儿胆汁淤积诊断。其软件和技术已经得到很好改进,能够使胆道成像,但临床使用价值尚未得到证实。磁共振胆道造影技术在 15 例胆汁淤积症患儿中的研究结果显示,6 例胆道闭锁均未看到胆道图像,9 例非胆道闭锁患儿中仅有 1 例出现假阳性结果。早期 PNAC 的磁共振影像特点为肝细胞脂肪变性,由此可见,磁共振造影磁共振有利于早期诊断 PNAC。

(4)胆管造影:在胆汁淤积症的鉴别诊断中,胆道造影术是诊断胆道闭锁的最可靠方法。内镜逆行胆管造影对于评估胆道梗阻意义重大,多数研究认为敏感性和特异性高,但在儿科诊断中失败率为 10%,且需要专门技术和患者全身麻醉,临床应用受限。部分专家认为,应该首先获得经皮肝组织活检结果,肝组织活检如果不能得到诊断,可建议做此项检查。目前很多医院采用微创腹腔镜下胆道造影和胆管冲洗术,因其安全性好、创伤小、成功率高、敏感性和特异性高,应用日渐广泛。

(5)十二指肠引流液分析:分析引流液中胆红素浓度可以判断胆道是否存在梗阻,胆道梗阻者引流液胆红素浓度低于血胆红素浓度。有文献认为,十二指肠引流液分析的敏感性等同于同位素扫描,而且费用低,但因其为有创检查,故在儿科应用不多。

(6)经皮肝组织活检:经皮或腹腔镜下肝组织活检是诊断新生儿胆汁淤积的重要检查之一。1974 年,Brough 等研究了 181 例手术或死后尸检证实病因的胆汁淤积患儿,这些患儿之前进行了经皮肝组织活检,其中 148 例符合最后诊断结果,准确率为 93.7%。在此报道中,肝组织活检对胆道闭锁诊断的敏感性为 99%、特异性为 92%,但对新生儿肝炎的诊断敏感性较差。

PNAC 组织病理改变:肝细胞内和毛细胆管内胆汁淤积,细胞脂肪变性和门静脉周围纤维化。其他可以见到的征象包括肝细胞受损,呈现气球样变或多核巨细胞样变性,门脉区炎性改变;急性胆管炎、髓外造血、胆管增生和严重纤维化。胆道闭锁的组织病理特点:胆小管增生,胆栓形成,汇管区纤维化和水肿。在特发性肝炎患者中,其肝组织呈弥散性肝细胞肿胀、巨细胞化和局部肝坏死。此外,活检肝组织特殊染色可见到 PAS 阳性颗粒在 α 抗胰蛋白酶缺乏中是特异性的,肝内胆管缺如是 Allagille 综合征的特异性表现,胆管的炎性坏死是硬化性胆管炎的特征。对于遗传代谢病,肝组织活检同样可发现特异性的诊断依据。在胆道闭锁病程早期,肝组织活检对于鉴别胆道闭锁、PNAC 及肝炎非常困难。

(四)诊断和鉴别诊断

(1)对怀疑新生儿胆汁淤积者,应及时测定直接胆红素水平,以确定胆汁淤积是否存在。

任何新生儿黄疸生后 2 周不能消退，需怀疑胆汁淤积。纯母乳喂养者，如果仅有间接胆红素升高但查体无其他异常发现，可等到生后 3 周时再次评估。

（2）胆汁淤积症诊断后应进行评估，从病史和临床表现来选取最合适的辅助检查，最终确定诊断和治疗方案。目前国内尚无统一的诊断管理方案，但可参照美国儿科学会制定的诊断指南并结合我国实际进行诊断。

新生儿确定胆汁淤积症诊断后，首先要除外感染性疾病，如败血症、巨细胞病毒感染等。其次要确定是否为代谢及内分泌疾病等急需治疗的疾病，还要及时评估是否为胆道闭锁，其预后取决于是否在肝硬化发生前获得手术机会。

胆汁淤积表现为黄疸消退延迟或黄疸消退后再次出现，早期可仅有间接胆红素升高，后期表现为直接胆红素升高、大便颜色变浅、尿色加深，白陶土大便是胆道闭锁特征。胆汁淤积患者通常有凝血因子缺乏，可表现有出血倾向。如果伴随神经系统表现，如易激惹、嗜睡、惊厥或喂养困难，常常是遗传代谢病或败血症合并中枢神经系统感染表现。黄疸、肝大、脾大常常提示肝病变进行性加重。先天性感染或先天性综合征常常表现有发育迟缓或特殊面容，胆总管囊肿往往在右上腹有包块。

（五）治疗

1.保证能量足够和平衡

早产儿能量供给以 110～120kcal/kg 为宜，避免过度营养，其中糖速 11～12mg/(kg·min)、蛋白 3.5～4g/(kg·d)、脂肪 2～3g/(kg·d)。大约 60% 的患儿出现营养不良，应及时对患儿营养状态做出评估。胆汁酸的缺乏导致肠腔内脂肪分解、溶解和长链脂肪酸吸收障碍，脂肪泻加重能量消耗，所以胆汁淤积的患儿应尽早经口喂养，能量供给应为推荐量的 110%～125%；中链脂肪酸可不经胆汁盐溶解而直接被肠道吸收，所以含有中链脂肪酸的配方奶为首选。

2.补充必要脂溶性维生素

新生儿胆汁淤积患儿脂溶性维生素缺乏显著，应该适当补充维生素 E 水溶剂，即聚乙二醇 1000-琥珀酸酯(TPGS)，与其他脂溶性维生素同服可以提高其他维生素的利用度。用量为维生素 E 水溶剂 15～25IU/kg；维生素 K 2.5～5mg/(kg·d)，隔日 1 次或每周 2 次；维生素 D_3 800～5000IU/d 或 1,25-二羟胆骨化醇 0.05～0.2μg/(kg·d)；维生素 A 3000～10000IU/d。

3.胆汁淤积药物治疗

胆汁性瘙痒原因不清，但血清中胆汁酸的降低可有效改善症状，国内广泛使用中药，常用茵栀黄 5～10mL/d 口服用于利胆治疗。其他治疗胆汁性瘙痒的方法：利福平，可抑制肝细胞对胆汁的摄取并且诱导肝微粒体酶，剂量为 10mg/(kg·d)，不良反应为肝毒性，易和其他药物配伍禁忌；苯巴比妥刺激胆酸排泄和合成，诱导肝微粒体酶，可降低循环胆汁酸血浓度，剂量为 1～3mg/(kg·d)；考来烯胺可在肠道结合胆酸，抑制肝肠循环，促进排泄，并且降低对肝的负反馈，提高胆固醇向胆酸转化，常用于长期淤胆患者，剂量为 0.25～0.5mg/(kg·d)。

美国食品药品管理局唯一通过的用于成人胆汁淤积症的药物是熊去氧胆酸，熊去氧胆酸为亲水性胆酸，可替代疏水性胆酸，剂量为 10～20mg/(kg·d)，不良反应为腹泻、腹痛、恶心，其有效性在儿童中还需进一步验证。

有报道手术后应用全胃肠外营养出现胆汁淤积的新生儿8例,停止全肠外营养后用胆囊收缩素治疗3~5天,有7例黄疸和高结合胆红素血症在1~6周内完全缓解。Teitelbaum 等用八肽胆囊收缩素治疗腹部和心脏大手术后的新生儿 PNAC,发现患儿血清直接胆红素水平降低,且肝损害未进一步加重,提示胆囊收缩素应用于新生儿 PNAC 也是安全有效的。

S-腺苷甲硫氨酸是甲硫氨酸代谢的主要产物。有研究显示,静脉滴入外源性 S-腺苷甲硫氨酸后,血浆中转硫化产物、半胱氨酸、牛磺酸、谷胱甘肽含量明显升高。其中谷胱甘肽是重要的肝细胞保护物质,可直接避免胆汁酸及其他肝毒性物质对肝细胞的损害。S-腺苷甲硫氨酸还有促进转甲基作用,使肝细胞膜磷脂生物合成能力提高,肝细胞膜流动性增加,同时亦可使细胞膜表面 Na^+-K^+-ATP 酶活性增加,共同促进肝细胞向胆小管分泌胆汁酸的能力。S-腺苷甲硫氨酸应用于胆汁淤积小鼠能够提高胆汁流动性,降低血清总胆汁酸水平和 γ-GGT,减少肝的病理损害,清除胆管内的胆栓。经体外细胞培养发现,S-腺苷甲硫氨酸可抑制胆汁酸诱导的肝细胞凋亡。国内在新生兔 TPN 的实验研究中发现,S-腺苷甲硫氨酸可明显降低血清胆汁酸、胆红素水平,并可显著减少肝细胞凋亡的发生。

4.胆汁淤积症特殊病因特异性治疗

(1)感染:细菌、病毒、螺旋体等,进行抗生素、抗病毒治疗。

(2)半乳糖血症:无半乳糖饮食。

(3)酪氨酸血症:低酪氨酸及低苯丙氨酸饮食,补充尼替西农。

(4)遗传性果糖不耐受:无果糖和蔗糖饮食。

(5)甲状腺功能减退:甲状腺素补充治疗。

(6)囊性纤维化:补充胰酶和熊去氧胆酸。

(7)垂体功能低下:补充甲状腺素和生长激素。

(8)胆汁酸合成异常:熊去氧胆酸或胆酸补充治疗。

(9)胆道闭锁:行肝肠吻合术。

(10)胆总管囊肿或穿孔:手术治疗。

(11)单纯胆汁黏稠:行胆道冲洗术。

胆汁淤积症中对因治疗是关键,药物的使用要根据患儿的实际情况慎重选择。例如胆道闭锁患儿、家族性进行性胆汁淤积症患儿及先天性胆汁酸合成障碍患儿等不宜积极利胆,应以反馈抑制胆汁酸分泌和排泄、减少胆汁酸合成为主要治疗原则。

(六)特殊胆汁淤积症相关疾病

1.Alagille 综合征

Alagille 综合征(AGS)是一种复杂的多系统损伤性疾病。据国外报道,该病发病率约为1/70 000,病死率在10%左右。AGS 是常染色体显性遗传性疾病,其发病主要与位于 20p12的基因 JAG1 突变有关,极少数与 NOTCH2 突变有关。

(1)临床表现:AGS 最主要的临床表现是胆汁淤积。肝方面的表现包括黄疸、肝大、胆汁淤积、瘙痒症,约15%的患者会进展至肝硬化及肝衰竭。心脏方面表现可从轻症的心脏杂音到严重的心脏结构缺陷,心脏结构缺陷最常见的是法洛四联症。肝病和心血管畸形是影响患者预后的两个主要原因。眼部最常见表现是角膜后胚胎环,本症预后良好。骨骼异常最常见的是蝶状椎骨,多数无症状。本病的特征性面容包括前额突出,眼球深陷伴眼距中度增宽,尖下颌,鞍形鼻并前端肥大,头部侧面观显扁平,但耳部突出,使患者面部正面呈"倒三角"形,在AGS中很常见。颅内出血是最重要的颅内合并症。

(2)辅助检查:在实验室检查方面,肝组织活检显示肝内小叶间胆管数目减少或缺乏。血清学检查提示结合性胆红素升高,血清胆汁酸浓度增高,谷氨酰转肽酶、三酰甘油和转氨酶均可升高,可见与维生素 K 缺乏有关的凝血功能异常。通过基因检测可了解有无 JAG1 和 NOTCH2 基因突变。

(3)临床诊断标准:①肝组织病理学检查。肝内小叶间胆管数目减少或缺乏,即门脉血管与小叶间胆管数目比例上升,但小部分婴儿肝组织活检中未见肝内小叶间胆管缺乏。②符合以下 5 项主要临床表现中的 3 项:慢性胆汁淤积症、心脏杂音或心脏结构缺陷、蝶状椎骨、角膜后胚胎环、特殊面容。

同时符合以上两条标准即可诊断。但如果肝组织活检不表现为肝内小叶间胆管数目减少或缺乏,或由于某些成年轻症患者未进行肝组织活检,修订的 AGS 诊断标准认为符合第 2 条中 4 个或以上主要标准也可诊断;如果已知有 JAG1 或 NOTCH2 基因突变或家族史时,符合2 个主要标准即可诊断。

(4)治疗:应由多学科专家组成的治疗组(医学基因学、胃肠学、营养学、心脏学、眼科、肝移植方面、儿童发育学等)指导。熊去氧胆酸可改善胆汁流动,并可保护脏器免受胆汁淤积引起的瘙痒症等侵袭;对部分病例进行体外部分胆汁分流术也可改善胆汁淤积症的症状。终末期肝衰竭的 AGS 患者可进行肝移植。

2.Caroli 综合征

Caroli 综合征是常染色体隐性遗传病,包括两大特征:一是肝内胆管局部多发性囊性扩张,即 Caroli 病;二是先天性肝组织纤维化。据国外报道,其发病率约为 1/20000。Caroli 病由PKH D1基因突变引起,肝母细胞发育分化到胆管过程中的调控因素发生异常,导致肝内胆管发育异常,如肝内胆管多发性囊性扩张等,即引起 Caroli 病;如果同时伴有间质发育异常,如门静脉周围纤维化,即称为 Caroli 综合征。患 Caroli 综合征时,肝内胆管局部多发性囊性扩张,可导致胆汁在胆道内淤滞;先天性肝组织纤维化引起门脉部位小胆管的局部增生,引起胆管局部狭窄,也可引起胆汁淤积。

(1)临床表现:包括反复发作的胆汁淤积症、胆管炎、结石病和门脉高压等,可引起胆管癌。临床表现可在新生儿期出现,也可在成年后才出现,甚至终身无明显症状。

(2)辅助检查:实验室检查有转氨酶轻度增高,并发门脉高压和由脾功能亢进引起的血小板、白细胞减少,胆管炎时白细胞计数增高。影像学检查对 Caroli 综合征的诊断很重要,如腹部超声、CT、MRI 和逆行胆管造影(ERCP)。此病肝内胆管上的囊状突起与胆管之间是连通的,很多疾病(如多发性囊性肝病等)也可见在胆管上有囊状突起,但这些囊状突起与胆管内部不连通,此可作为 Caroli 综合征与这些疾病的鉴别点;同时,还可看到胆管上囊性扩张是不规则的,突起的形状多种多样,如纺锤形、圆形等,两边基本对称,这可与阻塞性胆管扩张鉴别,后者胆管囊性扩张突起多集中在阻塞部位周围。

显微镜下,Caroli 综合征患者病变肝组织可见大量囊状扩张的胆管,并且囊状扩张部分与胆管相通,同时可看到胆管壁增生及其周围肝组织纤维化。

（3）治疗:肝移植被认为是解除 Caroli 病或 Caroli 综合征症状的唯一有效治疗。在此之前,本病治疗的目标是尽量引流胆管并减轻症状,减少并发症的发生。当所有方法均失败后,甚至发生肝衰竭及恶性病变时,即应施行肝移植。

3.希特林蛋白缺乏症

希特林蛋白缺乏症是一种包含成年发作Ⅱ型瓜氨酸血症(CTLN2)和希特林蛋白缺乏所致新生儿肝内胆汁淤积症(NICCD)两大类的常染色体隐性遗传病。希特林蛋白是线粒体内一种钙结合载体蛋白,主要作为线粒体中天冬氨酸或谷氨酸载体而发挥功能。基因 SLC25A13 负责编码希特林蛋白,位于染色体 7q21.3 上。

（1）病因及临床表现:目前认为,由于 SLC25A13 基因突变引起了希特林蛋白缺乏,导致 NICCD 和 CTLN2 发病。在肝中,由于缺乏希特林蛋白,精氨酸琥珀酸合成酶活性下降,精氨酸琥珀酸钠合成减少,引起高氨血症及半乳糖血症等。高氨血症的发生是希特林蛋白缺乏和尿素循环异常,引起蛋白质或其他含氮分子分解产生氨的过程中代谢缺陷,导致血氨和其前体物质积聚。新生儿胆汁淤积性肝病 6% 由 NICCD 引起,NICCD 多在 1 岁以内发病,男女发病率相近,临床表现为肝内胆汁淤积性黄疸,可有低出生体重、发育迟缓等。

（2）辅助检查:实验室检查有血氨增高、高氨血症(包括瓜氨酸、甲硫氨酸、苏氨酸、精氨酸和酪氨酸等增高)、低蛋白血症、溶血性贫血、肝功能受损、半乳糖血症、血浆甲胎蛋白(α-FP)浓度增高、血中胰腺分泌的胰蛋白酶抑制剂增加,以及继发性精氨酸琥珀酸合成酶活性下降等,组织病理学检查可见弥散性脂肪肝,肝实质细胞浸润和纤维化。

（3）诊断:希特林蛋白缺乏症的诊断主要是在上述临床表现和生化异常的基础上,进行血浆氨基酸谱分析和 SLC25A13 基因检测来确定。

（4）治疗:多数 NICCD 患儿可通过给予去乳糖豆奶配方奶粉、补充富含脂溶性维生素和中链三酰甘油的食物,在 12 个月内使症状缓解。但若 NICCD 患儿有严重肝衰竭,可在 10～12 个月时给予肝移植治疗。

4.进行性家族性肝内胆汁淤积症

进行性家族性肝内胆汁淤积症(PFIC)为常染色体隐性遗传病,在新生儿中发病率为1/100000～1/50000,占儿童胆汁淤积原因的 10%～15%。PFIC 分为 3 型:①PFIC-1,又称 Byler 病,由 ATP881 基因突变引起。ATP881 基因位于常染色体 18q21～22,编码 P 型 ATP 酶——FIC1。FIC1 蛋白功能异常可间接干扰胆管胆汁酸分泌,引起胆汁淤积。ATP881 基因可在多种器官表达,因此其突变可引起一些肝外表现。②PFIC-2,又称 Byler 综合征,由 ABCB11 基因突变引起。该基因位于常染色体 2q24,编码肝细胞毛细胆管膜胆盐转运蛋白(BSEP 蛋白)。BSEP 蛋白缺陷致胆流减少,从而使肝细胞内胆盐积聚,造成严重损伤。③PFIC-3,由 ABCB4 基因突变引起。该基因位于常染色体 7q21 区域,编码多耐药糖蛋白 3(MDR3)。MDR3 糖蛋白缺陷引起胆汁中缺乏磷脂,导致胆汁结石形成增加,进一步阻塞小胆道。

（1）临床表现:胆汁淤积是 PFIC 的主要临床表现。PFIC-1 患儿表现为典型的新生儿胆汁淤积,可反复发作,病程晚期呈持久性。PFIC-2 患儿出生第 1 个月黄疸即呈持久性,1 年内迅速发生肝衰竭,甚至肝癌。这两型表型差异在于,PFIC-1 患儿有肝外表现(身高矮小、感音神经性耳聋、水样腹泻、胰腺炎、汗液氯化物高浓度和肝脂肪变性),PFIC-2 患儿尚无相应报道。PFIC-3 胆汁淤积呈慢性和进行性,极少出现新生儿胆汁淤积,约 1/3 的患者胆汁淤积出现在 1 岁以内,其他多在生后几年乃至成人才出现相应表现。PFIC-3 目前尚无发生肝癌的病例报道。

(2)辅助检查:PFIC-1 和 PFIC-2 在实验室检查血清中,γ-GGT 活性和胆固醇均正常,而胆汁酸明显升高。PFIC-2 患儿的谷丙转氨酶和甲胎蛋白(α-FP)水平较 PFIC-1 患儿更高。PFIC-3 患者血清中 γ-GGT 活性升高,胆固醇正常,初级胆盐浓度中度升高。肝组织学检查特征方面:PFIC-1 显示毛细胆管胆汁淤积和门脉周围肝细胞化生,但无胆管增生。PFIC-2 显示肝组织结构紊乱更重,炎症程度较高,并出现小叶及门脉纤维化,可见肝细胞坏死和巨细胞形成。PFIC-3 显示门脉纤维化和胆管增生,混合性炎症浸润。PFIC-3 晚期病例广泛门脉纤维化,出现典型胆汁性肝硬化特征。多数门脉系统可见小叶内胆管,无胆管周围纤维化及胆道上皮损伤。电镜检查显示,PFIC-1 患者见毛细胆管膜粗糙颗粒状胆汁沉积,PFIC-2 则见毛细胆管膜非晶形胆汁沉积。

(3)诊断:需在综合家族史、临床表现、体征、实验室生化测定、影像学检查,甚至肝组织活检的基础上加以基因分析确定。

(4)治疗:熊去氧胆酸是所有类型 PFIC 患儿的初始治疗选择。一些 PFIC-1 或 PFIC-2 患者可受益于外科胆汁分流术。上述治疗失败后,肝移植乃是唯一有效的治疗措施。然而部分 PFIC-1 患儿在肝移植后病情仍有进展,甚至需再次肝移植。PFIC 为渐进性,所有类型的 PFIC 如果不经治疗,在儿童时期将致命。

5.胃肠外营养相关性胆汁淤积症

胃肠外营养(PN)应用于人类开始于 20 世纪 60 年代。1971 年,Peden 等报道首例接受全胃肠外营养治疗的早产儿发生了肝大和肝功能损害,尸检发现肝内胆汁淤积、胆管扩张及早期肝硬化。新生儿,尤其是早产儿胃肠道及肝等脏器功能尚未完全发育成熟,营养储存有限,所需能量和营养素需求高,因此是发生 PNAC 的高危人群。

PNAC 在低出生体重儿中的发生率为 10%~20%,接受外科手术的新生儿发生率可高达 60%,全胃肠外营养 14~28 天者发生率为 14%,PN 超过 100 天者发生率为 85%。胃肠外营养时间是影响发病率的最主要因素。PNAC 的发生机制目前尚不清楚,危险因素主要是小胎龄、低出生体重、败血症、外科手术、延迟经肠道喂养、输液装置含有有害成分及胃肠外营养的成分和时限等。新生儿,特别是早产儿的肝对胆汁酸的代谢和转运能力均不成熟,在胆汁酸的合成、摄取、分泌以及循环再利用等环节功能不成熟,容易受到损伤。目前对胆汁酸代谢稳态相关的基因表达的初步认识大多来自动物研究结果,胎儿肝内 SLC10A1 基因和编码胆磷脂分泌相关的多耐药蛋白 MDR3 的基因 ABCB4 的表达明显少于成人。此外,胆汁酸转运体的不成熟表明了新生儿对 PNAC 的易感性。PNAC 发生的关键机制目前并不清楚,肠道旷置及胃肠外营养成分损伤是主要相关原因,肠道旷置导致胆管系统和胆囊缺失动力,胃肠外营养成分则主要损伤肝组织。此外,禁食使得肠道动力下降,导致肠腔内细菌过度繁殖,内毒素可下调胆汁酸的转运,最终高细菌负荷导致鹅脱氧胆酸更多转化为疏水性肝毒性的石胆酸,也是肠道旷置带来的后果。

肠道旷置对肠道黏膜免疫屏障还会造成不利的影响,分泌型免疫球蛋白 A(S-IgA)是抑制细菌与肠黏膜黏附的主要屏障,经口喂养所形成的正常肠道刺激对 S-IgA 的产生起重要作用,而禁食和胃肠外营养明显减少肠道内 S-IgA 的数量,造成小肠肠腔内免疫缺陷,促进了肠道内的菌群增生及异位。所以,禁食和胃肠外营养在损伤机制中共同作用。长期胃肠外营养离不开深静脉置管,长期置管伴随导管相关感染,相当多的长期胃肠外营养依赖的患者肠道手术、坏死性小肠结肠炎等同时伴有感染,加之长期禁食导致细菌异位和过度。所以,胃肠外营养者时常伴有感染问题。内毒素以及细胞因子处理后的细胞可在多个水平(包括启动子和转录)下调胆汁酸转运体基因的表达。此外,污染成分和包装降解产物的毒性作用及营养素的不平衡也是 PNAC 发生的危险因素。

直接胆红素的升高是 PNAC 的标志。PNAC 患儿的胆汁淤积程度波动较大,直接胆红素峰值平均为 $135.2\pm65.5\text{mol/L}$,最严重的患儿达 293.9mol/L;PNAC 患儿中 73.7% 伴有肝功能损害,肝损害一般发生于胃肠外营养后 6.6 ± 3.0 周,常持续 9.5 ± 5.4 周,谷丙转氨酶峰值为 $121.5\pm48.4\text{U/L}$,谷草转氨酶峰值为 $239.8\pm122.3\text{U/L}$。

PNAC 的诊断是排他性诊断,但直接胆红素升高的原因繁多复杂,包括胆汁酸合成、代谢疾病、胆汁酸转运障碍、各种感染的肝损伤等。在直接胆红素升高时,全面分析病例特点,进行必需的鉴别诊断,按照胆汁淤积症诊断程序做出诊断。

PNAC 最好的解决办法是尽快恢复肠道喂养,停止胃肠外营养,但是在临床不得已依靠全胃肠外营养的情况下,注意以下方面可尽可能减少损伤:用最佳的营养配方,避免超负荷营养供给,避免有毒物质污染,避免肝损伤药物等。尽可能避免邻苯二甲酸二己酯(DEHP),各类营养液去除铝元素、锰元素,避免感染,特别是导管相关感染。药物治疗以胆囊收缩素、S-腺苷甲硫氨酸、熊去氧胆酸研究较多,初步证实有一定疗效,对于新生儿的安全性也初步得到认同。小剂量喂养以及牛磺酸和红霉素对 PNAC 有较好的预防作用。多数学者认为,PNAC 患儿如能避免严重感染,并得到恰当的治疗,其胆汁淤积在停止胃肠外营养后大部分会恢复。

总之,新生儿胆汁淤积症很常见,胆汁淤积症往往是许多特殊疾病的首发症状,其病因复杂多样,需早期识别直接胆红素升高。对于感染、内分泌疾病、遗传代谢病相关的胆汁淤积症,积极对因治疗是关键。新生儿胆道闭锁在早期临床诊断困难,需及时行胆道造影以确诊;PNAC 在早产儿多见,注意为排他性诊断,防止误诊。

第二章　呼吸系统疾病

第一节　急性上呼吸道感染

急性上呼吸道感染(AURI)简称上感,俗称"感冒",常以炎症局限于上呼吸道的某个解剖部位来诊断,如急性鼻咽炎、急性咽炎、急性扁桃体炎等。

一、病因

1.病原体

90%以上由病毒感染引起,最常见的是鼻病毒,有100余种血清型,其次是呼吸道合胞病毒、流感病毒、副流感病毒、腺病毒、柯萨奇病毒、埃可病毒等。婴幼儿病毒感染后易继发细菌感染,其中溶血性链球菌最为常见,其次为肺炎链球菌、流感嗜血杆菌等,肺炎支原体也可引起上呼吸道感染。

2.易感因素

婴幼儿呼吸道结构、生理及其免疫功能特点是其易患上呼吸道感染的因素。疾病(如营养不良、维生素 A 缺陷、佝偻病)以及气候变化、护理不当等往往是诱发因素。

二、临床表现

表现轻重不一,与年龄、病原体和机体抵抗力不同有关。婴幼儿全身表现重,易发生危重情况;年长儿症状轻,以呼吸道局部表现为主。

1.一般类型

(1)全身及呼吸系统表现:可骤然起病,表现为高热、精神萎靡、食欲缺乏,甚至发生高热惊厥;也可于受凉后1~3天出现鼻塞、打喷嚏、流涕、干咳。体检可见咽部充血、扁桃体肿大、颌下淋巴结肿大,肺部呼吸音正常。少数小儿出现不同形状的皮疹,多为肠道病毒感染。

(2)消化系统表现:除食欲缺乏外,婴幼儿患上呼吸道感染可出现呕吐、腹泻;年长儿可出现阵发性脐周疼痛,与肠痉挛、肠系膜淋巴结炎有关。

2.特殊类型

见表2-1。

表 2-1　两种特殊类型的上呼吸道感染

	疱疹性咽峡炎	咽结合膜热
病因	柯萨奇病毒 A 组 V 型	腺病毒 3 型、7 型
发病季节	夏秋季	春夏季
临床表现	发热、咽痛	发热、咽炎、结合膜炎
体征	2～4mm 疱疹或破溃成溃疡	结合膜充血,颈部、耳后淋巴结可肿大
病程	1 周左右	1～2 周

三、辅助检查

1.血常规检查

病毒感染时白细胞数正常或偏低;细菌感染时白细胞数增高,以中性粒细胞数增高为主。

2.病原学检查

病毒血清学特异性抗体检查、病毒抗原快速诊断、病毒分离,都有利于病毒感染的诊断;咽拭子培养可判断是否为细菌感染。

四、诊断

根据临床表现及体征,本病相对较易诊断。但应注意,某些传染病、流行性感冒、病毒性脑炎、急性阑尾炎等早期也常伴有普通上呼吸道感染的表现,如果不注意鉴别极易误诊。因此,在考虑上呼吸道感染的诊断前,必须详细询问有无流行病学史及接触史、有无其他疾病的伴随病史及伴随症状,全面询问病史并详细检查各系统症状及体征对其他疾病的早期发现至关重要。许多下呼吸道疾病是由上呼吸道感染发展引起的,如急性支气管炎、肺炎等。故上呼吸道感染患儿如病情加重,出现高热不退、剧烈咳嗽、咳痰时,要想到炎症有蔓延至下呼吸道的可能,应密切注意肺部体征,必要时行胸部 X 线检查;如出现抽搐,抽搐后精神不振或有颈项强直体征时,应注意病毒性脑炎的发生,及时行腰椎穿刺检查;如上呼吸道感染后伴有右下腹痛,应及时行腹部超声检查,以鉴别腹痛是由腹腔淋巴结炎引起还是急性阑尾炎所致。

五、鉴别诊断

1.流行性感冒

本病系流感病毒、副流感病毒所致,有明显的流行病学史,全身症状重而呼吸道其他症状不明显。

2.急性传染病早期

上呼吸道感染为各种传染病的前驱表现,如麻疹、流行性脑脊髓膜炎、百日咳、猩红热、脊髓灰质炎等,应结合流行病学史,动态观察临床表现加以鉴别。

3.急性阑尾炎

上呼吸道感染而出现腹痛应与本病相鉴别。急性阑尾炎表现为持续性右下腹疼痛,伴腹肌紧张和固定压痛,白细胞增高及中性粒细胞增高。

六、治疗

(一)一般治疗

临床症状轻,不给予药物治疗,主张充分休息、多饮温开水、保持良好的周围环境,注意室内适当的温度、湿度。

(二)对因治疗

1.抗病毒药物

大多数上呼吸道感染由病毒感染引起,目前尚无特效抗病毒药物。可用利巴韦林[10～15mg/(kg·d)],口服或静脉滴注,3～5 天为 1 个疗程(严重贫血患者及肝、肾功能异常者慎用);若为流感病毒感染,可用磷酸奥司他韦口服。

2.抗生素

应合理应用抗生素。继发有细菌感染时可选用抗生素治疗,常用青霉素、头孢菌素类,若为链球菌感染,疗程需 10～14 天;有肺炎支原体或肺炎衣原体感染时应用大环内酯类抗生素,如红霉素、阿奇霉素。

(三)对症治疗

1.降温

虽然口服退热药物联合温水擦浴可缩短退热时间,但会增加患儿不适感,故不推荐使用温水擦浴方法退热,更不推荐冰水或乙醇擦浴方法退热;体温超过 38.5℃,可用适量退热药,儿童常用布洛芬、对乙酰氨基酚。对乙酰氨基酚可引起皮疹、肝肾功能损害、血小板或白细胞减少症;布洛芬可引起恶心、呕吐,甚至胃肠道溃疡及出血、皮疹、增加支气管痉挛及肝肾功能损害等。应适当选择药物,并注意用药剂量,若用过大剂量,容易导致多汗、体温骤降,甚至发生虚脱。

2.镇静

有高热惊厥者应给予镇静药:① 地西泮 0.2～0.3mg/kg,静脉注射;② 苯巴比妥 5～10mg/kg,肌内注射或静脉注射;③5%水合氯醛 1mL/kg,灌肠。

3.局部症状

咽痛、咽部有溃疡可用口腔喷雾剂,如开喉剑喷雾剂,年长儿可口含润喉镇痛消炎片;鼻塞轻者无须处理,严重者,尤其是婴幼儿呼吸困难加重伴拒奶时,可用鼻滴剂,可用 0.5%～1%麻黄碱液 1～2 滴/次滴鼻,但此药需慎用。

第二节　急性支气管炎

急性支气管炎是主要由病毒等多种病原体及环境刺激物等非生物因素所致的支气管黏膜的急性炎症,气管常同时受累,也称为急性气管支气管炎。急性支气管炎常伴随在病毒性上呼吸道感染之后发生,冬季高发,婴幼儿多见,这也是急性传染病的表现之一。由于气道黏膜受损或气道超敏反应,其主要症状咳嗽可长至1～3周。

一、病因

病毒感染是其主要致病因素,常见病毒有流感病毒、副流感病毒、腺病毒、呼吸道合胞病毒及鼻病毒等。本病病原体还有肺炎支原体、肺炎衣原体和百日咳杆菌等。在病毒感染的基础上,可继发细菌感染,如肺炎链球菌、A族β溶血性链球菌、金黄色葡萄球菌、流感嗜血杆菌和沙门菌等。除新生儿及机械通气患儿外,免疫功能正常的儿童极少有单纯的细菌性支气管炎。本病的非生物致病因素包括臭氧、二氧化硫、烟雾、主动和被动吸烟,以及空气中的细颗粒物等环境污染物,吸入有毒气体如氨气、氯气、溴化物、硫化氢及其他挥发性气体等。免疫功能低下、特应性体质,如营养不良、佝偻病、过敏反应、慢性鼻炎、咽炎,是本病的诱因。

感染和非生物因素可使气管支气管黏膜充血、水肿和分泌物增加,黏膜下层有中性粒细胞、淋巴细胞等浸润。严重者纤毛上皮细胞损伤脱落,黏膜纤毛功能降低。而受损的气道上皮对外来刺激易产生超敏反应,出现咳嗽,并且持续长达1～3周。机体炎症消退后,气管支气管黏膜结构和功能大多恢复正常。

二、临床表现

通常首先表现为非特异性的上呼吸道感染症状,如鼻咽炎,出现流涕、鼻塞、咽痛、乏力等症状,多无热或低热,若为流感病毒感染则体温较高。3～4天后,鼻咽部症状减轻,开始有频繁的刺激性干咳,咳嗽可为持续性或阵发性,若遇冷空气、刺激性气味(如烟草、烟雾)等刺激则会加剧。在较大儿童,剧烈咳嗽可导致胸痛。以后可有痰,痰液逐渐由稀薄变黏稠,呈脓性痰,这不一定是细菌感染的征象,可能为白细胞迁移引起炎症所致。患儿若将痰液咽下,积在胃内,再咳嗽时则可引起呕吐。

体格检查:早期可有咽部充血、结膜充血等,肺部听诊正常。病程进展、咳嗽加剧后,肺部听诊可有呼吸音粗糙,闻及干、湿啰音,也可有散在的哮鸣音。在肺的同一部位湿啰音常随咳嗽、体位变动等消失,肺部不固定的湿啰音是急性支气管炎的特征性表现。

某些急性传染病如麻疹、伤寒、白喉、猩红热,也包括流行性感冒和百日咳的发病累及气管支气管,可出现上述临床表现。

急性支气管炎可向下蔓延引起肺炎,尤其是合并细菌感染后。本病还可并发中耳炎、鼻窦炎等。

三、辅助检查

胸部X线检查:双肺纹理增多、增粗或无异常。

四、诊断

根据前期有非特异性的上呼吸道感染症状,临床主要表现为早期频繁的刺激性干咳,后转为有痰的咳嗽,无发热或低热,肺部听诊呼吸音粗糙,干啰音或不固定的湿啰音,而胸部X线检查仅表现为双肺纹理增多、增粗或无异常则可以诊断。

五、鉴别诊断

主要与肺炎相鉴别。支气管肺炎肺部听诊为固定的细湿啰音,咳后啰音无减少,胸部X线呈点片状阴影;大叶性肺炎有肺实变体征,X线片有相应表现。但支气管炎与肺炎早期鉴别较难,在婴儿期可按肺炎处理。

与气管、支气管异物相鉴别:本病与支气管炎症状相同,且咳嗽较重。但其有异物吸入史,胸X线片可有肺不张和肺气肿,必要时需行支气管镜检查。

六、治疗

(一)一般治疗

注意休息和保暖、通风,婴儿需经常调换体位,使呼吸道分泌物易于排出,小婴儿需防止呛奶。

(二)控制感染

1.有细菌感染可适当使用抗生素

①青霉素钠5万～20万U/(kg·d),分2～4次,静脉注射;②氨苄西林50～100mg/(kg·d),分3次口服,重症感染可100～200mg/(kg·d),分2次,静脉注射;③头孢克洛20～40mg/(kg·d),分3次口服,每日最多1g;④头孢呋辛50～100mg/(kg·d),分2次,静脉注射;⑤头孢曲松钠20～80mg/(kg·d),每日1次;⑥头孢哌酮舒巴坦钠40～80mg/(kg·d),分2～4次。

2.肺炎支原体感染时选用大环内酯类抗生素

①红霉素20～30mg/(kg·d),分2次,口服或静脉注射;②阿奇霉素10mg/(kg·d),每日1次,口服或静脉注射,连用3天停4天为1个疗程。

(三)对症治疗

1.镇咳

可用盐酸氨溴索、愈创甘油醚、乙酰半胱氨酸、氨溴特罗等药物镇咳。小儿慎用中枢镇咳药物,若咳嗽影响睡眠时,可适当应用。

2.镇喘

可用沙丁胺醇、特布他林等β_2受体激动药雾化,喘息严重者可短期使用布地奈德、丙酸倍氯米松等雾化吸入型糖皮质激素(ICS),必要时使用全身糖皮质激素。

第三节 毛细支气管炎

毛细支气管炎是由多种致病原感染引起的,其病变部位在毛细支气管(主要在直径为75～300μm的气道)的炎症。2～6月龄婴儿多发,冬春两季多见,散发,有时亦呈流行性。呼吸道合胞病毒(RSV)为最常见的病原体,此外,副流感病毒、腺病毒、鼻病毒、肺炎支原体等也可引起,也可出现混合感染。RSV侵袭毛细支气管后,致使病变部位黏膜肿胀,黏膜下炎性细胞浸润,黏膜上皮损伤脱落,黏液分泌增多,加之毛细支气管的不同程度痉挛,最终导致部分或完全性气道阻塞,形成呼气性呼吸困难。由于毛细支气管的管壁较薄,故炎症易扩展累及周围的肺间质和肺泡,形成细支气管周围炎。本病中,小于6月龄和高危婴儿有较高的病死率。

一、临床表现

(1)多见于6月龄内小儿,最大不超过2岁。

(2)体温低至中等程度发热(超过39℃高热不常见)。

(3)早期呈现病毒性上呼吸道感染症状,包括鼻部卡他症状、咳嗽,1～2天后病情迅速进展,出现阵发性咳嗽,3～4天出现喘息,喉部可闻及"咝咝"声,呼吸困难,严重时出现发绀,5～7天时达到疾病高峰。

(4)其他常见症状:呕吐、烦躁、易激惹、喂养量下降,小于3月龄的小婴儿可出现呼吸暂停。

(5)肺部体征:叩诊呈过轻音,肺肝界下移,双肺呼吸音延长,可闻及哮鸣音及细、湿啰音,喘憋严重时喘鸣音有时反而减弱,应给予注意。

(6)严重时可出现发绀、心动过速、脱水、胸壁吸气性凹陷(三凹征)及鼻翼扇动等表现。

(7)X线胸片特点:双肺气肿为主。亦可表现为斑片状浸润阴影,局部肺不张,支气管周围炎。

(8)体质特点:过敏体质婴儿(如易患湿疹等)、有哮喘或过敏体质家族史者,将来发展成支气管哮喘的概率增加。

毛细支气管炎的病情严重度分级见表2-2。

表2-2 毛细支气管炎的病情严重度分级

项目	轻度	中度	重度
喂养量	正常	降至正常一半	降至正常一半以上或拒食
呼吸频率	正常或稍增快	>60次/分	>70次/分
胸壁吸气性三凹征	轻度(无)	中度(肋间隙凹陷较明显)	重度(肋间隙凹陷及明显)
鼻翼扇动或呻吟	无	无	有
血氧饱和度	>92%	88%～92%	<88%
精神状况	正常	轻微或间断烦躁、易激惹	极度烦躁不安、嗜睡、昏迷

二、辅助检查

1.经皮血氧饱和度监测

建议在疾病早期(最初 72 小时内),或有重症毛细支气管炎危险因素的患儿进行血氧饱和度监测。

2.鼻咽抽吸物病原学检测

毛细支气管炎病毒病原检测方法包括抗原检测(免疫荧光法、ELISA 和金标法)、PCR、RT-PCR 等方法。RSV、流感病毒 A 和 B、腺病毒等病原谱的检测有助于预防隔离,并避免不必要的进一步检查。

3.胸部 X 线检查

毛细支气管炎 X 线表现为肺部过度充气征或斑片状浸润阴影,局部肺不张,支气管周围炎。

患儿如果出现下列情况,需要做进一步检查:

(1)有脱水征象时需要检测血清电解质。

(2)当体温超过 38.5℃或有感染中毒症状时需做血培养。

(3)重症尤其是具有机械通气指征时,需及时进行动脉血气分析。

三、住院与转入 ICU 指征

1.住院指征

大多数毛细支气管炎患儿临床表现为轻度,疾病呈自限过程,有条件时可以在家护理,关注饮食及液体摄入、呼吸及体温情况。中、重度毛细支气管炎患儿需要入院治疗,密切监测其病情变化,及时处理病情的加重和恶化;对于有危险因素的患儿应放宽入院指征。

2.转入 ICU 指征

对给予浓度为 50%的氧吸入仍然不能纠正,严重呼吸困难或窒息的患儿,有转入 ICU 的指征,应严密观察,必要时可行气道持续正压通气或气管插管机械通气。

四、鉴别诊断

1.小儿喘憋或呼吸困难

本病应与该年龄段引起喘憋或呼吸困难的相关疾病鉴别,包括与急性喉炎、支气管哮喘、呼吸道合胞病毒性肺炎、原发型肺结核、先天性气道发育异常、心内膜弹性纤维增生症、充血性心力衰竭、异物吸入等相鉴别。

2.婴幼儿哮喘

本病与婴幼儿哮喘首次发作的临床表现极其相似,在就诊当时难以鉴别,需要日后定期随访观察才能诊断。如反复发作超过 3 次以上,支气管扩张药治疗有效且除外其他肺部疾病,则应考虑支气管哮喘的诊断。个人过敏体质、有哮喘或过敏体质家族史、长期被动吸烟等是毛细支气管炎患儿将来发展为哮喘的高危因素。

五、治疗

（一）一般治疗

1.吸氧

既往体健的患儿若血氧饱和度降至 90％以下，则为氧疗指征；若持续低于 90％，则应通过足够的氧疗使血氧饱和度升至 90％或以上；若患儿的血氧饱和度≥90％且进食良好，仅有轻微呼吸困难，则可停用氧疗。对于有明显血流动力学异常的心肺疾病史或早产史的患儿，在准备停用氧疗时应给予密切监测。

2.镇静

患儿极度烦躁时应用。可用 5％水合氯醛，每次 1mL/kg，口服或灌肠；或用复方氯丙嗪肌内注射（异丙嗪和氯丙嗪每次各 1mg/kg）。应用镇静剂时要密切注意呼吸节律的变化。

3.保持呼吸道通畅

有痰应随时吸出；痰液黏稠者可予以盐酸氨溴索治疗以稀释痰液，给药途径可为静脉注射或雾化吸入。雾化吸入时，应使用吸入型盐酸氨溴索，慎用静脉剂型药物。应注意，本病患儿可能存在气道高反应性，因此，如病情需要以吸入途径给药时，应使用以压缩空气（或气流量＞6L/min 氧气）为动力的雾化器装置通过面罩吸入，忌用对气道有较大刺激作用的超声雾化吸入装置。

（二）控制喘憋

用吸入支气管扩张剂和糖皮质激素治疗喘憋尚存一定的争议。国外许多有循证医学证据的研究显示，上述两种药物对喘憋的疗效有限。不过，鉴于吸入治疗的安全性，通过空气压缩装置吸入支气管扩张剂（如沙丁胺醇、异丙托溴铵等）和糖皮质激素（如布地奈德等）可在临床早期试验性应用，如有效可继续给予，如临床症状无改善则不继续使用。全身性糖皮质激素应慎用。近年来，对于中、重度毛细支气管炎患儿推荐使用高渗盐水和肾上腺素雾化吸入的治疗方法。

1.高渗盐水雾化吸入

3％盐水雾化吸入（以压缩空气或气流量＞6L/min 氧气为动力的雾化器装置），每次 2～4mL，4～6 次/天，疗程 1～3 天。研究表明，应用高渗盐水雾化吸入治疗中度毛细支气管炎，可明显减轻临床评分、减少住院率、缩短住院时间，安全性良好。但如果吸入过程中患儿不耐受或诱发气道痉挛时（如出现喘憋加重），需及时停用。

2.肾上腺素雾化吸入

本治疗方法可收缩气管黏膜小动脉，减轻黏膜水肿，降低支气管黏膜厚度，从而提高气道直径而改善通气。用法：肾上腺素每次 0.5mg（1 岁以下）或每次 1mg（1 岁以上），加入到 2mL 生理盐水中，雾化吸入（以压缩空气或气流量＞6L/min 氧气为动力的雾化器装置），2～4 次/天，疗程 1～3 天。应用肾上腺素雾化吸入时，应密切观察心率及血压变化。如治疗无效则不再增加剂量应用。

3.其他

静脉注射氨茶碱或硫酸镁可尝试使用，但尚缺乏确切的循证证据。

（三）抗病毒及其他病原体治疗

（1）利巴韦林静脉注射或雾化吸入。由于尚缺乏确切的循证依据,故不推荐本法常规应用。

（2）明确或疑似肺炎支原体感染可予以大环内酯类抗生素治疗。

（3）有继发细菌感染时需酌情加用其他抗生素。

（四）生物制品治疗

1.免疫球蛋白

静脉注射免疫球蛋白(IVIG)可在重症患儿或上述治疗方法无效时考虑应用。研究表明,IVIG可缓解临床症状,减少患儿排毒量和缩短排毒期限。应用方法为每天400mg/kg,连续3～5天。

2.RSV单克隆抗体

（2）静脉注射抗RSV单克隆抗体对高危婴儿(早产儿或有支气管肺发育不良、先天性心脏病、免疫缺陷病者)和毛细支气管炎后反复喘息发作者有确切的预防作用。RSV单克隆抗体上市后研究也显示,预防治疗可显著降低住院率。但值得注意的是,该药不能治疗RSV感染。

（五）其他治疗

及时纠正酸碱失衡及离子紊乱;有心力衰竭时积极强心、利尿、减轻心脏负荷;出现脑水肿时及时降颅压及保护脑细胞;有呼吸衰竭时需要气管插管,人工通气治疗。

第四节　细菌性肺炎

一、肺炎链球菌肺炎

（一）临床表现

肺炎链球菌常引起以肺大叶或肺节段为单位的炎症。但在年幼儿童,由于其免疫功能尚不成熟,病菌常沿支气管播散,形成以小气道周围实变为特征的病变(支气管肺炎)。

年长儿童肺炎链球菌肺炎的临床表现与成人相似,可先有短暂、轻微的上呼吸道感染症状,继而寒战、高热,伴烦躁或嗜睡、干咳、气急、发绀及鼻扇、锁骨上、肋间隙及肋弓下凹陷等;也可伴有铁锈色痰。早期常缺乏体征,多在2～3天后出现肺部实变体征。重症患儿可并发感染性休克、中毒性脑病、脑水肿甚至脑疝。

婴儿肺炎链球菌肺炎的临床表现多变。常先有鼻塞、厌食等先驱症状,数天后突然发热、烦躁不安、呼吸困难、发绀,伴气急、心动过速、三凹征等。体格检查常无特征性,实变区域可表现叩诊浊音、管性呼吸音,有时可闻啰音。肺部体征在整个病程中变化较少,但恢复期湿啰音增多,右上叶累及时可出现颈强直。

（二）辅助检查

外周血白细胞计数常增高,达$15×10^9$～$40×10^9$个/升,以中性粒细胞为主。多数患儿的鼻咽分泌物中可培养出肺炎链球菌,但其致病意义无法肯定。如能在抗生素应用前进行血培养或胸水培养,具有一定的诊断意义。X线改变与临床表现过程不一定平行,实变病灶出现较肺部体征早,但在临床缓解后数周仍未完全消散。年幼儿童实变病灶并不常见,可有胸膜反应伴渗出。

肺炎链球菌肺炎患儿10％～30％存在菌血症,但由于抗生素的早期应用,国内血培养阳性率甚低。血清学方法,如测定患儿血清、尿液或唾液中的肺炎链球菌抗原可协助诊断,但也有研究者认为,此法无法区别肺炎链球菌的感染和定植。最近有报道通过测定血清Pneumolysin抗体或含有针对肺炎链球菌种特异荚膜多糖、型特异荚膜多糖复合物、蛋白抗原Pneumolysin抗体的循环免疫复合物进行诊断,但在婴儿,其敏感性尚不足。亦可通过聚合酶链反应检测胸水或血中的肺炎链球菌DNA协助诊断。

(三)鉴别诊断

肺炎链球菌肺炎的临床表现无法与其他病原体引起的肺炎相鉴别。此外,年长儿右下叶肺炎常由于刺激横膈引起腹痛,需与急性阑尾炎相鉴别。

(四)治疗

肺炎链球菌耐药性问题已引起普遍关注。在一些国家及我国台湾地区,耐青霉素菌株已高达50％～80％。而我国大陆各地区肺炎链球菌耐药情况则有较大差异,2000年监测资料表明,北京为14％,上海为35.7％,而广州高达60％。对青霉素敏感株仍可选用青霉素 G10 万 U/(kg·d)治疗,但青霉素低度耐药株(MIC 2.0～4.0μg/mL)应加大青霉素剂量至 10 万～30 万 U/(kg·d)。以上治疗无效、病情危重或高度耐药者(MIC＞4.0μg/mL)应选用第三代头孢霉素,如头孢噻肟、头孢曲松或万古霉素。

二、流感嗜血杆菌肺炎

流感嗜血杆菌(Hi)肺炎常见于 5 岁以下婴儿和年幼儿童。应用特异性免疫血清可将 Hi 分为 a～f 六型,其中以 b 型(Hib)致病力最强。由于 Hib 疫苗的接种,20 世纪 90 年代以后,美国等发达国家 Hib 所致肺炎下降了 95％。

本病临床表现无特异性,但起病多较缓慢,病程可长达数周之久。幼婴常伴有菌血症,易出现脓胸、心包炎等化脓性并发症。外周血白细胞计数常中度升高。多数患儿 X 线表现为大叶性或节段性病灶,下叶多受累。幼婴常伴胸膜受累。本病诊断有赖于从血、胸水或肺穿刺液中分离到病菌。由于 Hi 在正常人群的咽部中有一定的携带率,在托幼机构中更高,因而呼吸道标本诊断价值不大。

治疗时必须注意 Hi 的耐药问题。目前分离的 Hi 主要耐药机制是产生 β-内酰胺酶,美国、我国香港等地 Hi 菌株产酶率已高达 30％以上。国内各地关于氨苄西林耐药率和产酶率差异较大。如对病菌不产酶,可使用氨苄西林;如不能明确其是否产酶,首选头孢噻肟、头孢曲松等。如最初反应良好,可改为口服,疗程为 10～14 天。在大环内酯类中,阿奇霉素、克拉霉素对 Hi 有较好的敏感性。

三、金黄色葡萄球菌肺炎

金黄色葡萄球菌肺炎(简称金葡菌肺炎)是金黄色葡萄球菌引起的急性肺部感染,其病情重、病死率高,多见于婴幼儿及新生儿,以冬、春两季上呼吸道感染发病率较高的季节多见。该病占社区获得性肺炎的5%以下;占院内获得性肺炎的10%～30%,仅次于铜绿假单胞菌,特别是在有气管插管和机械通气及近期胸腹部手术的患者。葡萄球菌能产生多种毒素和酶,如溶血素、葡萄球菌激酶、凝固酶等。儿童,尤其是免疫功能不全的新生儿,是金黄色葡萄球菌感染的重要易感人群。

(一)临床表现

1.症状

社区获得性金葡菌肺炎的症状因感染途径不同而异,感染途径主要有吸入性和血源性两种。院内获得性金葡菌肺炎与气管插管或呼吸机辅助呼吸相关。金葡菌肺炎,尤其社区获得性金葡菌肺炎多见于婴幼儿及新生儿,在出现上呼吸道感染后1～2天,突然表现出寒战、高热、咳嗽,伴黏稠黄脓痰或脓血痰、呼吸困难、胸痛和发绀等;有时可出现猩红热样皮疹及消化道症状如呕吐、腹泻、腹胀(由于中毒性肠麻痹引起)等明显感染中毒症状。患儿可有嗜睡或烦躁不安,严重者可惊厥,中毒症状常较明显,甚至呈休克状态。

2.体征

肺部体征出现早,早期呼吸音减低,有散在湿性啰音,并发脓胸或脓气胸时,呼吸音减弱或消失。由感染性栓子脱落引起肺栓塞者可伴胸痛和咯血。由心内膜炎引起者,体检时可有三尖瓣区收缩期杂音、皮肤淤点、脾大。

(二)辅助检查

1.病原学检查

合格痰涂片行革兰染色可见大量、成堆的革兰氏阳性球菌和脓细胞。从痰、胸腔穿刺液、支气管镜灌洗液培养或血培养获得金黄色葡萄球菌可确诊。

2.X线检查

X线表现与临床症状不同步,初期临床症状重,而胸片仅为肺纹理重或一般支气管肺炎表现,症状好转时胸片却可出现肺脓肿或肺大疱。胸片另一特点是短时间内迅速变化,迅速融合成片,一叶或多叶,仅数小时就可发展成脓肿。与支气管相通后,出现气液面或呈厚壁环状阴影。本病病程5～10天,由于末梢支气管堵塞可形成肺大疱。早期出现胸膜病变是金葡菌肺炎的特点,病灶侧肺野透光均匀一致减低,迅速发展多个分房形成包裹性脓气胸。严重者可见纵隔气肿、皮下积气等。经远期随访金葡菌脓胸所致的胸廓狭窄、脊柱侧弯、胸膜增厚,大多能恢复正常。血源性金葡菌肺炎胸片显示多发性肺部浸润灶,以两个肺野为著,经常有空洞形成;吸入或血行性金葡菌肺炎均可并发脓胸。胸片上病灶阴影持续时间较一般细菌性肺炎为长,在2个月左右阴影仍不能完全消失。

(三)诊断

根据临床症状、体征和X线胸片或CT扫描检查可确立肺炎诊断。当肺炎进展迅速,很快出现肺大疱、肺脓肿和脓胸,有助于诊断。积极进行各种途径的病原学检测对本病诊断十分重要。

(四)鉴别诊断

应与其他细菌性肺炎(如肺炎链球菌、流感嗜血杆菌以及原发肺结核并空洞形成、干酪性肺炎)、气管异物继发肺脓肿等相鉴别。X线表现的特点,如肺脓肿、大泡性肺气肿及脓胸或脓气胸等存在,都可以作为金葡菌肺炎诊断的依据,但需与其他细菌性肺炎所引起的脓胸及脓气胸相鉴别,因此,病原学诊断十分重要。

(五)治疗

约 90%的金葡菌株产 β-内酰胺酶,对甲氧西林敏感的金葡菌(MSSA)治疗首选耐青霉素酶青霉素(如苯唑西林),无并发症者疗程为 2~3 周,有肺脓肿或脓胸并发症者治疗 4~6 周,继发心内膜炎者疗程为 6 周或 6 周以上。对耐甲氧西林金葡菌(MRSA)肺炎,首选糖肽类抗生素,如万古霉素或去甲万古霉素治疗:前者10mg/kg,6 小时静脉滴注一次,或 20mg/kg,每 12 小时一次;后者剂量为 16~32mg/kg,分 2 次静脉滴注。糖肽类抗生素存在潜在性耳、肾毒性。据文献报道,万古霉素引起的肾毒性的发生率在 5%~25%。故疗程中应监测血药浓度,定期复查血肌酐、肌酐清除率,并注意平衡功能和听力监测。重症 MRSA 肺炎合并肾功能损害者,应根据肾功能调整糖肽类剂量。

日本、美国和中国已有对万古霉素敏感性下降的 MRSA(即 VISA)分离菌株的报道。利奈唑胺为噁唑酮类抗革兰氏阳性球菌的新型合成抗菌药,对耐药球菌(包括 MRSA 在内)有良好抗菌活性,CA-MRSA 肺炎也可选用利奈唑胺。替考拉宁对多重耐药的革兰氏阳性球菌具有显著的抗菌活性,严重不良反应罕见。金葡菌肺炎应识别其潜在病因和并发症,积极治疗并发症,有脓胸并发症者应行胸腔穿刺,多数病例需胸腔闭式引流,部分需胸腔镜行胸膜剥脱。

四、其他革兰氏阴性杆菌肺炎

常见的革兰氏阴性杆菌包括大肠埃希菌、肺炎克雷伯杆菌、铜绿假单胞菌等。该肺炎主要见于新生儿和小婴儿,常有以下诱因:①广谱抗生素的大量应用或联合应用;②医源性因素,如气管插管、血管插管、人工呼吸机等的应用;③先天性或获得性免疫功能缺陷,如营养不良、白血病、恶性淋巴瘤、长期使用皮质激素或免疫抑制剂等。因而本病多为院内感染。

本病临床过程难以与其他细菌性肺炎相鉴别。原有肺炎经适当治疗好转后又见恶化或原发病迁延不愈,应怀疑此类肺部感染。诊断主要依靠气管吸出物、血或胸水培养结果。

多数革兰氏阴性杆菌耐药率较高,一旦诊断此类感染,宜首选第三代头孢霉素或复合 β-内酰胺类(含 β-内酰胺酶抑制剂)。如致病菌株产生超广谱 β-内酰胺酶(ESBL),应选用头孢霉素类、复合 β-内酰胺类,严重者选用碳青霉烯类抗生素,如亚胺培南。

五、沙门菌肺炎

沙门菌肺炎由伤寒、副伤寒、鼠伤寒或其他非伤寒沙门菌引起,发生于沙门菌感染的病程中,较为少见。本病多发于幼小婴儿。

可表现为大叶性肺炎或支气管肺炎症状,较为特殊的表现为痰常呈血性或带血丝。在沙门菌感染的病程中,如发生呼吸道症状(如咳嗽、气急),即使无肺部体征,也应进行摄片。如有肺炎改变应考虑为沙门菌肺炎。

在美国,约20%沙门菌株对氨苄西林耐药。若病情严重、耐药情况不明,宜首选第三代头孢霉素,如头孢曲松、头孢噻肟等;若为敏感株感染,则可用氨苄西林或SMZ-TMP治疗。

六、百日咳肺炎

百日咳肺炎由百日咳杆菌引起,多为间质性肺炎,亦可因继发细菌感染而引起支气管肺炎。患儿在百日咳病程中突然发热、气急,呼吸增快与体温不成比例,严重者可出现呼吸困难、发绀;肺部可闻及细湿啰音或出现实变体征。剧烈咳嗽有时可造成肺泡破裂而引起气胸、纵隔气肿或皮下气肿。

有原发病者出现肺炎症状较易诊断;继发细菌感染者应送检痰培养及血培养。

治疗首选红霉素,10~14天为一疗程;必要时加用氨苄西林或利福平等。有报道,用阿奇霉素 $10mg/(kg \cdot d)$ 5天或克拉霉素 $10mg/(kg \cdot d)$ 7天亦取得了良好疗效。百日咳高价免疫球蛋白正处于研究阶段,常规免疫球蛋白不推荐使用。

七、军团菌肺炎

军团菌肺炎可暴发流行,散发病例则以机会感染或院内感染为主。本病多见于中老年人,但年幼儿也可发生。

军团菌肺炎是一种严重的多系统损害性疾病,主要表现为发热和呼吸道症状。外周血白细胞计数常明显升高,伴核左移。但由于其临床表现错综复杂,缺乏特异性,故与其他肺炎难以区别。本病确诊必须依靠特殊的化验检查,如应用特殊培养基从呼吸道标本或血、胸水中分离出病菌;应用免疫荧光或免疫酶法测定上述标本中的军团菌抗原或血清标本中的特异抗体。β-内酰胺类抗生素治疗无效有助于本病的诊断。

治疗首选大环内酯类,如红霉素及阿奇霉素、克拉霉素、罗红霉素等,疗程为2~3周;可加用利福平。喹诺酮类和氨基糖苷类虽有较好的抗菌活性,但儿童尤其是年幼儿童禁用。

八、厌氧菌肺炎

厌氧菌肺炎主要为吸入性肺炎,多发生于小婴儿或昏迷患者。本病起病大多缓慢,表现为发热、咳嗽、进行性呼吸困难、胸痛,咳恶臭痰是本病的特征。也可有寒战、消瘦、贫血、黄疸等。本病表现为坏死性肺炎,常发生肺脓疡和脓胸、脓气胸。当患儿咳恶臭痰、X线有肺炎或肺脓疡或脓胸时应考虑到患本病的可能。化验检查常有外周血白细胞计数和中性粒细胞比例的升高。确诊需做气管吸出物厌氧菌培养。

治疗用抗生素可选青霉素G、克林霉素、甲硝唑等,应加强支持治疗。脓胸者需及时开放引流。

九、L型菌肺炎

L型菌肺炎是临床上难治性呼吸道感染的病原体之一。患儿常有肺炎不能解释的迁延发热或原发病已愈,找不到继续发热的原因。病情多不重,β-内酰胺类抗生素治疗无效。外周血白细胞计数大多正常。X线改变无特异性,多呈间质性肺炎改变。普通培养阴性、L型高渗培养基上培养阳性可确诊。

治疗应采用兼治原型和L型菌的抗生素,如氨苄西林或头孢霉素类加大环内酯类。一般需治疗至体温正常后10~14天,培养阴性为止。

十、肺脓疡

肺脓疡又称肺化脓症,由多种病原菌引起,常继发于细菌性肺炎,亦可为吸入性或血源性感染。由于抗生素的广泛应用,本病目前已较少见。

本病起病急剧,有畏寒、高热,伴阵咳、咳出大量脓痰,病程长者可反复咯血、贫血、消瘦等。外周血白细胞计数和中性粒细胞升高,结合X线后前位及侧位胸片,诊断多不困难。痰培养、血培养可明确病原。

怀疑金葡菌者宜首选苯唑西林或万古霉素;厌氧菌感染给予青霉素G、克林霉素、哌拉西林钠、甲硝唑等。最好根据细菌培养和药物敏感试验结果选用治疗药物。治疗疗程要足,一般需1~2个月。

第五节 病毒性肺炎

病毒性肺炎是指各种病毒感染引起的肺部炎症,通常累及肺间质,X线表现为间质性肺炎。引起肺炎的常见病毒包括呼吸道合胞病毒(RSV)、副流感病毒、流感病毒、腺病毒、巨细胞病毒等,其中,最常见和临床表现最具特征性的病毒性肺炎是RSV肺炎和腺病毒肺炎。

一、呼吸道合胞病毒肺炎

呼吸道合胞病毒(RSV)肺炎是最常见的病毒性肺炎。RSV只有一个血清型,但有A、B两个亚型,我国不同地区呈现A、B亚型交替流行的趋势。本病多见于婴幼儿,尤其多见于1岁以内的小儿。一般认为其发病机制是RSV对肺的直接侵害,引起间质性炎症,而非变态反应所致,与RSV毛细支气管炎不同。

(一)病因

RSV为副黏病毒科肺炎病毒属、单负链RNA病毒,大小约150nm,为球形或丝状;病毒表面有脂蛋白组成的包膜,包膜上有由糖蛋白组成的长12~16nm突出物。包膜表面的G和F蛋白介导病毒入侵气道上皮细胞,具有免疫原性,能使机体产生中和抗体。

在婴儿体内,RSV首先繁殖于咽部,以后延及支气管、细支气管,引起支气管和细支气管的上皮细胞坏死,最后侵犯肺泡(此时由于纤毛功能和保护黏液膜受到破坏)。在气管黏膜层充满着空泡样环状细胞,上皮层内有淋巴细胞和浆细胞的渗出,支气管周围单核细胞浸润,细支气管被黏液、纤维素及坏死的细胞碎屑堵塞;小支气管、肺泡间质及肺泡内亦有炎症细胞浸润。由于支气管梗塞,可继发肺气肿、肺不张。

(二)临床表现

RSV 感染临床表现与患者年龄关系密切。新生儿常呈不典型上呼吸道症状,伴嗜睡、烦躁;2～6 个月婴儿常表现为毛细支气管炎、喘憋性肺炎;儿童、成人则多见上呼吸道症状。大部分感染 RSV 的患儿可以在家里观察治疗,当出现呼吸频率增加(尤其是高于 60 次/分),吸气性三凹征、发绀或鼻翼扇动,尿量减少,则提示病情加重或全身恶化,需要及时就诊。

本病在临床上可分为潜伏期、前驱期、喘憋期、肺炎期及恢复期,病程 3～7 天。潜伏期 3～5 天,可出现上呼吸道的症状,如鼻炎、咽炎。发热一般不高,很少超过 39℃,甚至可不发热。经 1～2 天出现呼吸困难,表现为阵发性喘息,以呼气性呼吸困难为主,唇周发绀和烦躁不安,严重时呼吸可达 60～80 次/分,有鼻翼扇动和吸气时三凹现象,两肺可闻及喘鸣音和中细湿啰音,甚至出现阻塞性肺气肿,表现为胸廓膨隆、肋间隙增宽,叩诊呈过清音,阻塞严重时呼吸音降低。由于肺部膨胀,膈肌下移,肝、脾被推向下方,而易被误诊为心力衰竭引起的瘀血性肝大。由于过度换气加上喘息、呼吸困难,不能吮乳,常伴有脱水。较大年龄儿患 RSV 肺炎时,以非喘息型为主,其临床表现与其他病毒性肺炎相似。

(三)辅助检查

1.血常规检查

一般在正常范围内,50%以上的患儿白细胞总数低于 10×10^9 个/升,70%以上患儿中性粒细胞少于 50%。

2.血气分析检查

主要表现为 PaO_2 减低。

3.肺部 X 线检查

胸片多数有小点片状阴影或条絮影,部分患儿有不同程度的肺气肿。

4.病原学检查

(1)免疫荧光法:目前已有免疫荧光试剂盒早期、快速检测患儿鼻咽抽吸物中脱落上皮细胞的 RSV 抗原。

(2)反转录聚合酶链反应(RT-PCR):RT-PCR 是目前诊断 RSV 的方法之一。

(3)病毒分离及鉴定:鼻咽部抽吸采样法(NPA)和床边接种比鼻咽拭子(NPS)和非床边接种的分离阳性率高。组织培养常用 HeLa、Hep2、KB、人胚肾或羊膜细胞、猴肾细胞等,细胞病变的特点是出现融合区和融合细胞,HE 染色可见数十个核聚集在一起或围绕在多核巨细胞周围,胞质内可见嗜酸性包涵体。抗 RSV 血清可抑制细胞病变的出现,可用 CF、IFA 等鉴定病毒。

(四)诊断

根据临床表现和患儿的年龄以及发病季节、流行病史,胸片表现为支气管肺炎和间质性肺炎的改变,尤其是实验室检查获得 RSV 感染的证据,不难做出诊断。

（五）鉴别诊断

RSV肺炎症状与其他呼吸道病毒肺炎,如副流感病毒肺炎、轻症流感病毒肺炎,在临床上无法区别,诊断主要依据病毒学检测结果。

（六）治疗

RSV肺炎的基本处理原则:监测病情变化,保持病情稳定,供氧以及保持水电解质内环境稳定。至今尚无抗RSV的特效药物,可酌情采用利巴韦林(三氮唑核苷)雾化吸入抗病毒治疗。

二、腺病毒肺炎

腺病毒肺炎为腺病毒感染所致,目前腺病毒共有64个血清型。引起婴幼儿肺炎最常见的为3、7型,7型有15个基因型,其中7b所致的肺炎临床表现典型而严重,可引起闭塞性细支气管炎。从20世纪80年代后期至今,7b已渐被7天取代,而7天引起的肺炎相对较轻。腺病毒肺炎曾是我国小儿患病率和死亡率最高的病毒性肺炎,居20世纪70年代前病毒性肺炎的第一位,现被RSV肺炎所取代。

（一）病因

由腺病毒主要是3、7型腺病毒引起,11型及21型也可引起。本病在冬、春两季多发,病理改变重、范围广,病变处支气管壁各层均有破坏,肺泡亦有炎性细胞浸润,致使通换气功能障碍,终而导致低氧血症及二氧化碳潴留。病情迁延者,可引起严重的肺功能损害。

（二）临床表现

本病多见于6个月～2岁婴幼儿。

1.潜伏期

3～8天。一般急骤发热,往往自第1～2天起即发生39℃以上高热,至第3～4天多呈稽留或不规则高热;3/5以上的病例最高体温超过40℃。

2.呼吸系统症状

大多数患儿自起病时即有咳嗽,往往表现为频咳或轻度阵咳。呼吸困难及发绀多数开始于第3～6天,逐渐加重;重症病例出现鼻翼扇动、三凹征、喘憋(具有喘息和憋气的梗阻性呼吸困难)及口唇指甲青紫。初期听诊大都先有呼吸音粗或干啰音,湿啰音于发病第3～4天后出现。重症患儿可有胸膜反应或胸腔积液(多见于第2周)。

3.神经系统症状

一般于发病3～4天以后出现嗜睡、萎靡等,有时烦躁与萎靡相交替。在严重病例中晚期出现半昏迷及惊厥。部分患儿头向后仰,颈部强直。

4.循环系统症状

面色苍白较为常见,重者面色发灰,心律增快。35.8%的重症病例于发病第6～14天出现心力衰竭。患者肝脏逐渐肿大,可达肋下3～6cm,质较硬,少数也有脾大。

5.消化系统症状

半数以上有轻度腹泻、呕吐,严重者常有腹胀。

6.其他症状

可有卡他性结膜炎、红色丘疹、斑丘疹、猩红热样皮疹,扁桃体上石灰样小白点的出现率虽不高,但是也是本病早期比较特殊的体征。

(三)辅助检查

1.血常规

白细胞总数在早期均减少或正常,小部分病例可超过 10×10^9 个/升,以淋巴细胞为主。有继发细菌感染时,白细胞可升高,且中性粒细胞也增加。

2.血液气体分析

主要表现为 PaO_2 减低、$PaCO_2$ 增高的现象,在缺氧程度较明显的病例中表现显著。

3.X 线胸片检查

在肺部体征不明显时,X 线胸片已有改变。轻症仅表现为支气管周围炎。一般病例以大病灶改变为主,右侧多于左侧;小病灶改变分布于两肺的内中带及两侧下部。随着病情发展,病灶密度增高,病变也增多,分布较广,有的互相融合成大病灶状。部分病例在病的极期可有胸膜反应或胸膜积液,量不多。个别可见到肺气肿、肺不张。部分轻症病例肺部阴影在 1～2 周被吸收。严重者病变大都在 2 周后开始消退,3～6 周后才完全被吸收。

腺病毒肺炎的轻症病例,肺部 X 线表现与一般支气管肺炎相似,病程为 10 天左右。

4.病原学检查

(1)分离培养:标本应尽早从感染部位采集。采集患者咽喉、眼分泌物,粪便和尿液等,加抗生素处理过夜,离心取上清接种敏感细胞(293、Hep-2 或 HeLa 细胞等),37℃孵育后可观察到典型 CPE,即细胞变圆、团聚,有拉丝现象,最突出的表现是许多病变细胞聚在一起呈葡萄串状。

(2)病毒鉴定:用荧光标记的抗六邻体抗体与分离培养细胞作用来鉴定腺病毒,也可用血凝抑制(HI)试验或中和(NT)试验检测属和组特异性抗原并鉴定病毒的血清型。

(3)PCR 可用于腺病毒感染的诊断,引物设计主要根据腺病毒六邻体、VAI 和 VAII 编码区序列,能检测所有血清型。

(4)血清学检查:常用血清学方法包括 IF、CF、EIA、HI 及 NT 等试验,采取患者急性期和恢复期双份血清进行检测。若恢复期血清抗体效价比急性期增长 4 倍或以上,即有诊断意义。快速检测血清可用 ELISA 法或乳胶凝集试验。

(四)诊断

根据临床症状:①持续高热、咽峡炎、结膜炎和麻疹样的皮疹;②肺部体征往往在高热 4～5 天后出现,可听到中细湿啰音;③在肺部体征不明显时,X 线改变即可出现;④用抗生素治疗不见好转,病情逐渐加重。出现以上临床表现时可疑为腺病毒肺炎。

诊断困难的病例,借助实验室检查可能有帮助。常用的实验室诊断方法有:①从患儿咽拭子或鼻洗液标本培养腺病毒,后者的阳性率较咽拭子培养的阳性率要高,方法可靠,但需 7～14 天方有结果;②早期快速诊断,常用的有效方法是免疫荧光法和 PCR 法。

(五)鉴别诊断

本病需与麻疹肺炎、肺结核病等鉴别。早期临床症状为发热、咽峡炎、结膜炎和麻疹样皮疹,需与麻疹鉴别。如有麻疹的接触史、发热3～4天后口腔黏膜会出现Koplik斑。咽部脱落细胞直接、间接免疫荧光抗体检查和免疫酶标抗体法检测患儿的咽部脱落细胞中腺病毒抗原,均为阴性时,则应考虑为麻疹感染。

此外,肺结核原发综合征、粟粒型肺结核、干酪样肺炎需与腺病毒肺炎鉴别。在以上结核感染时,临床表现如高热持续不退,有时也可出现呼吸困难、发绀,用抗生素治疗无效等,需与腺病毒肺炎鉴别。在肺结核时,肺部物理检查体征不如腺病毒肺炎明显,并可结合结核接触史及结核杆菌素试验等来鉴别。

(六)治疗

至今尚无抗腺病毒的药物。综合治疗是治疗腺病毒肺炎的主要治疗措施,包括对症治疗以及治疗在病情发展中不断出现并发的危重症状。减轻呼吸道阻塞、缓解呼吸困难及缺氧等都对治疗本病有重要作用。

三、流感病毒肺炎

流感病毒肺炎大多骤起高热,伴明显咳嗽、呼吸困难,肺部可闻及细湿啰音。多数患儿有呕吐、腹泻,严重者可出现胃肠道出血、腹胀,甚至神经系统症状。X线检查肺部可有斑片状或大片状阴影。

流行性感冒流行期间有呼吸道症状和体征,非流行期间持续高热、抗生素治疗无效的肺炎均应考虑本病的可能。本病确诊有赖于血清学和病毒学检查。

四、副流感病毒肺炎

副流感病毒肺炎易感对象为3个月至1岁的婴儿,其发病率仅次于RSV。本病多有3～5天的中等程度发热或高热及呼吸困难、哮吼样咳嗽、三凹征、肺部干湿啰音等,但多数患儿表现较轻,一般无中毒症状,病程较短。X线检查肺野可有小片状阴影。临床上无法与其他病毒性肺炎相区别,根据血清学和病毒学检查结果确定诊断。

五、巨细胞病毒肺炎

巨细胞病毒(CMV)感染各年龄组均可发生,但巨细胞病毒肺炎以小婴儿居多。因本病属全身性感染,呼吸道症状常被掩盖。临床上常以呼吸、消化和神经系统症状为主,可有发热、气急、咳喘、腹泻、拒奶、烦躁等,伴肝、脾肿大,重者及新生儿患者可有黄疸、细小出血性皮疹、溶血性贫血等表现。肺部X线改变以间质性和小叶性病变为主。可通过测定呼吸道标本中的CMV、血清中的CMV抗原或特异IgM确诊。

六、麻疹病毒肺炎

在麻疹过程中多数患儿存在不同程度的肺炎改变。麻疹病毒肺炎可由麻疹病毒本身引起,常表现为间质性肺炎。在麻疹极期病情很快加重,出现频繁咳嗽、高热、肺部细湿啰音等;

但在出疹及体温下降后消退。如继发细菌感染,多表现为支气管肺炎。常见致病菌为肺炎链球菌、金黄色葡萄球菌、流感嗜血杆菌等,易并发脓胸或脓气胸。

麻疹发病初期和出疹前出现的肺炎多为麻疹病毒引起,以后则多为继发感染引起的细菌性肺炎。有报道,麻疹相关肺炎中混合感染者占 53%。麻疹流行期间,麻疹易感儿具有肺炎的症状和体征,不管有无皮疹,均应考虑本病的可能。本病确诊有赖于病毒分离、免疫荧光或免疫酶检测、双份血清抗体测定等方法。

七、腮腺炎病毒肺炎

腮腺炎病毒肺炎常因其呼吸道症状不明显,易为腮腺肿大及其并发症所掩盖,以及极少进行 X 线肺部检查而漏诊。临床表现大多较轻,一般无呼吸困难和发绀;肺部呈局限性呼吸音粗糙,少数可闻水泡音。外周血白细胞计数多不升高。X 线表现肺野斑片状或大片状阴影或呈毛玻璃样改变。根据典型腮腺炎表现,加上述 X 线改变,可考虑本病。

八、EB 病毒肺炎

3～5 岁为本病感染高峰年龄。EB 病毒感染后可累及全身各系统,在呼吸系统方面可表现为反复间质性肺炎、持续性咽峡炎等。除一般肺炎的症状和体征外,可有时隐时现的咳嗽和反复发热,常伴有肝、脾和淋巴结肿大。胸部 X 线检查以间质性病变为主。急性期外周血白细胞计数常明显增高,以淋巴细胞为主,并出现异常淋巴细胞。确诊常需依赖特异性抗体测定。

九、水痘肺炎

水痘肺炎由水痘-带状疱疹病毒引起,为全身性疾病,可发生支气管炎和间质性肺炎。水痘患儿年龄越小越易发生肺炎。多在水痘发生 1 周内,表现为咳嗽,肺部有湿性啰音,X 线检查呈现双肺野结节性浸润阴影。水痘患儿如出现呼吸道症状和体征,应考虑本病。在部分年幼婴儿,水痘肺炎可出现在皮疹之前,极易被误诊和漏诊。因而,有明确水痘接触史者如发生肺炎,亦应考虑本病,并予以隔离。

第六节　大叶性肺炎

大叶性肺炎是整个肺叶发生的急性炎症过程。因其炎性渗出物主要为纤维素,故又称纤维素性肺炎或格鲁布性肺炎。临床上以高热稽留、肺部广泛浊音区和病理定型经过为特征。

一、病因

大叶性肺炎病是由于感染或变态反应等引起的。感染性大叶性肺炎主要由肺炎双球菌、链球菌和葡萄球菌感染所致。有些传染病可继发大叶性肺炎。变态反应大叶性肺炎是一种变态反应性疾病,同时具有过敏性炎症。受寒感冒、长途跋涉、劳累过度、环境卫生不良、吸入刺激性气体等,均是本病的诱因。

上述病原菌通过气源、血源或淋巴源途径,侵入到肺组织,并迅速繁殖,沿着淋巴径路向支气管周围和肺泡间隙的结缔组织扩散,引起肺间质发炎,逐渐侵害肺泡并扩散进入胸膜。部分被溶解了的细菌放出内毒素,细菌毒素和组织的分解产物被吸收后,又引起高热、心血管系统紊乱以及特异性免疫抗体的产生。

二、诊断

(一)临床表现

儿童大叶性肺炎发病早期常表现为发热、咳嗽,听诊肺部常无明显湿啰音,容易被误诊为急性上呼吸道感染。发病后常有寒战、高热、胸痛、咳铁锈色痰等典型特征,但如早期应用抗生素可导致临床症状不典型。

1.症状

(1)起病急、病情严重:病情发展速度快,发病早期无典型症状,多因高热导致发病。部分患者有肺部体征或者肺部症状,病情发展到 1 周后开始呈现出大叶性肺炎的典型症状,且容易合并胸膜炎。

(2)此病在临床上有群体发病现象,主要集中在儿童聚集的幼儿园、小学,并且发病症状有一定相似性。

(3)发病季节主要集中在冬季。

2.体征

早期听诊可无明显湿啰音;发病后可出现呼吸音减弱;肺炎恢复期出现湿啰音及痰鸣音。

(二)辅助检查

1.外周血检查

白细胞计数及中性粒细胞明显增高,CRP、降钙素原可有所升高。肺炎支原体感染所致的大叶性肺炎,白细胞计数多无明显升高;支原体肺炎引起的重症肺炎,白细胞计数可超过 10×10^9 个/升或少于 4×10^9 个/升,部分患儿出现血小板升高,CRP 多明显升高。

2.病原学检查

(1)细菌病原的监测:对血、胸腔积液等标本进行细菌涂片染色与培养分离对本病具有确诊价值。必要时可进行气管穿刺吸引、支气管镜下吸痰或肺泡灌洗等检查。

(2)肺炎支原体(MP)检测:急性期和恢复期双份血清特异性 MP-IgG 抗体比较,有 4 倍以上的升高或下降到原来的 1/4 是 MP 感染的确切依据;单份血清特异性 MP-IgM 抗体的明显升高是目前临床诊断 MP 感染的主要实验室依据。目前认为,MP-IgM≥1:160(有较高的诊断价值),特异性基因检测以及从咽拭子、痰、胸腔积液和肺泡灌洗液中培养分离出 MP 是诊断最可靠的依据。

3.影像学表现

(1)X 线:大叶性肺炎充血期可无阳性发现或仅肺纹理增多、透明度减低。红色及灰色肝变期表现为密度均匀的致密影,不同肺叶或肺段受累时病变形态不一。炎症累及肺段表现为片状或三角形致密影;累及整个肺叶,呈以叶间裂为界的大片致密阴影。实变影中可见透亮支气管影,即"空气支气管征"。消散期实变区密度逐渐减低,表现为大小不等、分布不规则的斑片状影。炎症最终可完全被吸收或只留少量条索状影,偶可演变为机化性肺炎。

(2)CT:充血期病变呈磨玻璃影,边缘模糊,病变区血管仍隐约可见。肝变期可见沿大叶或肺段分布的致密实变影,内有"空气支气管征"。消散期随病变的吸收,实变影密度减低,呈散在、大小不等的斑片状影,最后可完全被吸收。

三、治疗

采用综合治疗,原则为改善通气、控制炎症、对症治疗、防止和治疗并发症。

1.一般治疗

保持温度及相对湿度适宜;保证患儿休息,给予易消化饮食。

2.抗感染治疗

根据患儿病情、病源、药敏试验结果、年龄等因素合理选择使用抗生素。

(1)细菌感染:肺炎链球菌感染患儿首选青霉素,其次选头孢曲松、阿莫西林、头孢噻肟;流感嗜血杆菌感染患儿首选阿莫西林克拉维酸、氨苄西林或舒巴坦;铜绿假单胞菌感染患儿首选舒巴坦、头孢他啶、头孢吡肟等。

(2)支原体感染选用大环内酯类药物:红霉素每次 $10\sim15$mg/kg,q12h,最大剂量为每次 0.5g,疗程 $10\sim14$ 天,个别严重者可适当延长。阿奇霉素每次 10mg/$(kg\cdot d)$,qd,轻症 3 天为 1 个疗程,重症可连用 $5\sim7$ 天,4 天后可重复第 2 个疗程;但对婴儿,阿奇霉素的使用,尤其是静脉制剂的使用要慎重。停药应依据临床症状、影像学表现以炎性指标决定,不宜以肺部实变完全吸收和抗体阴性或 MP-DNA 转阴作为停药指征。

3.支气管镜治疗

纤维支气管镜灌洗能够改善肺部感染患者的血清炎症细胞因子(IL-8、CRP 及 PCT)水平和呼吸力学参数(气道峰压、动态顺应性、气道阻力及呼吸做功)。

4.机械振动排痰

使用机械振动排痰设备进行治疗的患者,其治疗效果和治疗时间显著优于未使用任何辅助设备的患者。机械振动排痰设备在工作时产生两个方向的力:一种力,垂直于患者的身体表面,起着松动患者气管黏膜表层的黏液和分泌物的作用;另外一种力,平行于患者的身体表面,能够有效地对患者呼吸器官内的分泌物进行清理。

第七节　支气管肺炎

支气管肺炎是小儿的一种主要常见病,尤多见于婴幼儿,也是婴儿时期因呼吸系统疾病而死亡的主要原因。肺炎多发生于冬春寒冷季节及气候骤变时,但夏季并不例外,甚至有些华南地区反而在夏天发病较多,患病后免疫力不持久,容易再受感染。支气管肺炎由细菌或病毒引起,又称小叶性肺炎。

一、病因及发病机制

1.好发因素

婴幼儿时期容易发生肺炎是由于呼吸系统生理解剖上的特点,如气管和支气管管腔狭窄、黏液分泌少、纤毛运动差、肺弹力组织发育差、血管丰富且易于充血、间质发育旺盛、肺泡数少、肺含气量少、易为黏液所阻塞等。在此年龄阶段免疫学上也有弱点,防御功能尚未充分发展,婴幼儿容易发生传染病、营养不良、佝偻病等疾患。这些内在因素不但使婴幼儿容易发生肺炎,并且病情比较严重。1岁以下婴儿免疫力很差,故肺炎易于扩散,融合并延及两肺;年龄较大及体质较强的幼儿,机体反应性逐渐成熟,局限感染能力增强,肺炎往往出现较大的病灶,如局限于一叶则为大叶性肺炎。

2.病原菌感染

凡能引起上呼吸道感染的病原均可诱发支气管肺炎,但以细菌和病毒为主,其中肺炎链球菌、流感嗜血杆菌、RSV最为常见。20世纪90年代以后,美国等发达国家普遍接种b型流感嗜血杆菌(Hib)疫苗,因而流感嗜血杆菌所致肺炎已明显减少。一般支气管肺炎大部分是由肺炎球菌所致,占细菌性肺炎90%以上。其他细菌,如葡萄球菌、链球菌、流感杆菌、大肠埃希杆菌、肺炎杆菌、铜绿假单胞菌则较少见。肺炎球菌至少有86个不同血清型,都对青霉素敏感,所以目前分型对治疗的意义不大,较常见肺炎球菌型别是第14、18、19、23等型。

有毒力的肺炎球菌均带荚膜,含有型特异性多糖,因而可以抵御吞噬菌作用。而无症状的肺炎球菌致病型的携带者在散播感染方面比肺炎患者起到更重要的作用,此病一般为散发,但在集体托幼机构有时可有流行。β溶血性链球菌往往在麻疹或百日咳病程中作为继发感染出现,凝固酶阳性的金黄色葡萄球菌是小儿重症肺炎的常见病原菌,但白色葡萄球菌肺炎近几年来有增多趋势,流感杆菌引起的肺炎常继发于支气管炎、毛细支气管炎或败血症,3岁以前较为多见。大肠埃希杆菌所引起的肺炎主要见于新生儿及营养不良的婴儿,但在近年来大量应用抗生素的情况下,此病与葡萄球菌肺炎一样,可继发于其他重病的过程中。肺炎杆菌肺炎及铜绿假单胞菌肺炎较少见,一般均为继发性。间质性支气管肺炎大多数由病毒所致,主要为腺病毒、呼吸道合胞病毒、流感病毒、副流感病毒、麻疹病毒等引起,麻疹病程中常并发细菌性肺炎,但麻疹病毒本身亦可引起肺炎(曾自无细菌感染的麻疹肺炎早期死亡者的肺内分离出麻疹病毒);间质性支气管肺炎也可由流感杆菌、百日咳杆菌、草绿色链球菌中某些型别及肺炎支原体所引起。

3.发病机制

由于气道和肺泡壁的充血、水肿和渗出,导致气道阻塞和呼吸膜增厚,甚至肺泡填塞或萎陷,引起低氧血症和(或)高碳酸血症,从而发生呼吸衰竭,并引起其他系统的广泛损害,如心力衰竭、脑水肿、中毒性脑病、中毒性肠麻痹、消化道出血、稀释性低钠血症、呼吸性酸中毒和代谢性酸中毒等。一般认为,中毒性心肌炎和肺动脉高压是诱发心力衰竭的主要原因,但近年来有研究认为,肺炎患儿并无心肌收缩力的下降,而血管紧张素Ⅱ水平的升高,心脏后负荷的增加可能起重要作用;重症肺炎合并不适当抗利尿激素分泌综合征亦可引起非心源性循环充血症状。

二、临床表现

(一)一般肺炎

典型肺炎的临床表现:

1.一般症状

起病急骤或迟缓,骤发的有发热、呕吐、烦躁及喘憋等症状。发病前可先有轻度的上呼吸道感染数天,早期体温多在 38～39℃,亦可高达 40℃左右,大多为弛张型或不规则发热。新生儿可不发热或体温不升;弱小婴儿大多起病迟缓、发热不高、咳嗽与肺部体征均不明显,常见呛奶、呕吐或呼吸困难,呛奶有时很显著,每次喂奶时可由鼻孔溢出。

2.咳嗽

咳嗽及咽部痰声,一般在早期就很明显。早期为干咳,极期咳嗽可减少,恢复期咳嗽增多、有痰。新生儿、早产儿可无咳嗽,仅表现为口吐白沫等。

3.气促

气促多发生于发热、咳嗽之后,呼吸浅表,呼吸频率加快(2 个月龄内呼吸频率超过 60 次/分,2～12 个月超过 50 次/分,1～4 岁超过 40 次/分),重症者呼吸时呻吟,可出现发绀,呼吸和脉搏的比例自 1∶4 上升为 1∶2 左右。

4.呼吸困难

常见呼吸困难、口周或指甲青紫及鼻翼扇动,重者呈点头状呼吸、三凹征、呼气时间延长等。有些病儿头向后仰,以便较顺畅地呼吸,若使患儿被动地向前屈颈时,其抵抗很明显,这种现象应和颈肌强直相区别。

5.肺部固定细湿啰音

胸部体征早期可不明显或仅呼吸音粗糙或稍减低,以后可闻及固定的中、细湿啰音或捻发音,往往在婴儿哭闹、深呼吸时才能听到;叩诊正常或有轻微的叩诊浊音或减低的呼吸音,但当病灶融合扩大累及部分或整个肺叶时,可出现相应的肺实变体征,如果发现一侧肺有明显叩诊浊音和(或)呼吸音降低则应考虑有无合并胸腔积液或脓胸。

(二)重症肺炎

重症肺炎除呼吸系统严重受累外,还可累及循环、神经和消化等系统,出现相应的临床表现:

1.呼吸系统

呼吸衰竭早期表现与肺炎相同,一旦出现呼吸频率减慢或神经系统症状时应考虑呼吸衰竭可能,及时进行血气分析。

2.循环系统

较重肺炎病儿常见心力衰竭,表现为以下几点:

(1)呼吸频率突然加快,超过 60 次/分;

（2）心率突然加快，超过 160 次/分；

（3）骤发极度烦躁不安，明显发绀，面色发灰，指（趾）甲微血管充盈时间延长；

（4）心音低钝、奔马律，颈静脉怒张；

（5）肝脏显著增大或在短时间内迅速增大；

（6）少尿或无尿，颜面眼睑或双下肢水肿。

以上表现不能用其他原因解释者即应考虑心力衰竭。指端小静脉网充盈或颜面、四肢水肿，则为充血性心力衰竭的征象；有时四肢发凉、口周灰白、脉搏微弱，则为末梢循环衰竭。

3.神经系统

轻度缺氧常见表现为烦躁、嗜睡，很多幼婴儿在早期发生惊厥，多由于高热或缺钙所致。如惊厥之同时有明显嗜睡和中毒症状或持续性昏迷，甚至发生强直性痉挛、偏瘫或其他脑征，则可能并发中枢神经系统病变，如脑膜脑炎或中毒性脑病；脑水肿时出现意识障碍、惊厥、呼吸不规则、前囟隆起、脑膜刺激征等，但脑脊液化验基本正常。

4.消化系统

轻症肺炎常有食欲缺乏、呕吐、腹泻等表现；重症肺炎可引起麻痹性肠梗阻，表现为腹胀、肠鸣音消失。腹胀可由缺氧及毒素引起，严重时膈肌上升，可压迫胸部，可更加重呼吸困难。有时下叶肺炎可引起急性腹痛，应与腹部外科疾病相鉴别，消化道出血时可呕吐咖啡渣样物，大便隐血阳性或排柏油样便。

三、辅助检查

1.特异性病原学检查

（1）鼻咽部吸出物或痰标本

①病毒检测：病毒性肺炎早期，尤其是病程在 5 天以内者，可采集鼻咽部吸出物或痰（脱落上皮细胞），进行病毒检测。目前大多通过测定鼻咽部脱落细胞中病毒抗原、DNA 或 RNA 进行早期快速诊断。

②细菌检查：肺炎患儿的细菌学检查较为困难。由于咽部存在着大量的正常菌群，而下呼吸道标本的取出不可避免地会受到其污染，因而呼吸道分泌物培养结果仅供参考。从咽拭或消毒导管吸取鼻咽部分泌物做细菌培养及药物敏感试验，可提供早期选用抗生素的依据。

（2）血标本培养：血培养阳性率甚低。如同时还有败血症的症状，应做血培养；病程相对较长的患儿则以采集血标本进行血清学检查，测定其血清特异 IgM 进行早期快速病毒学诊断。病毒分离与急性期或恢复期双份血清抗体测定是诊断病毒感染最可靠的依据，但因其费时费力，无法应用于临床。

（3）胸腔积液检查：胸腔积液培养阳性率也低。出现胸腔积液时，可做胸穿，取胸腔积液培养及涂片检查，一般有 30％肺炎双球菌肺炎病例。

（4）其他：利用纤维支气管镜取材，尤其是保护性毛刷的应用，可使污染率降低至 2％以下，因而有较好的应用前景。肺穿刺培养是诊断细菌性肺炎的金标准，但患儿和医生均不易接受肺穿刺。最近 Vuori Holopainen 对肺穿刺进行了综述评价，认为该技术有着其他方法无法比拟的优点,而且引起的气胸常无症状,可自然恢复,在某些机构仍可考虑使用。

2.支原体检测

支原体检测与病毒检测相似,早期可直接采集咽拭子标本进行支原体抗原或 DNA 检测。病程长者可通过测定其血清特异 IgM 进行诊断。

3.非特异性病原学检查

如外周血白细胞计数和分类计数、血白细胞碱性磷酸酶积分、四唑氮蓝试验等,对判断细菌或病毒感染的可能有一定的参考价值。细菌感染时以上指标大多增高,而病毒感染时多数正常,支原体感染者外周血白细胞总数大多正常或偏高,分类以中性粒细胞为主。血 C-反应蛋白(CRP)、前降钙素(PCT)、白细胞介素-6(IL-6)等指标,细菌感染时大多增高,而病毒感染时大多正常,但两者之间有较大重叠,鉴别价值不大。如以上指标显著增高,则强烈提示细菌感染,血冷凝集素试验超过 1:32 对支原体肺炎有辅助诊断价值。

4.血气分析

血气分析对肺炎患儿的严重度评价、预后判断及指导治疗具有重要意义。

5.X 线检查

引起支气管肺炎的病因不同,因此在 X 线上所表现的变化,既有共同点,又各有其特点。早期见肺纹理增粗,以后出现小斑片状阴影,以双肺下野、中内带及心膈区居多,并可伴有肺不张或肺气肿,斑片状阴影亦可融合成大片,甚至波及整个节段。

(1)病灶的形态:支气管肺炎主要是肺泡内有炎性渗出,多沿支气管蔓延而侵犯小叶、肺段或大叶。X 线征象可表现为非特异性小斑片状肺实质浸润阴影,以两肺、心膈角区及中内带较多,这种变化常见于 2 岁以下的婴幼儿。小斑片病灶可部分融合在一起成为大片状浸润影,甚至可类似节段或大叶性肺炎的形态,若病变中出现较多的小圆形病灶时,就应考虑可能有多种混合的化脓性感染存在。

(2)肺不张和肺气肿征:由于支气管内分泌物和肺炎的渗出物阻塞,可产生部分性肺不张或肺气肿,在小儿肺炎中肺气肿是早期常见征象之一。中毒症状越重,肺气肿就越明显,在病程中出现泡性肺气肿及纵隔气肿的机会也比成人多见。

(3)肺间质 X 线征:婴儿的肺间质组织发育好,患支气管肺炎时,可以出现一些肺间质的 X 线征象,常见两肺中内带纹理增多、模糊。流感病毒性肺炎、麻疹病毒性肺炎、百日咳杆菌肺炎所引起的肺间质炎性反应都可有这些 X 线征象。

(4)肺门 X 线征:肺门周围局部的淋巴结大多数不肿大,或仅呈现肺门阴影增深,甚至肺门周围湿润。

(5)胸膜的 X 线征:胸膜改变较少,有时可出现一侧或双侧胸膜炎或胸腔积液的现象,尽管各种不同病因的支气管肺炎在 X 线表现上有共同点,但又不尽相同。因此,必须掌握好各种肺炎的 X 线表现,密切结合临床症状才能做出正确诊断。

6.B 超及心电图检查

B 超检查:有肝脏损害或肝瘀血时,可有肝脏肿大。心电图检查:有无心肌损害。

四、诊断及鉴别诊断

1.诊断

根据典型临床症状,结合 X 线胸片所见,本病诊断多不困难,可根据急性起病、呼吸道症状及体征,必要时可做 X 线透视、胸片或咽拭、气管分泌物培养或病毒分离。白细胞明显升高时能协助细菌性肺炎的诊断;白细胞减低或正常,则多属病毒性肺炎。

2.鉴别诊断

需与肺结核、支气管异物、哮喘伴感染相鉴别,同时应对其严重度、有无并发症和可能的病原菌做出评价。

(1)肺结核:活动性肺结核的症状及 X 线胸片,与支气管肺炎有相似之处,鉴别时应重视家庭结核病史、结核杆菌素试验及长期的临床观察,同时应注意肺结核多见肺部病变而临床症状较少,二者往往不成比例。

(2)发生呼吸困难的其他病症:喉部梗阻的疾病一般表现为嘶哑等症状,如病儿的呼吸加深,应考虑是否并发酸中毒;哮喘病的呼吸困难以呼气时为重;婴儿阵发性心动过速虽有气促、发绀等症状,但有心动过速骤发骤停的特点,还可借助心电图检查诊断。

五、并发症

若延误诊断或病原体致病力强者(如金黄色葡萄球菌感染)可引起并发症,如心肌炎、心包炎、溶血性贫血、血小板减少、脑膜炎、肝炎、胰腺炎、脾肿大、消化道出血、肾炎、血尿、蛋白尿等。如在肺炎治疗过程中,中毒症状或呼吸困难突然加重,体温持续不退或退而复升,均应考虑有并发症的可能,如脓胸、脓气胸、肺大疱等。

六、治疗

(一)一般治疗

1.护理

环境要安静、整洁,同时要保证患儿休息,避免过多的治疗措施。室内要经常通风换气,使空气比较清新,并须保持一定温度(20℃左右)、湿度(相对湿度以 60% 为宜)。烦躁不安常可加重缺氧,可给镇静剂;但不可用过多的镇静剂,避免咳嗽受抑制反使痰液不易排出;避免使用呼吸兴奋剂,以免加重患儿的烦躁。

2.饮食

应维持足够的入量,给以流食,并可补充维生素,应同时补充钙剂。对病程较长者,要注意加强营养,防止发生营养不良。

(二)抗生素疗法

细菌性肺炎应尽量查清病原菌后,至少要在取过体液标本做相应细菌培养后,开始选择敏感抗生素治疗。一般先用青霉素类治疗,不见效时,可改用其他抗生素,通常按照临床的病原体诊断或培养的阳性病菌选用适当抗生素。对原因不明的病例,可先联合应用两种抗生素。

目前,抗生素,尤其头孢菌素类药物发展很快,应根据病情、细菌敏感情况、患者的经济状况合理选用。

儿童轻症肺炎首先用青霉素、第一代头孢菌素、氨苄西林,以上无效时改用哌拉西林、舒他西林、阿莫西林克拉维酸钾等;对青霉素过敏者用大环内酯类;疑为支原体或衣原体肺炎者,首先用大环内酯类。

院内获得性肺炎及重症肺炎常由耐药菌引起,选用抗生素如下:①第二代或第三代头孢菌素,必要时可选用碳青霉烯类;②阿莫西林克拉维酸钾或磷霉素;③金黄色葡萄球菌引起的肺炎,选用万古霉素、利福平,必要时可选用利奈唑胺;④肠杆菌肺炎宜用第三代头孢菌素或头孢哌酮舒巴坦,必要时可选用碳青霉烯类,或在家属知情同意后联合使用氨基糖苷类。

抗生素应使用到体温恢复正常后5～7天,停药过早不能完全控制感染;也不可滥用抗生素,否则易引起体内菌群失调,造成致病菌耐药和真菌感染。

(三)抗病毒疗法

如临床考虑病毒性肺炎,可试用利巴韦林。利巴韦林为广谱抗病毒药物,可用于治疗流感病毒、副流感病毒、腺病毒以及 RSV 感染。更昔洛韦目前是治疗 CMV 感染的首选药物。另外,干扰素、聚肌胞注射液及左旋咪唑也有抗病毒作用。奥司他韦是神经氨酸酶抑制剂,可用于甲型和乙型流感病毒的治疗。

(四)免疫疗法

大剂量免疫球蛋白静脉注射对严重感染有良好治疗作用,可有封闭病毒抗原、激活巨噬细胞、增强机体的抗感染能力和调理功能。要注意的是,选择性 IgA 缺乏者禁用大剂量免疫球蛋白。但由于其价格昂贵,不宜作常规治疗。

(五)中医疗法

本病在中医中属于温热病范畴中的"风温犯肺""肺热咳喘"等证。小儿肺炎发病急、变化快,邪热容易由卫、气迅速转入营、血,进而引起心、肝两经证候,故按临床表现分为轻、重两大类型施治,并注意并发症及肺炎恢复期的治疗。

(六)对症治疗

包括退热与镇静、止咳平喘的治疗、氧疗等。对于有心力衰竭者,应早用强心药物。部分患儿出现腹胀,多为感染所致的动力性肠梗阻(麻痹性肠梗阻),一般采用非手术疗法,如禁食、胃肠减压等。弥散性血管内凝血(DIC)的治疗包括治疗原发病、消除诱因、改善微循环、抗凝治疗、抗纤溶治疗、血小板及凝血因子补充、溶栓治疗等。在积极治疗肺炎时应注意纠正缺氧酸中毒、改善微循环、补充液量等。

(七)液体疗法

一般肺炎患儿可口服保持液体入量,不需输液。对不能进食者,可进行静脉滴注输液,总液量以 60～80mL/(kg·d)为宜,婴幼儿用量可偏大,较大儿童则应相对偏小。有明显脱水及代谢性酸中毒的患儿,可用 1/2～1/3 等渗的含钠液补足累积丢失量,然后用上述液体维持生理需要。有时,病程较长的严重患儿或在大量输液时可出现低钙血症,有手足搐搦或惊厥,应由静脉缓慢注射 10% 葡萄糖酸钙 10～20mL 治疗。

(八)激素治疗

一般肺炎不需用肾上腺皮质激素。严重的细菌性肺炎,用有效抗生素控制感染的同时,在下列情况下可加用激素:①中毒症状严重,如出现休克、中毒性脑病、超高热(体温在40℃以上持续不退)等;②支气管痉挛明显或分泌物多;③早期胸腔积液,为了防止胸膜粘连也可局部应用。以短期治疗不超过3~5天为宜,一般静脉滴注氢化可的松5~10mg/(kg·d)、甲泼尼龙1~2mg/(kg·d)或口服泼尼松1~2mg/(kg·d)。用激素超过5~7天者,停药时宜逐渐减量。病毒性肺炎一般不用激素,毛细支气管炎喘憋严重时,也可考虑短期应用。

(九)物理疗法

对于啰音经久不消的患儿宜用光疗、电疗。

(十)并发症的治疗

肺炎常见的并发症为腹泻、呕吐、腹胀及肺气肿,较严重的并发症为脓胸、脓气胸、肺脓肿、心包炎及脑膜炎等。如出现上述并发症,应给予针对性治疗。

第八节 支气管哮喘

支气管哮喘是儿童常见的呼吸道疾病之一。我国儿童哮喘患病率为0.5%~0.2%,个别地区高达5%,哮喘的患病率仍呈上升趋势。支气管哮喘是由多种细胞,包括炎性细胞(嗜酸性粒细胞、肥大细胞、T淋巴细胞、中性粒细胞等)、气道结构细胞(气道平滑肌细胞和上皮细胞等),以及细胞组分参与的气道慢性炎症性疾病。这种慢性炎症导致易感个体气道反应性增高,当接触物理、化学、生物等诱发因素时,发生广泛多变的可逆性气流受限,从而引起反复发作的、可逆的喘息、咳嗽、气促、胸闷等症状。但儿童哮喘在不同年龄具有不同的病因、发病机制,甚至有不同的病理特征,在疾病治疗和预后方面也存在很大的不同。

一、病因与病理

(一)病因及发病机制

1.5岁以下儿童喘息

5岁以下儿童易患喘息性疾病,但其喘息发作的病因、发病机制与自然病程具有很大的不同。根据起病年龄及预后可以将5岁以下儿童喘息分成3种临床表型,其病因也有明显的不同:

(1)早期一过性喘息:多见于早产儿和父母吸烟者。喘息主要是由于环境因素、宫内发育异常或感染导致肺发育延迟所致,随着年龄的增长肺的发育逐渐成熟,大多数患儿在生后3岁之内喘息逐渐消失。

(2)早期起病的持续性喘息(指3岁前起病):主要表现为与急性呼吸道病毒感染(小于2岁的儿童通常为呼吸道合胞病毒感染,2岁以上的儿童与鼻病毒等其他病毒感染有关)相关的反复喘息,本人无特应症表现,也无家族过敏性疾病史。其原因可能是病毒感染导致的一过性气道反应性增高,随着年龄增大,呼吸道病毒感染减少,症状逐渐减轻,喘息症状一般持续至学龄期,部分患儿在 12 岁时仍然有症状。

(3)迟发性喘息或哮喘:这些儿童有典型的特应症背景,往往伴有湿疹,哮喘症状常迁延持续至成人期,气道有典型的哮喘病理特征。

2.儿童哮喘

60%～80%的 5 岁以上儿童哮喘与呼吸道过敏有关。患儿气道有大量嗜酸性粒细胞、肥大细胞、淋巴细胞等炎性细胞浸润及广泛的黏膜上皮细胞脱落,主要由持续反复吸入低剂量变应原引起,可以使气道反应性明显持续地增加。呼吸道尘螨过敏的表达需要 2 年左右的时间,因而儿童过敏性哮喘多在 2 岁左右开始起病。

3.咳嗽变异性哮喘

发病机制与支气管哮喘相似,其只咳不喘的原因或机制还不是非常清楚。部分学者认为可能为气道炎症和气道高反应没有达到哮喘发作的程度;另一些学者认为慢性气道炎症主要集中在中央气道,大气道平滑肌收缩刺激肌梭内咳嗽感受器引起剧烈咳嗽,而没有小气道阻塞表现。

(二)哮喘的诱因

1.呼吸道感染

(1)呼吸道病毒感染:在婴幼儿期主要有呼吸道合胞病毒(RSV),其次为副流感病毒、流感病毒和腺病毒,其他如麻疹病毒、腮腺炎病毒、肠道病毒、脊髓灰质炎病毒偶尔可见。年长儿多见鼻病毒感染。

(2)支原体感染:由于婴幼儿免疫系统不成熟,支原体可以引起婴幼儿呼吸道慢性感染。若处理不恰当,可以导致反复不愈的咳嗽和喘息。

(3)呼吸道局灶性感染:慢性鼻窦炎、鼻炎、中耳炎、慢性扁桃体炎,是常见的儿童上呼吸道慢性局灶性病变。这些病变一方面可以引起反复的感染,另一方面又可以通过神经反射引起反复的咳嗽。因此需要对这些病灶进行及时处理。

2.吸入过敏物质

持续低浓度变应原吸入可以诱发慢性气道变应性炎症,促进气道高反应形成,但短时间吸入高浓度变应原可以诱发急性哮喘发作。这类诱因诱发的哮喘发作较为突然,无上呼吸道感染症状,多数在环境中过敏原浓度较高的季节发作。

3.胃食管反流

胃的解剖结构或医源性因素(如应用氨茶碱、β受体兴奋药等)可以引起胃食管反流。在婴幼儿尤为多见,它是导致喘息反复不愈的重要原因之一。临床上,本病多表现为入睡中出现剧烈的咳嗽、喘息,平时有回奶或呕吐现象。

4.其他

吸入刺激性气体或剧烈运动、哭闹,以及油漆、煤烟、冷空气吸入均可作为非特异性刺激物诱发哮喘发作因素。其中,油漆散发的气体可触发严重而持续的咳嗽发作,应尽量避免;剧烈运动、哭闹使呼吸运动加快,呼吸道温度降低或呼吸道内液体渗透压改变,可诱发哮喘发作。

（三）病理改变

表现为气道黏膜充血、水肿，上皮细胞脱落、崩解；黏膜杯状细胞增多，黏液腺增生；炎性细胞（嗜酸性粒细胞、肥大细胞、T淋巴细胞、中性粒细胞等）、气道结构细胞（气道平滑肌细胞和上皮细胞等）明显增多；支气管平滑肌肥厚，基底膜变厚，使支气管壁增厚、重建；支气管腔内可见黏液或黏液栓，引起肺泡膨胀，过度充气或肺不张。

二、临床表现

儿童哮喘的主要临床表现是间歇性干咳和（或）呼气性喘息，年长儿常会诉说气短和胸闷，而幼龄儿童则常常诉说间歇性非局限性胸部"疼痛"感。呼吸道症状可以在夜间加重，在呼吸道感染和吸入变应原触发下也可以使症状加重。日间症状往往与剧烈运动和玩耍有关。儿童哮喘的其他症状可以表现轻微，无特异性，包括保护性自我限制运动、可能与夜间睡眠异常有关的疲倦和体育运动能力低下等。询问病史时仔细了解以往使用抗哮喘药物（支气管舒张剂）的情况有利于哮喘的诊断。如果使用支气管舒张剂可使症状得以改善，提示有哮喘的可能；如果症状，尤其是喘息经支气管舒张剂和糖皮质激素治疗无效，多不支持哮喘的诊断，要考虑其他诊断的可能。

许多因素可以触发哮喘症状，如剧烈运动、过度通气、冷或干燥气体及气道刺激物等，当有呼吸道感染和吸入变应原时，可以增加刺激物暴露的气道高反应性。有些儿童长期暴露于环境刺激物中，导致症状持续存在，因此环境评估是哮喘诊断和管理的基本要素之一。

如果存在危险因素，包括有其他过敏性疾病史（如变应性鼻炎、变应性结膜炎、变应性皮炎）、多种变应原致敏、食物过敏和父母有哮喘史等，对哮喘的诊断有一定提示作用，但不是诊断哮喘的必备条件。由于在日常临床就诊时哮喘患者往往无明显的异常征象，因此病史在哮喘的诊断中十分重要。有些患者仅表现为持续的干咳，胸片检查正常，但有时可以通过深呼吸在呼吸末闻及哮鸣音。临床上经过速效吸入 β_2 受体激动剂后哮喘症状和体征在短时（10～15分钟）内有明显改善，高度提示哮喘诊断的可能。

哮喘急性发作时听诊通常可以闻及呼气相哮鸣音和呼吸相延长，偶尔在部分区域有呼吸音下降，部位通常在前胸右下侧。由于气道阻塞，可有局限性过度通气（气肿）的征象。因气道内有过度的黏液分泌和炎症渗出，哮喘发作时可以闻及湿啰音和干啰音，容易与支气管肺炎相混淆。但是哮喘湿啰音并非广泛肺泡炎症所致，因此其变化快于支气管肺炎时的啰音，随着有效治疗后气道痉挛得到改善，分泌物排出后，啰音可以在短时间内得到明显的改善。如果有固定的局限性湿啰音和呼吸音降低，提示有局部肺不张，此时难以与支气管肺炎相鉴别。在严重哮喘急性发作时，广泛的气道阻塞时患者可出现呼吸困难和呼吸窘迫，此时可能闻及双相哮鸣音，即在吸气相也可出现哮鸣音，伴有呼气延长和吸气受限，同时表现为胸骨上和肋骨间隙凹。极少部分患者，由于有严重的气流受限，呼吸音明显下降，甚至不能闻及哮鸣音，即所谓的"闭锁肺"，此为哮喘发作时的危重征象，需采取紧急救治措施。

三、辅助检查

1.肺通气功能测定

肺通气功能测定是哮喘诊治过程中最主要的检测手段,通过肺通气功能测定可以客观了解和评估可逆性气流受限的状况,也是确定哮喘诊断的主要客观指标。对于所有 5 岁以上可以行肺通气功能检查的哮喘儿童都应该定期检测。肺通气功能测定有一定技术规范要求,一般应该有专职人员操作,并经儿科呼吸专科医师评估后得出检测结论。

与儿童哮喘相关的肺通气功能测定的主要指标包括:

(1)用力肺活量(FVC):深吸气至肺总量后以最大用力、最快速度所能呼出的全部气量,反映肺容量的大小。

(2)一秒钟用力呼气容积(FEV_1):用力呼气第一秒钟内呼出的气量,通过计算 FEV_1 占 FVC 的百分数可得出一秒率$[(FEV_1/FVC)\%)]$,是评估气流受限的主要指标之一。正常情况下,儿童期的呼吸频率与年龄呈反比,年龄越小呼吸频率越快,每次呼吸周期的时间越短。因此,在幼龄儿童中评估气流受限时,可以选择 0.5 秒用力呼气容积(FEV0.5)作为评估指标,其敏感性更优于 FEV_1。

(3)呼气峰流速(PEF):用力呼气过程中达到的最高呼气流速,可直接反映气道的通气功能状况。

(4)最大呼气中段流量(MMEF):由 FVC 曲线计算得到的用力呼出肺活量 $25\%\sim75\%$ 的平均流量,是判断气道阻塞的主要指标之一,尤其对小气道病变的敏感性优于 FEV_1。

如无条件进行肺通气功能检测,可以使用简易峰流速仪监测通气功能,通过连续的峰流速测定可以了解肺通气状况,有利于哮喘控制的评估和对治疗的反应性。一般要求每天早晚各测一次,正常情况下,变异率应该小于 20%。实际应用时建议在患者无哮喘症状时连续测定 2 周,首先建立个人最佳值,以后根据此个人最佳值评估疾病状况。

脉冲震荡(IOS)肺功能检测技术对儿童的配合要求较低,可用于 3 岁以上儿童哮喘的肺功能测定。国际上已有相关 IOS 检测和评判标准,认可其在儿童哮喘评价中的地位,并纳入了部分哮喘防治指南。但是在具体应用时应该注意,目前国内尚无统一的正常预计值标准,评估时还需慎重。

幼龄儿童也可以采用潮气通气肺功能检测。但是,除了缺乏国人的正常预计值标准参数外,还由于其采用非用力呼吸方法获得检测参数,对哮喘气流受限程度评估的价值有限,所以目前尚未被任何哮喘指南作为检测指标纳入其中。

2.激发试验

当临床症状提示为哮喘而肺通气功能正常时,测定气道反应性的激发试验有助于疾病的诊断。激发试验的方法包括通过吸入乙酰甲胆碱或组胺等支气管收缩剂刺激的直接激发,以及吸入甘露醇或通过一定强度运动刺激的间接激发。常用的激发试验是通过逐级递增吸入刺激物的浓度或增加运动强度直至达到支气管收缩(以 FEV_1 下降 20% 为准),或者达到最大累积吸入激发物浓度或最大运动强度来评估气道的反应性。导致 FEV_1 下降 20% 时吸入激发药物的剂量或运动强度越低,表明气道反应性越高,结果以达到 FEV_1 下降 20%时的吸入激发药物剂量(PD_{20})或浓度(PC_{20})表示。如以乙酰甲胆碱激发,一般以 PC_{20} 低于 8mg/mL 判断为激发试验阳性,表明存在气道高反应性,支持哮喘的诊断。但是激发试验阳性并非哮喘所特有,激发试验阳性也可能发生了其他疾病,如变应性鼻炎等,因此,激发试验的价值更可能在于排除哮喘诊断。如果未接受抗感染治疗的有症状的儿童,激发试验阴性基本可以排除哮喘诊断。

激发试验有可能导致严重哮喘急性发作,因此必须严格按操作规范进行,并需配备即刻处理急性支气管收缩所需的医疗设备和急救药物。

3.无创气道炎症标志物测定

气道炎症标志物测定是近年逐渐在临床中开展的无创检测手段。目前临床常用的方法有:

(1)诱导痰液检测:通过超声雾化吸入高渗盐水(一般选 3%浓度)诱导获得痰液进行分析。对诱导痰液的细胞学分析和炎症相关因子的测定可以了解气道炎症的性质和严重程度。在哮喘患者中进行高渗盐水诱导痰液时有可能导致支气管痉挛,在诱导前必须预防性使用吸入 β_2 受体激动剂。学龄儿童中诱导痰液的成功率约为 80%,而在幼龄儿童中成功率较低,由于不能有效地将痰液咳出,幼龄儿童往往需要通过吸引管获取痰液。

由于痰液诱导过程较复杂且费时,虽然目前已有痰液诱导方法的质控标准,但是在实际操作中往往难以掌控,而且诱导痰液分析在儿童哮喘诊断和监测中的价值尚未确立,因此,目前此技术尚未在儿科临床中普遍开展,主要应用于哮喘等疾病的临床研究。

(2)呼出气一氧化氮分数:呼出气一氧化氮分数(FeNO)是迄今为止非创伤性气道炎症评估中研究最深入的一种炎症标志物监测方法,也是目前临床应用较广的儿童哮喘检测手段。通过标准化的检测方法,可以在呼气相经口测得稳定的 FeNO,测得的水平以十亿分之一颗粒(ppb)的单位表示。该项检测技术要求高,需要十分精准的评估,因此使用不同仪器和不同检测单位所获得的结果往往不具有可比性。

FeNO 检测主要通过在线的方法进行,受试者通过口器以 50mL/s 的流速恒定地呼出气体,儿童检测时呼出气需持续 6 秒。要避免经鼻呼出气对检测结果的影响,因为鼻和鼻窦产生的 NO 远高于下呼吸道。对于幼龄儿童也可以采用离线方法,即通过将呼出气体集于密闭容器后再分析测定,但是此方法可能会受到不同因素的影响,精确度不如在线检测。

在进行 FeNO 评估时要注意可能的影响因素,如过度用力呼吸可以导致 FeNO 水平下降,并维持数分钟。如果需要同时进行肺通气功能检测,一定是先检测 FeNO 后检测肺通气功能。吸烟可以降低 FeNO 水平,而富含硝酸盐或精氨酸的食物可以明显提高 FeNO 的水平;感染对 FeNO 水平的影响也是不可小觑的一个问题,检测时都应该注意。通过对不同流速时 FeNO 水平的评估,有可能计算出支气管或肺泡来源的 FeNO,但其精确度尚待确认,目前仅限于研究所用。

根据我国最近完成的全国性研究结果显示,我国儿童的 FeNO 略高于国外报道的资料,平均值在 12ppb(95%可信区间,5~24ppb),男女性别差别并不大。如果 FeNO 水平明显增高,达 40~50ppb 以上或高于正常上限 20%,高度提示气道存在嗜酸性细胞性炎症。

FeNO 检测有助于变应性哮喘的诊断,尤其当哮喘的症状不明显时。与儿童哮喘时肺功能检测多显示正常不同,在无症状的哮喘儿童中 FeNO 水平往往可以持续升高。FeNO 检测反映的是嗜酸细胞性炎症,在中性细胞性炎症其水平并不升高,因此必须强调不能仅依据 FeNO 水平做出哮喘的诊断或排除哮喘诊断。吸入糖皮质激素(ICS)可有效降低 FeNO 水平,此效应可以发生在 ICS 治疗后的数天内。在实践中,对于已接受 ICS 治疗的个体,其 FeNO 对疾病诊断的临床价值有限;临床上也不推荐仅依据 FeNO 水平调整 ICS 的剂量。但是在另一方面,可以通过检测 FeNO 了解患者对 ICS 治疗的依从性和疾病状态。经过 ICS 治疗后 FeNO 下降的个体中,如果 FeNO 再度上升预示着可能由于停用或减量 ICS 而使得哮喘控制不良;如果 FeNO 持续升高提示发生急性发作的危险可能性增高。FeNO 反复检测的临床价值高于单次检测,有利于动态评估。

4.过敏状态检测

虽然不能根据变应原检测结果诊断哮喘,但是变应原检测有助于了解哮喘儿童的过敏状态和预测疾病的远期转归,同时可以识别与哮喘相关的可能触发因素,为环境控制提供客观依据,并有利于特异性免疫治疗方案的制订。

常用变应原检测方法有皮肤点刺试验和血清特异性 IgE 测定,前者为体内试验,后者为体外试验,两者临床意义相近,可以互补。而目前部分单位采用的所谓变应原特异性 IgG 测定,检测的阳性结果仅表明机体对某一种物质的接触,并非评价过敏状态的标准检测手段,对哮喘儿童过敏状态的评估不具有实际临床意义。

5.血气分析

血气分析有助于判断哮喘急性发作时的严重程度,建议对于中、重度哮喘急性发作者都应该进行血气分析。哮喘急性发作时存在不同程度的低氧血症,如发病初期,作为代偿,机体试图通过增加每分钟通气量来改善低氧血症,而用力深呼吸。因此,哮喘急性发作初期由于代偿性过度通气,可出现一过性低碳酸血症,pH 可以维持接近正常,甚至高于正常水平。当疾病进一步恶化,低氧血症加重,酸性代谢产物增加,呼吸肌疲劳,有效通气量下降,逐渐出现 CO_2 潴留,甚至出现严重的高碳酸血症,血气分析显示混合性酸中毒。因此,当血气分析结果显示 CO_2 水平由低向正常水平过渡时,表明疾病正在进行性恶化,应该采取紧急医疗措施。

6.放射学检查

哮喘是可逆性气流受限性疾病,大多情况下无须进行放射学检查。但是对于诊断不明或临床治疗效果不佳的年幼喘息儿童,胸部放射学检查有助于排除其他原因所致的喘息病变。当哮喘急性发作,病情难以控制或发生急剧恶化时,需考虑发生并发症的可能,如气胸和纵隔气肿或右肺中叶综合征等,此时可能需通过放射学检查得以确诊。

7.支气管镜检查

近年国内儿科临床支气管镜的应用逐渐普及,部分儿童喘息诊断不明或临床控制不佳的喘息儿童可能需要进行此项检查,但需严格掌握指征。

气道内镜检查可以直接了解气道的解剖结构,排除异物吸入,有助于了解黏膜炎症和黏膜下组织增生的程度,并可通过支气管肺泡灌洗液分析,获取气道炎症相关信息。具体操作时要根据病情特点,考虑分别进行硬质喉气管镜和纤维支气管镜检查。硬质喉气管镜视野大,有利于更好地观察喉后方的部位及气管上端,并可以较方便地直接移除异物;而纤维支气管镜在评估气道的动力学方面效果更佳,通过观察呼吸和咳嗽时气道的稳定性可以发现气管或支气管软化等病变。检查时应该对整个气道进行观察,即使在喉部发现了可以解释喘鸣的原因,仍有15%的患者可以同时存在下气道病变。对于迁延性喘息患者,早期进行支气管镜评估可以提供快速准确的诊断,并预防不必要的检查和过度治疗。

四、诊断

(一)儿童哮喘诊断标准

(1)反复发作喘息、咳嗽、气促、胸闷,多与接触变应原、冷空气、物理和化学性刺激、呼吸道感染以及运动等有关,常在夜间和(或)清晨发作或加剧。

(2)发作时在双肺可闻及散在或弥漫性,以呼气相为主的哮鸣音,呼气相延长。

(3)上述症状和体征经抗哮喘治疗有效或自行缓解。

(4)排除由其他疾病所引起的喘息、咳嗽、气促和胸闷。

(5)临床表现不典型者(如无明显喘息或哮鸣音),应至少具备以下1项:

①支气管激发试验或运动激发试验阳性。

②证实存在可逆性气流受限:

a.支气管舒张试验阳性:吸入速效 β_2 受体激动剂(如沙丁胺醇)后15分钟第一秒用力呼气量(FEV_1)增加不低于12%,绝对值不低于预计值的10%;b.抗哮喘治疗有效:使用支气管舒张剂和口服(或吸入)糖皮质激素治疗1~2周后,FEV_1增加不低于12%。

③最大呼气流量(PEF)每天变异率(连续监测1~2周)不低于20%。

符合(1)~(4)条或(4)(5)条者,可以诊断为哮喘。

此诊断标准体现了哮喘是一种临床综合征的现代观念,强调了哮喘症状的反复性和可逆性,但不再限定以发作次数作为诊断依据,这更有利于临床实际操作。当临床出现复发性喘息,经抗哮喘治疗有效或可自然缓解,在可能的条件下排除其他疾病即可做出哮喘的临床诊断,有利于疾病的早期干预。当然,年龄合适者,作为诊断和疾病严重程度评估的客观指标,所有患者都应该定期进行肺功能检测。

(二)咳嗽变异性哮喘的诊断

部分儿童临床以咳嗽为唯一或主要表现,不伴有明显喘息,需考虑咳嗽变异性哮喘(CVA)的可能。CVA诊断依据:

(1)咳嗽持续超过4周,常在夜间和(或)清晨发作或加重,以干咳为主。

(2)临床上无感染征象或经较长时间抗生素治疗无效。

(3)抗哮喘药物诊断性治疗有效。

(4)排除其他原因引起的慢性咳嗽。

(5)支气管激发试验阳性和(或)PEF每天变异率(连续监测1~2周)不低于20%。

(6)个人或一、二级亲属特应性疾病史或变应原检测阳性。

符合以上(1)~(4)项为诊断基本条件。如果不进行适当的干预,约有30% CVA患者将发展为典型哮喘。

我国研究显示,CVA是儿童慢性咳嗽的首位病因。由于缺乏客观指标,目前临床上存在CVA诊断不足和诊断过度两方面的问题,应引起临床医师的重视。CVA诊断标准中强调了诊断性治疗的重要性,如果经规范抗哮喘治疗临床症状改善不明显,不应一味提高治疗强度,而应该重新审核CVA诊断的准确性,以避免临床误诊。

(三)幼龄儿童哮喘的诊断

有40%~50%的儿童在3岁前出现过至少1次喘息和呼吸困难等哮喘样症状,但是仅有约30%反复喘息的学龄前儿童到6岁时仍有哮喘症状。事实上,发生喘息的幼龄儿童中大约半数仅发生过1次喘息。此外,80%儿童持续哮喘患者的喘息症状出现在6岁以前,半数以上的喘息症状发生在3岁以前。而且幼龄儿童喘息的疾病负担远高于年长儿,与学龄儿童相比,3岁以下儿童的哮喘控制情况逊于学龄期儿童,临床上有更多的睡眠障碍和活动受限,以及更高的急诊就诊率和住院率。

由于年龄特点和疾病特征,幼龄儿童的哮喘诊断缺乏明确的客观指标,基本上是依据临床特征和对药物的治疗反应而定。虽然临床上可以根据导致喘息发生的触发因素和临床表现,将婴幼儿喘息进行临床分型,如根据喘息发生和持续的时间分成早期一过性喘息、早期持续性喘息和迟发性喘息或哮喘,或者根据触发喘息的原因分成发作(病毒)性喘息和多因性喘息等不同表型。但是这些分型都有一定的局限性,如根据症状出现和持续的时间分型,前两种表型的确定只能是回顾性分析。而根据触发原因的分型虽然对现症喘息有一定帮助,但是两种表型间常有交叉,也可能随时间迁延而发生相互转变。

如果将哮喘视为一种临床综合征,那么在幼龄儿童中诊断哮喘就不会有困难。只要临床上符合反复喘息的特点,抗哮喘治疗有效,排除其他疾病,临床上即可诊断为哮喘。我国儿童哮喘诊治指南中提出了,幼龄儿童喘息患者中可能提示哮喘诊断的临床特征:①多于每月1次的频繁发作性喘息;②活动诱发的咳嗽或喘息;③非病毒感染导致的间歇性夜间咳嗽;④喘息症状持续至3岁以后。在临床实践中更重要的是如何能在幼龄儿童中早期识别发生持续哮喘危险因素,以利于制订合理的治疗方案。

目前临床常用的儿童哮喘预测指数(API),对于预测幼龄儿童喘息的远期预后有一定帮助。经过多年实践,目前推出了修订版API(mAPI),具体内容包括3项主要指标(父母有哮喘史、医师诊断的湿疹和吸入变应原致敏)和3项次要指标(食物变应原致敏、外周血中嗜酸性粒细胞≥4%和非感冒性喘息)。如果儿童在生后3年内发生反复喘息(不少于4次),同时有3项主要指标中的1项或3项次要指标中的2项,即为mAPI阳性。mAPI预测学龄期儿童持续哮喘的特异性较高但灵敏度较低,阴性预测值的实际临床意义强于阳性预测值。即如果mAPI阴性,虽然在3岁内有频繁喘息,但是其学龄期发生持续哮喘的机会仅为5%,与我国部分大城市普通人群中学龄儿童的哮喘患病率相似。必须指出,mAPI是预测幼龄喘息儿童发生持续性哮喘的指标,并非是幼龄儿童哮喘的诊断标准,不能据此诊断哮喘。近年又陆续推出一些类似的儿童哮喘预测参数,分析这些参数可以得出,生命早期过敏状态、喘息严重度、触发因素和性别等与儿童持续喘息的关联度较大。如幼龄儿童早期发生特应症,特别是对气源性吸入变应原致敏是儿童发生持续性喘息的一个重要危险因素,因此,建议对所有年幼喘息儿童进行过敏状态检测,但是不能将变应原检测结果作为哮喘诊断的必备条件。就性别而言,虽然发生早期喘息的儿童中,男童占优,但是女童发生持续喘息的可能性远高于男童。

(四)疾病分期与分级

1.分期

根据临床表现,哮喘可分为急性发作期、慢性持续期和临床缓解期。急性发作期是指突然发生喘息、咳嗽、气促、胸闷等症状或原有症状急剧加重;慢性持续期是指近 3 个月内不同频度和(或)不同程度地出现过喘息、咳嗽、气促、胸闷等症状;临床缓解期系指经过治疗或未经治疗,症状、体征消失,肺功能恢复到急性发作前水平,并维持 3 个月以上。

2.分级

包括病情严重程度分级、哮喘控制水平分级和急性发作严重程度分级。

(1)病情严重程度分级:主要用于初次诊断和尚未按哮喘规范治疗的患儿,作为制订起始治疗方案级别的依据。

(2)哮喘控制水平分级:用于评估哮喘患儿是否达到哮喘治疗目标及指导治疗方案的调整,以达到并维持哮喘控制,是儿童哮喘的主要评估指标。

(3)哮喘急性发作严重程度分级:儿童哮喘急性发作时起病缓急和病情轻重不一,可在数小时或数天内出现,偶尔可在数分钟内即危及生命,故应即刻对病情做出正确评估,以便给予及时有效的紧急治疗。

五、鉴别诊断

哮喘的症状并非具有疾病特异性,也可由许多其他疾病所致。并非所有喘息都是哮喘,因此鉴别诊断十分重要。尤其对于幼龄儿童,由于缺乏客观诊断依据,常会出现误诊和诊断不足,对抗哮喘治疗后的临床疗效判断是诊断儿童哮喘的主要手段。

1.喘鸣

喘息是哮喘的主要体征,是一种连续性、通常为高音调的笛音性呼吸音,伴有呼气相延长;是气流通过部分受阻的胸腔内气道导致的湍流状气流震动气道壁所产生的异常呼吸音。但是,在儿科临床实际工作中往往会将不同异常呼吸音相混淆。最常见的是将喘息与喘鸣相混淆,后者是一种具有音乐声性质的单音调尖锐声音,通常不用听诊器就可以闻及,主要是胸腔外大气道阻塞所致,多见于吸气相。出现喘鸣多提示喉和近端气管的气道阻塞和气流受限。一般通过仔细的病史询问和体格检查可以明确区分两者的不同产生原因。

哮喘时由于存在广泛的气道阻塞,因此可闻及汇集了因不同大小气道内气流受限导致的复音调喘息,此特点是有别于具有单音调性质喘鸣音的主要不同之处。儿童期常见的间歇性复音调喘息可见于哮喘等广泛气道狭窄性疾病,如果使用支气管舒张剂试验性治疗可以快速缓解喘息,高度提示哮喘的诊断。急性的单音调喘息提示有异物吸入的可能,至少有约 15% 异物吸入的儿童可无明显的呛入史。进行性局限性喘息则提示局限性损伤,包括支气管内损伤(如支气管内膜结核和腺瘤),以及中央气道的管腔外压迫(如肿大的淋巴结或其他肿块),对于后者需及时做进一步的检查。总之,临床上如果遇见单音调喘息的儿童都应该进行相关的辅助检查,包括胸片、纤维支气管镜和(或)CT 检查等。

2.慢性喘鸣

婴儿中最常见的慢性喘鸣原因是喉软化,喘鸣症状可以出现在出生后数天至数月,一般在生后 12～18 个月症状可以自然缓解。喉软化的喘鸣可以因患儿体位的变化而有所不同。

学龄期或青少年期发生的间歇性突发日间喘鸣可能提示声带功能异常(VCD),因声带处于反常的内收状态,患者在吸气时觉得气短、咳嗽、喉发紧,表现为明显的吸气性喘鸣和呼吸窘迫,常可听到喉部喘鸣,部分患者可伴有喘息。症状通常出现在运动时,尤其多见于有高强度竞争的年轻运动员。部分患者并无明显的诱因,偶尔也可见同时患有 VCD 与哮喘的病例。如在肺功能检查中发现流速容量环中出现吸气相切迹,要考虑此病的可能,可以进行喉镜检查,直视下见到声带异常运动可确诊。VCD 与哮喘另一个不同点是呼出气一氧化氮水平正常。此病对传统的抗哮喘治疗无效,部分患者可以通过语言训练改善症状。

儿童期少见的慢性喘鸣原因还包括声带麻痹(先天性或获得性)、喉裂、声门下狭窄(先天性或获得性)、血管瘤、喉囊肿和喉蹼等。因此,对于反复或持续性喘鸣患者应该考虑进行气道内镜检查。

3.持续喘息

儿童持续喘息而对 ICS 治疗效应不明显者往往与病毒或细菌感染有关,主要病原体涉及肺炎支原体、肺炎衣原体、流感嗜血杆菌、卡他莫拉菌和肺炎球菌等。持续喘息可能与感染引致的慢性炎症反应有关,对于这些患者需使用抗生素治疗。

4.迁延性细菌性支气管炎

在幼龄儿童,迁延性细菌性支气管炎(PBB)是另一种尚未被充分认识的迁延性呼吸道疾病,因喘息也是 PBB 的主要临床表现之一,常被误诊为哮喘而久治不愈。PBB 的主要症状是湿性咳嗽,伴或不伴有痰,而且持续存在(超过 4 周)。通常湿性咳嗽声音提示支气管内有过多的分泌物,由于夜间痰液的积聚,常常在清晨咳嗽明显,运动可以加重咳嗽。因过多的黏液阻塞,近半数 PBB 患者可以出现喘息症状,其特点是一过性多样性喘息,即咳嗽后喘息症状可有明显变化。支气管镜检查是诊断本病的重要手段,不但可以直观地了解气道腔内的变化,而且可以直接获取黏膜标本。通过支气管肺泡灌洗方法,获取灌洗液进行病原学和细胞学检查,同时还可以通过祛除黏液栓和分泌物改善气道的通畅性。与 PBB 相关的病原菌以不定型流感嗜血杆菌为主,经适当疗程的敏感抗生素治疗,PBB 可以得到完全恢复。

5.不典型喘息

有基础疾病儿童的临床喘息表现多不典型,大多数情况下通过仔细询问病史和详尽的体格检查可以排除不典型喘息。在幼龄儿童中慢性咳嗽和喘息提示反复吸入、气管或支气管软化、先天性气道畸形、异物吸入或支气管肺发育不良的可能性较大。

如果病史和体格检查提示为不典型喘息的可能,应立即进行进一步的相关检查,通过 X 线胸片和(或)CT 检查,可以大致了解胸腔和肺部病变的范围和性质。年龄合适者都应该进行肺通气功能检查。

六、药物治疗

儿童哮喘是由多种因素共同参与的气道慢性炎症,因此,对气道慢性炎症的控制也是一个综合的系统治疗过程。医生必须根据每个哮喘儿童的临床特点及病程阶段制订出个体化的详细治疗方案,包括诱发因素避免、药物种类、剂量、吸入方法、肺功能监测、哮喘日记及随访时间等,要因人而异,不能千篇一律。不同年龄段哮喘儿童的治疗也有其自身特点,且个体差异较大,故在治疗上较成年人更为复杂。尽管哮喘的病因及发病机制均未完全阐明,但只要按照《全球哮喘防治创议》(GINA)和中国哮喘防治指南的治疗方案规范地长期治疗,绝大多数患儿的哮喘症状得到理想的控制,很少乃至不发作,并能保持正常的肺功能,与正常儿童一样生活、学习和活动。

哮喘治疗药物可分为长期控制药物和缓解药物。哮喘控制药物通过抗炎作用达到控制哮喘的目的,需要每天用药并长期使用,主要包括吸入型糖皮质激素、白三烯调节药、长效 β_2 受体激动药(LABA)、缓释茶碱、全身用糖皮质激素及抗 IgE 抗体等。缓解药物按需使用,用于快速解除支气管痉挛、缓解症状,常用药物包括速效吸入型 β_2 受体激动药、短效口服 β_2 受体激动药、全身型糖皮质激素、吸入型抗胆碱能药物及短效茶碱等。

儿童对许多哮喘药物(如糖皮质激素、β_2 受体激动药和茶碱)的代谢快于成年人,年幼儿童对药物的代谢快于年长儿童。因此,吸入治疗时进入肺内的药物量与年龄密切相关,年龄越小,吸入的药量越少。

(一)用药方法

哮喘的治疗药物可通过吸入、口服或肠道外(静脉、皮下、肌内注射)给药,其中吸入给药是哮喘治疗最重要的方法。

吸入疗法的主要优点在于高浓度药物直接输送入气道,因此具有起效快、用药剂量小,从而可减少或避免药物的全身性不良反应等特点。部分平喘药口服不吸收,只能通过吸入方法给药(如抗胆碱能药物及色酮类药物)。现有吸入方法主要有加压型定量气雾剂吸入器(MDI)、干粉型吸入器(DPI)和以不小于 6L/min 氧气或压缩空气为动力的雾化吸入器、呼吸启动式定量气雾剂吸入器。MDI 在临床上最常用,但 MDI 的使用需要患者掌握较为复杂的吸入技术,也需要医务人员认真指导和定时检查使用方法,才能保证疗效。儿童常难以掌握正确的 MDI 使用方法,故使用 MDI 吸入药物时建议常规加用贮雾罐,可提高药物在肺部的沉积率,从而提高吸入效果,并可减少雾滴在口咽部沉积,而减少局部及高剂量吸入糖皮质激素潜在的全身性不良反应。DPI 仅适用于 5 岁以上,经指导后能掌握正确使用方法的儿童。雾化吸入器适用于各年龄段的儿童,但具有费用高、携带不方便及每次吸入费时较长、肺部沉积率难以准确定量等不足,不推荐作为长期预防治疗的常规方法,但哮喘急性发作,尤其严重发作时雾化吸入为首选的治疗方法。临床医生应根据患者的年龄、哮喘病情严重程度及家庭经济条件等选择合适的吸入装置。在随诊过程中,应定期检查患儿的吸入方法,确保吸入方法的正确性。

小儿吸入治疗的常用装置及使用评价如下:

小儿目前常用的吸入疗法种类包括定量手控气雾吸入法、干粉吸入法、射流雾化吸入法和高频振荡结合正压雾化法等。上述方法各有优缺点和适应证,临床上应视具体条件及患儿病情、年龄、配合性等选用。

1.加压型定量(手控)气雾剂吸入器(MDI)

药物溶解或悬浮于驱动剂(氟利昂)中,定量吸入器上装有定量阀门,每次开启时随驱动剂喷出的药物能准确定量。

(1)优点:①体积小,携带方便;②能反复定量给药,可随时使用;③不必定期消毒。

(2)缺点:①使用时需较好地配合,操作技术有一定的难度,故不适合于婴幼儿及不能协调配合的患儿(使用贮雾罐辅助装置则可解决);②氟利昂对咽部有一定刺激,有的患儿可引起刺激性咳嗽;③药物颗粒易在口咽部沉积,故用药后应及时漱口。

(3)正确使用方法:小儿(或其家人)能否正确使用 MDI 是保证吸入疗法效果的关键。医生必须耐心、仔细地教会其正确使用,并定期监督检查。

主要操作步骤:打开盖子→摇匀药液→缓慢呼气(家人可用手按压患儿腹部协助,在吸气开始前一定要松开)→嘴唇包住喷嘴→深吸气开始时揿压阀门→吸气末屏气 10 秒→用后将盖盖回原位。

(4)MDI 辅助装置的使用:对于婴幼儿及不能协调配合的患儿可将 MDI 与贮雾罐配合使用,从而可解决吸入方法上的配合问题,使 MDI 的应用适合于任何年龄。贮雾罐能给喷出的气雾提供一个暂短储存的空间,并通过面罩与患儿口鼻连接。贮雾罐的活瓣仅在吸气时打开,因此,患儿可随意反复呼吸,不受吸气与给药之间协调的限制。

通过贮雾罐给药的优点如下:

①适合于任何年龄,不受配合及协调方面的限制。

②吸入效果好,可显著增加药物在肺内的沉积。

③减少药物在口咽部的沉积。

④减缓氟利昂对咽部的刺激性。

2.干粉型吸入器(DPI)

目前有准纳器、都保和胶囊式三种类型。胶囊式和准纳器干粉含有赋型剂,吸入后在咽部与药物分离;都保不含赋型剂。使用者将盛有药物干粉的胶囊装入吸入器后,通过旋转或揿压刺破胶囊,患者通过接嘴快速吸气,使药物吸入肺内。

(1)优点:①药物通过吸入气流分散,克服 MDI 需要手揿与吸气同步协调的缺点;②不含氟利昂;③药物吸入效率高,浪费少;④吸入气流达 13L/min 时即能有效吸入,5 岁以上小儿可以使用;⑤都保不含任何添加剂,药粉无味。

(2)缺点:①添加剂(乳糖)可增加龋齿发生率,故用药后应及时漱口;②少数患者受药粉刺激可引起咳嗽或气道痉挛。

3.雾化器

目前临床上以喷射式雾化器较为常用,原理是以压缩空气(或氧气)为动力,将罐内药物溶液变成气雾微小微粒,经面罩或相连的口器持续吸入给药。

(1)优点:①适于任何年龄小儿;②其他方法吸入困难或疗效差;③适于严重哮喘患儿;④起效快、疗效确切、无创伤及明显不良反应。

（2）缺点：①体积大，携带不便；②雾量和雾粒大小因机型而异，雾粒直径受压缩气流速影响而改变。

（二）长期控制药物

1.吸入型糖皮质激素（ICS）

ICS是哮喘长期控制的首选药物，可有效控制哮喘症状、改善生命质量、改善肺功能、减轻气道炎症和气道高反应性（AHR）、减少哮喘发作、降低哮喘病死率。但ICS并不能根治哮喘，且对间歇性、病毒诱发性喘息的疗效仍有争议。ICS通常需要长期、规范使用才能起预防作用，一般在用药1～2周后症状和肺功能有所改善。主要药物有丙酸倍氯米松、布地奈德和丙酸氟替卡松。每日吸入$100～200\mu g$布地奈德或其他等效ICS可使大多数患儿的哮喘得到控制。少数患儿可能需每日$400\mu g$或更高剂量布地奈德或其他等效ICS才能完全控制哮喘；但大多数5岁以下患儿每日$400\mu g$布地奈德或其他等效ICS已接近最大治疗效能。长期研究未显示低剂量ICS治疗对儿童生长发育、骨质代谢、下丘脑-垂体-肾上腺轴（HPAA）有明显的抑制作用。

吸入型糖皮质激素由于分子结构的改变，与全身用皮质激素相比具有局部抗炎活性强及全身性不良反应小的优点。吸入型糖皮质激素经吸入后大部分停留于口咽部，仅有小部分沉积于肺内。口咽部药物经吞咽进入胃肠道从而被吸收，经肝代谢后进入血循环。进入肺部的小部分药物可直接吸收进入血循环，故吸入型糖皮质激素的全身不良性反应由经肺及消化道吸收入血的药物总量所致，不良反应的大小取决于所用激素的效价、剂量、生物利用度（经消化道吸入部分）、肝脏首过代谢率及半衰期长短（经肺及肠道吸收后）。骨质疏松、儿童身高增长抑制及HPAA功能抑制是备受关注的儿童吸入型糖皮质激素潜在的全身性不良反应。有关吸入型糖皮质激素的安全剂量尚未完全明确，与吸入激素种类、吸入装置、患儿年龄、哮喘严重程度等多种因素相关。如对身高增长的抑制，学龄前期及学龄期儿童较青春发育期儿童更敏感。另外，有研究显示，轻度哮喘患者比重度哮喘患者对吸入激素更为敏感，更易出现全身性不良反应，可能与重度患者气道管径狭窄故药物肺部沉积量少有关。目前有较多研究证实，儿童每天吸入糖皮质激素$\leqslant400\mu g$一般无明显全身性不良反应，对骨密度、身高增长及HPAA功能均无明显影响。但长期高剂量吸入（超过$800\mu g/d$）仍可产生不同程度的全身性不良反应，但其治疗指数（疗效/不良反应）明显高于全身用糖皮质激素。

吸入激素的局部不良反应包括口咽部念珠菌感染、声嘶，偶有因上呼吸道刺激出现咳嗽。有报道儿童吸入糖皮质激素可致口腔黏膜糜烂发生率增加。局部不良反应可经加用贮雾罐（使用MDI者）及吸药后漱口予以预防。

尽管吸入型糖皮质激素具有疗效确切、不良反应小的优点，推荐为哮喘长期预防治疗的首选药物，但目前国内普及率仍较低。据2000年一项名为"亚太地区哮喘的透视及现状"的调查结果显示，我国哮喘患者使用吸入型糖皮质激素者仅占6%。吸入型糖皮质激素难以推广的原因之一是患者及部分医务人员本身的"恐激素心理"，对吸入型糖皮质激素的特点认识不足，担心吸入激素与全身使用激素一样会产生严重的全身性不良反应，故加强病者及医务人员本身的教育，使其充分认识吸入型糖皮质激素的特点，是提高普及率的关键。

2.白三烯调节药

白三烯调节药可分为白三烯受体拮抗药(孟鲁司特、扎鲁司特)和白三烯合成酶(5-脂氧化酶)抑制药。白三烯调节药是一类新的非激素类抗炎药,能抑制气道平滑肌中的白三烯活性,并预防和抑制白三烯导致的血管通透性增强、气道嗜酸粒细胞(EOS)浸润和支气管痉挛。目前应用于儿童临床的主要为白三烯受体拮抗药,可单独应用于轻度持续哮喘的治疗,尤其适用于无法应用或不愿使用ICS或伴变应性鼻炎的患儿,但单独应用的疗效不如ICS。白三烯调节药可部分预防运动诱发性支气管痉挛,与ICS联合治疗中、重度持续哮喘患儿,可以减少糖皮质激素的剂量,并提高ICS的疗效。此外,有证据表明,白三烯调节药的使用可减少2～5岁间歇性哮喘患儿病毒诱发性喘息发作。该药耐受性好,不良反应少,服用方便。目前临床常用的制剂为孟鲁司特片:15岁及以上,10mg,每日1次;6～14岁,5mg,每日1次;2～5岁,4mg,每日1次。还有孟鲁司特颗粒剂(4mg),可用于1岁以上儿童。

3.长效 β_2 受体激动药(LABA)

该药物包括沙美特罗和福莫特罗。LABA目前主要用于经中等剂量吸入型糖皮质激素仍无法完全控制的5岁及以上儿童哮喘的联合治疗。由于福莫特罗起效迅速,可以按需用于急性哮喘发作的治疗。ICS与LABA联合应用具有协同抗炎和平喘作用,可获得相当于(或优于)加倍ICS剂量时的疗效,并可增加患儿的依从性、减少较大剂量ICS的不良反应,尤其适用于中重度哮喘患儿的长期治疗。鉴于临床有效性和安全性的考虑,不应单独使用LABA。目前仅有限的资料显示了5岁以下儿童使用LABA的安全性与有效性。

4.缓释茶碱

茶碱可与糖皮质激素联用于中重度哮喘的长期控制,有助于哮喘控制、减少激素剂量,尤其适用于预防夜间哮喘发作和夜间咳嗽。要有效地控制治疗血药浓度在 $55\sim110\mu mol/L$ ($5\sim10mg/L$),最好用缓释(或控释)茶碱,可维持昼夜的稳定血液浓度。但茶碱的疗效不如低剂量ICS,而且不良反应较多,如厌食、恶心、呕吐、头痛及轻度中枢神经系统功能紊乱、心血管不良反应(心律失常、血压下降),也可出现发热、肝病、心力衰竭;过量时可引起抽搐、昏迷,甚至死亡;合并用大环内酯类抗生素、西咪替丁及喹诺酮药时会增加其不良反应,与酮替芬合用时可以增加清除率,缩短其半衰期,应尽量避免同时使用或调整用量。

5.长效口服 β_2 受体激动药

该药包括沙丁胺醇控释片、特布他林控释片、盐酸丙卡特罗、班布特罗等,可明显减轻哮喘的夜间症状。但由于其潜在的心血管、神经肌肉系统等不良反应,一般不主张长期使用。口服 β_2 受体激动药对运动诱发性支气管痉挛几乎无预防作用。

(1)盐酸丙卡特罗:口服15～30分钟起效,维持8～10小时,还具有一定抗过敏作用。6岁及以下:1.25μg/kg,每日1～2次;6岁以上:25μg或5mL,每12小时1次。

(2)班布特罗是特布他林的前体药物,口服吸收后经血浆胆碱酯酶水解、氧化,逐步代谢为活性物质特布他林,口服作用持久,半衰期约13小时,有片剂及糖浆,适用于2岁及以上儿童。2～5岁为5mg或5mL;5～12岁为10mg或10mL,每日1次,睡前服。

6.全身用糖皮质激素

长期口服糖皮质激素仅适用于严重未控制的哮喘患者,尤其是糖皮质激素依赖型哮喘。

为减少其不良反应,可采用隔日清晨顿服。但因长期口服糖皮质激素不良反应大,尤其对于正在生长发育的儿童,应选择最低有效剂量,并尽量避免长期使用。

全身使用糖皮质激素由于有明显的全身性不良反应,故主要用于缓解中、重度哮喘急性发作,而不推荐作为长期预防用药。绝大多数哮喘患者经长期规律吸入糖皮质激素治疗可得到理想控制,全身使用糖皮质激素仅用于经高剂量吸入激素联用其他预防药仍不能有效控制的极个别重度持续性哮喘患者。如果患者需要长期全身使用糖皮质激素治疗,则应尽可能采用晨间或隔日晨间顿服给药,在保证哮喘有效控制的同时又可减少全身性不良反应。在选择药物时应同时兼顾药物的抗炎效价及不良反应,尽量选用抗炎作用强而全身性不良反应较少的药物。泼尼松、泼尼松龙及甲泼尼龙因半衰期较短,水钠潴留及肌肉萎缩等不良反应较弱,故推荐优先选用。地塞米松由于半衰期长,易在体内蓄积并可引起明显下丘脑-垂体-肾上腺轴(HPAA)功能抑制,故不推荐选用。

对于初始治疗患者,有学者提出应予全身使用糖皮质激素早期强化治疗以迅速缓解症状,使肺功能尽快恢复到最佳状态,再进入长期治疗方案。早期强化治疗建议每日口服泼尼松或泼尼松龙 0.5~1mg/kg 3~7 天,并同时开始长期吸入激素治疗。对于部分重度持续性哮喘患者,可静脉用激素(氢化可的松每次 4mg/kg 或甲泼尼龙每次 0.5~1mg/kg,每 6~8 小时 1 次),症状体征改善后 2~4 天改为口服激素+吸入激素,口服激素于 1~2 周内逐渐减停。

长期全身使用糖皮质激素具有明显全身性不良反应,包括骨质疏松、高血压、糖尿病、HPAA 功能抑制、白内障、青光眼、肥胖、皮肤变薄、肌萎缩无力、儿童身高增长抑制等。不适当的停药会引起症状反跳现象。对于哮喘同时伴发结核、骨质疏松、糖尿病、消化道溃疡、青光眼、严重抑郁的患者,如果需要长期口服糖皮质激素治疗,必须予以严密观察。有长期使用糖皮质激素哮喘患者发生致死性疱疹病毒感染的报道,故该类患者一旦感染水痘、带状疱疹时,应停用全身激素,予阿昔洛韦等抗病毒治疗,并予全身使用静脉免疫球蛋白。

7.抗 IgE 抗体

该药对 IgE 介导的过敏性哮喘具有较好的效果。但由于抗 IgE 抗体的价格昂贵,仅适用于血清 IgE 明显升高、吸入糖皮质激素无法控制的 12 岁及以上重度持续性过敏性哮喘患儿。

8.抗过敏药物

口服抗组胺药物,如西替利嗪、氯雷他定、酮替芬等对哮喘作用有限,但对具有明显特应症体质者,如伴变应性鼻炎和湿疹等患儿的过敏症状的控制,可以有助于哮喘的控制。

9.变应原特异性免疫治疗(SIT)

SIT 可以预防其他变应原的致敏。对于已证明对变应原致敏的哮喘患者,在无法避免接触变应原和药物治疗症状控制不良时,可以考虑针对变应原的特异性免疫治疗,如皮下注射或舌下含服尘螨变应原提取物,治疗尘螨过敏性哮喘。一般不主张多种变应原同时脱敏治疗。皮下注射的临床疗效在停止特异性免疫治疗后可持续 6~12 年甚至更长时间,但是 5 岁以下儿童 SIT 的有效性尚未确定。应在良好环境控制和药物治疗的基础上,考虑对确定变应原致敏的哮喘儿童进行 SIT,要特别注意可能出现的严重不良反应,包括急性全身过敏反应(过敏性休克)和哮喘严重发作。

(三)缓解药物

1.速效吸入型 β₂ 受体激动药

短效 β_2 受体激动药(SABA)是目前最有效、临床应用最广泛的支气管舒张药,尤其是速效吸入型 β_2 受体激动药广泛用于哮喘急性症状的缓解治疗,适用于任何年龄的儿童。它主要通过兴奋气道平滑肌和肥大细胞表面的 β_2 受体,舒张气道平滑肌,减少肥大细胞和嗜碱粒细胞脱颗粒,阻止炎性递质释放,降低微血管通透性,增强上皮细胞纤毛功能,缓解喘息症状。常用的短效 β_2 受体激动药有沙丁胺醇和特布他林,可吸入给药或口服、静脉给药。

(1)吸入给药:最常使用,包括气雾剂、干粉剂和雾化溶液,直接作用于支气管平滑肌,平喘作用快,通常数分钟内起效,疗效可维持 4～6 小时,是缓解哮喘急性症状的首选药物,适用于所有儿童哮喘;也可作为运动性哮喘的预防药物,作用可持续 0.5～2 小时。吸入给药全身性不良反应(如心悸、骨骼肌震颤、心律失常、低血钾)较轻,应按需使用。用量:沙丁胺醇每次吸入 100～200μg;特布他林每次吸入 250～500μg。此二种常用药物不宜长期单一使用,若 1 天用量超过 4 次或每月用量≥1 支气雾剂时应在医师指导下使用或调整治疗方案。严重哮喘发作时可以在第 1 小时内每 20 分钟 1 次吸入短效 β_2 受体激动药溶液或第 1 小时连续雾化吸入,然后根据病情每 1～4 小时吸入 1 次。

(2)口服或静脉给药:常用的口服制剂有沙丁胺醇、特布他林片等,常在口服 15～30 分钟后起效,维持 4～6 小时,一般用于轻、中度持续发作的患儿,尤其是无法吸入的年幼儿童,每日 3～4 次,心悸和骨骼肌震颤现象较吸入给药多见。对持续雾化吸入无效或无法雾化吸入的严重哮喘发作者可考虑静脉注射 β_2 受体激动药:沙丁胺醇 15μg/kg,缓慢静脉注射持续 10 分钟以上,危重者可静脉维持滴注 1～2μg/(kg·min)[不高于 5μg/(kg·min)]。应特别注意心血管系统不良反应,如心动过速、QT 间隔延长、心律失常、高血压或低血压及低血钾等。

长期应用短效 β_2 受体激动药(包括吸入和口服)可造成 β_2 受体功能下调、药物疗效下降,停药一段时间后可恢复。

2.全身型糖皮质激素

哮喘急性发作时病情较重,吸入高剂量激素疗效不佳或近期有口服激素病史的患儿早期加用口服或静脉注射糖皮质激素可以防止病情恶化、减少住院、降低病死率。患儿可短期口服泼尼松 1～7 天,每日 1～2mg/kg(总量不超过 40mg),分 2～3 次,短期使用糖皮质激素不良反应较少。对严重哮喘发作应及早静脉给药,常用药物有甲泼尼龙 1～2mg/kg 或琥珀酸氢化可的松 5～10mg/kg,可每 4～8 小时使用 1 次,一般短期应用,2～5 天内停药。全身用糖皮质激素如连续使用 10 天以上者,不宜骤然停药,应减量维持,以免复发。儿童哮喘急性发作时使用大剂量激素冲击疗法并不能提高临床有效性,但可增加与激素治疗相关的不良反应的危险性,故不推荐在哮喘治疗中使用激素冲击疗法。地塞米松为长效糖皮质激素,对内源性皮质醇分泌的抑制作用较强,而且药物进入体内需经肝脏代谢成活性产物才能产生临床效应,起效时间慢,不宜作为首选药物。

3.吸入型抗胆碱能药物

吸入型抗胆碱能药物,如异丙托溴铵,可阻断节后迷走神经传出支,通过降低迷走神经张力而舒张支气管,其作用比 β_2 受体激动药弱,起效也较慢,但长期使用不易产生耐药,不良反应少,但会引起口腔干燥与苦味。常与 $β_2$ 受体激动药合用,使支气管舒张作用增强并持久,某些哮喘患儿应用较大剂量 $β_2$ 受体激动药不良反应明显,可换用此药,尤其适用于夜间哮喘及痰多患儿。剂量为每次 $250\sim500\mu g$,用药间隔同 $β_2$ 受体激动药。

(1)作用机制:抗胆碱能药物通过阻断气道胆碱能神经释放的乙酰胆碱与胆碱能 M 受体的结合,降低气道内源性迷走神经张力,从而引起气道平滑肌舒张,并可抑制吸入刺激物所致的反应性气道收缩。其扩张支气管的作用较 $β_2$ 受体激动药弱,起效也较缓慢,但持续时间较长(6~8 小时)。

(2)临床地位及应用:由于吸入型抗胆碱能药物的支气管扩张作用较 $β_2$ 受体激动药弱,且起效较缓慢,故不推荐作为缓解哮喘急性发作的单一用药。但研究显示,联合吸入速效 $β_2$ 受体激动药+抗胆碱能药物具有协同作用,与单独吸入速效 $β_2$ 受体激动药相比,能进一步改善肺功能,降低住院率。轻度哮喘急性发作一般仅需单独吸入 $β_2$ 受体激动药,而中、重度哮喘急性发作建议常规联用吸入速效 $β_2$ 受体激动药+抗胆碱能药物。抗胆碱能药物在哮喘长期治疗中的地位目前尚未明确。2002 年 GINA 提出,如吸入速效 $β_2$ 受体激动药出现心动过速、心律失常、肌肉震颤等明显不良反应,患者不能耐受时可用吸入型抗胆碱能药物替代。

(3)不良反应:该类药物安全性好,相关不良反应包括口干及口感不良。目前无证据显示其具有抑制气道黏液分泌从而引起痰液黏稠的不良反应。

(4)常用药物:目前用于哮喘治疗的抗胆碱能药物主要有溴化异丙托品和氧托品,该类平喘药口服不吸收,只能通过吸入给药。溴化异丙托品有雾化溶液($250\mu g/mL$)和 MDI(每喷 $20\mu g$),氧托品仅有 MDI(每喷 $100\mu g$)。中、重度哮喘急性发作首选雾化吸入方法。用法:0.025%溴化异丙托品每次 $5\sim10mg/kg$(因雾化吸入溴化异丙托品安全性好,故可按 4 岁以下每次 0.5mL,4~12 岁每次 1mL,12 岁以上每次 2mL,粗略计算),加入 $β_2$ 受体激动药中同时雾化吸入,根据病情严重程度每4~6 小时联用 1 次。

4.茶碱

具有舒张气道平滑肌、强心、利尿、扩张冠状动脉、兴奋呼吸中枢和呼吸肌等作用,可作为哮喘缓解药物。但由于茶碱"治疗窗"较窄,毒性反应相对较大,一般不作为首选用药,适用于对最大剂量支气管扩张药物和糖皮质激素治疗无反应的重度哮喘。一般选用氨茶碱,先给负荷量 $4\sim6mg/kg$(≤250mg),加 $30\sim50mL$ 液体,于 $20\sim30$ 分钟缓慢静脉滴注,继续用维持量 $0.7\sim1.0mg/(kg \cdot h)$ 静脉泵维持;或每 6~8 小时 $4\sim6mg/kg$ 静脉滴注。若 24 小时内用过氨茶碱者,首剂剂量减半。用氨茶碱负荷量后 $30\sim60$ 分钟测血药浓度,茶碱平喘的有效血药浓度为 $10\sim20mg/L$,若血药浓度<10mg/L,应追加 1 次氨茶碱,剂量根据 1mg/kg 提高血药浓度 2mg/L 计算。若血药浓度>20mg/L 应暂时停用氨茶碱,4~6 小时后复查血药浓度。应特别注意不良反应,有条件者应在 ECG 监测下使用。

(四)其他药物

1.抗菌药物

多数哮喘发作由病毒感染诱发,因而无抗生素常规使用指征。但对有细菌或非典型病菌感染证据者给予针对性治疗可取得比单用抗哮喘药治疗更好的疗效。

2.免疫调节药

因反复呼吸道感染诱发喘息发作者可酌情加用。

3.中药

治疗哮喘的中成药和验方有很多,有的具有平喘作用,如珠贝定喘丸、艾叶油丸、单味椒目等,适用于哮喘急性发作期;有的平喘作用弱,但可调节机体免疫功能,如黄芪注射液、喘可治、川芎嗪注射液、复方冬虫夏草等。

(五)新型平喘药

1.炎性递质拮抗药和合成抑制药

与哮喘相关的炎性递质有数十种,其中花生四烯酸的代谢产物(前列腺素、白三烯)备受重视。许多学者经过多年的研究,希望发展一些新的药物,阻断这些介质的作用,达到防治哮喘的目的。研究较为深入的药物如下:

(1)前列腺素受体阻断药:前列腺素是重要的炎性递质,由花生四烯酸经过环氧化酶(COX)的作用而产生。近年的研究发现,COX有2种亚型:COX_1和COX_2。COX_1主要产生内源性的前列腺素,而COX_2主要与炎症过程中的前列腺素产生有关。有许多的研究希望能发展特异性抑制COX_2的药物,但目前尚未有成功的药物。多数的研究重点仍然是希望发展特异性抑制主要参与哮喘发病的前列腺素,如血栓素A_2受体拮抗药。目前正在研究的药物有BAYu3405和ICI192605等,尽管在实验研究中有一定的平喘和保护气道的作用,但临床作用却不明显。

(2)缓激肽受体阻断药:缓激肽是一组具有广泛活性的肽类物质,是强烈的支气管收缩药,同时有舒张血管、增加血管通透性、增加气道分泌、刺激感觉神经释放神经肽等作用。其气道的作用主要通过与β_2受体结合而发挥作用,通过阻断缓激肽β_2受体,可阻断缓激肽的作用。实验研究显示,缓激肽β_2受体阻断药,如HOE 140、NPC 19731等,能够阻断抗原引起羊的气道高反应性,但在人哮喘中的作用仍有待进一步研究。

(3)其他:由于参与哮喘炎症过程的介质很多,故人们对许多介质拮抗药都进行了一定的研究。这些介质拮抗药包括:血小板激活因子(PAF)受体阻断、磷脂酶A_2(PLA_2)抑制药、磷脂酶C(PLC)抑制药、内皮素受体拮抗药等。尽管有较多的研究报道,但尚无临床应用研究证明其有明确的疗效。

2.神经源性炎症抑制药

气道内自主神经释放的介质参与了气道炎症的过程。这些介质包括:神经激肽1(NK1)、神经激肽2(NK2)、降钙素基因相关肽(CGRP)。研究特异性针对这些神经激肽的受体拮抗药,有可能减轻神经源性炎症,有利于哮喘的长期稳定。

3.IgE合成抑制药

IgE是速发型哮喘发病过程中重要的环节。研究证明,白介素4(IL-4)是调节IgE合成的重要细胞因子。通过研究发展IL-4受体阻断药,减少IgE的生成,可能有利于哮喘的控制。

4.细胞因子抑制药

众多的细胞因子参与哮喘气道炎症的发病过程。这些细胞因子包括:白介素3、4、5、6、8,粒细胞-单核细胞集落刺激因子(GM-CSF)等。通过研究反义寡核苷酸mRNA来阻断这些细胞因子的合成或研究其受体阻断药阻断其作用,可望成为新的平喘药物。

5.钾通道开放药

由于高导电 Ca^{2+} 激活钾通道(βKca)的开放,可使气道平滑肌舒张,研究钾通道开放药可望成为新的平喘药物。苯并咪唑酮化合物、加钠金钱草具有一定的钾通道开放的作用,已有实验研究报道应用这些化合物能使气道平滑肌舒张。

总的来说,近 20 多年来,人们对哮喘的发病机制有了更深的认识。平喘药物的研究,除了对原有药物的进一步发展,亦探讨开发了一些新的药物,白三烯调节药的临床应用就是一个例子。未来研究的方向:一方面,探讨每一种药物的临床合理应用的方案和临床地位;另一方面,进一步探索新的药物,尤其是从基因表达调控、炎性递质和细胞因子受体阻断药的发展角度,可望能发展出一些新的有效的平喘药物。

七、治疗目标和原则

1.儿童哮喘治疗的目标

哮喘是一种慢性炎症性疾病,迄今为止尚无任何一种药物可以治愈或改善儿童哮喘的进程,目前的治疗目标是达到和维持哮喘控制,减少疾病的远期风险。具体治疗目标:①达到并维持症状的控制;②维持正常活动,包括运动能力;③使肺功能水平尽量接近正常;④预防哮喘急性发作;⑤避免因哮喘药物治疗导致的不良反应;⑥预防哮喘导致的死亡。

2.儿童哮喘防治原则

哮喘控制治疗应越早越好,要坚持长期、持续、规范、个体化治疗原则。具体治疗原则包括:①急性发作期,应快速缓解症状,如平喘、抗感染治疗;②慢性持续期和临床缓解期,应防止症状加重和预防复发,如避免触发因素、抗炎、降低气道高反应性、防止气道重塑,并做好自我管理。注重药物治疗和非药物治疗相结合,不可忽视非药物治疗,如哮喘防治教育、变应原回避、患儿心理问题的处理、生命质量的提高、药物经济学等诸方面,在哮喘长期管理中的作用。

八、治疗方案

(一)儿童哮喘长期治疗

根据患儿年龄可分为 5 岁及以上儿童哮喘的长期治疗方案和 5 岁以下儿童哮喘的长期治疗方案。长期治疗方案分为 5 级,从第 2 级到第 5 级的治疗方案中都有不同的哮喘控制药物可供选择。对以往未经规范治疗的初诊哮喘患儿根据病情严重程度分级,选择第 2 级、第 3 级或第 4 级治疗方案。在各级治疗中,每 1~3 个月审核一次治疗方案,根据病情控制情况适当调整治疗方案。如哮喘得到控制,并维持至少 3 个月,治疗方案可考虑降级,直至确定维持哮喘控制的最小剂量;如部分得到控制,可考虑升级治疗方案以达到控制哮喘。但升级治疗方案之前要先检查患儿吸药技术、遵循用药方案的情况、变应原回避和其他触发因素等情况。如哮喘未得到控制,应升级或越级治疗直至得到控制。

在儿童哮喘的长期治疗方案中,除每日规定使用控制治疗药物外,还应根据病情按需使用缓解药物。吸入型速效 β_2 受体激动药是目前最有效的缓解药物,是所有年龄段儿童急性哮的首选治疗药物,通常情况下,1天内给药不应超过3~4次,也可以选择联合吸入型抗胆碱能药物作为缓解药物。5岁及以上儿童如果使用含有福莫特罗和布地奈德单一吸入剂进行治疗时,可作为控制和缓解药物应用。

1.5岁及以上儿童哮喘的长期治疗方案

我国地域广,社会经济发展不平衡,因此联合治疗方法的选择除了考虑疗效外,还需要同时考虑地区、经济的差异。

2.5岁以下儿童哮喘的长期治疗方案

对于5岁以下儿童哮喘的长期治疗,最有效的治疗药物是ICS,对于大多数患者推荐使用低剂量ICS(第2级)作为初始控制治疗。如果低剂量ICS不能控制症状,增加ICS剂量是最佳选择;无法应用或不愿使用ICS或伴变应性鼻炎的患儿可选用白三烯受体拮抗药。口服缓释茶碱在5岁以下儿童哮喘长期治疗中具有一定疗效,临床不应完全摒弃该药的使用,但是茶碱的疗效不如低剂量ICS,而不良反应却更显著。LABA或联合制剂尚未在5岁以下儿童中进行充分的研究。

必须强调的是,任何年龄段的儿童都不应将LABA作为单药治疗,只能在使用适量ICS时作为联合治疗使用。

(二)儿童哮喘急性发作期治疗

要根据急性发作的严重程度及对初始治疗措施的反应,在原基础上进行个体化治疗。

若哮喘急性发作经合理应用支气管舒张药和糖皮质激素等哮喘缓解药物治疗后,仍有严重或进行性呼吸困难,此时则称为哮喘危重状态(哮喘持续状态)。若支气管阻塞未及时得到缓解,可迅速发展为呼吸衰竭,直接威胁生命,此时可称为危及生命的哮喘发作。任何危重哮喘患儿都应置于良好的医疗环境中,供氧以维持血氧饱和度在92%~95%以上,并进行心肺监护,监测血气分析和通气功能;对未做气管插管者,禁用镇静药。

1.吸入型速效β_2受体激动药

使用氧驱动雾化(氧气流量为6~8L/min)或空气压缩泵。第1小时可每20分钟吸入1次,以后根据病情每1~4小时重复吸入治疗。药物剂量:每次吸入沙丁胺醇2.5~5mg或特布他林5~10mg。如无雾化吸入器,可使用压力型定量气雾剂(pMDI)经贮雾罐吸药,每次单剂喷药,连用4~10喷,用药间隔与雾化吸入方法相同。

如无条件使用吸入型速效β_2受体激动药,可使用肾上腺素皮下注射,但应加强临床观察,预防心血管等不良反应的发生。药物剂量:每次皮下注射1:1000肾上腺素0.01mL/kg,最大剂量不超过0.3mL。必要时可每20分钟注射1次,但不可超过3次。

经吸入速效β_2受体激动药治疗无效者,可按需要静脉应用β_2受体激动药。药物剂量:沙丁胺醇15μg/kg缓慢静脉注射,持续10分钟以上;病情严重需静脉维持滴注时剂量为$1~2\mu g/(kg \cdot min)[\leqslant 5\mu g/(kg \cdot min)]$。静脉应用$\beta_2$受体激动药时容易出现心律失常和低钾血症等严重不良反应,使用时要严格掌握指征及剂量,并做必要的心电图、血气分析及电解质等监护。

2.糖皮质激素

全身用糖皮质激素是治疗儿童重症哮喘发作的一线药物,早期使用可以减轻疾病的严重度,给药后3~4小时即可显示明显的疗效。药物剂量:口服泼尼松1~2mg/(kg·d)。重症患者可静脉注射琥珀酸氢化可的松每次每千克体重 5～10mg 或甲基泼尼松龙每次每千克体重 1～2mg，根据病情可间隔 4～8 小时重复使用。

大剂量 ICS 对儿童哮喘发作的治疗有一定帮助，选用雾化吸入布地奈德悬液，每次 1mg，每 6～8 小时 1 次。但病情严重时不能以吸入治疗替代全身用糖皮质激素治疗，以免延误病情。

3.抗胆碱药

它是儿童危重哮喘联合治疗的组成部分，其临床安全性和有效性已确立，对 β_2 受体激动药治疗反应不佳的重症者应尽早联合使用。药物剂量：异丙托溴铵每次 250～500μg，加入 β_2 受体激动药溶液做雾化吸入，间隔时间同吸入型 β_2 受体激动药间隔时间。

4.氨茶碱

静脉滴注氨茶碱可作为儿童危重哮喘附加治疗的选择。药物剂量：负荷量 4～6mg/kg（≤250mg），缓慢静脉滴注 20～30 分钟，继之根据年龄持续滴注维持剂量 0.7～1mg/(kg·h)。若已用口服氨茶碱者，直接使用维持剂量持续静脉滴注；也可采用间歇给药方法，每 6～8 小时缓慢静脉滴注 4～6mg/kg。

5.硫酸镁

硫酸镁的使用有助于危重哮喘症状的缓解，安全性良好。药物剂量：25～40mg/(kg·d)（≤2g/d），分1～2 次，加入 10% 葡萄糖溶液 20mL 缓慢静脉滴注（20 分钟以上），酌情使用 1～3 天。不良反应包括一过性面色潮红、恶心等，通常在药物输注时发生。如果使用过量可静脉注射 10% 葡萄糖酸钙拮抗。

儿童哮喘危重状态经氧疗、全身用糖皮质激素、β_2 受体激动药等治疗后病情继续恶化者，应及时给予辅助机械通气治疗。

（三）哮喘急性发作的预防

哮喘的临床特点是反复发作，积极主动的预防比治疗更重要。多数重症哮喘发作是可以预防的，预防的措施包括以下几方面：

1.注意发作的诱发因素

认识和避免诱因对预防哮喘发作有积极的意义。尽管部分患者的哮喘急性发作找不到明确的诱发因素，但对于每一次发作，都应该询问有可能的诱因，如过敏原、药物、病毒感染等。

2.制定合理的治疗方案

为了避免或减少哮喘急性发作，治疗上要注意：①急性发作期或开始治疗时，应有强化治疗阶段，使哮喘症状尽快得到控制和肺功能尽快恢复到最佳状态，逐渐过渡到稳定期的治疗，这样有利于病情的长期稳定。②建立长期治疗方案，长期规律应用吸入激素是第一线的基础治疗。对于中、重度患者，除增加吸入激素的剂量外，宜联合吸入长效 β_2 受体激动药以及口服小剂量茶碱、白三烯调节药等药物。联合用药时能明显提高疗效，并可减少单药的剂量，从而减少不良反应。

3.选择最佳吸入方法并定期检查吸入方法的正确性和长期用药的依从性

吸入方法有 MDI、MDI＋贮雾罐、DPI 和以不低于 6L/min 氧气或压缩空气为动力的雾化吸入。临床医生应根据患者的年龄、哮喘病情严重程度及家庭经济条件等选择合适的吸入装置。在随诊过程中,应定期检查患儿吸入方法,确保吸入方法的正确性。另外,在慢性病的长期治疗中,依从性是重要的问题,尤其是儿童及老年患者,不按照医嘱用药者超过30%。在每次随诊中询问实际用药情况和解释长期治疗(尤其是吸入激素)的重要性,是提高依从性的关键。

4.患者的教育和管理

哮喘患者的教育和管理是提高疗效、减少复发、提高患者生活质量的重要措施。根据不同的对象和具体情况,采用适当的、灵活多样的,为患者及其家属乐意接受的方式对他们进行系统教育,提高积极治疗的主动性和用药的依从性,才能保证疗效。

5.其他预防措施

有明显过敏体质的患者,可试用脱敏疗法,对部分患者有明显改善病情的作用。有报道采用卡介苗多糖核酸治疗有助于减少哮喘发作,但这缺乏对照性研究的数据,其确切的临床意义尚有待进一步探讨。

(四)哮喘缓解期的治疗

哮喘急性发作经过治疗后症状虽得到控制,但气道的慢性炎症改变仍然存在。因此,必须制定哮喘的长期治疗方案,其主要目的是防止哮喘再次急性发作及因反复发作导致不可逆的肺功能损害。GINA及中国哮喘防治指南均提出了哮喘长期管理的阶梯式治疗方案,根据哮喘非急性发作期的病情严重程度选择适级的起始治疗方案,病情恶化时迅速予以升级治疗,若经规律治疗病情逐渐改善至稳定后3～6月则予以降级治疗。给药方法首选吸入法,其作用迅速,气道内药量高,全身性不良反应少。平喘药物的减药次序为:全身性激素、口服 β_2 受体激动药、茶碱类、吸入型 β_2 受体激动药、吸入激素。

在 GINA 的哮喘长期管理阶梯式治疗方案中,推荐间歇发作无须使用长期控制药物。但国内外均有学者提出异议,认为即使间歇发作型哮喘仍应坚持长期吸入低剂量糖皮质激素。主要依据有:①哮喘的本质是气道的慢性炎症,无论哮喘的严重程度如何,即使是间歇发作型哮喘,气道炎症依然存在;②有研究证实,哮喘的疗效及预后与开始规范治疗时的病程长短密切相关,早期治疗可避免不可逆气道阻塞的发生,有利于肺功能的完全恢复,从而增加完全缓解的机会;③哮喘急性发作的严重程度不一定与总体严重程度一致,间歇发作型哮喘及轻度持续性哮喘患者也可出现严重的,甚至是危及生命的急性发作,故应高度重视及予以相应治疗,避免不必要的严重发作甚至死亡;④目前已基本肯定,哮喘儿童长期吸入低剂量糖皮质激素(每日 $100～200\mu g$)是相当安全的,无须担心全身性不良反应的产生。因此,中华医学会儿科学分会呼吸学组于 2003 年修订的儿童哮喘长期管理的阶梯式治疗方案中,推荐部分间歇发作型哮喘患者可吸入低剂量糖皮质激素(每日 $100～200\mu g$)。

对于经过系统治疗症状控制仍不理想者,应考虑以下几个因素:

1.诊断方面

检查论证诊断是否正确。

2.治疗方面

应检查药物的依从性和使用方法是否正确。详细的指导和反复检查是保证吸入疗法使用正确的关键。

3.合理的治疗方案和联合用药

合理的治疗方案和联合用药是提高疗效和减少不良反应的重要措施。为取得理想的治疗效果,应该注意以下几点:

(1)急性发作期或开始治疗时,应有强化治疗阶段,以迅速缓解症状,使肺功能恢复到最佳状态,再进入长期治疗方案。对于轻、中度哮喘患者,建议每日口服泼尼松或泼尼松龙 0.5～1mg/kg 3～7 天,并同时开始长期吸入激素治疗。对于重度哮喘患者,建议静脉用激素(琥珀酸氢化可的松每次 4mg/kg 或甲泼尼龙每次 0.5～1mg/kg,每 6～8 小时 1 次),症状体征改善后 2～4 天改为口服激素＋吸入激素,口服激素于 1～2 周内逐渐减停。

(2)中、重度患者,除增加吸入抗炎药物的剂量外,宜联合应用长效 β_2 受体激动药、小剂量茶碱、白三烯调节药等药物。联合用药时能明显提高疗效,并可减少单药的剂量,从而减少不良反应。近年的临床研究结果显示,联合应用长效 β_2 受体激动药或小剂量茶碱,可增强吸入激素的抗炎作用。

对于支气管哮喘的抗感染治疗到底要持续多久,国内外均无统一的标准,应根据每个患者的具体情况而定。对于成年哮喘患者,一般建议终身治疗;对于儿童患者,一般主张吸入激素至少用至症状完全缓解后 1～3 年。目前尚无确切的停药指标,有人建议停药前进行非特异性支气管激发试验,如为阴性才考虑停药。

九、联合治疗方案

在全球哮喘防治创议(GINA)2006 年版中提出,对于 5 岁以上儿童、青少年和成年人哮喘患者,其慢性持续期长期控制治疗应根据每个患者当前的哮喘控制水平,将其归纳到 5 个治疗级别之一中。其中,治疗级别第 3 级、第 4 级和第 5 级提倡联合治疗。目前主要应用的联合治疗方案为吸入型糖皮质激素(ICS)联合吸入型长效 β_2 受体激动药(LABA)、ICS 联合长效茶碱和 ICS 联合白三烯调节药。两种药物的联合治疗方法应该符合下列条件:①有确切的治疗作用;②符合基础的药理学原理;③疗效优于单一药物;④无增加不良反应等。上述 3 种方案符合这几方面条件,因此是合理的联合疗法。

(一)ICS 联合吸入型 LABA

1.作用机制

ICS 包括二丙酸倍氯米松(BDP)、丙酸氟替卡松(FP)、布地奈德(BUD)等,具有较强的局部抗炎作用和较少的全身性不良反应,其主要作用机制是抑制炎症细胞的迁移和活化、抑制细胞因子的生成,抑制炎性递质的释放,增强平滑肌细胞 β_2 受体的反应性。β_2 受体激动药主要通过激活呼吸道 β_2 受体,激活腺苷酸环化酶,使细胞内环磷酸腺苷(cAMP)含量增高,游离 Ca^{2+} 减少,从而松弛支气管平滑肌,被视为最有效及最常用的支气管扩张药。吸入型短效 β_2 受体激动药,如沙丁胺醇等,可以迅速缓解症状,但作用维持时间仅 4～6 小时。而吸入型 LABA 如沙美特罗(SM)等,是一种高亲脂性药物,对 β_2 受体选择性强,作用强而持久,达 12 小时,但它是部分激动药,无剂量效应关系。福莫特罗(FM)具有中度亲脂性,可直接激活受体、起效迅速,时间与沙丁胺醇相似,又能穿过细胞膜,逐渐释放,发生侧向弥散产生与 SM 相近的持续作用,并且它是完全激动药,具有剂量效应关系。两者作用时间长,可以长期控制哮喘,尤其适于夜间哮喘。

2.协同效应

ICS 和 LABA 除各自的抗炎及扩张支气管作用外,联合应用尚有较强的互补协同效应,即 ICS 和 LABA 合用在分子、受体和细胞水平上具有互补作用:①两药作用机制不同,分别从不同角度治疗哮喘。LABA 通过对细胞膜上 β_2 受体的激动,使气道平滑肌细胞松弛、肥大细胞脱颗粒减少和胆碱能神经递质分泌减少而缓解哮喘症状;糖皮质激素则通过对细胞质内激素受体活化而发挥抗炎作用。②LABA 和 ICS 在分子水平上的相互作用。一方面,ICS 在细胞核内与糖皮质激素反应成分(GRE)结合,除启动脂皮质素基因等抗炎基因发挥抗炎作用外,还能启动 β_2 受体基因,增强人体肺组织细胞膜上 β_2 肾上腺素受体转录和呼吸道黏膜上 β_2 受体蛋白的合成或者逆转 β_2 受体的下调;另一方面,LABA 在激动细胞膜 β_2 受体发挥平喘作用的同时,还能通过丝裂素活化蛋白激酶(MAPK)使细胞质内无活性的糖皮质激素受体磷酸化,使之"预激活"。预激活后的糖皮质激素受体对类固醇激素的刺激较为敏感,可增强激素的抗炎作用。③在细胞水平上,对于气道平滑肌细胞和上皮细胞代谢、炎性递质释放及对呼吸道黏膜的保护等方面,两药联用疗效比其中一种药单用好。Dowling 指出在呼吸道黏膜的保护中,分别使用低浓度的 LABA 和低浓度的糖皮质激素,仅有临界性的细胞保护作用;而联合使用两者,即使浓度低也能令纤维表面得到近乎完全的保护,以抵御呼吸道病原体的侵袭。

糖皮质激素的剂量呈剂量-反应曲线。当用量达其峰值后,再增加药量不但不能增强其临床效应,反而使药物的不良反应增强。如果按推荐剂量使用无效,应考虑加用其他控制药物,而不是盲目地增加 ICS 剂量。吸入含糖皮质激素和 LABA 的药物对于哮喘的预防和管理尤为重要,这样的联合使用可以起到降低激素用量和预防 β_2 受体敏感性降低的双重作用。有研究证明,使用 FP 不能良好控制哮喘患者,加用 SM 较加倍剂量吸入 FP 更有效,并且在气道炎症的减轻与控制明显优于加用倍氯米松等药物。所以,GINA2002 年版及其之后的系列版本均将该联合疗法列为单用 ICS 病情控制不佳中度持续和重度持续 5 岁以上儿童哮喘治疗的首选方法。

3.新型复方制剂

医学界最早于 1994 年开始联合应用 ICS 和 LABA 治疗哮喘,并取得显著成绩。目前认为两种药物混合置于一个吸入装置(复方制剂),能更好地发挥作用:①提高药物疗效。以同一装置同一方式同时吸入,两种药物可等比均匀地沉积在气道,共同作用在同一细胞上,更能发挥两者的协同作用。②提高依从性。两种药物混合置于一个吸入装置,方便患者使用,提高用药依从性。一项多中心、双盲 Seretide(商品名舒利迭,FP+SM 复方制剂)研究结果进一步证实,Seretide 优于分别单独经两个吸入器吸入药物的疗效。

目前常用的两种该药的复方制剂:①舒利迭是由葛兰素史克公司开发的,用于成年人及 4 岁以上儿童哮喘的复方吸入型药物,含有 SM 和 FP。该复方吸入剂由碟式准纳器经口吸入,每次仅需吸入 1 剂,使用方便,疗效可靠,药效时间长,不良反应小。②信必可都保是由阿斯利康公司开发的复方吸入型药物,含有 FM 和 BUD。该吸入剂为都保装置,适于 6 岁以上的儿童和成年人。复方制剂受到国内外哮喘患者的广泛欢迎和临床医师们的广泛关注。多项研究结果均提示 ICS 和 LABA 联合是治疗中、重度哮喘最好的方案之一,该方案治疗哮喘起效快、疗效显著,可以显著改善患者生命质量,且安全性良好。吸入 SM＋FP 复方制剂治疗儿童哮喘疗效显著,既能抗炎,又能扩张支气管,且患儿耐受性良好。

4.注意事项

虽然 ICS 和 LABA 有很好的应用指征,但在应用这一联合方案时需注意以下两个问题:①两者的互补作用是有一定范围的。ICS 对长期应用 LABA 造成的受体减敏的改善以及 LABA 对糖皮质激素的减量作用都是有限的,临床上还应以预防为本。对于受体减敏的问题,可尽量选择部分激动药,因其较完全激动药不易产生受体减敏,是长期预防和控制病情的最佳选择。当然,良好的症状控制、减少短效 β_2 受体激动药的使用也非常重要。②选择最佳的用药时机。由于糖皮质激素的全身性不良反应,许多患者常在其他药物均无效的情况下才选用糖皮质激素治疗。但糖皮质激素的抗炎效果与开始治疗时间呈正相关。

(二)ICS 联合白三烯调节药

1.作用机制及协同效应

白三烯是哮喘发病过程中最重要的炎性介质,不仅能收缩气道平滑肌,而且能促进炎症细胞在气道聚集及促进气道上皮、成纤维细胞等增殖,从而参与气道炎症和重塑的过程。正是由于白三烯在哮喘发病机制中具有重要的作用,医学界着手研究白三烯调节药,并于 20 世纪 90 年代中期开始上市。它是一重要的新型非甾体类抗哮喘药物,兼有抗炎(拮抗白三烯的前炎症活性)和扩张支气管(拮抗白三烯诱发的支气管平滑肌收缩)的双重作用,可分为白三烯受体拮抗药和 5-脂氧酶抑制药。前者有扎鲁司特、孟鲁司特及普鲁司特,后者有齐留通等。疗效较好的是孟鲁司特和扎鲁司特。扎鲁司特每日 2 次,孟鲁司特(商品名为顺尔宁),仅需每日口服 1次。该类药物的优点是口服使用,不良反应少,有较强的抗炎活性,控制哮喘症状的作用优于茶碱(但弱于 LABA)。Storms 等在一项多中心、随机、双盲、安慰药对照试验中,观察了 3000多例哮喘成年人和儿童使用孟鲁司特治疗的情况,在最长达 4 年多的治疗期间,孟鲁司特的不良反应发生率与安慰药比较,差异无显著性。部分患者使用常规剂量 20 倍的孟鲁司特(200mg/d)治疗 5 个月,也未发现与剂量相关性的不良反应,表明孟鲁司特具有良好的安全性。正是由于其具有的良好安全性,尤为适用于儿童哮喘,但是白三烯调节药的价格较高。在美国使用孟鲁司特治疗的费用大约是使用 FP 的 2 倍,如果比较同期治疗的总费用(包括因哮喘控制不佳、急性加重等额外治疗费用),孟鲁司特组比 FP 组高出 5 倍以上。一项有 191 例 ICS 控制良好的中、重度哮喘患者参加的多中心、双盲试验:每 8 周减少 50％ ICS 用量,并在开始时即加用孟鲁司特钠 10mg 或安慰药共 24 周,结果显示,孟鲁司特钠组晨间和夜间最大呼气流量(PEF)值均保持不变,而安慰药组晨间和夜间 PEF 值均有明显下降。这表明,对于需要高剂量 ICS 的哮喘患者,加用孟鲁司特钠可减少其用量而症状控制良好。另有一项为期 16 周、纳入 639 名患者的多中心研究也显示,有轻度气道阻塞和持续哮喘症状的患者,即使已使用 ICS,同时使用孟鲁司特钠亦可使症状恶化天数减少、无哮喘天数增加,夜间觉醒、β 受体激动药使用减少及晨间 PEFR 上升。这证实孟鲁司特钠与糖皮质激素有协同作用,可减少糖皮质激素用量,以避免高剂量 ICS 的不良反应。另有研究显示,正接受低至中等剂量 ICS 治疗,但呼出气一氧化氮(FeNO)仍处于高水平的轻、中度持续哮喘儿童,补充孟鲁司特钠治疗 3

周后,FeNO 浓度较继续用 ICS 组明显降低,停止治疗 2 周后,FeNO 又恢复到原先水平。这表明孟鲁司特钠对 ICS 还有补充的抗炎作用。所以,白三烯调节药单药主要是用于部分不愿使用 ICS 或不能正确使用 ICS 的轻、中度患者。由于白三烯调节药的抗炎谱相对较窄,所以尚不能完全替代糖皮质激素的抗炎作用,不能单独用于治疗中、重度哮喘患者。将每日用孟鲁司特 10mg 与 BDP 400μg 治疗的轻、中度哮喘患者进行比较发现,BDP 对肺功能的改善显著优于孟鲁司特,间接表明孟鲁司特的抗炎作用低于 ICS。

因为白三烯调节药对 ICS 有一定的相加治疗作用,所以,对吸入中等和大剂量 ICS 后哮喘症状仍控制不满意的中、重度患者,可将白三烯调节药与 ICS 联合使用。

2.与其他联合疗法的比较

白三烯调节药与 ICS 合用有增强药物疗效、减少糖皮质激素使用剂量的作用,但其疗效仍不及 ICS 联用 LABA。在一个涉及 447 例为期 3 个月的双盲、双模拟平行对照研究中,比较了 SM+FP(50μg/100μg)每日 2 次与 FP 100μg 加孟鲁司特 100mg 每天 1 次的疗效。结果显示,前者提高晨间、晚间 PEF 的幅度是后者的 2 倍,而且前者能明显减少急救药物的使用次数,说明前者能更好改善哮喘控制、降低哮喘恶化率。

(三)ICS 联合长效茶碱

1.作用机制及协同效应

茶碱类药物除能抑制磷酸二酯酶,提高平滑肌细胞内的 cAMP 浓度外,同时具有腺苷受体的拮抗作用,刺激肾上腺分泌肾上腺素,增强呼吸肌的收缩,增强气道纤毛清除功能和抗炎作用。目前认为,茶碱可抑制 T 细胞、嗜酸粒细胞、肥大细胞和巨噬细胞等炎症细胞的活化,可干扰肿瘤坏死因子(TNF)-1 的活性,抑制由 TNF-1 诱发的气道高反应性,在哮喘治疗中与糖皮质激素合用可有增效协同作用。有文献报道,使用 BUD 400μg/d 联合小剂量茶碱与单用 BUD 800μg/d 治疗中度哮喘患者可获得相同的疗效,且前者的治疗费用更低,并可避免因大剂量 ICS 对肾上腺皮质轴的抑制作用。茶碱有助于控制大剂量 ICS 而不能有效控制哮喘症状,茶碱联合糖皮质激素治疗优于单用糖皮质激素治疗。吸入 300μg/d 的 BDP 联合小剂量茶碱与吸入 600μg/d 的 BDP 治疗哮喘的临床疗效相当。有学者研究表明,小剂量茶碱配合 ICS,可使皮质激素减量过程缩短,维持剂量小,因而减少了激素的不良反应,几乎不产生茶碱的不良反应。但小剂量吸入 ICS 联合茶碱仅适合于轻度和部分中度哮喘患者。另有学者开展 ICS 联合缓释茶碱治疗中、重度哮喘的研究,表明 ICS 联合缓释茶碱与双倍剂量 ICS 对中、重度哮喘在控制哮喘、改善症状、抗气道炎症方面和改善肺功能方面有相同的疗效和安全性,治疗哮喘具有"节省"激素的作用,认为 ICS 联合缓释茶碱治疗哮喘可减少激素用量及长期大剂量 ICS 所带来的不良反应的潜在危险;并认为在目前的联合治疗方案中,ICS+LABA 是较好的方案,但 LABA 价格较昂贵,而缓释茶碱较便宜,更容易为低收入哮喘人群所接受。所以,对需要使用大剂量 ICS 患者,中等剂量 ICS 联合茶碱可作为一种优先采用的治疗方案之一。

2.与其他联合疗法的比较

与 LABA 相比,长效茶碱的缺点是控制症状稍差,治疗量和中毒剂量接近;优点是有一定的抗炎活性,并且价格低廉。茶碱的扩张支气管作用远远不及 LABA,且有明显的不良反应,如恶心、呕吐、失眠等。Lorenzo 提出,在治疗哮喘中,LABA 比茶碱更有效地增加晨间 PEF

数值,减少急救药物次数,从而提高生活质量。

总之,联合治疗在病情严重度分级为重度持续和单用 ICS 病情控制不佳的中度持续的儿童哮喘的治疗中发挥着重要的作用。应根据患者的具体情况选择不同的联合疗法,部分重度患儿可能需要联合 2 种以上的二线药物使用。据文献报道,联合使用 β_2 受体激动药和茶碱,对扩张支气管没有相加作用。在 ICS 和 LABA 治疗的基础上再加长效茶碱联合治疗是否可以进一步增强疗效,目前尚无临床证据。白三烯调节药与 β_2 受体激动药和茶碱的作用机制明显不同,从理论上讲,白三烯调节药与这两种药物联合应用可能有相加的作用,但尚无循证医学的证据,有待更多的临床观察和研究来回答这些问题。

十、机械通气辅助治疗

(一)无创通气

适用于有严重呼吸困难、又无紧急气管插管指征的患儿,有利于减少呼吸功、减轻呼吸肌疲劳,为药物治疗发挥作用争取时间。该治疗方式可采用面罩行持续气道正压通气(CPAP)。如果应用无创通气后患儿病情无改善甚至恶化,应尽早改为气管插管通气,以免贻误治疗时机。

(二)有创通气

1.适应证

(1)绝对适应证:包括心跳呼吸骤停、严重缺氧、意识状态急剧恶化等。

(2)相对适应证:尽管积极治疗,$PaCO_2$ 仍持续增高($>40mmHg$),伴进行性呼吸性酸中毒,并伴发严重代谢性酸中毒;持续低氧血症,烦躁不安或反应迟钝、呼吸窘迫、大汗淋漓,提示严重呼吸肌疲劳或衰竭;既往曾因哮喘危重状态行气管插管机械通气等。

2.气管插管的方式及应用

(1)方式为推荐经口气管插管。优点在于操作相对简单、快速;导管口径相对较大,便于吸痰和降低气道阻力。哮喘患儿常伴有鼻部疾病如鼻窦炎等,经鼻插管可能增加鼻窦炎、中耳炎的发生率;哮喘患者上机时间一般较短,无须长期进行口腔护理。

(2)插管前先给 100% 氧气吸入,吸痰清理呼吸道,对烦躁不安的患儿可先应用镇静剂如地西泮对症治疗,由操作熟练的医生完成插管。

3.呼吸机参数的设定

设置呼吸机参数需结合重症哮喘的病理生理学特点进行考虑,患者因存在气道阻力增高、呼吸功和静态肺容量增加,而伴有气体陷闭和增加的 auto-PEEP。气体陷闭是由于支气管痉挛、炎症、分泌物等形成的活瓣阻塞气道;静态肺容量增加可导致 auto-PEEP 增高。所以,应采用小潮气量、高吸气流速、低呼吸频率以避免气压伤和过高的 auto-PEEP。同时,采用"允许性高碳酸血症"策略,即在进行低通气纠正低氧血症的同时,允许 $PaCO_2$ 有一定程度的升高,血液 pH 在允许的范围内(一般为 pH>7.2),而不强调使 $PaCO_2$ 迅速降至正常。采用"允许性高碳酸血症"是为了避免并发症的过渡方式,只在常规通气方式和相应措施无效时才考虑使用。

机械通气模式可选择压力控制或者容量控制。压力控制模式采用递减气流,有利于达到吸气峰压(PIP),但是随着气道阻力的变化,潮气量也随之变化,可能导致通气不足、二氧化碳潴留。容量控制模式在没有明显漏气的情况下可输送恒定潮气量,通过测量 PIP 和平台压可动态观察气道阻力的变化,避免气压伤产生;但不足之处是潮气量恒定,若呼气不完全则可造成肺过度膨胀,严重时导致气胸等并发症的发生。PEEP 的应用目前存在争议,但是对于有自主呼吸的患儿,若 PEEP 小于 auto-PEEP 则有利于萎陷的肺泡复张,改善通气/血流比值,增加肺的顺应性,减少呼吸功,缓解呼吸困难。呼吸机参数的初始设置见表 2-3。

表 2-3 危重哮喘患者呼吸机参数的初始设置

参数	推荐
通气模式	A/C
容量/压力控制	容量控制或者压力控制
呼吸频率	低频率,各年龄段正常呼吸频率的 1/2
潮气量	6mL/kg
平台压	<30cmH_2O
吸呼比	1:3,吸气时间 0.75~1.5 秒
PEEP	0~3cmH_2O
FiO_2	开始 100%,此后选择维持 PO_2>60mmHg 最低的浓度

4.镇静剂、麻醉剂和肌松剂的应用

(1)镇静剂:过度焦虑、需要插管的患儿可应用,使用时需严密观察病情。常用地西泮 0.3~0.5mg/kg、咪唑安定等。

(2)麻醉剂:与镇静剂联用可给予患儿舒适感,防止人机对抗,降低氧耗和二氧化碳的产生。首选氯胺酮,其具有镇静、镇痛和舒张支气管的作用,首剂 2mg/kg,之后 0.5~2mg/(kg·h)维持;但氯胺酮有扩张脑血管作用,颅内高压患儿慎用。

(3)肌松剂:如果已用镇静、麻醉药物后仍然存在人机对抗,气道压力高,可考虑使用肌松剂抑制患儿自主呼吸。常用维库溴铵,参考用量为 4 个月内小儿(包括新生儿)首剂 0.01~0.02mg/kg,5 个月以上小儿 0.08~0.1mg/kg,静脉注射,速度为 0.8~1.4μg/(kg·h)。使用时间不宜过长,尤其是与糖皮质激素合用时容易发生急性肌病综合征。

5.撤机指征

气道阻力下降,PaO_2 正常,镇静药、麻醉药和肌松剂已撤除,症状体征明显好转后考虑撤机。

6.常见并发症

包括低血压、气压伤、低氧、气胸、皮下气肿、心搏骤停等。

第九节 支气管扩张

支气管扩张症以亚段支气管持续扩张为特征,伴支气管壁及支气管周围组织的炎症性破坏和管腔内渗出物积聚。根据其发生原因分为先天性(婴儿多为支气管软骨发育缺陷,年长儿多为支气管肌肉及弹力纤维发育缺陷)和后天性两类,后者多由慢性肺部感染引起,如麻疹、百日咳和重症肺炎等。百日咳患儿可伴支气管扩张,但数个月后常可恢复正常。国外报道,囊性纤维化和感染是儿童支气管扩张的重要原因。其他因素包括异物吸入、支气管淋巴结结核、哮喘、肿瘤、各种原因引起的慢性肺炎等。免疫缺陷的患儿,尤其是低免疫球蛋白血症者反复患细菌性肺炎和支气管炎后可发生支气管扩张。其确切机制尚不明确,一般认为感染和支气管阻塞是支气管扩张的两个根本致病因素,感染后剧烈咳嗽、管腔内分泌物的淤滞等可促使损伤软化的支气管壁扩张。

一、病因

先天性少见,可因支气管软骨发育缺陷或气管支气管肌肉及弹性纤维发育缺陷所致;继发性多见,多继发于急、慢性呼吸道感染及支气管阻塞后。支气管-肺反复感染和阻塞使支气管壁的炎症和破坏进一步加重,逐渐发展为支气管扩张。

二、临床表现

支气管扩张可发生于任何年龄,但多见于青少年。大多数患者在幼年曾有麻疹、百日咳或支气管肺炎迁延不愈病史,一些支气管扩张患者可能伴有慢性鼻窦炎或家族性免疫缺陷病史。

(一)症状

典型的症状为慢性咳嗽、大量脓痰和反复咯血,还有反复肺部感染等症状。

1.慢性咳嗽、大量脓痰

咳嗽是支气管扩张症最常见的症状(超过90%),且多伴有咳痰(75%～100%),系支气管扩张部位分泌物积储,改变体位时分泌物刺激支气管黏膜所致。故咳嗽的发生与体位改变有关,患者常在晨起或夜间卧床转动体位时咳嗽、咳痰量增多。痰液可为黏液性、黏液脓性或脓性。合并感染时咳嗽和咳痰量明显增多,可呈黄绿色脓痰,重症患者痰量可达每天数百毫升。引起感染的常见病原体为铜绿假单胞菌、金黄色葡萄球菌、流感嗜血杆菌、肺炎链球菌和卡他莫拉菌。如果痰液有臭味,提示合并有厌氧菌感染。感染时,收集于玻璃瓶中的痰液静置后出现分层的特征:上层为泡沫,下层为脓性成分,中层为混浊黏液,下层为坏死组织沉淀物。但目前这种典型的痰液分层表现较少见。

2.反复咯血

50%～70%的患者有程度不等的咯血,可从痰中带血至大量咯血,咯血量与病情严重程度、病变范围并不完全一致。部分患者以反复咯血为唯一症状,平时无咳嗽、咳脓痰等症状,临床上称为"干性支气管扩张",其支气管扩张多位于引流良好的部位。

3.反复肺部感染

反复肺部感染的特点是同一肺段反复发生肺炎并迁延不愈,常由上呼吸道感染向下蔓延所致,出现发热、咳嗽加剧、痰量增多、胸闷、胸痛等症状。约三分之一的患者可出现非胸膜性胸痛。

4.慢性感染中毒症状

反复继发感染可有全身中毒症状,如发热、乏力、食欲减退、消瘦、贫血等。由于支气管持续的炎症反应,部分患者可出现可逆性的气流阻塞和气道高反应性,表现为喘息、呼吸困难和发绀。72%～83%患者伴有呼吸困难,这与支气管扩张的严重程度及痰量相关。重症支气管扩张患者由于支气管周围肺组织化脓性炎症和广泛的肺组织纤维化,可并发阻塞性肺气肿、肺心病、右心衰竭,继而出现相应症状。

(二)体征

早期或干性支气管扩张可无异常肺部体征,病程加重或继发感染时常可闻及下胸部、背部固定而持久的局限性、粗湿性啰音。这是支气管扩张症的特征性表现,多自吸气早期开始,吸气中期最响亮,持续至吸气末。约三分之一的患者可闻及哮鸣音或粗大的干性啰音。部分慢性患者伴有杵状指(趾),出现肺气肿、肺心病等并发症时有相应体征。

三、辅助检查

(一)胸部影像学检查

怀疑支气管扩张症时应先进行胸部影像学检查。绝大多数支气管扩张症患者的胸片影像学异常,可表现为灶性肺炎、散在不规则高密度影、线性或盘状不张;也可有特征性的气道扩张和增厚,表现为类环形阴影或轨道征。胸部影像学检查还可确定有无肺部并发症(如肺源性心脏病等),并可与其他疾病进行鉴别。

1.X线平片

平片对支气管扩张的敏感性较差。早期轻症患者常无特殊发现,以后可显示一侧或双侧下肺纹理局部增多及增粗。而典型的X线表现为粗乱肺纹理中有多个不规则的蜂窝状透亮阴影或沿支气管的卷发状阴影,感染时阴影内出现液平面。所有患者均应有基线胸部平片,通常不需要定期复查。

2.CT扫描

普通CT扫描诊断支气管扩张的敏感性和特异性分别是66%和92%;而高分辨CT(HRCT)诊断的敏感性和特异性均可达到90%以上,已成为支气管扩张的主要诊断方法。支气管扩张症的HRCT主要表现为支气管内径与其伴行动脉直径比例的变化,正常值为0.62±0.13(老年人及吸烟者的数值可能差异较大),所显示的支气管扩张的严重程度与肺功能气流阻塞程度相关。其特征性表现为管壁增厚的柱状扩张或成串成簇的囊样改变;此外,还可见到气道壁增厚(支气管内径<80%外径)、黏液阻塞、树枝发芽征及马赛克征。当CT扫描层面与支气管平行时,扩张的支气管呈"双轨征"或"串珠"状改变;当扫描层面与支气管垂直时,扩张的支气管呈环形或厚壁环形透亮影,与伴行的肺动脉形成"印戒征";当多个囊状扩张的支气管彼此相邻时,则表现为"蜂窝"状改变;当远端支气管较近段扩张更明显且与扫描平面平行时,

则呈杵状改变。

根据 CT 所见支气管扩张症可分为 4 型,即柱状型、囊状型、静脉曲张型及混合型。支气管扩张症患者 CT 表现为肺动脉扩张时,提示肺动脉高压,是预后不良的重要预测因素。HRCT 检查通常不能区分已知原因的支气管扩张和不明原因的支气管扩张。但当存在某些特殊病因时,支气管扩张病变的分布和 CT 表现可能对病因有提示作用,如变应性支气管肺曲霉病患者的支气管扩张通常位于肺上部和中心部位,远端支气管通常正常。尽管 HRCT 可能提示某些特定疾病,但仍需要结合临床及实验室检查综合分析。一般无须定期复查 HRCT,但体液免疫功能缺陷的支气管扩张症患者应定期复查,以评价疾病的进展程度。

3.支气管碘油造影

该技术是确诊支气管扩张的主要依据,可确定支气管扩张的部位、性质、范围和病变的程度,为外科决定手术指征和切除范围提供依据。但由于这一技术为创伤性检查,现已被 CT 取代。

(二)其他检查

以下检查有助于支气管扩张的病情或病因诊断。

1.血常规检查

白细胞总数和分类一般在正常范围,当细菌感染所致的急性加重时,白细胞计数和分类升高。白细胞和中性粒细胞计数、血沉、C-反应蛋白可反映疾病活动性及感染导致的急性加重。

2.免疫功能检查

支气管扩张症患者气道感染时各种血清免疫球蛋白(IgG、IgA、IgM)均可升高,合并免疫功能缺陷时则可出现免疫球蛋白缺乏。不推荐常规测定血清 IgE 或 IgG 亚群,可酌情筛查针对破伤风类毒素和肺炎链球菌、B 型流感嗜血杆菌荚膜多糖(或其他可选肽类、多糖抗原)的特异性抗体的基线水平。

在以下情况可考虑检测类风湿因子、抗核抗体、抗中性粒细胞胞质抗体及其他免疫功能检查:免疫球蛋白筛查显示缺乏时;免疫球蛋白筛查正常但临床怀疑免疫缺陷时(合并身材矮小、颜面异常、心脏病变、低钙血症、腭裂、眼皮肤毛细血管扩张症、湿疹、皮炎、淤斑、内分泌异常、无法解释的发育迟缓、淋巴组织增生或缺失、脏器肿大、关节症状等);确诊或疑似免疫性疾病家族史;虽经正规的抗菌药物治疗,但存在反复或持续的严重感染(危及生命、需外科干预),包括少见或机会性的微生物感染或多部位受累(如同时累及支气管树和中耳或鼻窦)。

3.微生物学检查

支气管扩张症患者均应行下呼吸道微生物学检查,应留取深部痰标本或通过雾化吸入获得痰标本;急性加重时应在应用抗菌药物前留取痰标本。标本应在留取后 1 小时内送至微生物室,如果既往的培养结果均阴性,应至少在不同日留取 3 次以上的标本,以提高阳性率。痰液检查常显示含有丰富的中性粒细胞以及定植或感染的多种微生物,持续分离出金黄色葡萄球菌和(或)在儿童样本中分离出铜绿假单胞菌时,需先排除变应性支气管肺曲霉病或囊性纤维化。痰培养及药敏试验对抗菌药物的选择具有重要的指导意义。

4.血气分析

血气分析可用于评估患者的肺功能受损状态,判断是否合并低氧血症和(或)高碳酸血症。

5.纤维支气管镜检查

通过该检查可发现支气管扩张症患者的出血、扩张或阻塞部位。但支气管镜下表现多无特异性,较难看到解剖结构的异常和黏膜炎症表现,故支气管扩张症患者不需常规行支气管镜检查。以单叶病变为主的儿童支气管扩张症患者及成人病变局限者可行支气管镜检查,以排除异物堵塞;多次痰培养阴性及治疗反应不佳者,可经支气管镜保护性毛刷或支气管肺泡灌洗获取下呼吸道分泌物;HRCT 提示非典型分枝杆菌感染而痰培养阴性者,应考虑支气管镜检查。支气管镜标本细胞学检查发现含脂质的巨噬细胞时提示存在胃内容物误吸。

6.肺功能测定

建议所有患者均应行肺通气功能检查(FEV$_1$、FVC、呼气峰流速),至少每年复查 1 次,免疫功能缺陷或原发性纤毛运动障碍者每年至少复查 4 次。该测定可证实由弥散性支气管扩张或相关的阻塞性肺病导致的气流受限。其中,以阻塞性通气功能障碍较为多见($>80\%$);$33\%\sim76\%$患者的气道激发试验证实存在气道高反应性;多数患者弥散功能进行性下降,且与年龄及 FEV$_1$ 下降相关;对于合并气流阻塞的患者,尤其是年轻患者应行舒张试验,评价用药后肺功能的改善情况,40%患者可出现舒张试验阳性;运动肺功能试验应作为肺康复计划的一部分;静脉使用抗菌药物治疗前后测定 FEV$_1$ 和 FVC 可以提供病情改善的客观证据;所有患者口服或雾化吸入抗菌药物治疗前后均应行通气功能和肺容量测定。

7.其他特殊检测

囊性纤维化是西方国家常见的常染色体隐性遗传病。由于我国罕见报道,因此该项监测不需作为常规筛查,但在临床高度可疑时可进行以下检查:2 次汗液氯化物检测及囊性纤维化跨膜传导调节蛋白基因突变分析。成人患者在合并慢性上呼吸道疾病或中耳炎时可用糖精试验和(或)鼻呼出气一氧化氮测定筛查纤毛功能,特别是自幼起病、以中叶支气管扩张为主、合并不育或右位心者尤其需检查,疑诊者需取纤毛组织进一步详细检查。

四、诊断

(一)病史采集和评估

诊断支气管扩张症时应全面采集病史,包括既往史(特别是幼年时下呼吸道感染性疾病的病史)、误吸史、呼吸道症状和全身症状、有害物质接触史等。对于确诊支气管扩张症的患者应记录痰的性状、评估 24 小时痰量、每年因感染导致急性加重次数以及抗菌药物使用情况,还应查找支气管扩张的病因,并评估疾病的严重程度。

(二)支气管扩张症的诊断

根据反复咳脓痰和(或)咯血等临床表现,结合幼年有诱发支气管扩张的呼吸道感染病史,一般临床可做出初步诊断。HRCT 可显示支气管扩张的异常影像学改变,是确诊支气管扩张症的主要手段。当患者出现下述表现时需进行胸部 HRCT 检查,以排除支气管扩张:持续排痰性咳嗽、咯血或痰中有铜绿假单胞菌定植,且年龄较轻,症状持续多年,无吸烟史;无法解释的咯血或无痰性咳嗽;下呼吸道感染治疗反应不佳,不易恢复,反复急性加重。

(三)病因诊断

(1)继发于下呼吸道感染,如结核和非结核分枝杆菌感染、百日咳、细菌感染、病毒感染及支原体感染等,是我国支气管扩张症最常见的原因。对所有疑诊支气管扩张的患者需仔细询问既往病史。

(2)所有支气管扩张症患者均应评估上呼吸道症状,合并上呼吸道症状可见于纤毛功能异常、体液免疫功能异常、囊性纤维化、黄甲综合征及杨氏综合征(无精子症、支气管扩张、鼻窦炎)。

(3)对于没有明确既往感染病史的患者,需结合病情特点完善相关检查。

五、鉴别诊断

支气管扩张是一种不可逆性的肺损害,需与其鉴别的疾病主要为慢性支气管炎、肺脓肿、肺结核、先天性肺囊肿、支气管肺癌和心血管疾病等。仔细研究病史和临床表现,并参考胸片、HRCT、纤维支气管镜和支气管造影的特征常可做出明确的鉴别诊断。

(一)慢性支气管炎

多发生于中老年吸烟患者,表现多为白色黏液痰,一般在感染急性发作时才出现脓性痰,且多在冬、春季多发,反复咯血少见,两肺底可闻及部位不固定的干湿性啰音。

(二)肺脓肿

本病起病急,起病初期多有吸入因素,表现为反复不规则高热、咳嗽、大量脓臭痰,患者消瘦、贫血等全身慢性中毒症状明显。X线检查可见厚壁空洞,形态可不规则,内可有液平面,周围有慢性炎症浸润及条索状阴影团片状阴影,经有效抗生素治疗后炎症可完全吸收消散。

(三)肺结核

所有年龄段的患者均可发病,常有低热、盗汗等结核性中毒症状及慢性咳嗽、咳痰、咯血和胸痛等呼吸系统症状,约半数有不同程度咯血;可以咯血为首发症状,出血量多少不一,病变多位于双上肺野,X线胸片提示肺浸润性病灶或结节状空洞样改变,痰结核杆菌检查可确诊。

(四)先天性肺囊肿

多在体检或合并急性感染时发现,X线检查肺部可见多个边界纤细的圆形或椭圆形阴影,壁较薄,周围组织无炎症浸润,胸部CT检查和支气管造影可助诊断。

(五)支气管肺癌

多见于40岁以上患者,可伴有咳嗽、咳痰、胸痛;咯血小量到中量,多为痰中带血,持续性或间断性,大咯血者较少见。影像学检查、痰涂片细胞学检查、气管镜检查等有助于诊断。

(六)心血管疾病

多有心脏病病史,常见疾病包括风湿性心脏病二尖瓣狭窄、急性左心衰竭、肺动脉高压等。体检可能有心脏杂音,咯血量可多可少。肺水肿时咳大量浆液性粉红色泡沫样血痰为其特点。

六、治疗

支气管扩张症的治疗目的包括:确定并治疗潜在病因以阻止疾病进展,维持或改善肺功能,减少急性加重,减少日间症状和急性加重次数,改善患者的生活质量。支气管扩张症的治疗以内科控制感染和促进痰液引流为主,必要时应考虑外科手术切除治疗。

（一）内科治疗

一般而言,支气管扩张是解剖上的破坏性改变,是不可逆的。因此,内科治疗的目标是控制症状以及延缓疾病的进展。支气管扩张通常继发于其他疾病,故应对原发病及时进行治疗,对合并的鼻窦炎等应进行彻底治疗。此外,应根据病情加强支持治疗、合理安排休息,同时避免受凉、劝导戒烟,预防呼吸道感染。

1.控制感染

控制感染是支气管扩张症急性感染期的主要治疗措施。

支气管扩张症患者出现急性加重、并发症状恶化,即咳嗽、痰量增加或性质改变、脓痰增加和(或)喘息、气急、咯血及发热等全身症状时,应考虑应用抗菌药物。仅有脓性痰液或仅痰培养阳性不是应用抗菌药物的指征。许多支气管扩张症患者频繁应用抗菌药物,易于造成细菌对抗菌药物耐药,且气道细菌定植部位易于形成生物被膜,阻止药物渗透,故推荐对大多数患者进行痰培养。急性加重期开始抗菌药物治疗前应送痰培养,在等待培养结果时即应开始经验性抗菌药物治疗。

关于支气管扩张症患者急性加重时的微生物学研究资料很少,目前认为急性加重由定植菌群所致。60%~80%的稳定期支气管扩张症患者存在潜在致病菌的定植,最常分离出的细菌为流感嗜血杆菌和铜绿假单胞菌,其他革兰氏阳性菌(如肺炎链球菌和金黄色葡萄球菌)也可定植于患者的下呼吸道。应对支气管扩张症患者定期进行支气管细菌定植状况的评估。痰培养和经支气管镜检查均可用于评估支气管扩张症患者细菌定植状态,两者的评估效果相当。急性加重期初始经验性治疗应针对这些定植菌,根据有无铜绿假单胞菌感染的危险因素及既往细菌培养结果选择抗菌药物。

铜绿假单胞菌感染的危险因素须至少符合以下 4 个条件中的 2 个:①近期住院;②频繁(每年 4 次以上)或近期(3 个月以内)应用抗生素;③重度气流阻塞($FEV_1 < 30\%$);④口服糖皮质激素(最近 2 周每天口服泼尼松超过 2 周)。无铜绿假单胞菌感染高危因素的患者应立即经验性使用对流感嗜血杆菌有活性的抗菌药物。轻症者可选用口服氨苄西林或阿莫西林 6.7~13.3mg/kg,最大剂量不超过 0.5g,每天 4 次,或选用第一、二代头孢菌素;重症患者,常需静脉联合用药。对有铜绿假单胞菌感染高危因素的患者,应选择有抗铜绿假单胞菌活性的抗菌药物(见表 2-4)。如有厌氧菌混合感染,可加用甲硝唑或替硝唑。

表 2-4 支气管扩张症急性加重期初始经验性治疗推荐使用的抗菌药物

高危因素	常见病原体	初始经验性治疗的抗菌药物选择
无铜绿假单胞菌感染高危因素	肺炎链球菌、流感嗜血杆菌、卡他莫拉菌、金黄色葡萄球菌、肠道菌群(肺炎克雷伯杆菌、大肠埃希菌等)	氨苄西林/舒巴坦、阿莫西林/克拉维酸、第二代头孢菌素、第三代头孢菌素(头孢三嗪、头孢噻肟)、莫西沙星、左氧氟沙星
有铜绿假单胞菌感染高危因素	上述病原体+铜绿假单胞菌	具有抗假单胞菌活性的 β-内酰胺类抗生素(如头孢他啶、头孢吡肟、哌拉西林/他唑巴坦、头孢哌酮/舒巴坦、亚胺培南、美罗培南等)、氨基糖苷类、喹诺酮类(环丙沙星或左氧氟沙星),可单独应用或联合应用

应及时根据病原体检测、药敏试验结果和治疗反应调整抗菌药物治疗方案,并尽可能应用支气管穿透性好且可降低细菌负荷的药物。若存在一种以上的病原菌,应尽可能选择能覆盖所有致病菌的抗菌药物。临床疗效欠佳时,需根据药敏试验结果调整抗菌药物,并即刻重新送检痰培养。若因耐药无法单用一种药物,可联合用药,但没有证据表明两种抗菌药物联合治疗对铜绿假单胞菌引起的支气管扩张症急性加重有益。采用抗菌药物轮换策略有助于减轻细菌耐药性,但目前尚无临床证据支持其常规应用。急性加重期不需常规使用抗病毒药物。

急性加重期抗菌药物治疗的最佳疗程尚不确定,建议所有急性加重治疗疗程均应为14天左右。支气管扩张症稳定期患者长期口服或吸入抗菌药物的效果及其对细菌耐药的影响尚需进一步研究。

2.祛除痰液

方法包括体位引流等排痰技术、药物稀释脓性痰等,必要时还可经纤维支气管镜吸痰,以提高通气的有效性,维持或改善运动耐力,缓解气短、胸痛症状。

(1)常见的排痰技术

①体位引流:把病变部位抬高,利用重力作用将某一肺叶或肺段中的分泌物引流至肺门处,再行咯出,排除积痰,减少继发感染及中毒症状。有效清除气道分泌物是支气管扩张症患者,特别是慢性咳痰和(或)HRCT表现为黏液阻塞者长期治疗的重要环节。痰量不多的患者也应学习排痰技术,以备急性加重时应用。按病变部位采取合适体位,使之处于高位引流,每天2~4次,每次15~30分钟。胸部CT结果有助于选择合适的体位。体位引流时,间歇做深呼吸后用力咳痰,轻拍患部;痰液黏稠不易引流者,可先雾化吸入稀释痰液,使其易于引流;对痰量较多的患者,要防止痰量过多涌出而发生窒息;喘憋患者进行体位引流时可联合应用无创通气。引流治疗时可能需要采取多种体位,以致患者容易疲劳,每天多次治疗一般不易耐受,但通常对氧合状态和心率无不良影响。体位引流应在饭前或饭后1~2小时内进行。禁忌证包括无法耐受所需体位、无力排出分泌物、正接受抗凝治疗、胸廓或脊柱骨折、近期大咯血和严重骨质疏松者。

②震动拍击:腕部屈曲,手呈碗形在胸部拍打或使用机械震动器使聚积的分泌物易于咳出或引流。可与体位引流配合应用。

③主动呼吸训练:一项随机对照研究结果表明,主动呼吸训练联合体位引流效果优于坐位主动呼吸训练。每次胸部扩张练习应包含三部分,即深吸气、用力呼气、呼吸控制。深吸气,可使气流通过分泌物进入远端气道;用力呼气可使呼气末等压点向小气道一端移动,从而有利于远端分泌物清除;呼吸控制,即运动膈肌缓慢呼吸,可避免用力呼气加重气流阻塞。合并呼吸困难且影响到日常活动的支气管扩张症患者可进行吸气肌训练。两项小规模随机对照研究结果表明,与无干预组相比,吸气肌训练可显著改善患者的运动耐力和生活质量。

④雾化治疗:包括气道湿化(清水雾化)、雾化吸入盐水、短时雾化吸入高张盐水、雾化吸入特布他林。祛痰治疗前雾化吸入灭菌用水、生理盐水或临时吸入高张盐水并预先吸入 β_2 受体激动剂,可提高祛痰效果;首次吸入高张盐水时,应在吸入前和吸入后5分钟测定 FEV_1 或呼气峰流速,以评估有无气道痉挛;气道高反应性患者吸入高张盐水前应预先应用支气管舒张剂。

⑤其他:如无创通气,正压呼气装置通过呼气时产生震荡性正压,防止气道过早闭合,有助于痰液排出。无创通气可改善部分合并慢性呼吸衰竭的支气管扩张症患者的生活质量;长期无创通气治疗可缩短部分患者的住院时间,但尚无确切证据证实其对病死率有影响。此外,也可采用胸壁高频震荡技术等。

患者可根据自身情况选择单独或联合应用上述祛痰技术,每天 1~2 次,每次持续时间不应超过 20~30 分钟,急性加重期可酌情调整持续时间和频度。

(2)药物稀释脓性痰

①祛痰剂:气道黏液高分泌及黏液清除障碍导致黏液潴留是支气管扩张症的特征性改变。急性加重时可口服溴己新 8~16mg,每天 3 次;或口服盐酸氨溴索片 30mg,每天 3 次。应用羟甲半胱氨酸可改善气体陷闭。

②支气管舒张剂:支气管扩张症患者常常合并气流阻塞及气道高反应性,引起支气管痉挛,影响痰液排出。因此,在不咯血情况下,可应用支气管舒张剂,如口服氨茶碱 0.1g,每天 3~4 次,或其他缓释茶碱制剂,必要时可加用支气管舒张剂喷雾吸入。合并气流阻塞的患者应进行支气管舒张试验,以评价气道对 β_2 受体激动剂或抗胆碱能药物的反应性,从而指导治疗;不推荐常规应用甲基黄嘌呤类药物。

(3)纤维支气管镜下吸痰:若经体位引流痰液仍难排出,可经纤维支气管镜吸痰,并用生理盐水冲洗稀释痰液。

3.抗炎症治疗

慢性气道炎症是支气管扩张的一个重要致病机制。抗炎症治疗可减轻气道炎症,帮助受损气道黏膜和纤毛功能的修复。目前对于小剂量大环内酯类药物的抗炎症作用研究较多,其中红霉素、罗红霉素、克拉霉素和阿奇霉素等,对弥散性泛细支气管炎和支气管扩张的治疗有一定的效果,可以减轻气道黏液分泌,破坏铜绿假单胞菌的生物膜,减少发作次数。吸入糖皮质激素可拮抗气道慢性炎症。少数随机对照研究结果显示,吸入激素可减少排痰量,改善患者的生活质量,有铜绿假单胞菌定植者改善更明显,但对肺功能及急性加重次数并无影响。目前证据不支持常规使用吸入性激素治疗支气管扩张(合并支气管哮喘者除外)。

4.咯血的治疗

(1)大咯血的紧急处理:大咯血是支气管扩张症致命的并发症,一次咯血量超过 200mL 或 24 小时咯血量超过 500mL 为大咯血,严重时可导致窒息。预防咯血窒息可视为大咯血治疗的首要措施,应首先保证气道通畅,改善氧合状态,稳定血流动力学状态。咯血量少时应安抚患者,缓解其紧张情绪,嘱其患侧卧位休息。出现窒息时应采取头低足高的 45°俯卧位,用手取出患者口中的血块,轻拍健侧背部促进气管内的血液排出。若采取上述措施无效时,应迅速进行气管插管,必要时行气管切开术。

(2)药物治疗

①垂体后叶素:为治疗大咯血的首选药物,一般静脉注射后 3~5 分钟起效,可维持 20~30 分钟。用法:垂体后叶素 5~10U 加 5% 葡萄糖注射液 20~40mL,稀释后缓慢静脉注射,约 15 分钟注射完毕,继之以 10~20U 加生理盐水或 5% 葡萄糖注射液 500mL 稀释后,以每小时 0.1U/kg 的速度静脉滴注,出血停止后再继续使用 2~3 天以巩固疗效。但支气管扩张伴有冠

状动脉粥样硬化性心脏病、高血压、肺源性心脏病、心力衰竭者以及孕妇均忌用垂体后叶素。

②促凝血药：为常用的止血药物，可酌情选用抗纤维蛋白溶解药物。如氨基己酸 4～6g 加入生理盐水 100mL，15～30 分钟内静脉滴注后以 1g/h 维持，或氨甲苯酸 100～200mg 加入 5% 葡萄糖注射液或生理盐水 40mL 内静脉注射，2 次/天。亦可应用增加毛细血管抵抗力和血小板功能的药物，如酚磺乙胺 250～500mg，肌内注射或静脉滴注，2～3 次/天；还可给予血凝酶 1～2kU 静脉注射，5～10 分钟起效，可持续 24 小时。

③其他药物：如普鲁卡因皮内试验阴性（0.25% 普鲁卡因溶液 0.1mL 皮内注射）者可予 150mg 加生理盐水 30mL 静脉滴注，1～2 次/天；酚妥拉明 5～10mg 以生理盐水 20～40mL 稀释静脉注射，然后以 10～20mg 加于生理盐水 500mL 内静脉滴注，不良反应主要为直立性低血压、恶心、呕吐、心绞痛及心律失常等。

（3）介入治疗或外科手术治疗：支气管动脉栓塞术和（或）手术是大咯血的一线治疗方法。①支气管动脉栓塞术：经支气管动脉造影像病变血管内注入可吸收的明胶海绵行栓塞治疗，对大咯血的治愈率为 90% 左右，随访 1 年未复发的患者可达 70%；对于肺结核导致的大咯血，支气管动脉栓塞术后 2 周咯血的缓解率为 93%，术后 1 年为 51%，2 年为 39%。最常见的并发症为胸痛（34.5%），脊髓损伤发生率及致死率低。②经气管镜止血：大量咯血不止者，可经气管镜确定出血部位后，用浸有稀释肾上腺素的海绵压迫或填塞于出血部位止血，或在局部应用凝血酶或气囊压迫控制出血。③手术：反复大咯血用上述方法无效、对侧肺无活动性病变且肺功能储备尚佳又无禁忌证者，可在明确出血部位的情况下考虑肺切除术。适合肺段切除的人数极少，绝大部分要行肺叶切除。

（二）外科治疗

目前大多数支气管扩张症患者应用药物治疗有效，不需要手术治疗。手术适应证：①急性下呼吸道感染反复发作，积极药物治疗仍难以控制症状者；②大咯血危及生命或经药物、介入治疗无效者；③局限性支气管扩张者，病变范围局限于一侧肺、不超过 2 个肺叶，术后最好能保留 10 个以上肺段。

患者若全身情况良好，可根据病变范围做肺段或肺叶切除术。如病变较轻且症状不明显、非柱状支气管扩张、痰培养铜绿假单胞菌阳性、病变较广泛累及双侧肺、切除术后残余病变、伴有严重呼吸功能损害者，则不宜手术治疗。

术后并发症的发生率为 10%～19%，老年人并发症的发生率更高；术后病死率＜5%。

第十节　肺脓肿

肺脓肿是指由各种细菌感染引起的肺实质炎性病变，坏死液化，形成内含脓液的洞腔；主要继发于肺炎，其次并发于败血症。偶见邻近组织化脓病灶，如肝脓肿、膈下脓肿或脓胸蔓延到肺部。此外，肿瘤或异物压迫可使支气管阻塞而继发化脓性感染，肺吸虫、蛔虫及阿米巴虫等也可引起肺脓肿。原发性或继发性免疫功能低下和免疫抑制药的应用均可促使其发生。

一、病因及发病机制

（一）发病原因

本病的病原以金黄色葡萄球菌、厌氧菌最多见,其次为肺炎链球菌、流感嗜血杆菌、溶血性链球菌、克雷伯杆菌、大肠埃希杆菌、铜绿假单胞菌等,后者往往与厌氧菌混合感染。

（二）发病机制

肺脓肿多继发于肺炎,其次为败血症,少数病例可由邻近组织化脓性病灶,如肝脓肿、膈下脓肿或脓胸蔓延至肺部引发。吸入性肺脓肿多见于年长儿,血源性肺脓肿、继发性肺脓肿多见于婴幼儿。

二、临床表现

起病较急、发热无定型、有持续或弛张型高热,可伴寒战、咳嗽,可为阵发性,有时出现呼吸增快或喘憋,有胸痛或腹痛,常见盗汗、乏力、体重下降,婴幼儿多伴呕吐与腹泻。若脓肿与呼吸道相通,咳出臭味脓痰,则与厌氧菌感染有关,可咳血痰,甚至大咯血。若脓肿破溃并与胸腔相通,则成脓胸及支气管胸膜瘘,症状可随大量痰液排出而减轻,一般患侧胸廓运动减弱,叩诊呈浊音,呼吸音减低。若脓腔较大并与支气管相通,局部叩诊可呈空瓮音,并可闻及管状呼吸音或干湿啰音,语音传导增强,严重者有呼吸困难及发绀,慢性者可见杵状指(趾)。

三、辅助检查

1.血常规检查

急性期血白细胞总数可达$(20\sim30)\times10^9$ 个/升或更高,中性粒细胞在 90％以上。核明显左移,常有中毒颗粒。慢性期白细胞可稍升高或正常,可见红细胞和血红蛋白减少。

2.痰液检查

痰液静置后分三层,上层为泡沫、中层为清液、下层为黏液脓块或坏死组织,可将下层脓块进行涂片和培养。脓痰镜检时见弹力纤维,证明肺组织有破坏。

3.病原学检查

对脓痰或从气管吸取的分泌物进行培养检测病原菌,从痰涂片革兰染色、痰液普通培养中可找到致病菌。因为本病多为以厌氧菌为主的混合感染,所以若疑为本病应同时做厌氧菌培养。

4.X 线胸片检查

应做正侧位胸片。早期可仅见炎性浸润影,边缘不清,若脓肿形成则为团片状浓密阴影,分布在一个或数个肺段。肺脓肿形成后,大量脓痰经支气管排出,胸片上可见带有含气液平面的圆形空洞,内壁光滑或略有不规则。慢性肺脓肿腔壁变厚,周围为密度增高的纤维索条,可伴支气管扩张、胸膜增厚;血源性肺脓肿在两肺可见多个团片状浓密阴影。支气管碘油造影用于慢性肺脓肿可疑并发支气管扩张的患者。

5.胸部 CT 检查

CT 对肺脓肿的早期诊断价值较大,对显示空洞壁情况及病灶周围肺野情况优于 X 线,能更准确定位并有助于做体位引流和外科手术治疗。CT 可用于鉴别肺脓肿和有气液平的局限性脓胸、发现体积较小的脓肿和葡萄球菌肺炎引起的肺气囊腔。肺脓肿早期可见大片状密度增高影,边界模糊,中央密度较高,边缘密度较淡。当病灶坏死、液化可出现多个低密度病灶,继而形成空洞,其内可见液气平面。

6.MRI 检查

肺脓肿内坏死液化组织在 MRI 中呈 T_1WI 低或中等信号、T_2WI 高信号,空洞内气体均为低信号。

7.核医学核素标记

该技术通过放射性核素标记白细胞显像,病变区灶性呈高密度影,空洞呈轮圈状浓聚影。

8.纤维支气管镜检查

纤维支气管镜检查有助于明确病因和病原学诊断,并可用于治疗。如有气道内异物,可取出异物使气道引流通畅;如疑为肿瘤阻塞,则可取病理标本。该技术还可经纤维支气管镜插入导管,尽量接近或进入脓腔,吸引脓液、冲洗支气管及注入抗生素,以提高疗效与缩短病程。

四、诊断和鉴别诊断

(一)诊断

根据患儿急性起病的发热、咳嗽或伴脓痰,痰有臭味的病史,以及慢性肺脓肿的患者伴杵状指(趾)等表现,结合血象、X 线胸片对本病可做诊断;肺 CT、MRI 能早期、精确诊断。

由于引起小儿肺脓肿的原因很多,其中最常见的原因是感染。在临床的诊断思考方面,除了要注意肺脓肿的临床表现外,还需尽快查清楚感染的病原体,做出病因诊断,以便指导临床治疗和估计预后。对反复发作或慢性迁延的患者,还要尽可能明确导致反复感染的原发疾病和诱因,如营养不良、营养性贫血、原发性或继发的免疫缺陷病等。

(二)鉴别诊断

在诊断肺脓肿时还要注意与空洞性肺结核继发感染、先天性肺囊肿继发感染等进行鉴别。

1.空洞性肺结核

空洞性肺结核是一种慢性病,起病缓慢,病程长,可有长期咳嗽、午后低热、乏力、盗汗、食欲缺乏或有反复咯血。X 线胸片显示空洞壁较厚,好发于上叶尖后段及下叶背段,病灶周围可有卫星灶;多无气液平,痰中可找到结核分枝杆菌。但当合并肺部感染时,可出现急性感染症状和咳大量脓臭痰,且由于化脓性细菌大量繁殖,痰中难以找到结核分枝杆菌,此时要详细询问病史。如一时不能鉴别,可按急性肺脓肿治疗,控制急性感染后,胸片可显示纤维空洞及周围多形性的结核病变,痰结核分枝杆菌可阳转。

2.先天性肺囊肿

先天性肺囊肿继发感染时,囊肿内可见气液平,周围炎症反应轻,液性囊肿呈界限清晰的圆形或椭圆形阴影,全气囊肿呈圆形或椭圆形薄壁透亮囊腔影;无明显中毒症状和脓痰。如有以往的 X 线胸片作对照,更容易鉴别。

3.肺大疱

见于金黄色葡萄球菌肺炎或病毒性肺炎后。X 线胸片上肺大疱壁薄,形成迅速,并可在短时间内自然消失。

4.大叶性肺炎

与肺脓肿早期表现类似,但大叶性肺炎病程短,一般 7～10 天可痊愈。

5.支气管扩张继发感染

根据既往严重肺炎或结核病等病史,典型的清晨起床后大量咳痰,结合 X 线胸片、肺 CT 及支气管造影所见,可以鉴别。

五、治疗

抗菌药物治疗和脓液引流是主要的治疗原则,同时还需要进行支持及对症治疗,必要时行手术疗法。

(一)抗菌药物治疗

吸入性肺脓肿多为厌氧菌感染,一般均对青霉素敏感,仅脆弱拟杆菌对青霉素不敏感,但对林可霉素、克林霉素和甲硝唑敏感。早期可用青霉素 10 万 U/(kg·d),疗程 4～6 周;随后根据痰细菌培养及敏感试验选用敏感抗生素,如头孢菌素、万古霉素及亚胺培南或西司他丁钠等治疗。对革兰氏阳性菌感染常选用半合成青霉素,如苯唑西林、红霉素或头孢菌素等;革兰氏阴性菌感染可选用氨苄西林或第三代头孢菌素。

血源性肺脓肿多为葡萄球菌和链球菌感染,可选用耐 β-内酰胺酶的青霉素或头孢菌素。若为耐甲氧西林的葡萄球菌,应选用万古霉素、替考拉宁或利奈唑胺。

继发性肺脓肿,如阿米巴原虫感染,则用甲硝唑治疗;如为革兰氏阴性杆菌感染,则可选用第二代或第三代头孢菌素,必要时联用氨基糖苷类抗菌药物,如阿米卡星。

抗菌药物的剂量和疗程要足,一般至体温正常、症状消失、X 线检查显示脓肿吸收 7 天后停药。具体疗程因脓肿吸收的速度、脓肿的大小、临床表现的严重程度而定,一般疗程 3～4 周。

(二)脓液引流

保证引流通畅,是治疗成功的关键。

1.体位引流

根据脓肿的部位和支气管的位置采用不同体位,引流的体位应使脓肿处于最高位,年长儿可呈头低位、侧卧位(健侧在下,患侧在上)。一般应在空腹时进行,每天 2～3 次,每次 15～30 分钟。婴儿可通过变换体位、轻拍背部引流。引流时可先做雾化吸入,再拍背,以利痰液引流。

2.经纤维支气管镜吸痰及局部给药

抗生素治疗效果不佳或引流不畅者,可进行支气管镜检查吸出痰液和从腔内注入药物。

方法:将纤维支气管镜插至病变部位的支气管开口处吸痰,吸出的痰液送细菌培养、结核杆菌和细菌学检查。用生理盐水局部反复冲洗,后注入抗生素,每周 1～2 次,直至脓腔及炎症病灶消失。局部用抗生素依药敏而定。

3.经肺穿刺抽脓注入给药

如果脓腔较大又靠近胸壁,X线或超声定位后,在常规消毒下经肺直接穿刺脓腔,尽可能将脓液抽净后注入稀释的抗生素。经肺穿刺有一定危险性,易发生气胸和出血,应做好给氧及止血的准备。尽量避免反复穿刺,以免引起健康肺组织和胸腔的感染。

4.经皮穿刺置管

经正侧位胸片确定脓腔部位后,先在局部麻醉下用细长针试穿脓腔,一旦抽出脓液,立即停止抽脓,按原路径及深度插入导管穿刺针,置入内径 11.5mm 的细长尼龙管或硅胶管至脓腔内,再退出导管。置管长度应使尼龙管在脓腔内稍有蜷曲,便于充分引流;用皮肤缝线固定尼龙管。应定时经常抽吸脓液,用生理盐水或抗生素液灌洗脓腔,管外端接低负压引流袋。待脓液引流干净,复查 X 线胸片,证实脓腔基本消失,夹管 2～3 天,无发热、咳脓痰等征象后拔管。

该方法创伤小,引流充分,置管不受脓腔部位限制,并可多个脓腔同时置管引流。

(三)支持及对症疗法

注意给予患儿高热量、高蛋白、富含维生素的易消化食物,保持环境温湿度适宜、通风良好,让患儿安静休息、保持口腔清洁。病情严重、全身状态衰竭的患儿,可以给予静脉丙种球蛋白、血浆、氨基酸复合液。呼吸困难者应给予吸氧,必要时可给祛痰止咳剂;原则上不用镇咳剂药物,以免抑制咳嗽,影响痰液的排出。对于咯血的患儿应给予止血、镇静剂。

(四)手术治疗

手术适应证:①病程 3～6 个月以上,经内科保守治疗 2 个月以上无效,脓腔已包裹,脓腔壁上皮化和并发支气管扩张者;②大咯血经内科治疗无效或危及生命者;③伴有支气管胸膜瘘或脓胸经抽吸、引流和冲洗疗效不佳者。病灶为单个而非多发,可以考虑手术切除病灶。术前应评价患儿的一般情况和肺功能。

手术禁忌证:急性发作期脓肿尚未形成,或多发的、小的肺脓肿及其他不能耐受手术的情况。

第十一节　急性呼吸窘迫综合征

急性呼吸窘迫综合征(ARDS)又名休克肺综合征,是在抢救或治疗的过程中发生以肺微循环障碍为主的急性呼吸窘迫和低氧血综合征。它是肺对不同情况下严重损伤时的非特异性反应,其特征是严重的进行性呼吸衰竭,尽管吸入高浓度氧仍不能纠正。近年来,虽由于对本征的早期诊断及呼气末正压呼吸器的应用,使预后有所改善,但病死率仍很高。引起 ARDS的原发病或基础病很多,其发生常与一种或多种高危因素有关,儿科最常见的因素是婴幼儿肺炎、败血症、心肺复苏后遗症、感染性休克、误吸和溺水。

一、病　因

(一)原发病因

引起 ARDS 的原发病或基础病很多,其发生常与一种或多种高危因素有关,如感染性或出血性休克、头部创伤和其他神经性肺水肿、烫伤、药物中毒、胰腺炎和大量输血等间接原因引起。

（二）环境因素

由于小儿抵抗力、免疫力都比成人低，特别是患病后，有些环境对正常成人可能没有多大影响，但患儿可由于被动吸烟或吸入化学物质导致该症状的发生。

（三）疾病因素

很多时候由于患儿有其他肺部疾病，导致该症状出现，如小儿本身患有吸入性肺炎、肺部感染、肺栓塞、肺挫伤和放射性肺炎等直接原因引起。

（四）其他因素

患儿自身免疫力低下，呼吸系统主要器官可能发育不够完善导致作用力量不足够，从而呼吸困难至呼吸窘迫。

上述原因的最终结果是肺毛细血管上皮通透性弥散性增加，最终造成肺水肿，肺泡和小气道内充满水肿液、黏液、血液等渗出，而致肺透明膜形成，引起明显的右到左的肺内分流，使肺变得僵硬。同时，由于肺表面活性物质的大量消耗和破坏，Ⅱ型肺泡上皮细胞增生，最终肺泡间隔增厚伴炎症和纤维增生所致。

二、临床表现

起病急，多见于严重外伤、休克、重症感染的患者突然出现呼吸增快，在 24～48 小时可出现严重呼吸窘迫。呼吸时常带鼻音或呻吟，有明显发绀及胸凹陷现象，但多无咳嗽和血沫痰，肺部体征极少，有时可闻支气管呼吸音及偶闻干湿啰音，晚期才有肺部实变体征，如叩浊、呼吸音减低及明显管状呼吸音。典型的临床经过可分为以下 4 期：

（一）急性损伤期

ARDS 如系创伤诱发，则急性损伤期的时间较为明确；如系氧中毒所引起则难以确定损伤的时间，此期并无肺或 ARDS 特征性体征。虽然某些患儿有通气过度、低碳酸血症和呼吸性碱中毒，但动脉血氧分压（PaO_2）仍正常，胸部听诊及 X 射线检查正常；原发性损伤在肺部者例外。

（二）潜伏期

潜伏期亦称表面稳定期，继上期之后持续 6～48 小时。此期患儿心、肺功能稳定，但通气过度持续存在，胸片可见细小网状浸润和肺间质性积液。通过连续观察，发现最终发展为 ARDS 患儿在此期的血细胞比容、动脉血氧分压、肺血管阻力和 pH 与不发生 ARDS 者有明显区别。因此，在此期患儿虽然表面稳定，但有可能发展成为 ARDS，需提高警惕。

（三）急性呼吸衰竭期

此期表现为：突然气促、呼吸困难、刺激性咳嗽、咳出白色泡沫痰或血痰、心率增快、恐惧感伴有发绀、鼻翼扇动、三凹征，肺部有时可闻及哮鸣音，吸氧及增加通气量后缺氧状态不见好转。

（四）严重生理障碍期

从急性呼吸衰竭期过渡至本期的界线不明显，如果患儿出现 ARDS 不常见的高碳酸血症时，表明病情转重，但并非不可逆。严重 ARDS 的慢性肺部病变，需要为时数月的呼吸支持才能消失。但有一些低氧血症及高碳酸血症的患儿对通气治疗毫无反应，最终死于难治性呼吸衰竭合并代谢紊乱，因此，也称此期为终末期。

三、检查

血气分析早期可见进行性低氧血症和代谢性酸中毒，当病情逐渐发展，可发生二氧化碳潴留。早期 PaO_2 小于 $8.0kPa(60mmHg)$ 及动脉氧饱和度（SaO_2）降低、$PaCO_2$ 小于 $4.7kPa$（$35mmHg$）；晚期 PaO_2 继续下降，$PaCO_2$ 可高于正常，计算肺泡动脉氧分压差（$A-aDO_2$）可急骤增加，主要反映肺内右到左分流增加。由于明显肺水肿和表面活性物质缺乏，肺变得僵硬，肺功能检查显示肺潮气量减少和肺活量明显下降。X 线可见早、中期可无异常或呈轻度间质性改变，表现为肺纹理增多、边缘模糊，继之出现斑片状阴影；中晚期，斑片状阴影增多，呈磨玻璃样或见散在小片状肺泡性实变的阴影；晚期两肺普遍密度增高，可见两肺广泛不同程度的融合性实变，间质水肿加重，肺泡性水肿亦较前明显，支气管气相明显。

四、诊断及鉴别诊断

（一）诊断标准

（1）有严重感染或休克等基础病变。

（2）上述患者在发病 24～48 小时突然出现呼吸窘迫，并进行性加重（成人呼吸超过 35 次/分，小儿可达 50～80 次/分）。

（3）严重发绀和胸凹陷，吸氧难以纠正。

（4）肺部体征较少，肺部体征和 X 线表现不成比例。

（5）血气除严重低氧血症外，有进行性 $A-aDO_2$ 增加，一般 $A-aDO_2 > 26.6kPa$（$200mmHg$），其肺内分流量超过 10%。

（6）肺嵌入压正常，表明肺毛细血管静脉压不高。根据原发疾病抢救治疗过程中发生的进行性低氧血症，通常的氧疗法不能纠正，以及血气分析和 X 线改变可做出诊断。

（二）鉴别诊断

ARDS 尚需与急性心源性肺水肿、阻塞性肺不张、原发性肺部感染、吸入性肺炎和其他全身性疾病引起的发绀、呼吸困难等症相鉴别。

五、治疗

（一）积极治疗原发病

如肺炎、脓毒症、休克等原发病的处理。

（1）注意避免 ARDS 的各种易感因素，分秒必争进行心肺脑复苏；尽快纠正休克；仔细清创,切除坏死组织;对昏迷患者,应放置胃管,以免误吸;避免长时间(>15h)高浓度吸氧(>50%);避免过量过快或多次反复输血(液),避免输库存血。切实控制严重感染:①防止交叉感染;②防止医源性感染;③少用或不用 H_2 受体阻滞药和强酸制剂;④清除口咽部及胃肠道感染源,如用呋喃西林(1∶500)漱口等以防肺部感染;⑤及时、有效、合理地应用抗生素。

(2)对感染所致 ARDS 者,必须强力抗感染,控制原发感染是 ARDS 救治的根本。发热、白细胞、CRP 及 PCT 等是评价感染能否控制的重要指标。感染常为 ARDS 的原发病,继发感染也是影响病程和预后的重要因素。最常见的继发感染是革兰氏阴性菌的支气管肺炎,特别是假单胞菌和克雷伯菌属。治疗时应针对病因选择 2~3 种有效抗生素,同时要重视对肠道细菌的控制。

(二)常规监护

行心电图、呼吸、无创血压及连续脉搏血氧饱和度监测。

(三)营养支持

尽可能建立肠内营养,可减轻肠道上皮细胞损害;应用促胃肠动力药,避免应用影响胃排空的药物,如多巴胺、山莨菪碱等。

(四)维持液体的平衡或负平衡

合适的液体管理对改善 ARDS 肺水肿具有重要意义。在维持循环稳定、保证器官灌注的前提下,采用限制输液策略控制液体输注速度可以减少血管外肺水、缩短呼吸机使用时间和ICU 住院时间。鼓励应用血液净化。

(1)当天入量明显大于出量,需仔细评估影响因素(如不显性失水等)。若不显性失水因素不存在,应给予呋塞米静脉推注;若仍不能维持液体平衡或负平衡,可给予呋塞米维持。若前几日累计入量明显大于出量,患儿 ARDS 病情加重,可给予血液净化,以排出多余液体兼清除炎症因子。

(2)若在控制液体过程中出现循环灌注不足或低血压,可试行有限液体复苏。首剂可给予10mL/kg 快速静脉推注。

(3)对于临床症状较为稳定的患儿,如果有充足的氧转运,当血红蛋白浓度低于 7.0g/dL时,考虑进行红细胞输注(除发绀型心脏病、出血性疾病及严重低氧血症外)。

(五)CPAP 及无创机械通气

轻度 ARDS 患儿可以通过鼻导管或面罩,给予 CPAP 或经呼吸机给予无创机械通气。应密切注意监测潜在并发症,如皮肤破裂、胃腹胀满、气压伤及结膜炎等。

(六)有创机械通气

1.通气目标

pH 7.35~7.45,PaO_2 55~90mmHg,$PaCO_2$ 35~55mmHg。

2.机械通气模式选择

最佳模式为压力调节容量控制通气(PRVC),因其在一定潮气量的基础上,可较容量控制通气获得相对更低的气道峰压(PIP)。压力可随顺应性的变化做自动调节是其最大优点。容量控制通气(VCV)在相同潮气量下,其 PIP 要远高于 PRVC;压力控制通气(PCV)只能设定压力不能保证潮气量,当患儿肺顺应性变化后,潮气量不能保持恒定,即患儿病情加重后,潮气量容易偏小,病情减轻后,潮气量容易过大,不利于小潮气量的稳定实施。若无 PRVC 模式,小儿优选 PCV,但一定要密切监测,根据肺顺应性及潮气量变化适时调整 PIP。较大儿童可选 VCV。

3.小潮气量

控制通气的潮气量应设置在等于或低于生理潮气量范围内(预测呼吸系统顺应性较好的患儿为 5~8mL/kg,呼吸系统顺应性差的患儿为 3~6mL/kg)。

4.平台压吸气

平台压限制为 28cmH_2O。对于胸壁弹性增加(即胸壁顺应性降低)患儿,平台压可提高到 29~32cmH_2O。

5.相对高的 PEEP

可适度升高 PEEP(10~15cmH_2O)来改善氧合,对于严重患儿可高于 15cmH_2O。密切监测给氧情况、呼吸道顺应性和血流动力学。

6.吸入氧浓度

维持合适的氧合。氧合>0.6,易致高氧性肺损伤。当患儿病情危重需上调氧浓度时,应尽量避免调至 1.0,病情实在太重,可调到 0.95~0.98,避免纯氧所致的失氮性肺不张。

7.吸气时间及呼气时间

注意避免吸气时间长于呼气时间,形成反比通气,造成患儿不适。保证吸气时间和呼气时间比在 1:1~1:1.5。

(七)高频通气

当常频无法满足患儿氧合,PIP、PEEP 和 FiO_2 已超出安全范围时,可试行高频通气。应用高频通气后 2 小时须拍 X 线胸片,判断横膈位置。

(八)俯卧位通气

并非每个患儿均适合俯卧位通气。若患儿俯卧后血氧无降低,应坚持俯卧位通气;若患儿俯卧后,血氧明显下降或有其他并发症,应暂停俯卧,24 小时后再做试验。

(九)镇静肌松

所有机械通气患儿均应给予充分镇静。应用高参数机械通气者应避免人机对抗,避免压力伤及保证小潮气量的实施。重症 ARDS 患儿若充分镇静后仍有人机对抗或者潮气量始终过大(多见于重症病毒性肺炎合并 ARDS),须行 48 小时肌松治疗。可给予罗库溴铵或阿曲库铵,注意应用肌松治疗时严禁使用激素,否则不能给予肌松治疗。

注意:有些重症 ARDS(如甲型流感所致 ARDS、腺病毒所致 ARDS 等),由于呼吸驱动力过强,导致呼吸机设置的小潮气量无法实施,此时必须实行在镇痛、镇静基础上的肌松。在 48 小时撤离肌松后若仍有呼吸驱动过强,可短暂休息 2 小时后再行一轮为时 48 小时的肌松药治疗。

(十)抗感染治疗

可选用小剂量甲泼尼龙:0.5mg/kg,每 6 小时 1 次,连用 3~5 天。用激素时不能用肌松药,如需要应用肌松药,可选用乌司他丁抗炎。

（十一）其他

肺表面活性物质、吸入 NO 在重度 ARDS 患儿中可选用,但效果多不显著。对于重症患儿,当肺保护性通气造成患儿气体交换不足时,可给予体外膜肺氧合治疗。

第十二节　小儿肺结核

一、原发性肺结核

原发性肺结核是儿童最常见的结核病类型,包括原发综合征和支气管淋巴结结核。结核分枝杆菌由呼吸道进入肺部后,在局部引起炎症反应即原发灶,再由淋巴管引流到局部气管旁或支气管旁淋巴结,形成原发综合征。由于原发灶常位于胸膜下,多累及胸膜,因此,胸膜反应或胸膜炎也是原发综合征的组成部分。若原发灶甚小或已经吸收致 X 线检查无法查出,则诊断为支气管淋巴结结核。

（一）病因

结核分枝杆菌初次感染肺部引起。

（二）临床表现

1.症状

主要表现为发热、咳嗽和结核中毒症状。其特点为中毒症状和呼吸道症状与高热不相称。发生支气管淋巴结结核时,肿大的淋巴结压迫气道,可出现喘息、刺激性咳嗽和气促等症状。对于发热、咳嗽或喘息超过 2 周时应考虑本病的可能。

2.体格检查

病程长、病情重者,可有营养不良。多无卡疤;肺部体征多不明显,与肺内病变不成比例;病灶范围广泛或合并肺不张,可闻及呼吸音减低;浅表淋巴结可轻度或中等度肿大。

（三）辅助检查

1.影像学检查

（1）胸部 X 线检查:原发综合征表现为肺内原发病灶和气管或支气管旁淋巴结肿大,病情恶化引起干酪性肺炎时,可表现为肺内高密度实变,并有空洞形成;支气管淋巴结结核表现为肺门或支气管旁淋巴结肿大,肿大的淋巴结可压迫气道,出现支气管狭窄、变形。发生淋巴结-支气管瘘,引起支气管结核时可合并肺不张、肺实变,同时有支气管狭窄、闭塞、变形。病程长时,可发现肺内和淋巴结内的钙化。

（2）胸部 CT 检查:对于支气管旁淋巴结肿大、小的原发病灶、空洞的显示优于常规胸部 X 线片。增强 CT 扫描可发现肿大的淋巴结,典型的表现为边缘呈环行强化,内部有低密度坏死。

2.结核杆菌素皮肤试验（PPD）

PPD 皮试阳性对于诊断具有较大价值,为当前重要的诊断依据。目前常规以 5 单位 PPD

作为临床试验。结果判断:硬结平均直径 5~9mm 为阳性反应(＋),10~19mm 为(＋＋),不少于 20mm 为(＋＋＋),如又有双圈反应或硬结,淋巴管炎则属(＋＋＋＋)。结核杆菌素试验阳性,除外接种卡介苗引起的反应,对结核病诊断有重要意义。

3.结核分枝杆菌检测

胃液或痰液结核分枝杆菌涂片或培养阳性,结核病的诊断可确立。

4.支气管镜检查

对支气管结核的诊断有很大帮助。可观察到:①肿大淋巴结造成支气管受压、移位;②支气管内膜结核病变包括溃疡、穿孔、肉芽组织、干酪坏死等;③采集分泌物、支气管肺泡灌洗液找结核杆菌;④取病变组织(溃疡、肉芽肿)进行病理检查。

(四)诊断

根据症状、体征、影像学表现、PPD 皮试阳性或结核病接触史可做出临床诊断。对 PPD 皮试阴性病例,根据支气管镜检查结果、结核分枝杆菌检查阳性或抗结核治疗能有效反映诊断。

(五)鉴别诊断

应与各种病原体肺炎、肺囊肿、肺脓肿、淋巴瘤等鉴别。鉴别要点如下:

1.临床表现

原发性肺结核起病亚急性或慢性,咳嗽、中毒症状以及肺部体征较轻,与影像学表现不一致。

2.胸部 CT 检查

原发性肺结核大多数有肺门和气管旁淋巴结肿大。

3.结核分枝杆菌感染证据

PPD 皮试阳性,或胃液、痰液找到结核分枝杆菌,或有密切结核病接触史。

4.治疗反应

抗结核药物治疗有效。

(六)治疗

1.抗结核药物

原发肺结核未合并支气管结核,可应用异烟肼、利福平 6~9 个月。合并支气管结核,在治疗的强化阶段联合使用异烟肼、利福平、吡嗪酰胺 2~3 个月,维持治疗阶段继用异烟肼、利福平 3~6 个月。注意检测肝功能。

2.辅助治疗

发生支气管结核者,可进行支气管镜介入治疗。肿大的淋巴结压迫气道,出现明显喘息、呛咳、气促时,可短期应用糖皮质激素。

二、急性血行播散性肺结核

该病多数为原发性肺结核恶化后的并发症,是儿童结核病的较严重类型,可单独发生,也可合并全身其他部位(如腹腔、肝脾以及中枢神经系统等)发生的播散性结核病。

(一)病因

该病是由位于肺部病灶和支气管淋巴结内的结核分枝杆菌进入血流后,广泛播散到肺而引起的。大量结核分枝杆菌在极短时间内进入血液循环则发生急性血行播散性肺结核。

（二）临床表现

1.症状

主要表现为长期发热和结核中毒症状，可伴有咳嗽。小婴儿可有喘憋。一些患者可合并脑膜炎的症状。

2.体格检查

病程长、病情重者，可有营养不良；多无卡疤；肺部体征多不明显，与肺内病变不成比例。小婴儿可有呼吸急促，肺部存在湿性啰音；半数患者浅表淋巴结和肝脾大；一些患者伴有脑膜刺激征或精神萎靡；少数患故者有皮肤粟粒疹。

（三）辅助检查

1.影像学检查

（1）胸部 X 线检查：可见双肺密度、大小、分布均匀的粟粒结节阴影，纵隔或肺门可有肿大淋巴结或肺内原发病灶。

（2）胸部 CT 检查：上述表现更典型，并且有助于发现早期粟粒影。对于急性血行播散性肺结核患儿，应常规进行头颅 CT 检查，以尽早观察有无结核性脑膜炎的表现，如脑积水等。

2.结核杆菌素皮肤试验（PPD）

PPD 皮试阳性对于诊断具有较大价值，为当前重要的诊断依据。

3.结核杆菌检测

胃液或痰液结核分枝杆菌培养阳性，结核病的诊断可确立。

4.脑脊液检查

急性血行播散性肺结核患者，应常规进行脑脊液检查，观察有无合并结核性脑膜炎。

（四）诊断

根据症状、体征、影像学表现、PPD 皮试阳性或结核病接触史可做出临床诊断。对 PPD 皮试阴性或疑难病例，可根据抗结核治疗有效反应或结核分枝杆菌培养阳性做出诊断。

（五）鉴别诊断

应与各种肺间质性疾病（如支原体肺炎、衣原体肺炎、病毒性肺炎）、朗格汉斯细胞组织细胞增生症、特发性肺含铁血黄素沉着症以及过敏性肺泡炎等相鉴别。鉴别诊断要点如下：

1.胸部 CT 表现

急性血行播散性肺结核表现为双肺密度、大小、分布均匀的粟粒结节阴影，纵隔或肺门可有肿大淋巴结或肺内原发病灶。

2.结核杆菌感染证据

本病的 PPD 皮试阳性，或有密切结核病接触史，或可在胃液、痰液找到结核分枝杆菌。

3.治疗反应

本病对抗结核药物治疗有效。

（六）治疗原则

1.抗结核药物治疗

在治疗的强化阶段联合使用异烟肼、利福平、吡嗪酰胺 3 个月，维持治疗阶段继用异烟肼、利福平 6～9 月;注意检测肝功能。如病情严重,可使用链霉素或乙胺丁醇,但必须在家属和(或)患儿知情同意的情况下使用,并注意检测患儿的听力和视力。合并结核性脑膜炎时,按结脑治疗。

2.辅助治疗

对于有高热和中毒症状、肺部有弥漫粟粒者,可使用糖皮质激素。合并结核性脑膜炎时,按结脑治疗。

三、继发性肺结核

继发性肺结核多见于 10 岁以上的较大儿童,为体内结核分枝杆菌复燃或再次感染引起的结核病,病情轻重不一,严重的病例多见于青春期的青少年。

(一)病因

儿童继发性肺结核为已感染过结核分枝杆菌的儿童,在原发病灶吸收或钙化一个时期后,又发生了活动性肺结核。

(二)临床表现

1.症状

主要表现为结核中毒症状、咳嗽,可有高热和咯血表现。

2.体格检查

病情严重者,可有营养不良。病变广泛时,肺部可闻及湿性啰音。

(三)辅助检查

1.影像学检查

(1)胸部 X 线检查:表现为肺内浸润病灶,可伴有空洞、支气管播散病灶以及钙化灶。肺内浸润病灶在儿童多见于下肺,可合并胸腔积液。

(2)胸部 CT 检查:有助于发现小的空洞和支气管播散病灶以及钙化灶。

2.结核杆菌素皮肤试验(PPD)

PPD 皮试阳性对于诊断具有较大价值,为当前重要的诊断依据。

3.结核分枝杆菌检测

痰液结核分枝杆菌涂片或培养阳性,结核病的诊断可确立。

(四)诊断

根据症状、体征、影像学表现、PPD 皮试阳性或结核病接触史可做出临床诊断。对 PPD 皮试阴性病例,可根据抗结核治疗有效反应或痰液结核分枝杆菌涂片或培养阳性明确诊断。

(五)鉴别诊断

应与各种肺炎,尤其是支原体肺炎、细菌性肺炎、真菌性肺炎相鉴别。鉴别诊断要点如下:

(1)胸部 CT 表现。

(2)结核杆菌感染证据:本病的 PPD 皮试阳性,或可在痰液找到结核分枝杆菌,或有密切结核病接触史。

(3)治疗反应:本病对抗结核药物治疗有效。

（六）治疗原则

在治疗的强化阶段联合使用异烟肼、利福平、吡嗪酰胺 3 个月，维持治疗阶段继续用异烟肼、利福平 3～6 个月；注意检测肝功能。如合并支气管播散或肺空洞时，可使用链霉素或乙胺丁醇，但必须在家属和（或）患儿知情同意的情况下使用，并注意检测患儿的听力和视力。

四、结核性胸膜炎

结核性胸膜炎是结核病的一种类型，系结核杆菌由临近胸膜的原发病灶直接侵入胸膜或经淋巴管和血管播散至胸膜而引起的渗出性炎症。该病可分为干性胸膜炎和浆液性胸膜炎。小儿结核性胸膜炎多为肺结核病灶直接浸润引起的，在治疗上应早期诊断、积极抽液、早期正规全程抗结核治疗，可减少包裹性积液及胸膜肥厚的发生。

（一）病因及发病机制

1.病因

原发性结核病是结核杆菌首次侵入机体所引起的疾病，结核杆菌有 4 型：人型、牛型、鸟型和鼠型。而对人体有致病力者为人型结核杆菌和牛型结核杆菌，我国小儿结核病大多数由人型结核杆菌所引起。结核杆菌的免疫力较强，除有耐酸、耐碱、耐酒精的特性外，对于冷、热、干燥、光线以及化学物质等都有较强的耐受力。湿热对结核杆菌的杀菌力较强，在 65℃ 30 分钟、70℃ 10 分钟、80℃ 5 分钟即可将其杀死；干热杀菌力较差，干热 100℃ 需 20 分钟以上才能将其杀死。因此，干热杀菌，温度需高、时间需长。痰内的结核杆菌在直接太阳光下 2 小时内被杀死，而在紫外线下仅需 10 分钟；相反，在阴暗处的结核杆菌可存活数月之久；痰液内的结核杆菌如用 5％的石炭酸（苯酚）或 20％的漂白粉液消毒，则需 24 小时方能生效。

2.发病机制

引起结核性胸膜炎的途径：

（1）肺门淋巴结核的细菌经淋巴管逆流至胸膜。

（2）邻近胸膜的肺结核病灶破溃，使结核杆菌或结核感染的产物直接进入胸膜腔内。

（3）急性或亚急性血行播散性结核引致胸膜炎。

（4）机体的变应性较高，胸膜对结核毒素出现高度反应引起渗出。

（5）胸椎结核和肋骨结核向胸膜腔溃破。

以往认为结核性胸腔积液系胸膜对结核毒素过敏的观点是片面的，因为针式胸膜活检或胸腔镜活检已经证实 80％结核性胸膜炎壁层胸膜有典型的结核病理改变。因此，结核杆菌直接感染胸膜是结核性胸膜炎的主要发病机制。

早期胸膜充血、白细胞浸润，随后为淋巴细胞浸润占优势，胸膜表面有纤维素性渗出，继而出现浆液性渗出。由于大量纤维蛋白沉着于胸膜，可形成包裹性胸腔积液或广泛胸膜增厚，胸膜常有结核结节形成。

（二）临床表现

1.症状

起病可急可缓，多较急；多有发热，开始高热，1～2 周后渐退为低热；同时有患侧胸痛、疲乏、咳嗽和气促等,咳嗽时积液侧胸痛加剧,如针刺样,待积液增多后胸痛即可减轻或消失。呼吸困难和发憋的有无与积液的多少有关,大量积液时可有呼吸困难、胸闷。

2.体征

积液少时可无明显体征,早期纤维素渗出阶段可有胸膜摩擦音;积液较多时,患侧胸廓饱满、肋间隙消失,呼吸运动减弱,触诊语颤减低、叩诊浊音、听诊呼吸音明显低于健侧,偶可闻少许水泡音;大量积液时气管移向健侧。慢性期广泛胸膜增厚、粘连、包裹,可出现病侧胸廓凹陷,呼吸运动及呼吸音减弱。

3.查体

可见患侧胸廓较健侧膨隆,肋间隙变宽或较饱满,病例胸廓呼吸动度减弱,叩诊浊或实音,听诊呼吸音减低或消失,当渗出液刚出现或消退时可听到胸膜摩擦音。

(三)辅助检查

结核性胸膜炎初期,血中白细胞总数可增高或正常,中性粒细胞占优势,白细胞计数正常,并转为以淋巴细胞为主,红细胞沉降率增快。

胸液外观多呈草黄色、透明或微浊或呈毛玻璃状,少数胸液可呈黄色、深黄色、浆液血性乃至血性,比重1.018以上,Rivalta试验阳性,pH约7.00~7.30,有核细胞数$(0.1\sim2.0)\times10^9$个/升。急性期以中性粒细胞占优势,而后以淋巴细胞占优势,蛋白定量30g/L以上,如大于50g/L,更支持结核性胸膜炎的诊断。胸腔积液结核杆菌阳性率低于25%,如采用胸腔积液离心沉淀后涂片、胸腔积液或胸膜组织培养、聚合酶链反应(PCR)等,可以提高阳性率,胸腔积液间皮细胞计数<5%。

1.胸膜活检

针刺胸膜活检是诊断结核性胸膜炎的重要手段。活检的胸膜组织除了可行病理检查外,还可行结核杆菌的培养,如壁层胸膜肉芽肿改变提示结核性胸膜炎的诊断。虽然其他的疾病如真菌性疾病、结节病、土拉菌病和风湿性胸膜炎均可有肉芽肿病变,但95%以上的胸膜肉芽肿病变系结核性胸膜炎;如胸膜活检未能发现肉芽肿病变,活检标本应该做抗酸染色。因为在标本中偶然可发现结核杆菌,而第一次胸膜活检就可发现60%的结核肉芽肿改变,活检3次则提高到80%左右。如采用活检标本培养加上显微镜检查,结核的诊断阳性率为90%,也可用胸腔镜行直视下胸膜活检,阳性率更高。

2.X线检查

胸腔积液在300mL以下时,后前位X线胸片可能无阳性发现。少量积液时肋膈角变钝,积液量多在500mL以上,取仰卧位透视观察,由于积聚于胸腔下部的液体散开,复见锐利的肋膈角;也可患侧卧位摄片,可见肺外侧密度增高的条状影。中等量积液表现为胸腔下部均匀的密度增高阴影,膈影被遮盖,积液呈上缘外侧高、内侧低的弧形阴影。大量胸腔积液时,肺野大部呈均匀浓密阴影,膈影被遮盖,纵隔向健侧移位。

结核性胸腔积液有些可表现为特殊类型,常见的有:

(1)叶间积液:液体积聚于一个或多个叶间隙内,表现为边缘锐利的梭形阴影或圆形阴影。在侧位胸片上显示积液位置与叶间隙有关。

(2)肺下积液:液体主要积聚于肺底与膈肌之间,常与肋胸膜腔积液同时存在。直立位时,表现为患侧膈影增高,膈顶点由正常的内 1/3 处移到外 1/3 处,中部较平坦;左侧肺底积液表现为膈影与胃泡之间的距离增大,患侧肋膈角变钝。如怀疑肺下积液,应嘱患者患侧卧位 20 分钟后做胸透或胸片检查,此时液体散开,患侧肺外缘呈带状阴影,并显出膈肌影,带状阴影越厚,积液越多。

(3)包裹性积液:包裹性积液是胸膜粘连形成的局限性胸腔积液。肋胸膜腔包裹性积液常发生于下部的后外侧壁;少数可发生在前胸壁,X 线征象直立位或适当倾斜位时可显示底边贴附于胸壁,内缘向肺野凸出的边界锐利,密度均匀的梭形或椭圆形阴影,阴影边缘与胸壁呈钝角。

(4)纵隔积液:纵隔积液是纵隔胸膜腔的积液。前纵隔积液表现为沿心脏及大血管边沿的阴影,右前上纵隔积液阴影颇似胸腺阴影或右上肺不张阴影。取右侧卧位,左前斜 30°位置 20~30 分钟后,摄该体位的后前位胸片,显示上纵隔阴影明显增宽。前下纵隔积液须与心脏增大阴影或心包积液相鉴别,后纵隔积液表现为沿脊柱的三角形或带状阴影。

3.超声波检查

超声探测胸腔积液的灵敏度高,定位准确,并可估计胸腔积液的深度和积液量,提示穿刺部位,亦可以和胸膜增厚进行鉴别。

(四)诊断及鉴别诊断

1.诊断

根据病史和临床表现,结核性胸膜炎一般可确诊。临床表现主要为中度发热,初起胸痛以后减轻,呼吸困难,体格检查、X 线检查及超声波检查可做出胸液的诊断。诊断性胸腔穿刺以及胸液的常规检查、生化检查和细菌培养等为诊断的必要措施,这些措施可对 75% 的胸液病因做出诊断。

2.鉴别诊断

不典型的结核性胸膜炎应与下列疾病进行鉴别:

(1)细菌性肺炎合并脓胸:患儿年龄较小,多见于 5 岁以下的幼儿。而结核性胸膜炎多见于 5 岁以上之少年儿童,肺部体征及 X 线检查、胸腔穿刺液检查可助鉴别。

(2)病毒性肺炎合并胸腔积液:多见于婴幼儿,临床表现较重,咳嗽、喘憋明显,严重者合并心脏功能衰竭。

(3)风湿性胸膜炎:多见于年长儿,且发生在风湿热极期,血沉往往较高。

(4)恶性肿瘤合并胸腔积液:胸腔积液多为漏出液或为血性,抽出积液后胸腔积液增长较快,胸腔积液病理检查找到肿瘤细胞的阳性率较高,可作为诊断的重要依据。

(5)支原体肺炎合并胸膜炎:近年也不少见,如及时做冷凝集试验及支原体抗体测定,可鉴别。

(五)并发症

可形成叶间胸膜炎、纵隔胸膜炎、包裹性积液和肺底积液等。治疗不及时或治疗不当,会很快发展为包裹性积液。单纯性结核性胸膜炎治疗不当或未完成规定的疗程,5 年内约 2/3 的患者发生其他部位结核或重症结核,如播散性结核、肺结核、胸壁结核等。肺内空洞及干酪样病变靠近胸膜部位破溃时,可引起结核性脓气胸;亦可逐渐干酪化甚至变为脓性,成为结核性脓胸。一侧胸膜肥厚形成纤维板束缚肺功能可并发对侧肺气肿,亦可导致慢性肺源性心脏病,甚至心肺功能衰竭。

(六)治疗

1.一般治疗

体温38℃以上者可卧床休息,一般患者可以适当起床活动。总的休息时间大约以体温恢复正常、胸液消失后仍须持续2～3个月。

2.胸腔穿刺抽液

由于结核性胸膜炎胸液蛋白含量和纤维蛋白含量高,容易引起胸膜粘连,故原则上应尽快抽尽胸腔内积液,每周2～3次。首次抽液不要超过700mL,以后每次抽取量约1000mL,最多不要超过1500mL。如抽液过多、过快,可由于胸腔内压力骤降发生复张后肺水肿和循环衰竭。

若出现头晕、出汗、面色苍白、脉搏细弱、四肢发冷、血压下降等反应,立即停止抽液,皮下注射0.5%肾上腺素0.5mL,同时静脉内注射地塞米松5～10mg,保留静脉输液导管,直至症状消失。如发生肺复张后肺水肿,应进行相应的抢救。

胸腔抽液有以下作用:①减轻中毒症状,加速退热。②解除肺脏和心脏血管受压,改善呼吸及循环功能。③防止纤维蛋白沉着所致胸膜粘连肥厚。目前也有学者主张早期大量抽液或胸腔插管引流,可减少胸膜增厚和胸膜粘连等并发症。

3.抗结核药物治疗

一般采用链霉素(SM)、异烟肼(INH)和利福平(RFP)或链霉素(SM)、异烟肼(INH)、乙胺丁醇(EMB)联合治疗。链霉素(SM)0.75～1.0g/d,肌内注射,疗程2～3个月;异烟肼(INH)0.3g/d,顿服;利福平(RFP)0.45～0.6g/d,顿服;乙胺丁醇(EMB)0.75g/d,顿服。上述口服药物均连续服用1.0～1.5年。治疗过程必须注意抗结核药物的不良反应,如听力的变化、视觉的变化和肝功能等,发生时应根据情况减量或停用。

结核性胸膜炎不主张常规使用糖皮质激素,因为有许多不良反应。当大量胸腔积液、吸收不满意或结核中毒症状严重时可用泼尼松30mg/d,至胸液明显减少或中毒症状减轻时,每周减少5～10mg,一般4～6周停药。减药太快或用药时间太短,容易产生胸液或毒性症状的反跳。胸腔内注射抗结核药物或皮质激素没有肯定意义。因为抗结核药在胸液的浓度已经足够,胸腔内注射药物对胸液的吸收及预防胸膜增厚与不用药物者没有显著差异。

4.外科治疗

经过内科治疗,临床症状消失,胸膜明显增厚,影响病儿的发育及呼吸功能时,宜做胸膜剥脱术。此外,包裹性结核性脓胸,内科治疗疗效不佳时,应及早手术治疗。

5.预后

及时正确治疗预后多良好,如病程迁延至胸膜粘连、包裹,造成营养不良等,则影响预后。

第十三节　呼吸衰竭

呼吸衰竭是一种重危的临床综合病征,简称呼衰,为儿科常见的急症之一,也是引起小儿死亡的多见原因。呼衰是指由于各种原因导致中枢和(或)外周性呼吸生理功能障碍,使动脉血氧分压(PaO_2)＜8kPa(60mmHg)或伴有动脉二氧化碳分压($PaCO_2$)＞6.67kPa(50mmHg),并存在呼吸困难症状的临床综合征。小儿多见急性呼吸衰竭。

一、病因

(一)根据年龄的分类

1.新生儿阶段

一般指出生后28天内出现的呼吸系统或其他系统疾病导致的呼吸衰竭,多因窒息、缺氧、肺发育不成熟、吸入羊水胎粪、肺部或全身感染导致。此外,先天性畸形和发育障碍导致上下呼吸道梗阻,膈疝使肺部受压迫等,也可以导致呼吸衰竭。

2.婴幼儿阶段

多为支气管肺炎、中枢感染等所致;也可以因气道和肺部免疫系统发育不完善,容易感染细菌和病毒,导致肺炎和呼吸衰竭。

3.儿童阶段

多可因肺炎、先天性心脏病、哮喘持续状态、感染性疾病、肺外脏器功能衰竭等发展而来。此外,外伤、手术创伤、气道异物、溺水、中毒等也会严重影响呼吸功能,导致急性呼吸衰竭。

(二)根据中枢性和外周性病因的分类

1.中枢性

原发病对脑部的伤害,脑水肿或颅内高压影响呼吸中枢的正常功能,导致中枢呼吸运动神经元的冲动发放异常,而出现呼吸频率和节律异常。临床主要为通气功能异常,如颅内感染、出血、头颅创伤、窒息和缺氧等,药物中毒、酸中毒、肝肾功能障碍也可以导致中枢性呼吸衰竭。

2.外周性

原发于呼吸器官,如气道、肺、胸廓和呼吸肌病变,或继发于肺部及胸腔以外脏器系统病变的各种疾病。

(三)根据感染和非感染性病因的分类

1.感染性

如细菌、病毒、真菌、原虫性肺炎并发呼吸衰竭,或败血症等全身性感染导致急性肺部炎症、损伤、水肿、出血等病变引致呼吸衰竭,中枢感染也是导致呼吸衰竭的重要原因。

2.非感染性

如手术、创伤、吸入、淹溺、中毒等导致的中枢性和外周性呼吸衰竭。

3.其他

脑膜炎合并呼吸衰竭或者多脏器功能衰竭合并呼吸衰竭。

(四)根据病理生理特点的分类

1.急性呼吸衰竭

多为急性发作并出现持续低氧血症,依赖紧急复苏抢救。

2.慢性呼吸衰竭

多表现为肺部基础疾病进行性损害,导致失代偿,出现高碳酸血症和酸中毒。

3.血氧和二氧化碳水平

也有临床根据血气分析诊断呼吸衰竭为Ⅰ型(低氧血症型)和Ⅱ型(低氧血症伴高碳酸血症)。

呼衰的病因可分为3个大类:呼吸道梗阻、肺实质病变和呼吸泵异常,三者又相互关联。

二、发病机制

该病是由上下呼吸道梗阻、肺部疾病和中枢神经系统疾病或肌病所引起,使呼吸功能发生严重损害,不能有效地进行气体交换而导致缺氧、CO_2 正常或降低(Ⅰ型)或过多(Ⅱ型),产生肺容量减少,顺应性降低和呼吸功能增加等一系列生理功能紊乱和代谢障碍。通气和换气的正常进行,有赖于呼吸中枢的调节、健全的胸廓、呼吸肌及神经支配、畅通的气道、完善的肺泡及正常的肺循环,只要严重损害其中一个或更多的环节,均可使通气换气过程发生障碍,而导致呼衰。由于其病因和病理基础不同,仅采用一种标准作为全部呼衰的指导是不够全面的。可根据临床表现,结合血气分析等,将其分为换气和通气功能衰竭两种类型。

(一)Ⅰ型呼衰

以换气功能衰竭为主,主要由肺实质病变引起,即由肺泡与血液间气体弥散障碍和通气与血流比值失常引起,使肺不能有足量的 O_2 到肺毛细血管,发生动脉血低氧,而 CO_2 排出正常甚至增高,$PaCO_2$ 正常或降低。个别可因代偿性呼吸增快而导致呼吸性碱中毒,此常发生于广泛性的肺部病变,包括细菌、病毒、真菌感染等。吸入性肺炎、间质性肺炎、刺激性气体吸入、呼吸窘迫综合征、休克肺、肺水肿和广泛性肺不张等也属此型。当海平面大气压下静息状态吸入室内空气时,血气改变的特征为 $PaO_2 < 8kPa(60mmHg)$,$PaCO_2$ 可正常或降低。其发病机制为:

1.气体弥散障碍

由于肺充血、肺水肿、肺泡炎等造成肺泡毛细血管的严重改变及有效毛细血管减少,出现肺气肿、肺栓塞等情况,致气体弥散功能障碍。因 CO_2 弥散能力较 O_2 大 20~25 倍,故血流充盈区域内不仅不发生 CO_2 潴留,在低氧的刺激下,肺泡过度通气,排出较多的 CO_2,结果 pH 值升高,但不能摄取较多的 O_2,表现为机体缺氧;若同时有心率加快,则更无充分时间进行弥散,从而导致呼衰。

2.通气不均与血流比值(V/Q)失常

肺泡气体交换率高低,取决于肺泡每分通气量与肺泡周围毛细血管每分钟血流量的比值。若患呼吸道疾病,肺泡通气量不足的区域内,通气/血流比值小于0.8,肺组织仍保持血流充盈,静脉血未经充分氧合即进入动脉,形成肺内分流而产生低氧血症,此多见于肺不张。若通气/

血流比值大于 0.8,即病变部位通气保持尚好,而血流减少,吸入气体进入该区不能进行正常的气体交换,形成无效通气,增加了无效腔气量,使肺泡气量减少,造成缺氧,此时须增加呼吸次数来增加通气量进行代偿,使 $PaCO_2$ 维持正常值或降低,常见于肺弥散性血管病。

(二)Ⅱ型呼衰

以通气功能衰竭为主,由肺内原因(呼吸道梗阻、生理无效腔增大)或肺外原因(呼吸中枢、胸廓、呼吸肌的异常)所致。Ⅱ型呼衰有低氧血症伴有高碳酸血症表现,凡使肺动力减弱或阻力增加的病变均可引起,由于总通气量的降低,肺泡通气量也减少,即使有时总通气量不减少,但因残气量增加,肺泡通气量也会下降,结果导致缺氧和 CO_2 潴留。临床表现为呼吸窘迫、喘憋、重度发绀、呼吸道分泌物黏稠或有大量分泌物堵塞,可伴有阻塞性肺气肿或区域性肺不张,患儿有烦躁不安或意识障碍,血气分析 $PaCO_2$ 大于 6.67kPa(50mmHg),PaO_2 降低至小于8kPa(60mmHg)。此型可分为 2 个主要组别:

1.限制性呼吸功能衰竭

见于胸廓畸形、胸膜增厚、胸腔积液或积气、肺硬变等引起的胸壁或肺组织弹性减退。此外,也可因神经肌肉疾病(如多发性神经炎、脊髓灰质炎、呼吸肌麻痹等)引起,使呼吸中枢抑制或丧失功能(如吗啡类、巴比妥类、麻醉剂等中毒),严重的脑缺氧、脑炎、脑膜炎、颅内压增高等,使呼吸动作受限,外界进入肺泡的氧减少,排出 CO_2 也减低,导致缺氧和 CO_2 潴留。

2.阻塞性呼吸功能衰竭

阻塞性呼吸功能衰竭主要指下呼吸道有阻塞所造成的呼吸不畅或困难。最常见于毛细支气管炎、肺气肿、支气管哮喘和纵隔肿瘤等压迫或阻塞,使呼气阻力加大、肺泡通气不足,有些区域甚至呈无气状态,肺总容量和肺活量正常,甚至有所增加。但残气量与肺总容量相比则有明显的增大,最大通气量减少,时间肺活量明显延长,有时两组相混合,均具有低氧血症,由于其发病迅速,使已增高的 CO_2 分压不能及时从肾脏保留的碳酸氢根得到代偿,结果发生呼吸性酸中毒,高碳酸血症使肺动脉阻力增加,脑血管扩张,致颅内压增高和脑水肿。

上述两型呼衰都有缺氧,而 CO_2 潴留仅见于Ⅱ型,但Ⅰ型的晚期也可出现;中枢神经及神经肌肉疾病仅能出现在Ⅱ型呼衰,而肺及支气管受累的疾病不仅可产生Ⅰ型,也可引起Ⅱ型,如仅现Ⅰ型者,则肺部必然受累。

三、临床表现

(一)呼吸困难

呼吸困难表现为不同程度的频率、节律和幅度改变。外周性呼吸衰竭主要表现为气促、辅助呼吸肌做功(点头样呼吸、鼻翼扇动、三凹征),而疾病的终末期却表现为呼吸变浅,呈喘息样。中枢性呼吸衰竭主要表现为呼吸节律明显异常,出现潮式、间歇或抽泣样呼吸。

(二)发绀

发绀系缺氧所致。当动脉血氧饱和度低于 85% 时,即可出现皮肤、黏膜发绀,即临床所见的口唇、甲床发绀。

(三)精神神经症状

急性呼吸衰竭的精神症状较明显,缺氧和二氧化碳潴留均引起烦躁不安、意识障碍、精神错乱、狂躁、昏迷、抽搐等症状。症状轻重与呼吸衰竭的发生速度有关。严重的二氧化碳潴留可出现腱反射减弱或消失、锥体束征阳性等。

(四)循环系统症状

缺氧和二氧化碳潴留早期会引起心率增快、血压升高的代偿反应;严重缺氧和二氧化碳潴留会导致心排血量下降、血压降低、心律不齐、休克,还可引起肺动脉高压,引发右心衰竭,伴有体循环淤血体征。

(五)消化系统

严重呼吸衰竭会导致胃肠道黏膜充血水肿、糜烂渗血、应激性溃疡、消化道出血,还可引起肠麻痹出现腹胀、呕吐;还会导致肝功能损伤、肝脏长大。

(六)泌尿系统

由于肾小球及肾小管缺氧坏死可导致肾功能异常或衰竭,出现蛋白尿、管型尿或尿中出现红细胞。

(七)原发疾病的表现

因引起呼吸衰竭的原发疾病不同,其临床表现各异,同时要注意有无需要紧急处理的呼吸系统急症,如张力气胸、大量胸腔积液、大片肺不张或大量痰堵等。

四、诊断

(一)呼吸衰竭的诊断及注意事项

1.诊断

血气分析是诊断呼吸衰竭的主要手段。但应对患儿的病情进行全面评价,要根据病史、临床表现和其他检查手段做出全面的诊断分析,而不能只靠血气分析就做出最终诊断。另外,还要重视对患儿呼吸衰竭的持续评估。

呼吸衰竭的血气诊断标准:Ⅰ型呼吸衰竭,PaO_2降低,儿童低于 8.0kPa(60mmHg),婴幼儿低于 6.67kPa(50mmHg)。Ⅱ型呼吸衰竭,PaO_2降低的同时伴 $PaCO_2$升高,儿童超过6.67kPa(50mmHg),婴幼儿超过 6.0kPa(45mmHg)。

具有引起呼吸衰竭潜在可能的原发病时,当患儿出现缺氧的临床表现就应该立即对患儿进行全面评估,强调及时获取和监测血气资料。对于突发性事件或意外事件,接诊时应该根据临床的缺氧表现及时做出临床诊断和处理,而不应该等待血气分析结果后才对患儿进行处理。

2.注意事项

临床工作中注意不要轻易将气促患儿诊断为呼吸衰竭,虽然有时候患儿有呼吸困难和气短的感觉、鼻翼扇动、呼吸费力和吸气时胸骨上、下与肋间凹陷等临床表现,都反映呼吸阻力增大,此时患儿正在竭力维持通气量,但并不都代表呼吸衰竭。反之,患儿发生呼吸衰竭时不一定都有上述表现。呼吸衰竭早期或程度未到最重时呼吸频率以增快为主,伴有容易发现的呼吸困难,而呼吸衰竭终末期的患儿表现为呼吸减慢、微弱,呈喘息样。尤其是中枢性呼吸衰竭以呼吸节律的改变为主,患儿呼吸困难的临床表现并不一定十分明显,而主要出现的是呼吸节律异常和意识改变,应该注意观察。

血气分析不仅是诊断呼吸衰竭的主要手段,而且也是病情评估的重要指标。但是在进行结果分析时一定要结合临床表现,尽可能排除各种可能的干扰因素,还要注意新生儿、婴幼儿的血气结果是否有其各自的特征。因此,不同年龄患儿呼吸衰竭的诊断应根据该年龄组血气正常值判断。忽略婴幼儿与儿童的不同,而应用同一标准诊断呼吸衰竭是不妥的,容易发生误判。

$PaCO_2$ 可以反映患儿的通气功能,当患儿出现通气功能障碍时 $PaCO_2$ 增高;PaO_2 反映换气功能,若患儿出现肺换气功能障碍则 PaO_2 减低。如果 PaO_2 下降而 $PaCO_2$ 不增高,提示患儿的当前状态为单纯换气障碍。$PaCO_2$ 增高提示患儿通气不足,同时可伴有一定程度 PaO_2 下降,此时不能简单地认为患儿合并有换气障碍,而应该计算肺泡/动脉氧分压差(PaO_2/PaO_2)。还可以简便地计算 PaO_2 和 $PaCO_2$ 之和,如此值小于 14.6kPa(110mmHg),包括吸氧患儿,提示患儿可能有换气功能障碍。

通气不足导致的呼吸衰竭,需要进一步区分是中枢性呼吸衰竭还是外周性呼吸衰竭。中枢性病变导致的通气不足常表现为呼吸节律异常,呼吸减弱、减慢;外周性病变(颈部、胸部各种器官病变)导致的通气不足,常见呼吸道梗阻、胸部呼吸幅度受限制、肺部气体分布不均匀等异常因素,患儿大都有明显的呼吸困难表现。

换气障碍所致的呼吸衰竭,需要根据吸入氧浓度与 PaO_2 的相关性进一步判断换气障碍的性质和程度:

(1)当吸入低浓度(30%)氧时,患儿的 PaO_2 即明显改善,为弥散功能障碍;如患儿的 PaO_2 有一定程度改善,为通气/血流比值失调;如患儿的 PaO_2 无改善,为病理性的肺内分流。

(2)可以根据吸入高浓度(60%以上)氧后患儿 PaO_2 的改变,初步判断肺内分流量的大小。

还应注意对呼吸衰竭患儿病情进行全面评价。例如,要结合患儿的循环状况和血红蛋白含量对机体氧气运输能力做出评价。另外,患儿是否缺氧,不能只看 PaO_2,还要看组织的氧供应能否满足其代谢需要,所以需要结合血乳酸值进行判断,当组织缺氧时乳酸堆积;还可参考剩余碱(BE)的改变来判断有无组织缺氧。此外,要结合血气分析的其他指标(pH、HCO_3^- 等)对患儿进行综合判断,强调动态监测血气,结合患儿临床变化,及时了解患儿代偿情况。急性呼吸衰竭的代偿需要 5~7 天,因此,要注意患儿既往呼吸和血气改变,才能对目前病情做出准确判断。

新生儿呼吸衰竭的判断更为复杂,迄今尚无统一诊断标准,需要结合临床和实验室多方面的指标进行判断。临床表现为呼吸困难(呻吟、三凹征)、中心性发绀、顽固呼吸暂停、肌张力明显降低、呼吸频率>60 次/分。血气分析指标包括:①在 FiO_2 为 100% 时,$PaO_2<60mmHg$ 或氧饱和度<80%。②$PaCO_2>60mmHg$。③动脉血 pH<7.25。还有人认为,凡是需要接受机械通气(不包括 CPAP)的新生儿均可考虑有呼吸衰竭。

要注意,单凭血气分析结果中显示的血氧分压降低和(或)二氧化碳分压增加就定义新生儿呼吸衰竭是不够全面的。低氧可由呼吸衰竭引起,但也可以由先天性心脏病或心力衰竭所致,所以不能单纯以低氧血症就断定患儿需要呼吸支持。高碳酸血症是判断呼吸衰竭相对可靠的指标,$PaCO_2$进行性增高($>65mmHg$)伴动脉血 pH 下降(<7.25)是可能需要辅助机械通气的指征。

(二)呼吸衰竭的评估

1.临床评估

儿童尤其是婴幼儿、新生儿的呼吸系统代偿能力有限,因此,呼吸衰竭的发生和进展常较迅速,不易早期被发现。所以,早期认识呼吸衰竭是很重要的,只有早期发现或尽可能预测呼吸衰竭,才能避免气体交换障碍的发生和恶化。当怀疑患儿有呼吸衰竭时,应对患儿的通气状态进行快速评估,包括呼吸运动的强弱、呼吸频率、是否存在上呼吸道梗阻。此外,要注意患儿是否存在低氧及高碳酸血症时引起的意识状态改变,如少哭少动、嗜睡与激惹等。在处理已出现的呼吸衰竭伴低氧时,不必等待患儿只吸空气(21%氧)状态下的血气分析结果,而应该立即纠正低氧血症,并针对引起呼吸衰竭的原发病进行诊断和治疗。

2.肺气体交换状态评估

PaO_2 降低和 $PaCO_2$ 增高伴 pH 降低是诊断呼吸衰竭的重要指标,可反映通气和氧合状态。但 PaO_2 还可能受心脏右向左分流的影响,而 $PaCO_2$ 可能在慢性碱中毒时代偿性增加,这些情况本身并非呼吸系统问题。因此,不能仅仅凭血气分析指标异常就诊断为呼吸衰竭。当患儿因呼吸衰竭需要用氧时,单凭 PaO_2 值不能完全反映患儿低氧程度和判断肺部病变的恶化或好转,此时应结合患儿的 FiO_2 值进行评估,如肺泡-动脉氧分压差($A-aDO_2$),$A-aDO_2$ $=(713mmHg×FiO_2)-[(PaCO_2/0.8)+PaO_2]$。当肺弥散功能正常时,肺泡氧分压($PaO_2=713mmHg×FiO_2-PaCO_2/0.8$)与 PaO_2 的差值很小($<10mmHg$);而肺部疾病严重时,会影响气体弥散。另外,当存在肺内或肺外(心脏水平)分流时,也是如此,差值越大提示疾病程度越重。因此,该指标可以作为病情转归的动态评估指标。

综上所述,在评估氧合状态时需要同时考虑 PaO_2 和给氧浓度,而 $A-aDO_2$ 能反映呼吸衰竭的严重程度及其变化趋势,并能做出定量判断。

动脉血 $PaCO_2$ 水平可以直接反映肺泡通气量的状态,它受 FiO_2 的影响很小。$PaCO_2$ 显著增高往往是需要机械辅助通气的指征。判断是代谢性酸碱平衡紊乱还是呼吸性酸碱平衡紊乱时,需要结合血的 pH 与 $PaCO_2$ 才能得出正确判断,这对呼吸衰竭的正确评估也十分重要。

五、治疗

治疗原则:积极寻找和去除病因、改善通气功能、有效防治感染、维持重要脏器功能、维持水电解质平衡、及时给予呼吸机辅助呼吸等。

(一)一般治疗

1.去除病因

积极治疗引起呼吸衰竭的原发疾病和诱因,应用有效的抗生素防治感染。

2.加强护理

保持呼吸道通畅、翻身拍背、吸痰、清除呼吸道分泌物、温湿化吸氧、雾化吸入药物、解除气管痉挛。

3.氧疗

呼吸衰竭时机体缺氧,应提高吸氧浓度。吸氧方式可选鼻导管、口罩、面罩或头罩。鼻导管吸氧,氧流量为儿童1～2L/min、婴幼儿0.5～1L/min、新生儿0.3～0.5L/min,吸入氧浓度(FiO$_2$)为30%～40%;开式口罩吸氧,氧流量为儿童3～5L/min、婴幼儿2～4L/min、新生儿1～2L/min,FiO$_2$为45%～60%;面罩或头罩吸氧,氧流量为3～6L/min,FiO$_2$为40%～50%。对新生儿和婴儿不主张持续高浓度吸氧,吸入氧浓度应小于60%,以免产生氧中毒及对视网膜等处的发育造成影响,待病情稳定后应改为间歇吸氧。通常,对于Ⅰ型呼吸衰竭患儿应给予高浓度吸氧(>35%),使PaO$_2$迅速提高到8kPa或SaO$_2$在90%之上;对于Ⅱ型呼吸衰竭患儿应给予低浓度吸氧(<32%),且应持续给氧。

(二)药物治疗

1.兴奋呼吸

目前,小儿呼吸兴奋药的应用明显减少。有呼吸暂停时可用氨茶碱,负荷量4～6mg/kg,首次静脉注射后以2mg/kg维持治疗,每间隔8小时用1次;还可用纳洛酮,每次0.03～0.1mg/kg,静脉推注,用于酒精中毒或麻醉药过量致呼吸抑制时。

2.维持重要脏器功能

呼吸衰竭时常会对心、脑等重要脏器造成损害,治疗中应综合分析。

(1)呼吸衰竭合并心功能不全者:可应用强心剂、利尿剂及血管活性药物。心肌缺氧易致心律失常,故强心药应缓慢、小剂量给予。血管活性药可选用酚妥拉明0.3～0.5mg/kg(每次不超过10mg)加入10%葡萄糖20mL中稀释后静脉滴注;或多巴酚丁胺2～10μg/(kg·min)持续静脉滴注;或东莨菪碱每次0.03～0.05mg/kg,15分钟内快速静脉滴注,每日2～3次。

(2)呼吸衰竭合并脑水肿者:应用甘露醇,每次0.25～1g/kg静脉推注,每日2～3次,严重时可加用地塞米松,每日0.5mg/kg静脉注射,疗程一般不超过3～5天。

3.纠正酸碱失衡和水电解质紊乱

呼吸衰竭时常合并电解质和酸碱度的失衡,对呼吸性酸中毒或混合性酸中毒时以积极改善通气功能为主。当合并代谢性酸中毒血pH值<7.2时,可给予5%碳酸氢钠溶液,每次2～5mL/kg,用葡萄糖液稀释为1.4%等渗液后静脉滴注。如有血气结果,可按公式计算用量:碳酸氢钠(mL)=|−BE|×0.5×体重(kg)或[22−测得HCO$_3^-$(mmol/L)]×0.6×体重(kg),先用1/2量,剩余半量根据具体情况而定。同时根据血液电解质检查结果及时纠正低钾、低氯等电解质紊乱。基础代谢量每日210kJ/kg(50kcal/kg),补液量每日60～80mL/kg,具体可根据病情酌情增加,补液成分以生理维持液为宜或按脱水性质而定。

4.防治感染

呼吸道感染常是呼吸衰竭的原发病,亦是呼吸衰竭治疗过程中病情加重的并发症,如吸入性肺炎、呼吸机相关性肺炎等。病原体以革兰氏阴性杆菌多见,常为耐药菌株。对呼吸衰竭患儿的肺部感染应按重症肺炎处理,治疗时可选用第三代头孢菌素与β内酰胺酶抑制药等;也可静脉滴注免疫球蛋白,每次400mg/kg,每天1次,连用3～5天。吸痰时应注意无菌操作,每日消毒呼吸机管道,条件许可时应尽早拔除气管插管。

(三)其他治疗

1.经鼻持续气道正压给氧(CPAP)

(1)适应证:新生儿、婴幼儿肺部疾病,新生儿肺透明膜病、肺不张、肺炎、胎粪吸入综合征、肺水肿、反复呼吸暂停者。如吸入氧浓度(FiO_2)为 $30\%\sim50\%$ 时,PaO_2 仍低于 8.0kPa(60mmHg),$PaCO_2$ 正常或低于 6.7kPa(50mmHg),有自主呼吸,也可应用 CPAP。

(2)参数调节:开始时氧流量为 $3\sim4L/min$,压力为 $0.3\sim0.4kPa(3\sim4cmH_2O)$,$FiO_2$ 为 $40\%\sim60\%$,$10\sim15$ 分钟后测血气;如 PaO_2 仍低,可增加压力,每次加 $1\sim2cmH_2O$,最大可达 $0.98kPa(10cmH_2O)$,每分钟氧流量最大为 $8\sim10L$,FiO_2 每次加 $5\%\sim10\%$,最大可达 80%。维持 PaO_2 为 $8.0\sim9.3kPa(60\sim70mmHg)$。如 PaO_2 仍低于 8.0kPa(60mmHg),可进行气管插管,呼吸机辅助呼吸治疗。

(3)撤除步骤:如 $PaO_2>9.3kPa(70mmHg)$,症状好转,病情稳定,可逐渐先降低 FiO_2,再降低压力。每次 FiO_2 降 5%,至 FiO_2 为 40% 时,再降低 CPAP,每次 $0.2kPa(2cmH_2O)$。当 CPAP 为 $2cmH_2O$ 时病情仍稳定,PaO_2 为 $6.7\sim9.3kPa$,可撤除 CPAP,改头罩吸氧。

2.常频机械通气

常频机械通气是抢救重症呼吸衰竭最有效的方法。

(1)应用指征:①呼吸频率仅为正常的 1/2 时。②呼吸微弱,全肺范围的呼吸音减低。③呼吸骤停,频繁或长达 10 秒以上的呼吸暂停。④吸高浓度氧气 $FiO_2>60\%$ 或压力$\geqslant0.78kPa(8cmH_2O)$ 时,仍有发绀,$PaO_2<6.7kPa(50mmHg)$。⑤急性呼吸衰竭,$PaCO_2>8.0kPa(60mmHg)$,pH 值<7.3;慢性呼吸衰竭,$PaCO_2>3kPa(70mmHg)$,pH<7.2。⑥病情迅速恶化,神经精神症状加重,相关治疗无效。⑦有下列情况应尽早使用,如呼吸窘迫综合征(RDS)的小早产儿,出生体重<1350g;处于肺出血的进展期;心跳、呼吸暂停经复苏后未建立规则的自主呼吸者。

(2)禁忌证:肺大疱,未经引流的张力性气胸或大量胸腔积液。

(3)参数初调

①吸气峰压(PIP):采用能维持满意通气的最低压力。无呼吸道病变、早产儿呼吸暂停时 PIP 为 $15\sim18cmH_2O(1.5\sim1.8kPa)$;RDS、肺不张、胎粪吸入、肺炎时 PIP 为 $20\sim25cmH_2O(2.0\sim2.5kPa)$。

②呼气末正压(PEEP):无呼吸道病变时为 $2\sim3cmH_2O(0.2\sim0.3kPa)$;肺不张、NRDS 时为 $4\sim6cmH_2O(0.4\sim0.6kPa)$;胎粪吸入、肺炎时为 $0\sim3cmH_2O(0\sim0.3kPa)$。

③呼吸频率(RR):无呼吸道病变时为 $20\sim25$ 次/分;有呼吸道病变时为 $30\sim45$ 次/分。

④吸气/呼气时间比值(I/E):无呼吸道病变时吸气时间为 $0.50\sim0.75$ 秒;肺不张、NRDS 时 I/E 为 $1:(1\sim1.2)$;胎粪吸入、肺炎时 I/E 为 $1:(1.2\sim1.5)$。

⑤供气流量:$4\sim10L/min$。

⑥吸入氧气浓度(FiO_2):无呼吸道病变时低于 40%;有呼吸道病变时为 $40\%\sim80\%$。

⑦潮气量:无呼吸道病变时为 $8\sim10mL/kg$,RDS 时为 $4\sim7mL/kg$。

(4)调整范围:调节原则是尽可能采用低的氧浓度(FiO_2)和吸气峰压(PIP),持续 PaO_2 为

8～12kPa。每次调整范围:RR 为 2～10 次/分,PIP 为 2～3cmH$_2$O,PEEP 为 1～2cmH$_2$O,吸气时间(TI)或呼气时间(TE)为 0.25～0.50 秒,FiO$_2$ 为 50%;当 PaO$_2$ 接近正常时 FiO$_2$ 为 20%～30%。

(5)调节方法:影响 PaO$_2$ 的因素是 FiO$_2$ 与平均气道压(MAP)。增加 PIP、吸气时间,PEEP 可提高 MAP。具体方法:①提高 PaO$_2$ 可采用增加 FiO$_2$、增加 PIP、增加 RR、增加 PEEP,延长吸气时间,延长吸气平台;②降低 PaCO$_2$ 可采用增加 PIP、增加 RR、降低 PEEP。一般 FiO$_2$≤60%,如高于 70% 则应少于 24 小时,以防氧中毒。

(6)撤机指征:①自主呼吸有力,能维持自主呼吸 2～3 小时无异常;②吸入 FiO$_2$≤40%,PIP≤20cmH$_2$O(1.96kPa)时血气正常;③呼吸道分泌物少,能耐受每 2 小时 1 次的吸痰操作,全身状况好;④RDS 患儿日龄>3 天。

(7)撤机步骤

①撤机过程中监测心率、呼吸、血气,如有异常,立即恢复原参数。

②在 PIP 降至 15～22cmH$_2$O、PEEP≤5cmH$_2$O(0.5kPa)、FiO$_2$<50% 时考虑撤机,自主呼吸出现后便观察呼吸机与自主呼吸是否同步。

③自主呼吸良好,血气正常,则改为间歇指令呼吸(IM),逐渐降低 PIP、PEEP、FiO$_2$ 及 RR,维持 TI 在0.5～1.0 秒。

④当 PIP 降至 12～18cmH$_2$O、PEEP 2～4cmH$_2$O、FiO$_2$≤40%、RR 6 次/分且血气正常时,改为 CPAP,此时应提高 FiO$_2$ 至 5%～10%,预防缺氧。如患儿耐受良好,每次逐渐降低 FiO$_2$ 5%,CPAP 1cmH$_2$O。

⑤当 FiO$_2$ 为 25%～40%,CPAP 为 2cmH$_2$O 时,在患儿最大吸气时拔管。拔管后改用头罩吸氧或用鼻塞 CPAP,并逐渐降低 FiO$_2$,每次 5%,直至改为吸入空气。

3.高频通气(HFV)

凡超过正常呼吸频率 4 倍、潮气量小于或近于解剖无效腔的机械通气为高频通气。

(1)通气种类:①高频正压通气(HFPPV),频率为 60～100 次/分,导管内径为 3～5mm,潮气量为 3～4mL/kg。②高频喷射通气(HFJV),频率为 100～300 次/分,导管内径为 1.6～2.2mm,潮气量为 3～5mL/kg。需要适当的自主呼气时间,可用开放气道通气。③高频振荡通气(HFOV):频率为 300～2400 次/分,潮气量为 1～2mL/kg,有侧支通气,起 CPAP 作用。儿科常用 HFJV 或 HFOV。

(2)适应证:用于常规呼吸机治疗效果不好的难治性呼吸衰竭或长期常规呼吸机治疗后发生支气管肺发育不良或有气胸等常规呼吸机治疗禁忌证。①用常规呼吸机难以维持通气和血气正常的肺损伤;②严重的间质肺气肿;③气胸与支气管胸膜瘘;④支气管镜检查。目前常用于新生儿 RDS、肺出血、胎粪吸入综合征、ARDS、肺炎。

(3)参数调节:HFOV 调节原则是开始应用较高的 MAP,稍高于常规机械通气,如 PaO$_2$ 无上升可每次加 0.1～0.2kPa(1～2cmH$_2$O);新生儿振荡频率为 10～15Hz(1Hz=60 次/分),婴儿与儿童为 5～10Hz;吸气/呼气时间比值(I/E)为 0.33;通过振荡幅度(25%～100%)、振荡频率调节通气;潮气量为 1～2mL/kg,与振荡频率成反比;根据 PaCO$_2$ 调节振荡频率。低肺容量调节方式用于限制性通气障碍,如间质肺气肿;高肺容量调节方式用于新生儿 RDS、ARDS。

4.呼吸机应用后的并发症

(1)呼吸机相关肺炎(VAP):指应用呼吸机后超过 48 小时发生的细菌性肺炎,多由铜绿假单胞菌、大肠杆菌、克雷伯杆菌、耐药金黄色葡萄球菌或表皮葡萄球菌引起。可从气管深处吸痰做镜检或培养,应用有效抗生素治疗。注意管道接头、湿化器、吸痰导管的消毒。

(2)肺不张:导管位置过低滑入左侧或痰堵造成。可向外拔出或翻身拍背吸痰。

(3)窒息:由堵管或脱管引起。可更换新管,重新插管、固定。

(4)喉、气管损伤:水肿者可静脉滴注糖皮质激素、抗生素,局部雾化吸入 1‰麻黄碱。

(5)肺损伤:如 PIP>2.5kPa(25cmH_2O)或 PEEP>0.8kPa(8cmH_2O)、大潮气量,易发生气漏、间质性肺气肿、张力性气胸、纵隔气肿、肺泡上皮损伤、肺水肿。注意压力不能过高,潮气量不能过大。若发生张力性气胸应立刻进行闭式引流。

(6)氧中毒:FiO_2>70%、时间>24 小时,可发生支气管肺发育不良、早产儿视网膜病变,任何年龄患者都可发生肺氧中毒。注意 FiO_2 应低于 60%。

第十四节　儿童睡眠性呼吸暂停

阻塞性睡眠呼吸暂停低通气综合征(OSAHS)是一种睡眠呼吸障碍性疾病,在儿童中并不少见。其主要特点是患者在睡眠过程中反复出现上气道全部或部分萎陷,导致夜间反复发生低氧血症、高碳酸血症和睡眠结构紊乱。OSAHS 临床表现为睡眠时打鼾并伴有呼吸暂停,白天出现嗜睡或多动等表现。在长期未经治疗的 OSAHS 患儿可以出现生长发育迟缓、神经认知功能障碍、肺动脉高压、右心功能不全等严重并发症。OSAHS 是一种严重威胁人类健康的常见多发病,这一观点已是国内外医学界的共识。

有文献报道,年龄在 18 岁以下的儿童打鼾的发病率在 8%～27%。最初的研究认为儿童 OSAHS 的发病率为 1%～3%,而最近,许多专家估计儿童 OSAHS 的发病率为 5%～6%。发病的高峰年龄在 2～8 岁,此时儿童的腺样体和扁桃体等咽部淋巴组织发育最为旺盛。虽然随着技术水平的提高,在多导睡眠监测过程中已经能够发现越来越多的呼吸异常现象,但目前仍缺乏儿童 OSAHS 确切的流行病学资料。在青春期前,儿童 OSAHS 男女性别分布没有差异;在青春期后,儿童与成人 OSAHS 患者分布相似,青年男性 OSAHS 患者比例开始占优势。

一、病因

各种原因引起的解剖结构异常、神经肌肉调控异常而造成的上气道梗阻均可导致 OSAHS。造成上气道的梗阻主要危险因素如下:上气道解剖结构的狭窄、咽部扩张肌和气道壁的神经调控异常、局部肌肉无力以及呼吸中枢对低氧和高碳酸血症的调控异常。儿童 OSAHS 的病因包括解剖因素、神经肌肉调控异常、各种综合征和遗传代谢病及其他原因。解剖因素主要包括:腺样体肥大、扁桃体肥大、喉软骨软化、鼻息肉、小下颌、鼻中隔偏曲等;神经肌肉调控异常主要包括:神经肌肉疾病、各种肌病、脊肌萎缩症、脑瘫、脊髓脊膜膨出等;还有各种综合征及遗传代谢病,如唐氏综合征、颅面骨发育不全综合征、眼下颌面综合征、软骨发育不良综合征、甲状腺功能低下、比埃洛宾综合征、伯-韦综合征、特雷彻科林综合征等;其他原因如肥胖、过敏性鼻炎等亦可引起 OSAHS。

近来,人们开始认识到遗传和环境因素在 OSAHS 发病中的作用。已有证据表明,家族中如果有睡眠呼吸障碍者,则其他家庭成员患病的危险性就会增高。因此,儿科医师发现有睡眠呼吸障碍的患儿,一定要询问其家族病史。

由于上气道部分或完全的梗阻,可以引起睡眠片断化,呼吸努力增加,慢性、间歇性的低氧血症,从而造成一系列病理生理改变。

1.睡眠片断化

夜间睡眠片断化、反复觉醒可以引起儿童学习能力下降、多动、攻击行为、白天嗜睡以及考试成绩的下降。有研究发现,OSAHS 儿童的行为异常和注意力缺陷、多动综合征非常相似,并且 OSAHS 的严重程度与学习能力和记忆力成反比,而针对 OSAHS 的治疗可以显著改善患儿在学校的表现。

2.呼吸努力增加

呼吸努力增加在儿童中可以导致生长发育迟缓。造成 OSAHS 儿童生长发育迟缓的原因包括:由于夜间呼吸费力导致能量消耗增多,由于腺样体、扁桃体肥大所致的厌食和吞咽困难,生长激素分泌的减少和节律的变化以及低氧血症和酸中毒。

3.慢性、间歇性低氧血症

反复、间歇性的缺氧可造成儿茶酚胺、肾素-血管紧张素、内皮素分泌增加,而 OSAHS 最严重的后果是可以引起肺血管的收缩,从而进一步引起肺动脉高压,并可逐渐发展成心功能不全。此外,长期间歇性的缺氧还可能对儿童的神经、认知功能造成损害。由于儿童正处于脑、神经系统的生长发育期,而此期正是 OSAHS 的高发年龄,如果 OSAHS 诊断和治疗不及时,就有可能对儿童娇嫩的脑组织以及脑和神经系统的功能造成影响。

二、临床表现

1.症状

家长往往主诉患儿夜间睡眠打鼾,可伴有张口呼吸、呼吸费力、反复惊醒、遗尿、多汗、睡眠不安等。家长可能注意到患儿在睡眠中出现呼吸停止,典型的睡眠姿势为俯卧位,头转向一侧,颈部过度伸展伴张口。

OSAHS 患儿白天可诉晨起头痛,部分患儿出现嗜睡、乏力,而多数患儿则以活动增多或易激惹为主要表现,并出现非特异性行为异常,如不正常的害羞、反叛和攻击行为等。严重的病例可发生认知缺陷、学习困难、生长发育落后、体重不增等。

2.体征

OSAHS 患儿体征不具特异性,临床医师应特别关注。应注意患儿鼻咽腔是否通畅,有无鼻黏膜的水肿、鼻息肉或鼻气流的减弱；应仔细检查扁桃体和悬雍垂的大小，注意有无肥大和畸形；应观察硬腭和软腭的宽度和高度，注意有无腭咽部的狭窄或受压。有些患儿可以表现出因为腺样体肥大而引起的张口呼吸，部分患儿可出现呼吸费力。一些颅面特征往往提示患儿可能存在睡眠呼吸障碍，如小下颌、下颌平面过陡、下颌骨后移，体格检查时应予注意。应为患儿描记生长发育曲线，以了解患儿是否存在肥胖、生长发育落后等。心脏查体时，如果肺动脉第二心音亢进，应注意有无肺动脉高压。

如前所述，由于 OSAHS 患儿夜间睡眠片断化，呼吸努力增加，慢性、间歇性缺氧，如长期不予治疗，可引起患儿神经认知能力下降，以及白天乏力、困倦、多动、学习能力下降等。病情严重的患儿可以引起生长发育迟缓、高血压、肺动脉高压、右心功能不全等；此外，OSAHS 儿童发生夜惊症以及其他异态睡眠的发病率也是增高的。

三、辅助检查

（一）纤维鼻咽镜检查

纤维鼻咽镜可以观察鼻腔、鼻咽部、软腭后截面积、舌根、会厌咽气道、喉腔等结构，以及腺样体堵塞后鼻孔的程度。腺样体堵塞后鼻孔的程度可分为 4 度：堵塞＜25％为 1 度；堵塞 26％～50％为 2 度；堵塞 51％～75％为 3 度；堵塞 76％～100％为 4 度。3 度或 3 度以上伴有临床症状的即可诊断为腺样体肥大。

（二）鼻咽影像学检查

鼻咽侧位 X 线片或 CT 用来观察腺样体肥大和鼻咽通气道、舌根肥厚和会厌咽气道阻塞情况。记录头颅侧位摄片腺样体堵塞鼻咽通气道的范围，以腺样体最突出点至颅底骨面的垂直距离为腺样体厚度 A，硬腭后端至翼板与颅底焦点间的距离为鼻咽部宽度 N，若 A/N≥0.71 即为病理性肥大。

（三）多导睡眠监测

前述各种检查手段虽然对儿童 OSAHS 的诊断有一定的价值，但都存在一定的局限性。多导睡眠监测（PSG）自 20 世纪 80 年代应用于临床以来，被认为是睡眠呼吸障碍性疾病诊断的"金标准"。

对 2 周岁以下、伴颅面畸形或其他综合征、发育迟缓、心肺功能异常、病态肥胖、夜间血氧饱和度低于 70％、气道张力减低、上气道外伤史或考虑存在严重的中枢神经系统疾病者，必须依靠 PSG 检测进行诊断与鉴别诊断。对高度怀疑患有 OSAHS 的患儿，有条件者应常规行 PSG 监测，以便及时治疗。

美国胸科协会推荐多导睡眠图用于以下情况：

（1）鉴别良性或原发性打鼾（不伴有呼吸暂停、低通气或心血管、中枢神经系统表现，很少需要治疗的打鼾）。

（2）评价儿童，特别是打鼾儿童睡眠结构紊乱。

（3）睡眠期间显著的气流阻塞。

（4）确定阻塞性呼吸是否需要外科治疗或需要监测。

（5）喉软骨软化患者睡眠时症状恶化或生长困难或伴有肺源性心脏病。

（6）肥胖患者出现不能解释的高碳酸血症、长期打鼾、白天高度嗜睡等。

（7）镰状细胞贫血患者出现 OSAHS 表现。

（8）既往被诊断为 OSAHS，而有持续打鼾或有相关症状。

（9）持续正压通气时参数的设定。

（10）监测肥胖 OSAHS 患者治疗后体重下降是否引起 OSAHS 严重程度的降低。

儿童做多导睡眠监测较成人难度更大。目前由于 PSG 的检查大多需要在特殊的实验室环境中进行，儿童可能会因为环境的改变产生恐惧心理而影响正常的睡眠。因此，儿童睡眠监测的理想环境是选用经过特殊训练的、对儿童睡眠有一定研究的专业睡眠技师，他们能够赢得患儿的信任并分担父母的焦虑。监测当晚，父母应在同一室内的不同床位与患儿同眠；检查时应尽可能减少环境因素的影响，将睡眠实验室布置得接近家庭温馨的环境，从而减少儿童的恐惧心理。

（四）微动敏感床垫式睡眠监测系统

微动敏感床垫式睡眠监测系统（MSMSMS）属于便携式睡眠监测仪的一种，其利用敏感的压力传感器来获取与脑电图相关的各种睡眠结构和参数，实现对睡眠的监测和分析。在不用粘贴电极的情况下可分别感受各个部位的呼吸、心冲击图和体动信号，采集受检者卧床时的呼吸率、心率、体动、呼吸事件、动脉血氧饱和度（SaO_2）及睡眠分期等生理信号，因不同睡眠期心脏搏动和呼吸有着不同的特征，故此，可以通过监测获得呼吸紊乱相关参数，从而分析出睡眠结构及睡眠状态下相关的呼吸事件，实现对睡眠、睡眠呼吸障碍、呼吸功能和心血管功能的干扰监测。由于 MSMSMS 为完全不带电结构，因而更安全。根据文献报道，OSAHS 症状越重的患者，MSMSMS 的诊断符合率越高、越准确。但由于监测过程中可能存在误差和对 OSAHS 严重程度的低估，尤其是对轻度 OSAHS 的筛查诊断率偏低，必要时仍需进行 PSG 监测。MSMSMS 能可靠地诊断 OSAHS 并判断严重程度，与传统的 PSG 监测相比灵敏度更高，其在诊断成人 OSAHS 中已有较高的符合率，作为一种近几年新型的睡眠监测系统，值得在儿科临床进一步推广，并进行多中心大规模的临床研究，获得更多数据。

（五）其他检查

如胸部 X 线片、心电图等检查可以用于排除心肺等并发症的存在。

四、诊断和鉴别诊断

在病史方面，儿童 OSAHS 与成人有很大差别，多数患儿有睡眠打鼾、张口呼吸、睡眠中反复惊醒、呼吸困难、遗尿、多汗、多动等病史，而白天嗜睡的情况不多见。睡眠打鼾是家长带孩子就诊的重要主诉。对睡眠打鼾、呼吸运动增强、张口呼吸、生长发育迟缓的可疑患儿应仔细询问睡眠时间、睡眠质量、睡眠行为及体位、打鼾性质及强度、呼吸及其伴随声响、晨起时间、白天打盹规律及行为功能等，并全面记录身高、体重等生长发育史，详细的病史是发现儿童 OSAHS 的重要手段。打鼾虽为患儿就诊的首要症状，但其在儿童 OSAHS 诊断中尚不具备特异性。若打鼾、睡眠不安、呼吸暂停伴有生长发育迟缓、烦躁、容易激惹、注意力不集中和记忆力差等表现,则高度怀疑 OSAHS。

体检是诊断儿童 OSAHS 的重要环节,特别是对于存在腺样体和扁桃体肥大、颅面部发育异常、肥胖等危险因素的儿童。此外,血压、生长发育情况和心肺功能可用来判定疾病的严重程度。扁桃体通过张口压舌就可以观察到其大小,一般扁桃体Ⅱ～Ⅲ度并伴有临床症状的即可诊断为扁桃体肥大。腺样体的大小由于其位于鼻咽部很难直接观察到,因此要通过纤维鼻咽镜、鼻咽侧位 X 线片等来帮助诊断。

(一)我国儿童 OSAHS 的诊断标准

依据中华医学会耳鼻喉科分会儿童 OSAHS 诊断标准,阻塞性睡眠呼吸暂停(OSA)是指睡眠时口和鼻气流停止,但胸腹式呼吸仍存在;低通气定义为口鼻气流信号峰值降低 50%,并伴有 0.03 以上血氧饱和度下降和(或)觉醒;呼吸事件的时间长度定义为大于或等于 2 个呼吸周期。

PSG 监测:每夜睡眠过程中阻塞性呼吸暂停指数(OAI)>1 次/时或呼吸暂停低通气指数(AHI)5 次/时为异常;最低动脉血氧饱和度(LSaO$_2$)<0.92 定义为低氧血症。满足以上两条可以诊断为 OSAHS。

夜间 PSG 检查是目前诊断睡眠呼吸疾病的标准方法,任何年龄的患儿均可实施。没有条件行 PSG 检查的患儿,可参考病史、体格检查、鼻咽部 X 线侧位摄片、鼻咽喉内镜、鼾声录音和录像、脉搏血氧饱和度仪等手段协助诊断。鼻咽部 X 线侧位摄片或 CT 有助于气道阻塞部位的确定,鼻咽喉内镜可动态观察上气道狭窄的情况。儿童 OSAHS 病情程度分级见表 2-5。

表 2-5 儿童 OSAHS 病情程度判断依据

病情程度	AHI 或 OAI(次/时)	LSaO$_2$
轻度	5～10 或 1～5	0.85～0.91
中度	10～20	0.75～0.84
重度	>20	<0.75

注:AHI 为呼吸暂停低通气指数;OAI 为阻塞性呼吸暂停指数;LSaO$_2$ 为最低动脉血氧饱和度。

儿童 OSAHS 的诊断手段各种各样,尽管尚缺乏统一的评价标准,PSG 仍是目前国内外公认的诊断儿童 OSAHS 的"金标准"。在对病情进行评估时还应结合病史、体征及其他实验室检查的结果进行综合判断。由于 PSG 检查条件要求颇高,程序复杂,费用较贵,目前在国内中小医院难以得到普及,临床医生有必要在儿童 OSAHS 的诊断方面进一步研究,以寻求更好地确诊儿童 OSAHS 的方法。

(二)鉴别诊断

OSAHS 需与下列疾病进行鉴别:单纯鼾症、中枢性睡眠呼吸暂停综合征、夜间癫痫发作、发作性睡病、甲状腺功能减退症、肢端肥大症、神经肌肉疾病等。

1.单纯鼾症

本症具有鼾声规律,没有睡眠结构,肺泡低通气及低血氧改变特点,无明显呼吸暂停或低通气(AHI<5 次/时)。

2.中枢性睡眠呼吸暂停综合征

根据呼吸事件类型所占比例判断以阻塞性为主还是以中枢性为主。

3.夜间癫痫发作

表现为夜间憋气、呼吸困难的癫痫与 OSAHS 的区别在于,夜间癫痫发作时多伴有无意识的肌肉抽动或肢体抽搐,睡眠脑电图有痫性脑电波。

4.发作性睡病

发作性睡病因有与 OSAHS 相似的日间嗜睡症状,而易被误诊为 OSAHS。但发作性睡病除有嗜睡症状外,还伴有情绪激动时猝倒等症状。

5.其他疾病

甲状腺功能减退症、肢端肥大症、喉痉挛及声带麻痹患者均可以睡眠打鼾为主诉而就诊,应注意根据病因诊断。

五、治疗

儿童 OSAHS 患病率高、并发症多、对儿童健康危害大。如果早期能发现且进行合理有效的治疗,可以减轻或完全缓解打鼾、呼吸暂停等症状,还可控制或治愈 OSAHS 引发的多系统并发症,提高患儿的生活质量。治疗原则:早诊断、早治疗,解除上气道梗阻因素,预防和治疗并发症。治疗方法:①外科治疗;②持续正压通气治疗;③药物治疗;④其他治疗。治疗计划应依靠临床检查和实验室监测资料,特别强调因人而异、依时而异,选择个体化、有针对性的治疗方案。

(一)手术治疗

1.扁桃体切除术和腺样体切除术

扁桃体和腺样体肿大是引起儿童上气道局限性阻塞最常见的原因。根据美国儿科学会儿童 OSAHS 治疗指南,符合扁桃体或腺样体肥大同时无手术禁忌证,推荐腺样体切除术和(或)扁桃体切除术(AT)为首选治疗方式。研究表明,不论扁桃体还是腺样体的大小,AT 术后均可使患儿上气道开放,而对于合并扁桃体及腺样体肥大的患儿,仅切除单一扁桃体或腺样体的疗效远不如两者同时切除;多数患儿特别是 3～6 岁年龄段者,手术后病情可明显改善,治愈率达 85%～90%。婴幼儿扁桃体、腺样体肥大达重度 OSAHS 者,保守治疗无效,也应该考虑采取手术切除。

扁桃体切除有常规扁桃体剥离法、电刀扁桃体切除法、低温等离子扁桃体消融切除法等。近年来,应用较多的是二氧化碳激光扁桃体部分切除术(CLTT)和等离子射频消融扁桃体部分切除术。

对扁桃体较小、会厌咽气道狭窄、上颌骨发育不良、下颌骨后缩、年龄小于 12 个月、Down综合征、有神经系统缺陷的患儿手术疗效不佳。发生术后并发症的高危人群是年龄小于 3 岁、AHI>20 次/时的重症 OSAHS 患儿或伴有颜面畸形、病态肥胖、心血管疾病、营养不良、神经肌肉疾病的患儿。对此,术前必须进行详细评估,建议术后 1～3 个月进行 PSG 复查和手术后再评价,以确定是否进行其他治疗。

2.其他外科治疗

合并颜面畸形应配合正颌治疗,如牵张成骨术、快速扩弓术,悬雍垂腭咽成型术、下鼻甲减容术,腭咽成形术,颏舌肌前移术,舌根射频消融术,气管切开术等。考虑到手术对儿童面部的骨骼发育及生活质量的影响,这些手术应谨慎选择。

(二)持续正压通气治疗

持续正压通气(CPAP)能改善睡眠及白天症状,减少胃食管反流,在成人治疗中已广泛应用,能避免气管切开。对于有外科手术禁忌证、腺样体扁桃体不大、扁桃体腺样体切除术后效果不佳者,可选择 CPAP。与成人相比,儿童耐受率高,CPAP 治疗成功率约为 90%,使用的年龄范围也很广,从出生 5 天到 19 岁 4 个月都有报道。甚至对 6 个月至 2 岁的婴幼儿,只要有良好的家庭环境和父母细心周到的护理,CPAP 治疗亦可取得良好效果。

CPAP 治疗儿童 OSAHS 的压力范围为 $4\sim20cmH_2O$。所需平均压力的高低与患者的年龄、肥胖、颅面异常等无明显相关性,而与 OSAHS 的严重程度是否相关尚有待证明。因所需的压力具个体差异,因此在应用 CPAP 之前应在 PSG 监测的指导下进行最适的 CPAP 压力水平测定。据国外报道,$8cmH_2O$ 的压力水平对 86% 患儿能起到克服阻塞性呼吸暂停、改善氧饱和度降低和高碳酸血症的作用。

对有明显颅面畸形的患儿 CPAP 的成功率约为 62%,青春期前的孩子 CPAP 平均治疗压力相对较低。因儿童治疗后生长发育迅速,家用 CPAP 使用时,家长需进行认真的压力测定;医师应每隔 3~6 个月对治疗压力和面罩大小进行常规随访、调整,以适应儿童生长发育的变化,防止出现面罩漏气、胃肠胀气、误吸等并发症,并引导和督促患者接受治疗。

注意事项:睡眠有间歇性或轻微呼吸障碍的大龄儿童不适合使用 CPAP 治疗,因为其依从性差。有基础疾病如肺大疱、气胸、纵隔气肿、脑脊液漏、颅脑外伤或颅内积气、急性中耳炎、鼻炎鼻窦炎感染未控制时,应慎用或禁用。

常见的不良反应:面罩漏气、流涕、鼻干、鼻出血等鼻部不适,上呼吸道感染,以及由于面罩与脸型不合引起的眼部发炎、结膜充血、皮炎、皮肤溃疡、胃肠胀气,机器噪声引起夜间觉醒等。

(三)药物治疗

药物治疗的作用在儿童 OSAHS 是有限的。鼻腔局部应用糖皮质激素治疗 OSAHS 合并变应性鼻炎,如丙酸氟替卡松鼻喷雾剂或布地奈德鼻喷剂,可减少呼吸暂停和呼吸减慢的频率,有助于改善患儿阻塞性睡眠呼吸暂停症状。

(四)其他治疗

扩弓器及口腔矫形器(OA)治疗:对于腭盖高拱及牙弓窄小的 OSAHS 患儿,可进行扩弓治疗,凡能使上气道扩张的 OA 治疗,均能改善上气道通气功能。单独治疗对大多数重症患儿疗效不佳。吸氧能减轻睡眠中低血氧的程度,但不能减少呼吸暂停、低通气的次数;对患有中度 OSAHS 或严重的低氧血症但不能进行手术同时不能耐受 CPAP 治疗的婴幼儿,单纯低流量吸氧能帮助维持较为正常的血氧水平。肥胖患儿应鼓励其减肥、调整睡眠体位等。

第十五节 反复呼吸道感染

反复呼吸道感染(RRTI)指 1 年以内发生上、下呼吸道感染的次数频繁,超出正常范围。根据年龄、潜在的原因及部位不同,将反复呼吸道感染分为反复上呼吸道感染和反复下呼吸道感染,后者又可分为反复气管支气管炎和反复肺炎。反复呼吸道感染判断条件见表 2-6。

表 2-6 反复呼吸道感染判断条件

年龄(岁)	反复上呼吸道感染(次/年)	反复下呼吸道感染(次/年)	
		反复气管支气管炎	反复肺炎
0～2	7	3	2
2～5	6	2	2
5～14	5	2	2

注:①两次感染间隔时间至少 7 天以上。②若上呼吸道感染次数不够,可以将上、下呼吸道感染次数相加,反之则不能。但若反复感染是以下呼吸道为主,则应定义为反复下呼吸道感染。③确定次数须连续观察 1 年。④反复肺炎指 1 年内反复患肺炎超过 2 次,肺炎须由肺部体征和影像学证实,两次肺炎诊断期间体征和影像学改变应完全消失

一、病因

1.反复上呼吸道感染

以反复上呼吸道感染为主的婴幼儿和学龄前期儿童,其反复感染多与护理不当、入托幼机构起始阶段、缺乏锻炼、迁移住地、被动吸入烟雾、环境污染、微量元素缺乏或其他营养成分搭配不合理等因素有关;部分与鼻咽部慢性病灶有关,如鼻炎、鼻窦炎、扁桃体肥大、腺样体肥大、慢性扁桃体炎等。

2.反复气管支气管炎

多由于反复上呼吸道感染治疗不当,使病情向下蔓延所致。大多也是由致病微生物引起的,少数与原发性免疫功能缺陷及气道畸形有关。有些患儿为慢性鼻窦炎-支气管炎综合征。

3.反复肺炎

(1)原发性免疫缺陷病:包括原发性抗体缺陷病、细胞免疫缺陷病、联合免疫缺陷病、补体缺陷病、吞噬功能缺陷病以及其他原发性免疫缺陷病等。

(2)先天性肺实质、肺血管发育异常:先天性肺实质发育异常的患儿,如肺隔离症、肺囊肿等,易发生反复肺炎或慢性肺炎;肺血管发育异常导致肺瘀血或缺血,易合并感染,引起反复肺炎。

(3)先天性气道发育异常:如气管-支气管狭窄、气管-支气管软化、气管-支气管桥,这些畸形常引起气道分泌物阻塞,反复发生肺炎。

(4)先天性心脏畸形:各种先天性心脏病尤其是左向右分流型,由于肺部瘀血,可引起反复肺炎。

(5)原发性纤毛运动障碍:纤毛结构或功能障碍时,由于呼吸道黏液清除障碍,病原微生物滞留于呼吸道易导致反复肺炎或慢性肺炎。

(6)囊性纤维性变:在西方国家,囊性纤维性变是儿童反复肺炎最常见的原因;在东方黄种人群中罕见,我国大陆及台湾地区曾报道了个别儿童病例,提示我国儿童有可能存在本病。

(7)气道内阻塞或管外压迫:引起儿童气道内阻塞的最常见疾病为支气管异物,其次是结核性肉芽肿和干酪性物质阻塞,偶见于气管和支气管原发肿瘤。气道管外压迫的原因多为纵

隔、气管支气管淋巴结结核、肿瘤、血管畸形。

(8)支气管扩张:各种原因引起的局限性或是广泛性支气管扩张,由于分泌物清除障碍,可反复发生肺炎。

(9)反复吸入:吞咽功能障碍患儿(如智力低下)、环咽肌肉发育延迟、神经肌肉疾病以及胃食管反流患儿,由于反复吸入,导致反复肺炎。

二、诊断

主要根据 RRTI 的定义询问既往呼吸道感染的特点。对符合 RRTI 定义、明确 RRTI 者,进行评估并制订针对性诊疗方案;对可疑 RRTI 者进行随访、管理;不符合 RRTI 定义者进行排除。

1.对符合 RRTI 者的常规评估

(1)病史询问关注重点:起病时间、发病季节,感染病原种类,感染累及部位,以往治疗措施与效果,生活环境,家族史。

注意:①起病时间,患儿 6 月龄内起病应注意排除先天性疾病,尤其是免疫系统的细胞免疫和固有免疫缺陷、先天性呼吸系统疾病等。②感染病原种类,根据临床表现和常规检查初步判断感染的病原种类,如为反复细菌感染应注意排除抗体缺陷病的可能;如为反复呼吸道病毒感染,特征性不强的,先天免疫异常可能性较小。③感染累及部位,反复肺炎者存在免疫或呼吸系统基础疾病的可能性较大。

(2)体格检查关注重点:生长发育状况,营养状况,皮肤、淋巴结,上呼吸道局部结构,心肺听诊。

注意:①生长发育落后、营养不良,提示可能存在其他基础疾病;②合并湿疹,应注意过敏在 RRTI 中的作用,皮肤发绀或杵状指(趾)提示可能存在心脏结构异常或慢性肺病可能;③浅表淋巴结大,应注意原发性和继发性免疫异常的可能;④上呼吸道的体格检查,应注意扁桃体、咽后壁、鼻腔和耳部及乳突体检,有利于发现潜伏病灶和异常淋巴组织增生及结构异常。

(3)常规实验室检查关注重点:血常规、C-反应蛋白。对临床医师基本要求:掌握血常规的正确解读方法。

注意:对血常规的关注可帮助了解多种免疫相关状况,如中性粒细胞绝对计数的评估、淋巴细胞绝对计数的评估、嗜酸性粒细胞的评估、红细胞和血红蛋白的评估。C-反应蛋白对感染病原种类具有一定提示作用。

2.特殊检查

(1)常规免疫学检查:包括血清免疫球蛋白(Ig)、淋巴细胞亚群、补体。

适用对象:RRTI 伴发热、反复化脓性中耳炎、反复肺炎,RRTI 伴其他组织器官感染。

注意:应同时检测血清 IgG、IgA、IgM、IgE。不同年龄段 Ig 水平不同,医院检验科或儿科医师应根据不同年龄段的参考值判断 Ig 结果。4 岁内 IgA 水平很低,不能根据其水平判断是否存在选择性 IgA 缺陷病。IgG、IgA、IgM 水平过高和过低均非正常。IgE 对于提示是否存在过敏状况有一定价值。淋巴细胞亚群变化复杂,除了极端某个亚群完全缺如,判断淋巴细胞亚群变化的临床价值应结合临床各项指标综合判断或转诊临床免疫科评估。

（2）过敏原检测:过敏原特异性 IgE 在各个年龄阶段都可进行检测。

适用对象:RRTI 少伴发热者;呼吸道症状以反复咳嗽、喘息为主者;以鼻部症状喷嚏、清涕、鼻痒为主者。

注意:过敏原特异性 IgE 对于辅助判断患儿是否存在对某种过敏原过敏并引起呼吸道症状有一定参考价值。患儿是仅为过敏症状而被误以为 RRTI,还是因存在呼吸道过敏症状而易发 RRTI,需临床医师个体化综合判别。许多患儿往往两者同时存在,治疗时应兼顾。

（3）肺部影像学检查:适用对象为反复下呼吸道感染者。肺部影像学检查对于了解下呼吸道感染的严重程度和性质有重要价值。因此,本检查也有利于帮助判断可能存在的其他基础疾病。

（4）肺功能检查:适用对象为反复下呼吸道感染者。长期反复下呼吸道感染可能影响肺功能,喘息性疾病也会影响肺功能。肺功能检查除了有利于帮助了解疾病严重程度之外,也有利于鉴别疾病性质。

（5）支气管镜检查:适用对象为反复下呼吸道感染者。某些病因不明或肺部结构异常,各种临床证据、辅助检查和肺部影像学不能明确诊断者,需行气管镜检查协助明确。

3.病原学检查

并非所有 RRTI 患者都需要进行病原学检查。缺乏局部病灶的反复上呼吸道感染患儿,多由呼吸道病毒感染引起。病原学检查对于选择针对感染的临床用药具有指导价值。

（1）反复化脓性扁桃体炎通过咽拭子培养有助于了解感染的病原。EB 病毒感染患儿也可出现扁桃体表面渗出和分泌物,容易与化脓性扁桃体炎混淆,应注意鉴别。

（2）反复肺炎感染期应进行全面病原学检查,明确感染病原。可采用血培养、痰培养、支气管肺泡灌洗液涂片和培养、病原抗体检测及病原分子生物学检测等实验室检查;同时应涵盖细菌、真菌和病毒等病原学检查。

三、鉴别诊断

肺结核、特发性肺含铁血黄素沉着症、哮喘、闭塞性细支气管炎并机化性肺炎（BOOP）、嗜酸细胞性肺炎、过敏性肺泡炎、特发性间质性肺炎等。

四、治疗

1.缺少特征性的 RRTI

常以呼吸道病毒感染为主,多累及上呼吸道和（或）气管、支气管,此类患者存在基础疾病的可能性较小。除急性期控制之外,采用细菌溶解产物或其他免疫调节药物预防有一定疗效。

2.反复化脓性扁桃体炎

多因局部病灶清除不利引起;特点是每次起病以外周血白细胞及中性粒细胞增高为主,C-反应蛋白增高。

对策:局部咽拭子培养,合理使用抗生素,可辅以细菌溶解产物免疫调节治疗。手术（包括扁桃体和腺样体切除术)对大多数患儿来说并不是减少 RRTI 的有效方法,因手术获益有限,且存在风险及潜在并发症。

3.反复化脓性中耳炎

注意:可能是原发性免疫缺陷病的重要特征之一。

对策:应进行常规免疫功能检查;与五官科医师共同治疗。

4.反复鼻及鼻旁窦感染

以鼻部症状为主,表现为流涕、喷嚏、鼻痒等,学龄前期及学龄期儿童应注意区别过敏所致。以脓涕为主者合理使用抗生素。患者年龄越大,鼻旁窦慢性感染发生可能性越大;需与五官科医师共同诊治。

5.反复支气管炎

如常合并喘息,且偶有发热。婴儿和学龄前期儿童有其他过敏症状。

对策:应排除过敏因素的影响和病毒感染后所致的气道高反应性。

6.反复肺炎

应重点注意排查原发性免疫缺陷病和肺部结构性异常疾病,以及婴幼儿时期异物吸入所引起的后果。

第三章　循环系统疾病

第一节　病毒性心肌炎

心肌炎是心肌的炎性浸润伴邻近心肌细胞的坏死和(或)变性,其特征与由冠状动脉病变引起的心肌缺血性损伤有关。能引起心肌炎的病原体很多,主要是病毒,还有细菌、支原体、原虫、真菌、衣原体;中毒、过敏等也能引起心肌炎。本节介绍最为常见的病毒性心肌炎。

一、病因

常见的可引起病毒性心肌炎的病毒有腺病毒(特别是血清型 2 及 5)和肠道病毒(柯萨奇病毒 A 及 B 组、埃柯病毒、脊髓灰质炎病毒),其中以柯萨奇病毒 B 组(CVB)最为常见。其他可引起病毒性心肌炎的病毒包括单纯疱疹病毒、水痘及带状疱疹病毒、巨细胞包涵体病毒、风疹病毒、流行性腮腺炎病毒、C 型肝炎病毒、登革热病毒、黄热病病毒、狂犬病病毒、呼吸道肠道病毒等。

国外学者认为心肌炎的发生率通常被低估。据报道,死于创伤的青壮年的尸解显示,通常的淋巴细胞型心肌炎的发生率为 4%~5%,猝死儿童心肌炎的发生率为 16%~21%。在特发性扩张性心肌病成人患者中,心肌炎的发生率为 3%~63%。病毒性心肌炎通常散发,也可暴发流行,多见于婴儿室的新生儿,且都与 CVB 有关。

二、发病机制

心肌炎的发病机制目前尚未完全阐明。加拿大学者 Liu 及 Mason 等根据近年的研究成果,将心肌炎的发病过程分为三个阶段,即病毒感染阶段、自身免疫阶段及扩张性心肌病阶段。

近年的研究表明,哺乳动物存在柯萨奇病毒及腺病毒共同受体(CAR),CAR 可易化这些病毒与细胞接触后进入细胞内部,这是病毒感染的关键步骤。补体弯曲蛋白衰减加速因子(DAF)及整联蛋白 $\alpha_v\beta_3$ 及 $\alpha_v\beta_5$ 有协助 CAR 的作用。病毒感染后免疫反应产生,一旦免疫系统激活,则进入自身免疫阶段。在这一阶段,T 细胞因分子的类似性将宿主细胞作为目标攻击,一些细胞因子及交叉反应自身抗体均能加速这一过程。T 细胞的激活与病毒肽段有关,相关细胞因子有肿瘤坏死因子 α、白细胞介素-1 及白细胞介素-6 等。在扩张性心肌病阶段,心肌发生重塑。Badorff 及 Knowlton 等研究显示柯萨奇病毒的蛋白酶与心肌重塑有关,其他相关因子包括基质金属蛋白酶、明胶酶、胶原酶及弹性蛋白酶。这些酶的抑制剂的应用可明显减轻

167

扩张性心肌病的程度。此外,病毒还可直接引起心肌细胞凋亡。

三、病理

病变以心肌为主,心包、心内膜常同时受累。动物实验中,柯萨奇 B_3 心肌炎心肌的病理改变持续约 6 个月。

急性期心脏肥大、增重,心脏扩大以左心室为主。病变心肌松弛,严重者肉眼可见心肌有散在的小灶状土黄色坏死区。光学显微镜下的主要改变:心肌以变性为主,有时有坏死灶。病变散在分布,主要在左心室壁和室间隔,有时波及乳头肌及腱索。早期肌纤维模糊,失去横纹、肿胀、着色不良;继而心肌纤维凝聚、崩解,最后溶解,只剩肌纤维膜空壳。病变附近有肌束再生现象。间质以炎性细胞浸润为主,主要是单核细胞和淋巴细胞,混以少量中性和酸性粒细胞,细胞间混以少量纤维素渗出。间质病变较弥散,广泛分布于左、右心室,室间隔和心房。心内膜和心包也有不同程度的炎性细胞浸润,心包可有多少不等的渗液。

慢性期心脏肥大、增重明显,以左心室较重。心肌细胞肥大,形态不整,核染色不匀;间质少量淋巴细胞浸润和纤维素渗出。局部有瘢痕形成;可见新旧病变同在;心内膜可有弥散性或局限性增厚,少量单核细胞浸润;心包可有炎性反应、积液,少数有粘连、缩窄;心室可有附壁血栓。

四、临床表现

病毒性心肌炎的临床特点为病情轻重悬殊,自觉症状较检查所见为轻。多数在出现心脏症状前二、三周内,有上呼吸道或消化道病毒感染史。有时病毒可同时侵犯其他系统,如肌肉、大脑等,并出现相应症状及体征。现分述病毒性心肌炎各期的主要症状、体征。

(一)急性期

新发病,临床症状明显而多变,病程多不超过 6 个月。①轻型症状以乏力为主,其次有多汗、苍白、心悸、气短、胸闷、头晕、精神及食欲缺乏等。检查可见面色苍白、口周有发绀;心尖部第一心音低钝,可见轻柔吹风样收缩期杂音,有时有期前收缩。②中型症状较少见,起病较急,除前述症状外,乏力突出,年长儿常诉心前区疼痛。起病较急者可伴恶心、呕吐。检查见心率过速或过缓或心律不齐。患儿表现烦躁,口周可出现发绀,手足凉,出冷汗;心脏可略大,心音钝,心尖部吹风样收缩杂音,可有奔马律和(或)各种心律失常;血压低、压差小,肝增大,肺有时有啰音。③重型症状少见,呈暴发性,起病急骤,一二日内出现心功能不全或突发心源性休克。患儿极度乏力、头晕、烦躁、呕吐、心前区疼痛或压迫感;有的呼吸困难、大汗淋漓、皮肤湿冷。小婴儿则拒食、阵阵烦闹、软弱无力、手足凉、呼吸困难。检查见面色灰白、唇绀、四肢凉、指趾发绀、脉弱或摸不到、血压低或测不到;心音钝,心尖部第一心音几乎听不到,可出现收缩期杂音,常有奔马律,心动过速、过缓或严重心律失常;肺有啰音,肝可迅速增大;有的发生急性左心力衰竭、肺水肿。病情发展迅速,如抢救不及时会有生命危险。

(二)迁延期

急性期过后,临床症状反复出现,心电图和 X 线改变迁延不愈,实验室检查有疾病活动的表现。病程多在半年以上。

(三)慢性期

进行性心脏增大或反复心力衰竭,病程长达 1 年以上。慢性期多见于儿童,有的起病隐匿,发现时已呈慢性;有的是急性期休息不够或治疗不及时而多次反复,致成慢性期。此期患儿常拖延数年而死于感染、心律失常或心力衰竭。

五、实验室检查

(一)心电图检查

急性期多有窦性心动过速。心律失常如期前收缩、异位心动过速等偶有所见,但心肌炎不可单凭期前收缩即下诊断。最为常见的心电图改变为 T 波平坦或倒置及 QRS 低电压,T 波改变可能因病变的心肌细胞复极异常所致,低电压可能与心肌水肿有关。心内膜下心肌如有广泛损害,可有 S-T 段压低;重型病例可有心肌梗死样的 S-T 抬高。心电图上如出现新的 Q 波或原有的 Q 波加深,反映该区有坏死和瘢痕形成。Q-T 间期可延长,各种程度的传导阻滞亦不少见。

(二)胸部 X 线检查

急性期可见心搏减弱、左心室延伸、心肌张力差时心影呈烧瓶形或失去正常的弓形。病久者心影可轻至重度增大,呈普大型,左心室为主。心力衰竭时可见肺淤血或水肿。少数有心包积液。

(三)超声心动图检查

如有心力衰竭,左心室的舒张末期和收缩末期内径增大、缩短分数和射血分数减低,左心房内径增大。有时可见左心室游离壁运动不协调。轻者左心室不增大,但可能看到游离壁有局部的运动异常。

(四)其他检查

正常人的血清中酪蛋白激酶(CK)几乎全是 CK-MM,占 94%～96%,CK-MB 约在 5% 以下。若血清中 CK-MB 明显增高则多提示心肌受累,与 CK 总活性相比,对判断心肌损伤有较高的特异性和敏感性。一般认为血清 CK-MB≥6%(即 MB 占 CK 总活性的 6% 以上)是心肌损伤的特异性指标。心脏肌钙蛋白 T(cTnT)及心脏肌钙蛋白 I(cTnI)均为心肌所特有,因而其特异性较 CK-MB 高。心肌轻度损伤时,血清中的 cTnT 就明显升高,而 CK-MB 活性仍可正常,因此 cTnT 对检测心肌微小病变的敏感性高于 CK-MB,这对诊断心肌炎有重要意义。此外,cTnT 及 cTnI 与 CK-MB 相比持续时间更长,存在着一个"长时间诊断窗"。恢复期血清病毒抗体滴度较急性期升高 4 倍以上。病程中血清抗心肌抗体常增高。

六、诊断

根据 1999 年 9 月在昆明召开的全国小儿心肌炎、心肌病学术会议讨论意见,中华医学会儿科学分会对病毒性心肌炎的诊断标准进行了修订。

(一)临床诊断依据

(1)心功能不全、心源性休克或心脑综合征。

(2)心脏扩大(X线、超声心动图检查具有表现之一)。

(3)心电图改变以R波为主的2个或2个以上主要导联(Ⅰ、Ⅱ、aVF、V_5)的ST-T改变持续4天以上伴动态变化,窦房传导阻滞、房室传导阻滞,完全性右或左束支阻滞,成联律、多形、多源、成对或并行性早搏,非房室结及房室折返引起的异位性心动过速,低电压(新生儿除外)及异常Q波。

(4)CK-MB升高或心肌肌钙蛋白(cTnI或cTnT)阳性。

(二)病原学诊断依据

1.确诊依据

自患儿心内膜、心肌、心包(活检、病理)或心包穿刺液检查,发现以下之一者可确诊心肌炎由病毒引起。

(1)分离到病毒。

(2)用病毒核酸探针查到病毒核酸。

(3)特异性病毒抗体阳性。

2.参考依据

有以下之一者结合临床表现可考虑心肌炎系病毒引起。

(1)自患儿粪便、咽拭子或血液中分离到病毒,且恢复期血清同型抗体滴度较第一份血清升高或降低4倍以上。

(2)病程早期患儿血中特异性IgM抗体阳性。

(3)用病毒核酸探针自患儿血中查到病毒核酸。

(三)确诊依据

(1)具备临床诊断依据2项,可临床诊断为心肌炎。发病同时或发病前1～3周有病毒感染的证据支持诊断者。

(2)同时具备病原学确诊依据之一,可确诊为病毒性心肌炎;具备病原学参考依据之一,可临床诊断为病毒性心肌炎。

(3)凡不具备确诊依据,应给予必要的治疗或随诊,根据病情变化确诊或除外心肌炎。

(4)应除外风湿性心肌炎、中毒性心肌炎、先天性心脏病、结缔组织病以及代谢性疾病的心肌损害、甲状腺功能亢进症、原发性心肌病、原发性心内膜弹力纤维增生症、先天性房室传导阻滞、心脏自主神经功能异常、β受体功能亢进及药物引起的心电图改变。

七、鉴别诊断

(1)根据呕血、便血和失血性周围循环衰竭的临床表现,呕吐物和大便隐血阳性、红细胞和血红蛋白不同程度的降低,肛门指检或内镜、X线钡剂造影、动脉造影等特殊辅助检查,证实有引起出血的病变存在。主要排除下列情况:口、鼻和咽部出血;肺结核、肺癌、支气管扩张和其他原因休克。

(2)出血是否停止的判断:出血停止者往往临床症状明显好转,肠鸣音不再亢进,心率、脉搏、血压恢复正常,胃管抽吸液的颜色由血性变清,大便隐血试验转阴,血尿素氮恢复正常。

（3）当出现以下情况表明消化道有活动性出血：①心率增快，血压下降；②反复呕血或黑粪增多，稀薄便，甚至呕鲜红色血，排暗红色粪便；③虽经补液、输血等，但周围循环衰竭表现未见明显改善；④红细胞计数、血红蛋白等持续下降，网织细胞计数持续升高；⑤补液与尿量足够的情况下，血尿素氮持续或再次增高。

八、治疗

1. 一般治疗

（1）护理：急性期需暂时卧床休息、吸氧。记录血压、脉搏、出血量，观察意识、皮肤色泽，检查四肢温度和肠鸣音等。轻度出血者，可进流质饮食；中度以上出血或频繁呕吐者，需暂禁食，必要时插胃管；食管静脉曲张出血者需禁食，血止 2～3 天方可进流质饮食；大量出血时可及时从胃管吸出胃内容，防止吸入性肺炎，应用冰盐水洗胃后有助于胃镜检查。

（2）营养管理：由护士对患者的营养状况进行初始评估，记录在住院患者评估记录中。总分≥3 分，有营养不良的风险，需在 24 小时内通知营养科医师会诊。

（3）疼痛管理：由护士对患者的腹痛情况进行初始评估，疼痛评分在 4 分以上的，应在 1 小时内报告医师，联系麻醉科医师会诊。

2. 尽快补充有效血容量

尽快补充血容量防治休克，用生理盐水或葡萄糖盐水、右旋糖酐-40（每日不超过 1000mL）快速静脉输入；有代谢性酸中毒时应及时纠正；待配血后立即输血。轻度出血不必输血，通过输液大部分可以纠正。当失血量＞20％时，即可发生失血性休克，应尽可能快速输入足量全血，以维持有效循环；也可输注浓缩红细胞。在紧急情况下可输注右旋糖酐-40，能提高胶体渗透压、扩张血容量，每次 15～20mL/kg，每天 1～2 次，但大量输入右旋糖酐-40 后可引起凝血障碍，个别患儿可发生过敏和溶血，故应掌握适应证和用量。

紧急输血指标：①血红蛋白＜70g/L 或血细胞比容＜25％；②收缩压＜90mmHg 或较基础压下降 25％以上；③体位改变时出现晕厥，脉搏频率≥120 次/分。

3. 药物治疗

应针对不同的病因选用不同的药物治疗。如小静脉或毛细血管渗血可用酚磺乙胺、巴曲酶等，门静脉高压食管静脉破裂出血可用生长抑素，应激性溃疡、消化性溃疡出血则用黏膜保护药和制酸药。

（1）巴曲酶：是从巴西腹蛇毒液中提炼出的凝血素，在血管破损处局部发挥作用而不发生血管内凝血，1 岁以下，每次 0.2～0.3kU；1～3 岁，每次 0.33kU；3 岁以上，每次 0.5kU，每天 1 次，肌内注射或静脉注射连续 2～3 天。

（2）生长抑素及其衍生物：可使内脏血管收缩，减少门静脉主干血流量的 25％～30％，降低门静脉压 12.5％～50％；还可抑制胃肠道和胰腺的内分泌，保护胃黏膜。常用药物有施他宁，半衰期为 1～3 分钟，首剂 250μg 加入 5％葡萄糖液 10mL 中，缓慢静脉注射，维持量为 3.5μg/(kg·h)，止血后维持 48～72 小时。

（3）制酸药：血小板及凝血因子只有当 pH＞6 时才能发挥作用，新形成的凝血块在胃液 pH＜5 时会被消化，因此，制酸药对控制消化道溃疡出血效果明显。西咪替丁，每次 10mg/kg，静脉注射,每天 2～3 次;奥美拉唑,每次 0.8mg/kg,静脉注射,每天 1 次。

4.胃灌洗止血

(1)凝血酶 200U 加入生理盐水 10mL 中注入胃内保留,每 6～8 小时可重复 1 次。此溶液温度不宜超过 37℃,同时给予制酸药,效果会更好。

(2)胃内降温法:冰盐水洗胃可使胃内局部降温,胃黏膜表面血管收缩,达到止血目的;除去胃内积血,有利于观察出血是否停止,亦是急诊胃镜检查前的准备。

5.内镜止血

上消化道出血可用胃镜直视止血,食管和胃底静脉曲张破裂出血,注入硬化剂,使曲张静脉栓塞机化,达到止血和预防再出血;另行曲张静脉环扎术,也可达到上述目的,但技术要求较高。胃和十二指肠糜烂、溃疡出血,根据病变的不同选择不同的止血方法,如直接喷洒药物、电凝、激光、微波和钳夹止血等。结肠、直肠和肛管出血,可用结肠镜和直肠镜止血,有电凝、激光、微波和钳夹止血等方法;如息肉出血,可行息肉切除。

6.血管栓塞术

选择性动脉造影找到出血的血管,然后行栓塞术,此方法在临床应用较少。

7.外科手术治疗

经积极内科治疗,仍继续出血者或反复再出血者可外科手术。手术适应证:①出血量大,经内科治疗仍不能止血,并严重威胁患儿生命;②复发性慢性消化道出血引起的贫血不能控制;③一次出血控制后且诊断明确,有潜在大出血的危险者。

第二节　常见先天性心脏病

一、房间隔缺损

房间隔缺损(ASD)是指心房间隔任何部位出现缺损造成心房水平的交通。该病发生率为 1/1500,临床上较常见,占所有先天性心脏病的 6%～10%,以女性多见,男女比例约为 1∶2。少数病例家庭中可发现有基因异常,Benson 等发现部分家族性房间隔缺损 5p 染色体有基因突变。

(一)病理解剖

在胚胎发育达 4mm 时,原始心房内相继长出第一、第二房间隔,经与中心心内膜垫会合后,将单腔的原始心房一分为二。在房间隔发育的同时,静脉窦也不断发育和移位,静脉窦移至右心房并扩大成为右心房的主要部分,使上腔静脉、下腔静脉、冠状静脉窦分别开口于右心房内,构成右心房的静脉窦部,而原始的右心房侧发育成为右心耳及右心房外侧壁,构成右心房的体部。心房形成及分隔过程出现异常,就可出现相应的畸形,根据胚胎发生,可将房间隔缺损分为四种类型:

1.原发孔型房间隔缺损

房室瓣未被累及,少见。缺损位于冠状静脉窦开口的前方,缺损的下缘即为左右房室环的接合部,前方接近主动脉壁,后缘接近房室结。

2.继发孔型房间隔缺损(中央型)

此型占总数约70%;可以呈单孔,少数为多发型,也有筛孔状者。

3.静脉窦型房间隔缺损

此型占4%;其上方为上腔静脉开口,下缘为房间隔,卵圆窝和冠状静脉窦口均存在,几乎均伴有右上肺静脉异位引流。可分为三种亚型:

①上腔静脉窦型房间隔缺损:位于上腔静脉入口处。多数伴有1支或数支右上肺静脉或右肺上、中叶静脉向上移位,进入上腔静脉根部。②下腔静脉窦型房间隔缺损:此型罕见。在卵圆窝后下方腔静脉入口处出现裂隙状小缺损,Kirklin等称之为后房间隔缺损,常伴有右下肺静脉1支或数支向下移位进入下腔静脉中。因右下肺静脉造影时右心下缘呈弯刀状放射影,也称为弯刀综合征。③冠状窦口型房间隔缺损:此型罕见。位于正常冠状窦口处,缺损后缘为心房壁。此型有两种亚型:冠状静脉窦顶盖部分或全部缺如,伴残存左上腔静脉入冠状静脉窦或左房者占90%;异位肺静脉入冠状静脉窦(三房心的一种),不伴左上腔静脉。

4.单心房

此型多并发其他复杂性先天性心脏病。

(二)病理生理

除非缺损较小,通常通过房间隔缺损的分流方向及分流量取决于两个下游心室的相对顺应性,与房间隔缺损的大小无关。通常右心室顺应性较左心室佳,因此,多数情况下为左向右分流。

在婴儿期,由于右心室肥厚,顺应性不佳,心房水平的左向右分流少。在出生后第一周,随着肺血管阻力下降,右心室顺应性改善,左向右分流增加。绝大多数的单纯房间隔缺损婴儿无临床症状,亦有出现心功能衰竭的报道,但此类患儿心导管检查除心房水平左向右分流外,多无其他异常发现,心力衰竭的发病机制尚不明了,且易伴发心外畸形、生长发育迟缓。后者即使在房隔缺损关闭后亦不改善。通常情况下,患儿肺动脉血流量较正常高3~4倍,而肺动脉压力仅轻度升高,肺血管阻力维持正常范围。但亦有在出生后3个月即发现有肺动脉阻塞性疾病的报道。

(三)临床表现

多数房间隔缺损婴儿因无症状而被忽略,少数可有生长发育迟缓、反复上呼吸道感染甚至心衰。一般在出生后6~8周可及柔和的收缩期杂音,有时可及第二心音固定分裂。多在1~2岁时得到确诊。伴有中等量左向右分流的患儿多无症状,即使有症状,也多为轻度的乏力和气促。只有大分流量的患儿才出现明显的气促和乏力,并随年龄的增长逐年加重。体格检查可见心前区隆起,在年长儿或成人心房水平左向右分流明显时可见心尖搏动明显。听诊可及三种特征:①典型的第二心音固定分裂;②在左侧胸骨旁第二肋间可及柔和的收缩期杂音;③在左侧胸骨旁下缘可闻及早-中期舒张期杂音。第二心音分裂与以下两个原因有关:①由于在房间隔缺损时右心室收缩期搏出血量增多,使肺动脉瓣第二心音出现延迟;②由于肺动脉明显扩张,造成肺动脉关闭的动脉内张力上升延迟,使肺动脉瓣关闭滞后。

由于通过肺动脉瓣的血流量明显增加,在左侧胸骨旁上缘可及喷射性收缩期杂音,并向肺部传导。心房水平左向右分流使舒张期通过三尖瓣的血流量增加,造成三尖瓣区舒张早-中期杂音。

(四)实验室检查

1.心电图

通常为正常窦性心律,年长儿可有交界性心律和室上性心动过速;绝大多数的电轴在+95°至+170°之间。由于心房内及希氏束心室肌间传导延缓,年长儿可见 PR 间期延长,出现Ⅰ房室传导阻滞。近半数患者可有 P 波改变,几乎所有的病例存在不同程度的 V_1 导联 rsR′或 RSR′的不完全性右束支传导阻滞的表现,并伴有右心室肥大。

2.胸部 X 线

心脏通常扩大,心胸比例大于 0.5,肺血管影随着年龄增长及左向右分流量的增加而增加。当出现肺血管梗阻性疾病时,主肺动脉明显扩大而外周肺野血管影稀少。

3.超声心动图

(1)二维超声心动图

①直接征象:a.在心尖四腔切面时,因为超声束与房间隔几乎平行易产生回声失落现象。剑下两腔切面、四腔切面为最佳切面,因为声束与房间隔几乎垂直,再结合胸骨旁四腔切面及大动脉短轴切面帮助检出,且要多个切面结合起来诊断。房间隔缺损的游离端呈球状增厚,形如火柴头,又称"T"字征,以此特征明确缺损的位置、大小及数目比较可靠。b.明确所有肺静脉与左心房的关系,以排除肺静脉异位引流。

②间接征象:右心房、右心室增大,肺动脉增宽。室间隔运动平坦或与左心室后壁呈同向运动。

(2)脉冲多普勒超声:将取样容积定位于分流的右心房侧,注意让血流方向与声束夹角尽可能小,一般可以得到舒张期 1~3 个正向波和 1 个收缩早期负向波,其最大流速一般在 1.3m/s 以下。三尖瓣流速增快,跨肺动脉血流流速加快,但一般很少超过 2.5m/s,如超过要注意合并肺动脉瓣狭窄。

(3)彩色多普勒血流显像:通常左心房压高于右心房压,故能显示由左心房入右心房的穿隔血流束,血流位于房隔的中部、上部或多条分流束,以此判断缺损的类型,也可以估计流量的大小、缺损的大小。注意分流程度并不完全取决于缺损的大小,重要的是取决于右心室的顺应性。

值得注意的是,左上腔残存的患者易与冠状静脉窦型房间隔缺损并存,可结合彩色多普勒和临床其他检查,以免漏诊。

(4)三维超声心动图:二维超声只能从平面结构上显示房间隔缺损病变及分流束的方向与大小,需观察多个不同方位上二维切面图像来想象出房间隔缺损整体形态及其毗邻结构的立体解剖结构关系,这种想象通常十分困难且不准确。三维超声心动图则能以三维视角观察房间隔缺损的特征、空间位置及其与周围结构的空间关系,可从右心侧(L2a)或左心侧(L1a)直接观察缺损部位的整体形态、面积、大小及与上腔静脉、下腔静脉、冠状窦等的毗邻结构关系,还能观察二维超声心动图所不能显示的面积随心动周期对称收缩的动态变化特征,从而对房间隔缺损全面病理解剖诊断,进行正确的分型及准确测量缺损大小。早在 1993 年 Belohlavek

等就报道了三维超声能良好显示正常和异常的房间隔,此后对此有关的研究更加深入。在Marx等的研究中,16例房间隔缺损患者中有13例进行了成功的动态三维重建,并能以三维视角观察缺损的特征、空间位置及其与周围结构的空间关系,如正常连接的肺静脉入口处、主动脉瓣与房间隔的关系等;Dall Agata等对23例要外科修补的Ⅱ孔型房间隔缺损患者进行经胸和经食管的动态三维重建,发现与手术的相关性高达0.90以上,还发现Ⅱ孔型房间隔缺损并非是单纯的两心房之间的孔洞,从右心房侧看,它存在于房间隔上一个形状相对独立的折叠区域内,也具有三维的结构。许多研究表明,三维超声可提供心脏解剖结构更为详细的空间活动信息,从而提高房间隔缺损的诊断正确性。

4.心导管及心血管造影

通常对于继发孔型房间隔缺损的诊断,不必进行心导管检查,只有怀疑合并有肺动脉阻塞性疾病或其他并发畸形时才进行。心导管造影时,如果右心房的氧饱和度明显高于上、下腔静脉的氧饱和度(>10%),应考虑有房间隔缺损的存在。但室间隔缺损合并三尖瓣反流、左心室右心房分流、部分性或完全性房室间隔缺损、肺静脉异位引流至右心房或腔静脉或体循环动静脉瘘均可导致右心房血氧饱和度升高。

在大型房间隔缺损,左右心房的收缩压或平均压相等;右心室压轻度上升,多在25~35mmHg,在少数患儿可有右心室压中度上升。有时在右心室与肺动脉间可测到15~30mmHg的压力阶差,肺动脉压力多正常或轻度增高。通常情况下,肺动脉阻力在40L/m²以下。

(五)治疗

1.外科治疗

对于绝大多数房间隔缺损患儿,即使症状很轻甚至无症状,仍然需要选择性外科治疗。通常婴儿对房间隔缺损已有较好的耐受,故选择性手术时间多在2~4岁。延迟手术并无任何裨益,如青春期后手术,长期的容量负荷过重可造成右心房、右心室某些不可逆的变化而导致房性心律失常甚至死亡。如有合并心功能衰竭或肺动脉高压时应尽早手术。

2.经导管封堵治疗

自1976年King和Mills首先用双伞形补片装置成功关闭继发性房间隔缺损以来,经导管介入性治疗房间隔缺损(ASD)得到迅速发展,封堵装置先后经历了Rashkind双面伞、Lock蚌壳、Sideris可调纽扣式补片等;1997年,Amplatz K推出的Amplatzer蘑菇状封堵器成为当前广泛使用的封堵装置。而超声心动图在ASD经导管封堵治疗的术前筛查、术中监视及术后效果评价中起着重要作用。封堵术的并发症有残余分流、装置结构折断、装置脱落栓塞等。

二、室间隔缺损

室间隔缺损(VSD)是最常见的先天性心血管畸形,可占所有先天性心脏病患者的20%。

(一)病理解剖

在所有室间隔缺损的分类方法中,Soto等提出的分类法更有利于理解缺损的转归、累及的瓣膜和类似房室间通道的缺口大小。从右心室面观察,根据缺损边界,可将室间隔缺损分为膜周部缺损、肌部缺损及双动脉下型缺损。

1.膜周部缺损

占室间隔缺损的85%,缺损的边缘由纤维组织构成。缺损可以存在于室间隔肌部、流入部或流出部。若缺损累及房室瓣叶与膜部室间隔之间的接合部,二尖瓣和三尖瓣间的纤维连接将会增强。正常情况下,流入部室间隔将右心室流入部和左心室流出部隔开,当此处的膜部室间隔缺损时,该处的间隔会变小,甚至出现左心室向右心房的分流。流出部室间隔是表面光滑的圆锥隔,当其与肌小梁部的交界缘口偏歪不对线会引起主动脉骑跨。若这种不对线发生在左心室流出道室间隔,会引起主动脉弓梗阻;若发生在右心室会导致肺动脉下梗阻,如法洛四联症。缺损部位可部分或全部被三尖瓣纤维组织覆盖,形成"假性室隔瘤";主动脉瓣脱垂也会盖于缺损的室间隔上,使心室间的分流量减少。此型房室传导束在缺口的后下缘。

2.肌部缺损

肌部缺损约占所有室间隔缺损的10%,边界全由肌性组织组成。缺损可位于心尖部、流入道或流出道的肌部室间隔。它可以呈多发小孔,亦可伴有膜周部或双动脉下缺损。多发小孔的肌部缺损存在于心尖室间隔肌小梁之间,产生"Swiss-cheese"现象,它们可随年龄或肌小梁的肥厚而自行闭合;位于流出道部的肌部缺损也可随周围心肌的生长而自然闭合,此处分流量可为脱垂的主动脉瓣覆盖而减少;开口于流入道的肌部缺损可被三尖瓣瓣叶覆盖。

这种类型缺损与膜周部缺损不同,其传导束位于缺损的前上方。

3.双动脉下型缺损

此型在西方国家较少见,只占室间隔缺损的5%,而在东方国家中则有30%。其主要特征是在主动脉瓣和肺动脉瓣之间有纤维连接。冠脉瓣脱垂可减少左向右分流,但却常引起主动脉反流。此类型的传导束由缺损部位间接发出。

(二)病理生理

室间隔缺损引起心脏左向右分流,其分流程度取决于缺损大小及肺循环阻力。出生早期因肺静脉阻力高,分流量小;而后肺小血管肌层逐渐舒张,肺血管阻力下降,分流量遂增多。大型缺损,因要避免肺血流过多,肺小血管收缩,这一过程往往延迟。若肺静脉回流血增多,会使左心房、左心室负荷增加,心脏容量超负荷及继发性肺高压可最终导致充血性心力衰竭产生。这种代偿机制包括Frank-Starling机制、交感兴奋及心肌肥厚。

大型室间隔缺损可引起肺动脉高压。当缺损很大,缺口不能限制左心室的分流来血,使左、右室压力几乎接近,此时分流量决定于体、肺两个循环的阻力。肺动脉血流过多引起肺血管肌层肥厚,内膜增生,可导致肺小动脉结构破坏,产生不可逆的肺血管疾病,此时左向右的分流量可减少。当肺血管破坏进一步发展,肺循环阻力进一步增高,右心室压力明显增加,大于左心室内压力,可以出现右向左分流,体循环缺氧;极少情况下,小儿出生后未有肺小血管平滑肌舒张,肺循环阻力高,左右心室压力相近,存在双向分流而没有充血性心衰的症状和体征。这两种情况与Eisenmenger综合征晚期无多大区别。

除了肺血管疾病以外,其他导致左向右分流量减少的因素有:①右室圆锥部进行性肥厚造成狭窄,右心室流出道梗阻,临床上出现类似法洛四联症表现,而室间隔缺损本身症状被掩盖;②缺口由"瘤突"纤维或脱垂的主动脉瓣覆盖,而动脉下缺损常由脱垂的冠脉瓣覆盖,引起分流量的减少;③缺损可能自然缩小或完全关闭。

(三)临床表现

1.小型缺损

患儿无症状,通常是在体格检查时意外发现心脏杂音。患儿生长发育正常,面色红润,反应灵活,胸壁无畸形,左心室大小正常,外周血管搏动无异常。主要体征为:胸骨左下缘有一响亮的收缩期杂音,常伴有震颤,杂音多为全收缩期;如系动脉下缺损,杂音和震颤则局限于胸骨左上缘。对于小的肌部缺损,杂音特征为胸骨左下缘短促高亢的收缩期杂音,由于心肌收缩时肌小梁间的孔洞缩小或密闭,杂音于收缩中期终止。心脏杂音的强弱与室间隔缺损的大小无直接关系。

2.中型至大型缺损

患儿常在生后1~2个月肺循环阻力下降时出现临床表现。由于肺循环流量大产生肺水肿,肺静脉压力增高,肺顺应性下降,患儿出现吮乳困难,喂养时易疲劳、大量出汗,体重减轻,后渐出现身高发育延迟、呼吸急促,易反复呼吸道感染,进一步加剧心力衰竭形成。体格检查:小儿面色红润,反应稍差,脉率增快但强弱正常;当有严重心力衰竭或有很大的左向右分流时,脉搏减弱。患儿呼吸困难,出现呼吸急促、肋间隙内陷。因左心室超容,心前区搏动明显,年长儿可看到明显心前区隆起和哈里森(Hamson)沟。触诊可及心尖搏动外移,有左心室抬举感,胸骨左下缘常可触及收缩期震颤。听诊可闻第二心音响亮,如有肺高压时,胸骨左下缘可闻及典型的全收缩期杂音。如系动脉下缺损型,杂音通常以胸骨左缘第二肋间隙最为明显,当有大的左向右分流时,在心尖部可闻及第三心音及舒张中期隆隆样杂音。

与之相比,当小儿长至6月~2岁,心力衰竭比例反而下降。这可能由于缺损自然闭合、瓣膜纤维组织及脱垂的瓣叶覆盖缺口、右室圆锥部狭窄或肺循环阻力增高使左向右分流减少。随着肺血管压力的增高、分流量的减少,心前区搏动逐渐减弱而仅出现严重的肺高压表现:第二心音亢进、单一,收缩期杂音短促最终消失。若有肺动脉反流,在胸骨左缘尚可闻及舒张期杂音;如出现三尖瓣相对关闭不全,有严重三尖瓣反流,则于胸骨左下缘可及全收缩期杂音。在十几岁的患儿中,更常见因出现右向左分流而引起的发绀。少数患儿出生后肺循环压力未降,其主要表现为肺动脉高压,而心力衰竭症状不明显。

当右室圆锥部进行性肥厚,右心室增大的体征可较左心室更明显。如出现右心室流出道梗阻时,第二心音变弱。若狭窄进一步加重,左右心室收缩期压力平衡,全收缩期杂音减弱甚至消失,于胸骨左上缘可及响亮的收缩期喷射性杂音。

主动脉瓣脱垂可引起主动脉反流,因左心室舒张末期容量增加,可出现洪脉、心尖搏动外移及特征性的胸骨左缘高亢的舒张期吹风样杂音。

(四)辅助检查

1.X线胸片

小型室间隔缺损小儿X线胸片常完全正常。有大型缺损、分流量大、左心室超容的小儿,胸片表现为心影向左下扩大、左心房扩大、肺野淤血,如出现肺动脉高压、肺动脉干突出、右室肥厚、心尖上翘。若系双动脉下型缺损,由于大量快速分流的血流直接撞击肺动脉,肺动脉干也突出。

肺血管疾病的特征表现为肺动脉干及其主支很粗,但周围血管影不粗甚至变细。而因肺循环阻力很高,左向右分流量减少,所以心影可正常。

2.心电图

缺损小的患儿心电图类似完全正常。大型缺损患儿可出现左室肥厚表现:Ⅱ、Ⅲ、aVF、V_5、V_6 深 Q 波,R 波高大,T 波高尖;左心房大,P 波变宽。流入部室间隔缺损可出现电轴左偏。有肺高压、右心室增大时,V_1 呈 rsR。右心室压力增高时,右胸导联 R 波高电压、T 波直立。当有严重右心室流出道梗阻或肺血管病变时,心电图呈右心室占优势的图形。

3.超声心动图

二维超声可直接显示缺损的位置。流入道缺损可由心尖和肋下四腔位看到;稍向前移,所取的平面即可看到膜周部的缺损。以这些平面,还可看到来源于三尖瓣瓣叶的"瘤突"。胸骨旁短轴平面时,若存在膜周部缺损和"瘤突",则其位于 10 点位;漏斗部肥厚也可在此时看到。另外,动脉下缺损于 1 点位可看到主肺动脉瓣联合部纤维。如有主动脉瓣脱垂,可通过胸骨旁长、短轴清楚看到。前肌部缺损可通过长轴探察。心尖部的多发小孔可从心尖、剑突下、短轴到达二尖瓣、心尖等邻近部位观察。彩色血流显像对上述缺损的定位更有帮助。

通过无创的 Doppler 超声,运用 Bemoulli 校正公式可估计肺动脉压力。心室间的压力阶差可由通过缺损处血流速度推算。收缩期肺动脉压力通过测收缩期体循环压力及心室间压力阶差后计算得出(假设无右心室流出道梗阻)。同样,左房、左室的方位为左向右分流的大小提供了足够的信息。

4.心导管

目前,由于超声心动图能提供足够的解剖学及血流动力学方面的信息,故诊断性的心导管检查一般很少用。但是,当存在中等大小的左向右分流时,仍然需通过心导管检查明确室间隔缺损的大小,以选择具体的手术方案。对怀疑可能有肺血管疾病的小儿,可行心导管检查明确肺血管病变的可逆程度。若测得的优势氧饱和度高于正常,即说明在心室水平存在左向右分流,通过 Fick 原理,可计算出分流量。当缺损呈中至大型,肺动脉压力可以升高,对于那些肺血管阻力过大而不能手术者,可通过吸入 100% 氧及 NO 气体,经心导管估计肺血管阻力下降程度。但是,对于不同患者是否都能通过这一途径明确手术指征,这一点尚不明确。同样,虽然肺活体组织检查也可了解肺血管病变程度,但一旦取样不当仍可造成误诊。

左心导管可测得心室缺损的数量、大小、位置。位于中部和心尖部的室间隔膜周部及肌部缺损可通过长轴斜径或四腔位显示,而动脉下缺损和前室间隔肌部缺损可通过右前斜径显像。对于需行导管闭合术的患者,一个清晰的血管造影定位尤其重要。升主动脉造影术用来估计伴发的主动脉瓣脱垂及主动脉反流的程度;右心室造影术可显示肺动脉漏斗部的狭窄程度。

(五)治疗

1.药物治疗

小型缺损者无须治疗。然而,在进行可能导致短暂菌血症,如牙科或其他创伤性治疗以前,为避免细菌性心内膜炎的发生,需事先用抗生素预防。

有中至大型左向右分流,产生心力衰竭的婴儿,当可能出现缺损部分或完全自然关闭时,也可最初以药物治疗:①利尿剂降低心脏负荷和体循环静脉的充血状况。螺内酯有保钾作用,同时使用呋塞米和螺内酯,无须额外补钾。②可以用地高辛,但在小婴儿最初出现负荷加重时一般不用。③血管扩张剂如依那普利和卡托普利能有效降低体循环的超负荷状况。在长期使用这些药的过程中,应定期检测血电解质、地高辛水平、肾功能情况。当药物治疗无效,则表明需尽早实施手术治疗。

2.外科治疗

对于不伴其他畸形的单纯室间隔缺损,手术指征为:药物不能控制心力衰竭;有大的左向右分流,出现活动受限、反应差;肺高压反复肺部感染者。若肺与主动脉血流量之比大于2∶1,说明至少存在中型缺损,需要行手术关闭缺口;若该比值不到2∶1,则不会出现肺动脉高压,一般先以药物治疗,1～2岁后复查心导管了解左向右分流量的变化及肺血管阻力。如果5～6岁小儿肺动脉压力仍持续高于主动脉50%,为减少肺血管疾病的发生,也需要进行手术。大多数患者在3～12个月时做手术,在这年龄阶段行室间隔缺损修补术,肺动脉压力可恢复正常。在心血管治疗中心,现在行手术修补室间隔缺损的婴儿死亡率接近于0%。术后早期并发症有:心室功能不良引起的心脏低位流出道综合征、完全性传导阻滞、肺动脉高压危象。

大多室间隔缺损可经心房路径修复,此外,通过该路径亦可切除肥厚的漏斗部肌肉;动脉下型缺损可经主动脉瓣路径,但对一些肌部缺损的关闭手术必须以左心室或右心室为入口;有多个孔洞的肌部缺损小儿手术难度较大,先行肺动脉环缩术可减少分流量,1～2年后再行缺损关闭手术。近几年镶嵌治疗,即手术加导管治疗,在治疗多发孔洞型室间隔缺损,尤其是肌部室间隔缺损中应用越来越成熟、普遍。

动脉下缺损并发主动脉瓣疾病是早期手术的指征,而不是取决于分流量的大小。但是,对于无主动脉瓣畸形的室间隔缺损,手术治疗的必要性尚有争议:有人主张为了避免主动脉瓣并发症的出现,所有的动脉下型缺损均应手术治疗。而最近研究表明,小于5mm的缺损不可能引起主动脉瓣畸形及主动脉反流,缺损小于5mm没有临床症状的患者可仅以药物保守治疗;对伴有严重主动脉瓣脱垂和主动脉反流的患儿,除了行缺损关闭术外,还需行主动脉瓣修复手术。

大型室间隔缺损引起严重肺高压者,在决定是否手术以前,先要仔细了解肺血管阻力和肺血管扩张术后肺血管阻力下降程度。行心导管术时,控制吸入100%氧及NO气体,可观察肺血管的反应程度。肺循环阻力大于8Wood单位·平方米,通常列为手术禁忌。出现艾森门格综合征者,只能行心脏移植术。

3.经导管介入治疗

目前,已有很多填补装置用于经导管闭合室间隔缺损的治疗中。用于填塞缺损的装置有Clamshell伞、Rashkind伞、Sideris纽扣等。这些装置最大的限制在于使用时需要有大的传导系统和相关的复杂置入技术,且对于填塞物的复位、调换及残留缺损的修复则无能为力。近来,Amplatzer室间隔缺损填塞装置,尤其对于肌部型缺损非常有用。Thanopoulos等报道其对8名2～10岁患儿肌部缺损的治疗,2名患儿缺损即刻关闭,其余5名在术后24小时内缺口也关闭,1名在术后6个月仍存在小的分流残余。

不同于肌部缺损,膜周部缺损因其接近于主动脉和三尖瓣以及缺口较大,使缺损修补难度加大。常见的并发症包括填塞物移位、主动脉瓣穿孔等,改良的Rashkind伞、Sideris纽扣可用于晚期并发症的修复。最近,新的改良 Amplatzer 室间隔缺损填塞装置已在临床上使用,该装置为一个左侧偏心固定圆片,在填补膜周部室间隔缺损时,不影响主动脉瓣的活动。但是目前大型的膜周部缺损仍需以手术治疗。

三、动脉导管未闭

动脉导管未闭(PDA)是小儿常见的先天性心脏病之一,约占先天性心脏病的 15%。胎儿期动脉导管被动开放是血液循环的重要通道,出生后大约 15 小时即发生功能性关闭,80% 在生后 3 个月解剖性关闭。绝大多数新生儿于 1 年内关闭形成动脉韧带。若持续不闭合,则称动脉导管未闭。动脉导管未闭一般分为 3 种类型:管型、漏斗型、窗型。

(一)病因

病因未完全明确,但与下面因素综合作用的结果有关:①遗传因素;②环境因素;③多因子遗传。

(二)临床表现

1.典型表现

动脉导管细小者可无症状,导管粗大者可有咳嗽、气急、喂养困难及生长发育迟缓等。

2.体征

胸骨左缘上方有一连续性机械样杂音,粗糙、传导广、伴震颤。婴幼儿期合并肺动脉高压或心力衰竭常仅有收缩期杂音。由于脉压增大,可出现水冲脉、毛细血管搏动征、股动脉枪击音等周围血管征阳性。

(三)辅助检查

1.X 线检查

肺血增多,左心室或左、右心室增大,肺动脉段突出,主动脉结正常或凸出。

2.心电图检查

正常或左心室肥厚,大分流量双心室肥厚,严重者仅见右心室肥厚。

3.超声心动图检查

二维超声心动图可直接探查到未闭的动脉导管。脉冲多普勒在肺总动脉分叉处取样可见连续性湍流频谱,彩色多普勒超声在肺总动脉内可见从降主动脉分流而来的五彩镶嵌的分流束。

4.心导管检查

心导管可从肺动脉通过未闭动脉导管进入降主动脉。肺动脉血氧含量较右心室高。

(四)鉴别诊断

1.室间隔缺损

杂音部位及性质为胸骨左缘第 3、4 肋间闻及 3~4/6 级粗糙、全收缩期杂音。彩色多普勒超声心动图可显示室间隔缺损的部位、大小、数目、分流的方向及速度,估测肺动脉压力。

2.房间隔缺损

杂音部位及性质为胸骨左缘第 2 肋间闻及 2~3/6 级收缩期杂音,肺动脉瓣区第二心音增强、固定分裂。X 线胸片可见肺门舞蹈征,主动脉影缩小,右心房、右心室增大。超声心动图可显示房间隔缺损的大小、部位、数量,估测肺动脉压力。

3.肺动脉瓣狭窄

杂音部位及性质为胸骨左缘第 2 肋间闻及 2～4/6 级收缩期杂音,向背后传导,肺动脉瓣区第二心音减弱,闻及喀喇音。超声心动图示右心房、右心室内径增宽,肺动脉瓣运动减弱,呈穹状向肺动脉突出。可计算出肺动脉瓣跨瓣压差。

(五)治疗

1.一般治疗

(1)护理:注意休息,避免剧烈活动。

(2)营养管理:由护士对患者的营养状况进行初始评估,记录在《住院患者评估记录》中。有营养不良的风险者,需在 24 小时内请营养科医师会诊。

2.对症治疗

主要针对合并症,如心力衰竭、肺动脉高压、心律失常、肺部感染等。

3.根治手术

为了防止心内膜炎,有效治疗和控制心功能不全和肺动脉高压,不同年龄、不同大小动脉导管均应及时行外科手术或介入心导管术治疗。早产儿动脉导管未闭处理视分流量大小、呼吸窘迫综合征情况而定。症状明显者,需抗心力衰竭治疗,出生后 1 周内可使用吲哚美辛或布洛芬治疗促进动脉导管关闭,但仍有 10% 患者需要外科或介入手术治疗。对有些依赖动脉导管开放的复杂型先天性心脏病患儿,应用前列腺素 E_2 维持动脉导管开放。

四、肺动脉瓣狭窄

肺动脉瓣狭窄是常见的先天性心脏病之一,单纯肺动脉瓣狭窄发病率占先天性心脏病的 10% 左右。约 20% 先天性心脏病合并肺动脉瓣狭窄。肺动脉瓣狭窄可分为两种类型:典型肺动脉瓣狭窄及发育不良型肺动脉瓣狭窄。

(一)病因

病因未完全明确,但与下面因素综合作用的结果有关:①遗传因素;②环境因素;③多因子遗传。

(二)临床表现

1.症状

与瓣口狭窄的程度成正比。一般早期无症状,随年龄增长可出现易疲劳、胸闷,劳累后心悸、气促等症状;狭窄重者可出现发绀。晚期常见右心衰竭症状,如颈静脉充盈、水肿和发绀等。

2.体征

肺动脉瓣区扪及明显的收缩期震颤,肺动脉瓣区有喷射性收缩期杂音,向颈部传导。轻、中度瓣膜型狭窄可听到收缩早期喷射音(喀喇音),肺动脉瓣第二心音减弱或消失。可有右心衰竭的表现,如颈静脉怒张、肝大、下肢水肿等。

(三)辅助检查

1.X 线检查

轻度狭窄者心影及肺血管正常;中至重度狭窄者肺纹理减少,肺野清晰,可有肺动脉段狭窄后扩张,使肺动脉总干膨出,常伴心脏扩大,以右心室为主。

2.心电图检查

轻度狭窄者心电图在正常范围;中至重度狭窄者,可显示右心室肥大、电轴右偏及不完全性右束支传导阻滞;狭窄严重者可出现 T 波倒置、ST 段压低。

3.超声心动图检查

二维超声心动图可显示肺动脉瓣厚度、收缩时的开启情况及狭窄后扩张,多普勒超声可检查心房水平有无分流,可以估测肺动脉瓣狭窄的严重程度。

4.心导管检查

右心室压力明显增高,可与体循环压力相等,而肺动脉压力明显降低,心导管从肺动脉向右心室退出时连续曲线显示无过渡区的压力阶差。

5.心血管造影

右心室造影可见明显的"射流征",同时显示肺动脉瓣叶增厚和(或)发育不良及肺动脉干的狭窄后扩张。

(四)鉴别诊断

1.室间隔缺损

杂音部位及性质为胸骨左缘第 3、4 肋间闻及 3～4/6 级粗糙、全收缩期杂音。彩色多普勒超声心动图可显示室间隔缺损的部位、大小、数目、分流的方向及速度,估测肺动脉压力。

2.房间隔缺损

杂音部位及性质为胸骨左缘第 2 肋间闻及 2～3/6 级收缩期杂音,肺动脉瓣区第二心音增强、固定分裂。X 线胸片可见肺门舞蹈征,主动脉影缩小,右心房、右心室增大。超声心动图可显示房间隔缺损的大小、部位、数量,估测肺动脉压力。

3.动脉导管未闭

杂音部位及性质为胸骨左缘第 2 肋间闻及连续性机械样杂音,粗糙、传导广、伴震颤,周围血管征阳性。超声心动图可显示肺动脉分叉与降主动脉之间异常通道分流。

(五)治疗

1.一般治疗

(1)护理:注意休息,避免剧烈活动。

(2)营养管理:由护士对患者的营养状况进行初始评估,记录在《住院患者评估记录》中。有营养不良的风险者,需在 24 小时内请营养科医师会诊。

2.对症治疗

主要针对合并症,如心力衰竭、缺氧发作、心律失常、感染性心内膜炎等。

3.根治手术

右心室与肺动脉间收缩压力阶差＞50mmHg 或右心室收缩压＞100mmHg 均需手术治疗,首选经皮球囊肺动脉瓣扩张术治疗;对合并漏斗部狭窄的中、重度狭窄,宜行外科手术治疗。

第三节　感染性心内膜炎

感染性心内膜炎是指病原体侵入血流,引起心内膜及大动脉内膜炎症的病变。病原体多为真菌,还可有病毒等。感染性心内膜炎常发生于先天性心脏病或风湿性心瓣膜病的心脏病,正常的心脏也可受累。引起本病的细菌有多种,草绿色链球菌占 50％,葡萄球菌占 30％,肠球菌占 10％。本病治疗以抗感染为主,对合并症采用相应的对症治疗。

一、病因

(一)心脏的原发病变

92％的感染性心内膜炎患者均有原发心脏病变,其中以先天性心脏病最为多见,约占 78％,室间隔缺损最易合并感染性心内膜炎,其他依次为法洛四联症、动脉导管未闭、肺动脉瓣狭窄、主动脉瓣狭窄、主动脉瓣二叶畸形、房间隔缺损等。后天性心脏病如风湿性瓣膜病、二尖瓣脱垂综合征等也可并发感染性心内膜炎。随着小儿心脏外科技术的发展,越来越多的小儿心脏病得以纠正、根治,但因此而留置在心腔内的装置或材料(如心内补片、人造心脏瓣等)是近年来感染性心内膜炎常见的易患因素。

(二)病原体

几乎所有种类的细菌均可导致感染性心内膜炎,草绿色链球菌仍为最常见的致病菌,但所占比例已显著下降。近年来,金黄色葡萄球菌、白色葡萄球菌、肠球菌、产气杆菌等革兰氏阴性杆菌引起的感染性心内膜炎显著增多,真菌性心内膜炎极少见,立克次体及病毒感染所致的心内膜炎甚罕见。少数情况下,感染性心内膜炎由一种以上的病原体引起,常见于人工瓣膜手术者。其他致病因素如长期应用抗生素、皮质激素或免疫抑制剂等。

(三)诱发因素

约 1/3 的患儿在病史中可找到诱发因素,常见的诱发因素为矫治牙病和扁桃体摘除术。近年来,心导管检查和介入性治疗、人工瓣膜置换、心内直视手术的广泛开展,也是感染性心内膜炎的重要诱发因素之一;其他诱发因素如长期使用抗生素、肾上腺皮质激素、免疫抑制剂等。

二、病理及病理生理

正常人口腔和上呼吸道常聚集一些细菌,一般不会致病,只有在机体防御功能低下时可侵入血流,特别是口腔感染、拔牙、扁桃体摘除术时易侵入血流。当心腔内膜,特别是心瓣膜存在病理改变或先天性缺损时,细菌易在心瓣膜、心内膜和动脉内膜表面粘着、繁殖,从而形成心内膜炎。但若形成一种病变尚需下列条件:双侧心室或大血管之间有较大的压力差,能够产生高速的血流,经常冲击心内膜面,使之损伤;心内膜下胶原组织暴露,血小板和纤维蛋白聚积形成无菌性赘生物,当有菌血症时,细菌易在上述部位黏附、定居并繁殖,形成有菌赘生物。在病理上,受累部位多在压力低的一侧,如室间隔缺损感染性赘生物常见于缺损的右缘、三尖瓣的隔叶及肺动脉瓣,动脉导管在肺动脉侧,主动脉关闭不全在左心室等。当狭窄瓣孔及异常通道两侧心室或管腔之间的压力差越大时,湍流越明显,在压力低的一侧越易形成血栓和赘生物。当房间隔缺损、大型室间隔缺损、并发心力衰竭等时,由于异常通道两侧压力差减小,血流速度减慢,湍流相对不明显,一般较少并发感染性心内膜炎。

本病的基本病理改变是心瓣膜、心内膜及大血管内膜面附着疣状感染性赘生物。赘生物由血小板、白细胞、红细胞、纤维蛋白、胶原组织和致病微生物等组成,心脏瓣膜的赘生物可致瓣膜溃疡、穿孔。若累及腱索和乳头肌,可使腱索缩短及断裂,累及瓣环和心肌时,可致心肌脓肿、室间隔穿孔、动脉瘤等;大的或多量的赘生物可堵塞瓣膜口或肺动脉,致急性循环障碍。

赘生物受高速血流冲击可有血栓脱落,随血流散布到全身血管导致器官栓塞。右心的栓子引起肺栓塞;左心的栓子引起肾、脑、脾、四肢、肠系膜等动脉栓塞;微小栓子栓塞毛细血管出现皮肤淤点,即欧氏小结。肾栓塞时可致梗死,局灶性肾炎或弥散性肾小球肾炎;脑栓塞时可发生脑膜、脑实质、脊髓、脑神经等弥散性炎症,产生出血、水肿、脑软化、脑脓肿、颅内动脉瘤破裂等病变,后者破裂可引起颅内各部位的出血,如脑出血、蜘蛛膜下腔出血等。

三、临床表现

大多数患者有器质性心脏病,部分患者发病前有龋齿、扁桃体炎、静脉插管、介入治疗或心内手术史,临床症状可归纳为三方面:①全身感染症状;②心脏症状;③栓塞及血管症状。但同时具有以上三方面症状的典型患者不多,尤其2岁以下婴儿往往以全身感染症状为主,仅少数患儿有栓塞症状和(或)心脏杂音。本病起病缓慢,症状多种多样。

(一)感染症状

发热是最常见的症状,几乎所有的病例都有过不同程度的发热,热型不规则,热程较长,个别病例无发热。此外,患者有疲乏、盗汗、食欲减退、体重减轻、关节痛、皮肤苍白等表现,病情进展较慢。

(二)心脏方面的症状

原有的心脏杂音可因心脏瓣膜的赘生物而发生改变,出现粗糙、响亮、呈海鸥鸣样或音乐样的杂音。原无心脏杂音者可出现音乐样杂音,约一半患儿由于心瓣膜病变、中毒性心肌炎等导致充血性心力衰竭,出现心音低钝、奔马律等。

(三)栓塞症状

视栓塞部位的不同而出现不同的临床表现,一般发生于病程后期,但约1/3的患者为首发症状。皮肤栓塞可见散在的小淤点,指(趾)的腹面可触到隆起的紫红色的小结节,略有触痛,此即欧氏小结。内脏栓塞可出现脾大、腹痛、血尿、便血,有时脾大很显著;肺栓塞可出现胸痛、咳嗽、咯血、肺部啰音等;脑动脉栓塞则有头痛、呕吐、偏瘫、失语、抽搐甚至昏迷等。病程久者可见杵状指、趾,但无发绀。

四、实验室检查

1.血培养

血细菌培养阳性是确诊感染性心内膜炎的重要依据,凡原因未明的发热、体温持续在1周以上,且原有心脏病者,均应积极反复多次进行血培养,以提高阳性率。若血培养阳性,尚应做药物敏感试验。

2.超声心动图检查

超声心动图检查能够检出直径大于 2mm 以上的赘生物,因此对诊断感染性心内膜炎很有帮助。此外,在治疗过程中超声心动图还可动态观察赘生物大小、形态、活动和瓣膜功能状态,了解瓣膜损害程度,对决定是否做换瓣手术有参考价值。该检查还可发现原有的心脏病。

3.CT 检查

对怀疑有颅内病变者应及时做 CT 检查,了解病变的部位及范围。

4.其他检查

血常规可见进行性贫血,多为正细胞性贫血,白细胞计数增高和中性粒细胞升高,血沉快,C-反应蛋白阳性,血清球蛋白常常增多,免疫球蛋白升高,循环免疫复合物及类风湿因子阳性,尿常规有红细胞,发热期可出现蛋白尿。

五、诊断

对原有心脏病的患儿,如出现 1 周以上不明原因的发热应想到本病的可能。诊断除了病史、临床表现外,血培养是确诊的关键,超声心动图对判断赘生物的数目、大小、形态、位置和瓣膜的功能有重要的价值,但结果阴性不能排除本病的诊断。

六、治疗

总的原则是积极抗感染、加强支持疗法,但在应用抗生素之前必须先做几次血培养和药物敏感试验,以期对选用抗生素及剂量提供指导。

(一)抗生素治疗

应用原则是早期、联合应用,剂量足,选用敏感的杀菌药,疗程要长。在具体应用时,对不同的病原菌感染选用不同的抗生素。①草绿色链球菌:首选青霉素 G 2000 万 U/d,分 4 次,每 6 小时 1 次,静脉滴注,疗程 4～6 周;加庆大霉素 4～6mg/(kg・d),每 8 小时 1 次,疗程 2 周;对青霉素过敏者可选用头孢菌素类或万古霉素。②金黄色葡萄球菌:对青霉素敏感者选用青霉素 G 2000 万 U/d,加庆大霉素,用法同上;青霉素耐药才选用新青霉素Ⅱ或新青霉素Ⅲ 200～300mg/(kg・d),分 4 次,每 6 小时 1 次静脉滴注。治疗不满意或对青霉素过敏者选用头孢菌素类或万古霉素 40～60mg/(kg・d),分 2～3 次静脉滴注,疗程 6～8 周。③革兰氏阴性杆菌或大肠杆菌:选用氨苄西林 300mg/(kg・d),分 4 次,每 6 小时 1 次静脉滴注,疗程 4～6 周或用头孢哌酮或头孢噻肟三嗪 200mg/(kg・d),分 4 次,每 6 小时 1 次静脉滴注,疗程 4～6 周,加用庆大霉素 2 周。绿脓杆菌感染可加用羟苄青霉素 200～400mg/(kg・d),分 4 次,每 6 小时 1 次静脉滴注。④真菌:应停用抗生素,选用二性霉素 B 0.1～0.25mg/(kg・d),以后每日逐渐增加至 1mg/(kg・d),静脉滴注 1 次,可合用 5-氟尿嘧啶 50～150mg/(kg・d),分 3～4 次服用。⑤病原菌不明或术后者:选用新青霉素Ⅲ加氨苄西林及庆大霉素或头孢菌素类;或万古霉素。

上述抗感染药物应连用 4～8 周,用至体温正常,栓塞现象消失,血象、血沉恢复正常,血培养阴性后逐渐停药。

(二)一般治疗

包括细心护理,保证患者充足的热量供应,可少量多次输新鲜血或血浆,也可输注丙种球蛋白。

(三)手术治疗

近年来早期外科治疗感染性心内膜炎取得了良好效果。对心脏赘生物和污染的人造代用品清创、修复或置换损害的瓣膜,挽救了严重患者,提高了治愈率。手术指征:①瓣膜功能不全引起的中、重度心力衰竭;②赘生物阻塞瓣膜口;③反复发生栓塞;④真菌感染;⑤经最佳抗生素治疗无效;⑥新发生的心脏传导阻滞。

第四节　心肌病

一、扩张性心肌病

(一)病因

扩张性心肌病(DCM)在各种类型心肌病中最为常见。在美国及欧洲,其年发病率为 2/10 万～8/10 万人口,据估计,每 10 万人口中约有 36 人患有 DCM。最近的报道显示,成人 DCM 患者中 47% 为特发性,12% 与心肌炎有关,11% 与冠状动脉病变有关,另有 30% 为其他原因。两个不同年龄儿童 DCM 的研究表明,其中 2%～15% 有活体组织检查证实患有心肌炎,其余 85%～90% 的患病原因不明,此外,20%～30% 的 DCM 患者为家族性的。

(二)病理

扩张性心肌病病变以心肌纤维化为主,心肌肥厚不显著,心腔扩大明显,二尖瓣环和三尖瓣环增大,乳头肌伸长,常有心腔内附壁血栓,可累及心肌节律点及传导系统而引起心律失常。由于心肌纤维化,心肌收缩功能减弱,导致心力衰竭。

(三)临床表现

本病起病及进展缓慢,症状轻重不一。主要表现为心脏增大、心力衰竭、心律失常、小动脉栓塞。患儿先出现心脏增大,但起初无症状,因此确定起病日期较困难,有时患儿已有射血分数下降,经数年仍无症状,以后在劳累后出现气喘、乏力、心悸、咳嗽、胸闷等症状,有的可有偏瘫。体格检查可见心尖搏动弥散或抬举,心浊音界向左扩大,心率增快,有时可有奔马律,可闻及 II/VI～III/VI 级收缩期杂音(心力衰竭控制后杂音减轻或消失),肝脏增大,下肢水肿等。

(四)实验室检查

1.胸部 X 线检查

心影扩大,由左心室、左心房扩大引起。常存在肺静脉充血,可发展为肺水肿。左肺部分区域可因左心房扩大压迫左支气管而致不张,也可出现胸腔积液。

2.心电图及 HOLTER 检查

大多数患儿心电图上呈窦性心动过速。常见非特异性 ST-T 变化,左心室肥大,左、右心房扩大及右心室肥大。46%的患儿 HOLTER 检查可发现心律失常。

3.超声心动图检查

DCM 患儿的超声心动图特征包括左心室、左心房扩大,缩短分数及射血分数减低,左心室射血前期与射血期比率增加等。

4.心导管检查与活体组织检查

由于 DCM 可由超声心动图检查确定,心导管检查主要用于排除异常的左冠状动脉起源,因这一情况在超声心动图检查时易于漏诊;必要时需进行活体组织检查帮助确定心肌病的病因。

(五)治疗

扩张性心肌病的临床特征为心输出量减少、液体潴留及血管收缩活性增加,后者为神经体液因素作用以维持足够的灌注压。因此,治疗的目的就是处理以上这些问题。此外,如怀疑代谢缺陷,应不耽搁地予以经验性补充。

1.第一类药物

该类药物为拟交感药物,包括多巴胺、多巴酚丁胺及肾上腺素。多巴胺小剂量时可改善肾脏功能,剂量加大可增强对心脏的作用,但也可引起外周血管阻力增加,并有可能致心律失常。多巴酚丁胺致心律失常作用较弱,但有报道因可引起肺动脉楔压升高而致肺水肿。这两种药物通常联合应用。

2.第二类药物

该类药物为增强心肌收缩力的药物双吡啶衍生剂,包括氨力农及米力农,可通过抑制磷酸二酯酶增加细胞内钙的浓度,有强心及扩张外周血管的作用。其可能的不良反应为血小板减少、肝毒性及胃肠道刺激。

地高辛为可长期应用的经典心肌收缩力增强药物,但在危重病例,因心肌损害严重及肾功能减退,应减量慎用。

3.利尿剂

改善液体内环境平衡在扩张性心肌病的治疗中至关重要。呋塞米(速尿)为首选的药物,但应注意监测电解质水平,尤其是血钾水平,必要时可适当补充钾盐,也可与螺内酯等类药物合用。其他可应用的利尿剂包括依他尼酸、布美他尼。

4.血管扩张剂

硝普钠及肼屈嗪可有效扩张外周血管,从而降低后负荷,增加心输出量及减低充盈压。有效的口服降低后负荷制剂包括 ACE 抑制剂;在儿科,最常用的为卡托普利及依那普利。ACE 抑制剂还有一定的抑制甚至逆转心肌病时的心室重塑作用。

5.其他治疗

治疗扩张性心肌病时因心腔扩大、血流淤滞,有可能形成血栓,因而这类患儿应考虑应用华法林等类抗凝剂。如已明确有心腔内血栓,应积极以肝素治疗,最终过渡到长期华法林治疗。

急性病例应推荐卧床休息,限制水及钠盐摄入以帮助控制液体潴留。每日称体重有助于评估液体潴留情况及指导利尿。

如确定系心动过速诱导的心肌病,应予以抗心律失常药物治疗。药物的选择依心动过速的原因而定。普鲁卡因胺及β受体阻滞剂是有效的抗心律失常药物,但因其有负性肌力作用,在这类患儿中应慎用。

6.心脏移植

儿童心脏移植案例近年已增加,心脏移植改善了严重心肌病患儿的存活率。因此,重症心肌病患儿如对积极的内科治疗无效,应考虑心脏移植。

二、肥厚型心肌病

肥厚型心肌病是一组病因、遗传、病理改变,血流动力学改变不同而均有心室壁和室间隔肌肉肥厚的疾病。肥厚型心肌病主要以左心室或双心室肥厚为特征。室间隔与左心室游离壁的不均等的肥厚称非对称性肥厚型心肌病(其中大多是非对称性心室间隔肥厚);亦可表现为左心室对称性肥厚(室间隔和游离壁均等肥厚)。肥厚型心肌病根据左心室流出道有无梗阻分为梗阻型和非梗阻型,亦可只有局限性肥厚(以心尖部局限性肥厚较多)。肥厚型心肌病多数为遗传性疾病。

(一)临床表现

1.症状

(1)心力衰竭:婴儿期发病可出现心力衰竭症状。

(2)常见症状为心前区痛、胸闷、心绞痛,运动耐受能力降低,易疲乏,劳力性呼吸困难、端坐呼吸、心悸等。

(3)频发一过性晕厥:可发生于突然站立或运动后晕厥,片刻后可自行缓解。

(4)心律失常:可发生严重心律失常,如室性心动过速和(或)室颤。

(5)猝死:心律失常,剧烈运动可发生猝死。流出道严重梗阻常是猝死原因。

2.体征

胸骨左缘第3～4肋间或心尖部可闻及3/6级收缩期喷射性杂音,常可听到第三、第四心音,脉搏增强。

(二)实验室检查

1.心电图检查

左房增大,左室肥大,ST-T改变,少数胸前导联出现异常深Q波为室间隔肥厚所致。

2.超声心动图检查

室间隔和左室后壁有对称性或非对称性增厚或局限、阶段性增厚,心肌除肥厚外,心肌回声呈不均匀点片状;心室腔内径正常或减小,收缩期呈闭塞状,心房径增大。梗阻性心肌病M型超声心动图二尖瓣运动曲线,收缩期前向活动(SAM现象),致左室流出道内径变窄。二尖瓣多普勒血流E峰流速降低(<0.6m/sec),A峰流速增加(>0.5m/sec),E/A<1.0。

3.左心导管检查

梗阻性患儿左室腔与左室流出道压力阶差增大。左室造影可明确狭窄部位及程度。

4.心内膜心肌活检

可见肥厚心肌纤维排列紊乱的奇异肥大心肌细胞。

(三)治疗

1.药物治疗

(1)β-受体阻滞剂:可用阿替洛尔、美托洛尔、普萘洛尔口服,由小剂量渐增,以改善症状,心率不低于 60 次/分为宜。普萘洛尔用量为 3～4mg/(kg·d),分 3 次口服。

(2)钙拮抗剂:可减轻左室流出道梗阻,改善左室顺应性,并可改善症状。可用维拉帕米3～5mg/(kg·d),分 3 次口服。非梗阻型以左室舒张功能异常为主,可用维拉帕米改善左室顺应性。

(3)抗心律失常药物:临床有心悸,24 小时动态心电图发现室性期前收缩或室性心动过速者,口服胺碘酮或普萘洛尔可预防猝死和室性心律失常。

(4)控制心力衰竭药物:心率过快者可用小量地高辛(仅用于心腔扩大、梗阻不明显患者)与 β-受体阻滞剂合用。

(5)外科治疗:左室流出道有严重梗阻,左室与主动脉压力阶差＞50mmHg 者,切除部分肥厚室间隔或做左室流出道成形术。

三、限制型心肌病

限制型心肌病主要为心内膜及心肌纤维化,心室难以舒张、充盈受限,心室舒张功能严重受损。

(一)临床表现

以右心病变为主,表现为颈静脉怒张、肝大、腹水、下肢浮肿;以左心病变为主,表现为呼吸困难、乏力、运动耐受减低、胸痛、咯血、肺底部啰音。体格检查可听到奔马律、二尖瓣、三尖瓣关闭不全所致收缩期反流性杂音。

(二)实验室检查

1.X 线检查

心影轻度至中度增大,偶见心内膜可有线状钙化。

2.心电图检查

心房增大、心室肥大,可右心室为主,房性早搏、房颤、房室传导阻滞。

3.超声心动图检查

主要表现心房增大,室腔闭塞,心室舒张功能异常,心内膜增厚。收缩功能射血分数(EF)、短轴缩短率(FS)可正常。多普勒超声心动图估测二尖瓣血流,E 峰流速增加(＞0.7 m/sec),A 峰流速降低(＜0.3m/sec),E/A 比值增加(＞2.5)。彩色多普勒组织显像检测二尖瓣舒张早期流速减慢,此对缩窄性心包炎的鉴别有重要价值。

4.心内膜心肌活检

对诊断本病有重要价值。

（三）治疗

1.一般治疗

注意休息,预防呼吸道感染。

2.药物治疗

糖皮质激素可用于伴有脏器嗜酸细胞浸润患儿。

3.控制心力衰竭

排钾和保钾利尿剂联合应用,可改善静脉淤血,减轻前负荷。

4.外科治疗

手术剥除增厚心内膜,晚期则进行心脏移植。

第四章　消化系统疾病

第一节　口炎

一、感染性口炎

(一)细菌感染性口炎

1.球菌性口炎

细菌性口炎以球菌感染多见,常以黏膜糜烂、溃疡伴假膜形成为其特征,又称膜性口炎或假膜性口炎。

(1)病因:在正常人口腔内存在一定数量的各种细菌,在一般情况下并不致病。但当内外环境发生变化,身体防御能力下降时,如感冒、发热、感染、滥用抗生素及(或)肾上腺皮质激素、化疗和放疗等,口腔内细菌增殖活跃、毒力增强、菌群关系失调就可发病。致病菌主要包括链球菌、金黄色葡萄球菌及肺炎球菌等。

(2)临床表现及诊断:发病急骤,伴有全身反应如发热、头痛、咽痛、哭闹、烦躁、拒食及颌下淋巴结肿大等,病损可发生于口腔黏膜各处,以舌、唇内及颊黏膜多见。初起为黏膜充血水肿,继之出现大小不等的糜烂或溃疡,散在、聚集后融合均可见到表面披有灰白色假膜,易于擦去,但留下溢血的创面,不久又被假膜覆盖。实验室检查白细胞总数和中性粒细胞显著增多。

①葡萄球菌性口炎发病部位以牙龈为主,覆有暗白色苔膜,易被拭去,但不引起溃疡,口腔其他部位的黏膜有不同程度的充血,全身症状轻微。涂片可见大量葡萄球菌,细菌培养可明确诊断。

②链球菌口炎呈弥散性急性齿龈口炎,在口腔黏膜急性充血的基础上,出现大小不等的黄色白苔膜,剥去假膜则留有出血糜烂面,不久又重新被假膜覆盖;全身症状明显,常并发有链球菌性咽炎。苔膜涂片或细菌培养检查发现链球菌,即可确诊。

③肺炎球菌性口炎多发生于冬春季节或气候骤变时,好发于硬腭、口底、舌下及颊黏膜;在充血水肿黏膜上出现银灰色假膜,伴有不同程度的全身症状。苔膜涂片或细菌培养检查发现肺炎双球菌可确诊。

(3)治疗:主要是控制感染,局部涂 2%甲紫及金霉素甘油,病情较重者要给予抗生素静脉滴注或肌内注射,如青霉素及红霉素等;也可根据细菌药物敏感实验选用抗生素,效果更好。止痛是对症处理的重要措施,常用 2%利多卡因涂患处,外用中药养阴生肌散也能消肿止痛和促进溃疡愈合,口腔局部湿敷也必不可少。此外,还要加强口腔护理,保持口腔卫生。

2.坏死性龈口炎

(1)病因:主要致病菌为梭形杆菌和奋森螺旋体。这些细菌是口腔固有的,在正常情况下不致病,当机体代谢障碍、免疫功能低下、抵抗力下降或营养不良时或口腔不卫生时,则细菌大量繁殖而致病。

(2)临床表现:发病急骤,症状显著,有发热、全身不适以及颌下淋巴结肿大。溃疡好发于牙龈和颊黏膜,形态不定,大小多在 1cm 左右,表浅,披以污秽的灰白色苔膜,擦去此苔膜时,出现溢血的溃疡面,但不久又再被覆以同样的苔膜,周围黏膜有明显充血水肿,触痛明显,并有特别强烈的坏死组织臭味。此病确诊的依据为特殊性口臭、苔膜与小溃疡,涂片中找到大量梭形杆菌与奋森氏螺旋体。

(3)治疗:治疗原则是去除病因,控制感染、消除炎症,防止病损蔓延和促进组织恢复。全身抗感染治疗可给予广谱抗生素,如青霉素、红霉素及交沙霉素等。局部消炎可用 3% 过氧化氢清洗坏死组织,然后用 2% 甲紫液或 2% 碘甘油或 2% 金霉素甘油涂患处。饮食上应给予高维生素、高蛋白饮食,必要时输液以补充液体和电解质。另外,由于本病具有传染性,应做好器具的清洁消毒工作,防止交叉感染。

(二)病毒感染性口炎

病毒感染性口炎中,疱疹性口炎的发病率最高,终年可以发生,以 2～4 月份最多,具传染性,可群体发病。

1.病因

疱疹性口炎又称疱疹性齿龈口炎,由疱疹病毒感染引起,通过飞沫和接触传染。发热性疾病、感冒、消化障碍以及过度疲劳等均可为诱因。

2.临床表现及诊断

多见于 1～5 岁儿童。在疱疹出现前 2～3 天(潜伏期),患儿常有烦躁、拒食、发热与局部淋巴结肿大;疱疹出现2～3天后体温下降,但口腔症状加重,病损最初表现为弥散性黏膜潮红,在 24 小时内渐次出现密集成群的针尖大小水疱,呈圆形或椭圆形,周围环绕红晕,水疱很快破溃,暴露出表浅小溃疡或溃疡相互融合成大溃疡,表面覆有黄白色分泌物。本病为自限性疾病,1～2 周内口腔黏膜恢复正常,溃疡愈合后不留瘢痕。

疱疹细胞、病毒分离和血清学实验可帮助诊断。

3.治疗

保持口腔清洁,多饮水。局部可涂碘苷(疱疹净);也可涂 5% 金霉素鱼肝油糊剂,每 1～2 小时 1 次。疼痛严重者,可在局部涂用 2% 利多卡因。盐酸吗啉胍(病毒灵)每日 10～20mg/kg,分 3 次口服,有一定疗效。此外,发热者可给予退热处理。

(三)真菌感染性口炎

鹅口疮又称雪口病,因白色念珠菌感染所致。多见于有营养不良、慢性腹泻、免疫缺陷病或长期使用广谱抗生素或免疫抑制剂(如激素、环磷酰胺)等情况的患儿以及新生儿。

1.临床表现

本病的特征是口腔黏膜表面覆盖白色乳凝块样物,呈点状或小片状,可逐渐融合成大片,不易拭去,强行剥离后局部黏膜潮红、粗糙,可有溢血,但不痛、不流涎,一般不影响吃奶,无全身症状。重症可累及咽喉、食管、气管和肺等,出现低热、呕吐、拒食、吞咽困难或呼吸困难等。取少许白膜放在玻片上加 10% 氢氧化钠 1 滴,在显微镜下可见真菌的菌丝和孢子。

2.治疗

消除诱发因素,予 3% 碳酸氢钠溶液于哺乳前后清洁口腔或局部涂 5 万 U/mL 制霉菌素混悬液,每日 3～4 次。可加用肠道微生态制剂,纠正肠道菌群失调;适当补充维生素 B_2 和维生素 C。

二、非感染性口炎

(一)创伤性口炎

机械性或热性刺激可能是此病的主要发病条件。锐利的牙根、残冠,口腔异物,较硬橡皮奶头等机械性因素均可造成黏膜撕裂伤、出血、溃疡或糜烂;过烫的饮料、茶水或食物则引起黏膜烫伤。

病变发生于直接受损部位,多见于舌的侧缘,也可发生于唇、颊及他处黏膜,可表现为红肿、出血或溃疡,伴有局部疼痛,如继发感染,则可引起局部淋巴结肿大。去除病因后,病变通常在 1～2 周内痊愈。

治疗原则为去除病因,如拔去残根,磨改锐利牙齿或边缘;冰硼散、锡类散及青黛散可局部消炎止痛;药物漱口水含漱,多喝凉开水以清洁口腔。

(二)过敏性口炎

过敏性口炎亦称变态反应性口炎,是由于个体差异,一些普通无害的东西如各种口腔药物漱口水、牙膏碘合剂或药物作为抗原刺激黏膜,使局部产生抗原抗体反应而引起的黏膜损害。患者在接触致敏物质 24～48 小时或数天后才出现症状和体征。轻者仅表现为红斑、水疱;重者表现为局部组织坏死、溃疡,可伴有皮肤或其他部位的黏膜损害。致敏物质去除后,口腔炎症还要持续一段时间。

治疗主要是去除致敏物质和抗过敏治疗。抗过敏药物有盐酸苯海拉明及氯苯那敏;必要时可用泼尼松及地塞米松。对症治疗包括局部止痛和抗感染等。

第二节　出血性坏死性小肠炎

新生儿出血性坏死性小肠炎(NEC)的病变部位以空肠为主,但严重的可累及全部空肠及回肠,肠腔呈阶段性出血、坏死。本病可见于各年龄组小儿,病因不完全清楚。

一、诊断依据

1.临床表现

本病起病急,有腹痛、呕吐、腹泻、便血及发热等特点,重者可出现中毒性休克或中毒性肠麻痹,查体有上中腹压痛、肌紧张;中毒性肠麻痹者,腹胀、肠鸣音减弱,肛门指检可发现血便。

2.辅助检查

(1)血常规:白细胞数增加,中性粒细胞增加,可有核左移。

(2)粪便检查:镜检有大量红细胞,大便隐血阳性。

(3)X线检查:腹部平片可见肠腔扩大、肠腔充气以及大小不等的液平。

二、治疗

治疗原则为绝对禁食、控制感染、维持代谢平衡,严密监护直到肠道恢复。具体治疗方法如下:

1.禁食和胃肠减压

从怀疑本病时即开始禁食,确诊后继续禁食,鼻饲管抽空胃内容物,腹胀明显者同时行胃肠减压,禁食时间为 10~14 天。临床一般情况好转,腹胀、呕吐消失,肠鸣音恢复,大便潜血阴性,有觅食反射后恢复喂养。临床上除穿孔病以外,大部分 NEC 病例不需禁食 3 周,应根据临床胃肠功能恢复情况个体化地确定恢复肠道喂养的时间,可先喂开水 1 次,再试喂 5% 糖水 2 次,由稀释奶循序渐进,不可开奶过早或加奶过快,否则易复发,甚至病情恶化。

2.抗生素治疗

选择广谱覆盖需氧菌、厌氧菌、革兰氏阴性杆菌的抗生素,静脉滴注持续 10~14 天。推荐使用氨苄西林、第三代头孢菌素、去甲万古霉素等抗生素,可根据环境中流行病原菌选用敏感抗生素和培养药敏进行更换。多中心研究表明早产儿预防性口服抗生素可显著降低 NEC 的发病率及病死率。

3.补液和静脉营养

液量 120~150mL/(kg·d);能量由 50kcal/(kg·d) 渐增至 100~120kcal/(kg·d);纠正酸中毒,维持电解质正常;保持尿量 1~2mL/(kg·h),记录 24 小时出入量。可以用清蛋白或者其他适当的液体扩容,输血纠正贫血,病初 24~48 小时减少氨基酸入量,停止使用脂肪乳。

4.加强护理

保温,保持口腔、皮肤清洁卫生。NEC 患儿有疼痛和应激表现时,可以用吗啡。

5.外科治疗

腹膜腔穿刺引流,切除坏死或穿孔的肠管,清除粪便、脓液或坏死碎片。手术指征包括:①气腹,个别少量气腹且病情好转者例外;②腹膜炎体征明显,腹壁明显红肿,大量便血;③内科保守治疗后病情继续恶化,酸中毒不能纠正、休克等。近来有报道对极低出生体重儿 NEC 合并穿孔,不能耐受手术者可做腹腔引流。有学者主张 NEC 合并气腹应先采用腹腔引流,需要剖腹手术的病例,应待生命体征稳定后进行。

第三节　消化道出血

消化道出血是指由于各种原因引起的从口腔至肛门的整个消化道的出血,其中以食管、胃、十二指肠、空肠及胆道的急性上消化道出血多见。本病在小儿任何年龄均可发生。消化道出血的病因复杂,除了消化道本身疾病外,也可能是全身出血性疾病的局部表现,出血部位可以是上消化道,也可以是下消化道;出血量悬殊,可以是一次大量出血,也可以是慢性小量出血。

一、病因

消化道出血常见原因如下:

1.全身性疾病

(1)血液系统疾病:血小板减少性紫癜、再生障碍性贫血、白血病、血友病及各种原因引起的弥散性血管内凝血等。

(2)维生素缺乏症:维生素 K 缺乏症(新生儿自然出血症)及维生素 C 缺乏症。

(3)急性传染病:流行性出血热、暴发性肝炎、伤寒、副伤寒、斑疹伤寒、副霍乱、细菌性痢疾及新生儿败血症等。

(4)寄生虫病:钩虫、血吸虫、恙虫病以及阿米巴痢疾。

(5)食物过敏:婴儿牛奶蛋白过敏。

(6)中毒性疾病:植物中毒(毒蕈、棉子、苍耳子)、化学毒物(升汞、砷)及尿毒症。

(7)结缔组织疾病:播散性红斑狼疮、皮肌炎及结节性多动脉炎。

(8)药物引起的疾病:应用止痛药引起消化道出血,如阿司匹林、保泰松、消炎痛等。

(9)其他:遗传性毛细血管扩张症。

2.食管疾病

包括食管静脉曲张、胃食管反流、食管炎、食管重复畸形、食管异物、食管裂孔疝、食管贲门黏膜撕裂症等。

3.胃十二指肠、胆道疾病

包括原发性胃十二指肠溃疡、各种原因所致的应激性溃疡、急性胃炎、胃扭转、胃结核、胃黏膜脱垂或胆道出血以及肿瘤。

4.小肠疾病

包括肠套叠、肠重复畸形、梅克尔憩室、肠扭转、急性肠炎、绞窄性肠梗阻、小肠血管瘤、黑色素斑点-胃肠道多发性息肉症候群、出血性坏死性小肠炎、局限性肠炎、小肠肿瘤。

5.结肠、直肠疾病

包括溃疡性结肠炎、结肠息肉、直肠息肉。

6.肛门疾病

包括肛裂、脱肛。

二、病理

消化道出血的病理变化根据不同病因、不同部位而不同,由于全身性原因引起的出血大多数为弥散性,表现为消化道某一部位或广泛发生的黏膜渗血或为局灶性出血。

食管疾患的出血可见到食管中下段黏膜下方迂曲的静脉曲张团块及某一部位破裂出血,食管炎出血多为较弥散性出血或合并溃疡。

胃、十二指肠溃疡及各种应激性溃疡出血可以见到消化道相应部位水肿、溃疡形成,合并出血时往往涉及溃疡底部腐蚀血管。

肠道息肉出血多见于息肉的脱落或较大息肉表面形成溃疡出血,梅克尔憩室或肠重复畸形的出血多系继发的溃疡出血。痔、肛裂出血在局部可见到导致出血的病变。

三、临床表现

一般取决于病变的性质、部位失血的量与速度及患儿出血前的全身情况。上消化道出血表现为呕血和黑便,下消化道出血表现为便血。

呕血与便血是消化道出血的特有症状,呕血是指呕吐鲜血或咖啡残渣样血液。上消化道出血可出现黑便或暗红色血液,小肠出血量多,排出速度较快时,血便可呈暗红色、鲜红色或紫红色血块;当小肠出血量小,血液在肠内停留时间较长,也可呈柏油样大便。结肠和直肠出血时,由于血液在肠道内停留时间较短,往往排出较新鲜的血液;上位结肠出血时,血与大便常混杂;乙状结肠和直肠出血时,可有新鲜血液附着于成形的大便表面。血在大便后滴下多见于肛裂、直肠息肉等肛门直肠疾患。

急性大量出血时,由于小儿血容量相对较少,故出血后很快产生血容量减少性周围循环衰竭,出现休克时,表现烦躁不安,口渴,脉速、血压下降。由于血蛋白质消化产物在肠道中的吸收易致出血后氮质血症;由于分解产物的吸收,血容量减少,贫血或循环衰竭引起体温调节中枢紊乱,引起出血后发热。

其他伴随症状根据原发病不同而有不同的伴随症状:①伴剧烈腹痛——多见于绞窄性肠梗阻、出血性坏死性小肠炎、过敏性紫癜或肠套叠等;②伴腹部肿物——见于肠套叠、肠结核、肠肿瘤或肠重复畸形等;③伴发热——常见于急性肠道感染、流行性出血热等急性传染病;④腹泻——见于急性肠炎、出血性小肠炎等。

四、诊断及鉴别诊断

诊断的主要关键在于确定病因。由于病因众多,且在出血时期有些检查受到限制,因而很多患儿要在出血停止后进行系统检查,才能肯定出血部位和病因。

1.出血量的估计

通过询问病史、呕吐次数、便血次数及出血量有助于估计失血量,但所出血液可在胃肠内停留数小时后才排出,故应动态观察的患儿精神、神志、面色、脉搏、血压、皮肤毛细血管充盈状况及尿量。失血量不足血容量的 10% 时,患儿常无明显症状及体征;失血量达血容量的

10%～20%时,患儿出现面色苍白、口渴、多汗、头晕、心悸、血压下降、尿少、四肢凉等。血压可因机体代偿保持在正常范围,但脉压降低。失血量达血容量的 25%～40%时,患儿出现面色发灰、口渴难忍、烦躁、四肢凉、发绀、皮肤发花、血压中度下降、尿量明显减少等。失血量＞40%时,患儿神志不清、呼吸障碍、脉搏难触及、血压极低或测不到、无尿。此外,发病年龄越小,对失血耐力越差,婴儿失血量＞30%即可出现严重休克,失血越急越易引起休克。

2.推测出血部位

呕血或经胃管吸出血液,提示上消化道出血,因血液下流至下消化道常见有柏油样黑便。反复黑便而无呕血者提示出血来自十二指肠或空肠。暗红色血便多来自小肠,血液与粪便均匀混合;鲜红色血便提示直肠、结肠出血。肛门、直肠部位出血时血液不与粪便混合,大便潜血可来自消化道任何部位。

3.判断出血的病因

注意其他全身症状以排除全身性出血疾病。小儿外科领域的消化道出血主要限于器质性疾病,可依据好发年龄初步判断引起出血的疾病。

4.消化道出血与年龄的关系

(1)新生儿期出现消化道出血应考虑新生儿出血症、应激性溃疡、维生素 K 缺乏症、牛奶过敏、咽下综合征、应激性胃炎、血小板减少、感染性腹泻、肛裂等。

(2)婴儿期多见肠套叠、坏死性小肠结肠炎、细菌性痢疾、钩虫病、肠旋转不良、溶血性尿毒综合征、胃底食管静脉曲张、肠重复畸形、梅克尔憩室、出血性疾患等。

(3)学龄前及学龄期儿童应考虑消化道溃疡、肠息肉、过敏性紫癜、血小板减少性紫癜、细菌性痢疾、胆道出血、食管静脉曲张、胃黏膜脱垂症、反流性食管炎、梅克尔憩室炎性肠病及各种中毒等。

(4)任何年龄均可发生消化道出血的疾病,多见应激性溃疡、弥散性血管内凝血(DIC)、血小板减少性紫癜、血友病、再生障碍性贫血、遗传性毛细血管扩张症、肠伤寒、尿毒症等。

5.伴随症状及体征

(1)呕血伴有便血应考虑食管静脉曲张、消化道溃疡、过敏性紫癜、新生儿出血症、DIC、胃黏膜脱垂症及胃炎等。

(2)便血伴腹痛应考虑肠套叠、过敏性紫癜、胆道出血、坏死性小肠结肠炎、食物中毒。胸骨后疼痛应考虑食管裂孔疝。

(3)便血伴休克者体温正常时,考虑回肠远端憩室、消化性溃疡、食管静脉曲张。发热时考虑细菌性痢疾、坏死性小肠结肠炎、DIC。

(4)便血伴皮肤出血点,考虑过敏性紫癜、血小板减少性紫癜、再生障碍性贫血、白血病、血友病、DIC 等。

(5)便血伴黄疸应考虑急性重型肝炎、肝性脑病、溶血性尿毒综合征、严重胆道感染。

(6)便血伴肛诊有包块多见于肠息肉,指套有果酱样大便考虑为肠套叠等。

(7)正常便伴少许血液且伴有肛门疼痛时,应考虑肛裂。

(8)便血伴腹胀应考虑坏死性小肠结肠炎。

6.实验室及其他检查

(1)筛查全身出血性疾病:血常规、血小板、血细胞比容、血型及交叉配血时间、出血时间、凝血时间、凝血酶原时间、部分凝血活酶激活时间及凝血因子,可以筛出大部分凝血缺陷疾病。如出血时间延长提示血小板疾病;凝血酶原时间延长可见于血液病;肝脏或胆道梗阻所致维生素 K 吸收不良;部分凝血活酶时间延长伴正常凝血酶原时间,表示有凝血因子Ⅷ、Ⅸ或Ⅺ缺乏,提示血友病等。

(2)X 线检查:包括普通透视、钡餐、钡灌肠及气钡双重造影,可酌情施行。

(3)吞线法:可粗略地判断出血部位。用一条白线(长度是从口腔耳后到耻骨)一端扎上小块糖,使患儿吞下,线的另一端用胶布固定在口角处。患儿取右侧卧位,24 小时后,当看到有规律的蠕动后,线即达十二指肠,把线抽出。正常时线染成白-黄色;如胃内有出血,则呈白-红-黄色;如十二指肠内出血则为白-红色;食管内出血为红-白色或咖啡色-黄色。拉线时要轻,以免损伤黏膜,出现假阳性。

(4)器械检查:利用器械检查可以发现出血部位、原因、病变范围,甚至可以同时取活检以判断病变的性质。器械检查主要利用各类内镜如纤维胃十二指肠镜、纤维小肠镜、纤维结肠镜、乙状结肠镜、肛门镜等,可以直接观察病变,照相、录像、造影及取活检等。

(5)腹部放射性核素扫描:当怀疑出血来自梅克尔憩室、肠重复畸形时,可用放射性核素 ^{99m}Tc 腹部扫描,能发现憩室内的胃黏膜出血灶。

(6)选择性腹腔动脉造影:有助于确定出血部位,仅适用于出血不止、诊断困难的患儿。可显示出血的血管部位及病变性质。

上述各种检查并非每一个出血病例都需要进行,应结合病史及病情有选择地采用,先用普通的无损伤的检查方法,后采用复杂的、价格昂贵的或有创伤的检查方法。尽管如此,临床上仍有 10% 左右的病例术前找不到消化道出血病因,有 8% 左右的病例剖腹探查后亦不能找到出血部位。随着先进的诊断方法逐渐普及,诊断率必然会进一步提高。

五、治疗

1.一般治疗

(1)护理:急性期需暂时卧床休息、吸氧。记录血压、脉搏、出血量,观察意识、皮肤色泽,注意四肢温度和肠鸣音等。轻度出血者,可进流质饮食;中度以上出血或频繁呕吐者,需暂禁食,必要时插胃管;食管静脉曲张出血者需禁食,血止 2～3 天方可进流质饮食。大量出血时可及时从胃管吸出胃内容,防止吸入性肺炎,应用冰盐水洗胃后有助于胃镜检查。

(2)营养管理:由护士对患儿的营养状况进行初始评估,记录在住院患者评估记录中。总分≥3 分有营养不良的风险,需在 24 小时内通知营养科医师会诊。

(3)疼痛管理:由护士对患儿的腹痛情况进行初始评估。疼痛评分在 4 分以上的,应在 1 小时内报告医师,联系麻醉科医师会诊。

2.尽快补充有效血容量

尽快补充血容量,防治休克。用生理盐水或葡萄糖盐水、右旋糖酐-40(每日≤1000mL)快速静脉输入;有代谢性酸中毒时应及时纠正;待配血后立即输血。轻度出血不必输血,通过输液大部分可以纠正；当失血量＞20％时，即可发生失血性休克，应尽可能快速输入足量全血，以维持有效循环，也可输注浓缩红细胞。在紧急情况下可输注右旋糖酐-40，能提高胶体渗透压、扩张血容量，每次 15～20mL/kg，每天 1～2 次，但大量输入右旋糖酐-40 后可引起凝血障碍，个别患儿可发生过敏和溶血，故应掌握适应证和用量。

紧急输血指标：①血红蛋白＜70g/L 或血细胞比容＜25％；②收缩压＜90mmHg 或较基础压下降 25％以上；③体位改变时出现晕厥，脉搏≥120 次/分。

3.药物治疗

应针对不同的病因选用不同的药物治疗。如小静脉或毛细血管渗血可用酚磺乙胺、巴曲酶等，门静脉高压食管静脉破裂出血可用生长抑素，应激性溃疡、消化性溃疡出血则用黏膜保护药和制酸药。

(1)巴曲酶：是从巴西腹蛇毒液中提炼出的凝血素，在血管破损处局部发挥作用而不发生血管内凝血。1 岁以下，每次 0.2～0.3kU；1～3 岁，每次 0.33kU；3 岁以上，每次 0.5kU，每天 1次，肌内注射或静脉注射连续 2～3 天。

(2)生长抑素及其衍生物：可使内脏血管收缩，减少门静脉主干血流量的 25％～30％，降低门静脉压 12.5％～50％；还可抑制胃肠道和胰腺的内分泌，保护胃黏膜。常用药物有施他宁，半衰期为 1～3 分钟，首剂 250μg 加入 5％葡萄糖液 10mL 中，缓慢静脉注射，维持量为3.5μg/(kg·h)，止血后维持 48～72 小时。

(3)制酸药：血小板及凝血因子只有当 pH＞6 时才能发挥作用，新形成的凝血块在胃液pH＜5 时会被消化，因此，制酸药对控制消化道溃疡出血效果明显。如西咪替丁，每次 10mg/kg，静脉注射，每天 2～3 次；奥美拉唑，每次 0.8mg/kg，静脉注射，每天 1 次。

4.胃灌洗止血

(1)凝血酶 200U 加入生理盐水 10mL 中注入胃内保留，每 6～8 小时可重复 1 次。此溶液温度不宜超过 37℃，同时给予制酸药，效果会更好。

(2)胃内降温法：冰盐水洗胃可使胃内局部降温，胃黏膜表面血管收缩，达到止血目的。除去胃内积血，有利于观察出血是否停止，亦是急诊胃镜检查前的准备。

5.内镜止血

上消化道出血可用胃镜直视止血。食管和胃底静脉曲张破裂出血，可注入硬化剂，使曲张静脉栓塞机化，达到止血和预防再出血；另行曲张静脉环扎术，也可达到上述目的，但技术要求较高。胃和十二指肠糜烂、溃疡出血，根据病变的不同选择不同的止血方法，如直接喷洒药物、电凝、激光、微波和钳夹止血等。结肠、直肠和肛管出血，可用结肠镜和直肠镜止血，有电凝、激光、微波和钳夹止血等方法；如息肉出血，可行息肉切除。

6.血管栓塞术

选择性动脉造影可找到出血的血管，然后行栓塞术。此方法在临床应用较少。

7.外科手术

经积极内科治疗，仍继续出血者或反复再出血者可行外科手术。手术适应证：①出血量大，经内科治疗仍不能止血，并严重威胁患儿生命；②复发性慢性消化道出血引起的贫血不能控制；③一次出血控制后且诊断明确，有潜在大出血的危险者。

第四节 慢性再发性腹痛

慢性再发性腹痛(RAP)指在 3 个月或 3 个月以上的时间内至少有 3 次不连续的腹痛发作,可分为器质性及功能性两大类。器质性 RAP 常见病因:消化性溃疡病、食管炎、炎症性肠病、复发性肠梗阻、便秘、胰腺炎、胆绞痛、碳水化合物不耐受症、寄生虫感染等泌尿系统疾病。RAP 小儿的痛觉阈值较正常人低,故对疼痛刺激的敏感性增高,也可能与内源性 β-内腓肽活性增高有关。腹痛发作以晨起多见,常局限于脐周,程度不定,有时表现为难以忍受的剧痛,可每日发作或每周发作 1～2 次,每次持续时间不超过 1 小时,大多数能自行缓解,可伴有面色苍白、恶心呕吐、头痛及排便异常等自主神经功能异常。

一、诊断

(一)病史

1.腹痛性质、部位与饮食及活动的关系

上消化道病变疼痛位于脐上,末端回肠及阑尾疼痛位于右下腹,结肠疼痛在下腹部,而大多数肠道感染和神经精神异常者疼痛局限性不明。腹绞痛提示病变为蠕动性器官,如肠;隐痛则为非蠕动性器官,如胰腺、腹膜等。

2.患者一般情况

伴体重丧失、乏力、食欲减退、生长迟缓等提示有器质性病变或精神异常,常伴有其他特有症状。

3.伴随症状

大便习惯改变、便血为消化道病变,多尿、尿通、尿流改变等为泌尿道病变,心理异常者必有行为异常。

4.家族史

家属中有消化性溃疡、胰腺炎、胰囊性纤维增生症对诊断均有参考价值。

5.外伤史

腹部外伤可引起胰腺炎和浆膜下血肿。

(二)体检

全面而细致的体检,尤其是腹部的检查很重要。

(三)实验室和其他检查

(1)血、尿、粪常规,大便隐血、寄生虫卵,尿淀粉酶、尿糖、尿酮体等,血肝、肾功能,血、尿淀粉酶。有腹水者,做腹腔穿刺液检查;怀疑胆道疾患者,做十二指肠引流液检查。

(2)胸腹摄片、钡餐、钡灌肠、静脉肾盂造影等,腹部超声检查,消化道上下内镜检查,心电图、脑电图,CT、MRI 等,按需要选做。

二、治疗

1.一般治疗

去除可能的诱因,有便秘者可给予开塞露通便,发作时可用暖水袋热敷腹部或揉按脐周。

2.病因治疗

如有明确病因应给予针对性治疗。例如,对牛奶过敏者可改用豆浆等代乳品喂养,有上呼吸道感染或肠寄生虫病者给予相应治疗。

3.对症治疗

常用解痉、镇痛或抗过敏药物,可选用山莨菪碱口服或肌内注射或颠茄口服,严重者可肌内注射阿托品,每次 0.01～0.03mg/kg。

第五节　先天性巨结肠

先天性巨结肠(HD)又称先天性无神经节细胞症,是引起小儿低位肠梗阻最常见的原因。本病病因尚无确切结论,目前多认为是多基因遗传和环境因素所致。结肠壁内神经节细胞缺如是引起先天性巨结肠的直接原因。本病治疗以手术为主,短段或超短段型病例可采用以定期温盐水灌肠、扩肛为主的保守疗法。

一、发病率

先天性巨结肠是一种比较常见的小儿消化道畸形,国外统计发病率为 1/5000,其中男孩占 70％～80％。该病可发生于任一种族,但黑人少见,有兄弟姐妹受累和家族遗传倾向的人群,其发病率从 1.5％～17.5％不等,是普通正常人群男孩的 130 倍和女孩的 360 倍。有一份报道描述了 4 个家族中的 22 例受累同胞,其中大多为长段型神经节细胞缺乏症。患有神经节细胞缺乏症的母亲比患该病的父亲更易将此病传给子女,如果父母均患有全结肠神经节细胞缺乏症,则子女的患病率为 12.5％。25％的家族性病例可有伴发畸形,而非家族性病例仅为 10％。

二、病因

虽然早在 1888 年 Harald Hirschsprung 就首次详尽描述了先天性巨结肠这一疾病,且至今论述其病理生理改变的文章已有 500 多篇,但该病因仍不明确。近年来,基因缺陷成为该病因新的研究焦点。

目前比较一致的观点是位于 10 号染色体的 RET 基因(常染色体显性)、位于 13 号染色体的内皮素受体 B 基因(常染色体隐性)以及位于 20 号染色体的内皮素 3(EDN3)基因(常染色体隐性)与巨结肠的发生有关。然而,HD 所具有的高散发性特征,同一受累家族中在神经节细胞缺乏症的类型及性别上的差异,均提示 HD 相关基因可能不止一个,而是多基因的复杂遗传模式。常染色体不完全显性遗传可能与长段型神经节细胞缺乏症有关,而常染色体隐性或多基因遗传则是短段型 HD 的遗传方式。现已发现,50％的家族性病例和 10％～20％的散发病例具有 RET 酪氨酸酶受体基因突变,但仍不能完全证实遗传缺陷是导致神经嵴细胞增生缺陷和神经节细胞分布异常的根本原因,也就是说,至今仍无法明确巨结肠的病因。

三、病理生理学

HD病理生理学的基础包括肠神经节细胞发育不良、神经节细胞缺乏或无神经节细胞,导致肠蠕动不良、肛门内括约肌不能松弛或松弛困难。但必须指出,HD患儿神经支配异常仅仅是一种定量概念。

(一)蠕动反射

肠蠕动是由位于肠腔内容团块上方的环肌收缩,而位于下端的肠段反射性松弛,以及肠管纵形肌同时收缩并向远端传递所构成。该神经反射由肠管扩张和肠平滑肌中的起搏细胞同步去极化激发,胆碱能神经元将电冲动传至位于黏液下和肌间神经丛中的中间神经元。该中间神经元是一种非肾上腺素能非胆碱能神经元,通过ATP、血管活性肠肽(VIP)和NO来直接抑制平滑肌细胞。每个肠壁神经丛的神经节含4～6个神经细胞,同时接受胆碱能和肾上腺素能神经支配,而肠壁外神经信号通过肾上腺素能纤维支配的血管实行调节作用,肾上腺素调节胆碱能突触释放乙酰胆胺。除了以上提到的神经纤维、黏液下和肌间神经丛,星形胶质细胞似乎也有相当重要的肠道肌肉调节作用。

有报道认为NO是介导胃肠道平滑肌松弛的一种神经传导介质,与NADPN-黄递酶相同,可作为HD的诊断标志物。缺乏合成NO的神经元可能是无神经节细胞肠段无法松弛的原因。贮存神经肽如VIP、P物质、脑啡肽、神经激肽A、组胺、异亮氨酸及胃泌素释放肽等的神经元也参与蠕动反射,在HD及相关肠神经性疾病患者中已发现该神经元的缺乏或发育的异常。

(二)肛门内括约肌松弛

内括约肌松弛类似于蠕动反射,开始排便时,位于粪团下方肠段松弛,肛管开放。该反射存在即提示机体具有正常的神经传递,可排除HD。调节肛门内括约肌的四种神经机制包括:

(1)α-肾上腺素能神经,主要存在于下腹下神经节及其纤维内,通过α受体维持括约肌的兴奋节律。

(2)β-肾上腺素能抑制性受体,松弛平滑肌。

(3)胆碱能神经元,对括约肌作用尚不清楚。

(4)非肾上腺素能非胆碱能神经元(NANC-中间神经元),通过NO、VIP和其他神经肽能神经元,松弛内括约肌。

肠神经系统发育异常,如胆碱能神经节缺乏、NANC-中间神经元缺乏、各种神经肽能纤维缺乏和可能存在的肠壁结缔组织缺乏,是HD肠功能异常的原因。骶副交感神经丛发出的胆碱能纤维进入肠壁,直接作用于平滑肌细胞,使之产生同步收缩,神经末梢释放的乙酰胆碱由等量乙酰胆碱酯酶灭活,这也就是乙酰胆碱酯酶染色这一诊断HD有效方法的基本原理。但活检组织乙酰胆碱酯酶染色有10%误诊率,尤其是对长段型HD。由于缺乏NANC-中间神经元和NO,无神经节细胞肠段持续收缩,不能松弛,但该肠管本身固有弹性产生的一些不协调的肠蠕动,一定程度上仍可使排便成为可能,这也是某些HD患者较晚才被确诊的原因。存在神经细胞黏附分子减少和NADPH-黄递酶活性下降的神经节细胞减少症和肠神经发育不良症,之所以具有相似临床表现,亦因为此。此外,直接作用于平滑肌细胞的兴奋性 α 受体的肾上腺素能神经纤维正常,也使肛门内括约肌处于持续痉挛状态,不能舒张。

(三)神经节细胞减少症

在 HD 无神经节细胞肠段的近端,通常存在一神经节细胞减少区域。而神经节细胞减少症也可独立发病,肠壁神经节细胞数量和神经纤维密度显著减少,乙酰胆碱酯酶染色多为阴性。肠肌间神经丛内的神经细胞数少于正常的 50%,神经节间距为正常的 2 倍,神经节平均面积较正常的小 3 倍。单纯神经节细胞减少症与 HD、肠神经发育不良(IND)伴发神经节细胞减少的组化检查相同。神经节细胞减少症通常仅累及一小段结肠,但偶可累及全部肠段。因此,术中冷冻活检中发现少量神经节细胞并不能证明肠段神经发育或功能正常。神经节细胞减少症往往存在肛门内括约肌松弛功能不全或缺如。

(四)神经节细胞不成熟

乳酸脱氢酶(LDH)染色可发现未成熟的单极小神经节细胞,胞质内不含脱氧酶,因此不能与 Schwann 细胞区分。琥珀酸脱氢酶(SDH)反应可测定神经节细胞的成熟度,正常新生儿生后一周内琥珀酸脱氢酶活性较低,而神经节细胞完全成熟需 2~4 年。IND 或神经节细胞减少症患儿肠段内均可见不成熟神经节细胞。神经节细胞减少症和神经节发育不成熟统称神经节发育不全。

(五)肠神经发育不良(IND)

与神经节细胞缺乏症和神经节细胞减少症相同,肠肌间丛神经节细胞发育不良既可并发于典型 HD,亦可独立发生,导致肠梗阻,可分为以支配血管的肾上腺素能神经异常为特征的 A 型,以及以黏液下神经丛受累为主的 B 型。

肠壁内发现 LDH 染色阳性的巨大神经节是 B 型 IND 的诊断依据,多为 7~10 个,偶尔可达 16 个。这些巨大神经节占所见全部神经节的 60%,可呈异常的树芽状,并有串珠样神经纤维,一般不累及直肠远端。此外,黏液肌层与固有层常可发现异位神经细胞或神经节。权威认定必须观察连续 40 张切片的 LDH 反应,其中 30%~55% 切片黏液下层无神经节,1/4 切片有巨大神经节,且至少要观察到 4 个巨大神经节才能确诊。但是,至今仍无统一标准,因而给 IND 的诊断带来了困难。4 岁以上患儿 IND 往往与神经节细胞减少症、肌间神经丛发育不良和异位相伴发。对肛门闭锁患儿的研究显示,先天性肠梗阻部位近端亦存在 IND,表现为神经肌肉肥大。

A 型 IND 罕见,仅占肠神经异常疾病的 2%,特点是肠肌间神经丛、动脉血管和黏液肾上腺素能神经缺乏或发育不成熟。

(六)结肠结缔组织病

近年来认为结肠结缔组织病是导致神经节细胞异位的原因之一,表现为肠管肌层的结缔组织完全或部分缺损,导致肠道蠕动功能受损。

(七)获得性神经节细胞损害

获得性无神经节细胞症和神经节细胞减少症的原因可分为血管性或非血管性:非血管性疾病包括美洲锥虫病(恰加斯病)、维生素 B_1 缺乏症以及慢性感染(如结核病等)。缺血性神经节细胞损害可由于拖出肠段血供不足引起,如 HD 根治术拖出肠段有张力,动静脉血管受牵拉或肠系膜血管受损等。Swenson、Duhame 和 Soave 手术均需拖出结肠,因此,术中注意保护血供相当重要。

四、伴发畸形

11%～30%的 HD 患儿有伴发畸形。但对 HD 患儿进行临床遗传学筛查则发现伴发畸形可高达 48%。对一组 203 例患儿调查发现,其中 11%有相关家族史;35%有伴发畸形,其中泌尿生殖道(11%)畸形最为常见,其次为心血管系统(6%)和胃肠道系统(6%)畸形,另有 8%为其他系统畸形,包括白内障、四肢残疾或脑组织缺损等。HD 患儿中 10%为早产儿。

HD 患者还可能因直肠扩张压迫膀胱颈,导致膀胱颈梗阻、膀胱增大,引起排尿异常。患儿的膀胱功能类似于脊髓损伤者,术后可能仍需导尿。

正常人群心血管异常的发生率为 0.5%～1%,而 HD 患者为 2%～8%,主要与部分患者伴发 21-三体综合征(Down 综合征),常有心内膜垫发育异常有关。HD 患者眼发育异常发生率为 12%,包括小眼畸形和无眼畸形。

(一)21-三体综合征(Down 综合征)

据报道,3%的 HD 患儿有 Down 综合征,是正常人群发病率的 4 倍。而 Down 综合征患儿也可因甲状腺功能减退、肌无力或精神发育迟缓导致便秘,给鉴别带来困难。与 HD 有关的其他染色体异常还有常染色体 2、10 和 13 缺失症,11、22 部分三体综合征等。

(二)瓦登伯格(Waardenburg)综合征和其他综合征

胃肠道交感神经节起源于神经外胚层细胞,神经嵴细胞从神经管迁徙至胃肠道形成肠神经系统(ENS),以来自第 4、5 体节的为主;位于第 3 体节尾端的神经嵴则发育为结肠 ENS。研究表明,ENS 前体可能沿腹外侧途径迁徙,而由菱脑神经嵴至第 3 体节尾端来源的细胞则经背外侧途径迁徙至咽弓。当神经嵴细胞迁徙至胃肠道时,在肠道组织发出信号的指引下,在适当的时间与部位停止迁徙,开始形成神经节。存在于黏液肌层、浆膜上皮与肠道平滑肌层内的层粘连蛋白可能即是此类信号之一,属于细胞外基质分子。当神经嵴细胞迁徙至肠道时即获得层粘连蛋白受体,并与层粘连蛋白相互作用,决定神经嵴细胞的停留位置。但究竟如何指导形成神经节细胞,机制尚未明了。

Waardenburg 综合征患者几乎所有的神经嵴细胞均形成黑素细胞,因此临床特征表现为色素沉着异常,还有内耳失听及面部发育异常。Shah-Waardenburg 综合征是伴发 HD 的一型 Waardenburg 综合征,主要由 SOX10 基因突变所致,可能属于常染色体显性遗传。

此外,尚有其他几种特殊家系和表型的报道。同时伴发 HD、小头畸形、精神发育延滞及面部异常(眼距过宽、球形角膜、眉毛过浓及耳前倾等),是一类与 EDNRB 基因 305 位点色氨酸突变有关的综合征;伴发 HD 的先天性通气不足综合征(原发性肺泡换气不足,Haddad 综合征)可能与 GDVF 和 RET 基因突变的不完全外显率相关,文献报道 161 例原发性肺泡换气不足综合征患儿有 27%伴发 HD;Ⅱ型多发性内分泌瘤(MEN-Ⅱ)同时发生甲状腺髓样癌、嗜铬细胞瘤及多发性黏液瘤,偶有伴发 HD。

(三)肠道伴发畸形 HD、神经节细胞缺乏症及 IND

HD 也可伴有先天性小肠或结肠闭锁、胎粪性腹膜炎或无肛等。一组伴有小肠闭锁的 19

例 HD 患者,其中 5 例为神经节细胞减少症,2 例为 IND。52 例肛门直肠畸形患者中,一半以上存在 ENS 异常,9 例直肠活体组织检查标本为无神经节细胞症,11 例为神经节细胞减少症,4 例为 B 型 IND,3 例为神经节发育不良,仅 2 例患者(4%)的瘘管和直肠标本的神经支配正常。

五、临床表现

便秘是巨结肠最主要的症状,但严重程度存在明显的个体差异。大多数 HD 患儿在新生儿期即出现肠梗阻或严重便秘,主要表现为生后 24 小时内不能排出胎粪、腹胀和呕吐,某些婴儿甚至可出现完全性肠梗阻;也有患儿在生后几周至几个月内几乎没有症状,以后才出现顽固性便秘,尤其在调整饮食结构,如停母乳改为牛乳或添加固体食物时,便秘加重。那些确诊较晚的患儿,往往因长期便秘导致严重腹胀,出现蛙状腹,触诊可及多个粪块,且多见小肠结肠炎。有些患儿由于腹胀和粪块积聚导致厌食及恶病质等,出现贫血和低蛋白血症,影响生长发育。

小肠结肠炎是最严重的巨结肠并发症,可致全身性中毒,危及生命。临床表现以发热、胆汁样呕吐、喷射样腹泻、腹胀、脱水和休克为特点。节细胞缺乏段近端肠管黏液溃疡和缺血性坏死可致败血症、肠腔积气症和肠穿孔,有报告自发性穿孔率为 3%,无神经节细胞肠段长度与穿孔发生率密切相关。

肛指检查可发现肛门括约肌痉挛与直肠壶腹部空虚感。肛指检查、插入肛管或体温计或清洁灌肠时出现粪汁及大量气体喷出,应高度怀疑小肠结肠炎。通常排便排气后,短时间内症状缓解,但不久又再次出现腹胀。

生后 3 个月以内诊断为 HD 的患儿,约 1/3 常有腹泻,可能与小肠结肠炎有关。由于至今尚无 HD 相关小肠结肠炎的确切定义,有人认为单纯腹泻即是较轻度的小肠结肠炎,而另一些学者则认为只有出现黏液溃疡和败血症才能称之为小肠结肠炎。

HD 患者小肠结肠炎的发生率为 12%～58%。相关的发病机制有多种假说,如粪便积聚致黏液缺血和细菌侵入与移位、黏蛋白成分变化和黏液防御机制丧失、小肠神经内分泌细胞数量改变、前列腺素 E_1 活性增高和难辨梭状芽孢杆菌或轮状病毒感染等。小肠结肠炎的致病机制至今未明,有患者甚至在行粪便改道及结肠造瘘术后还有持久性的小肠结肠炎症状。

六、诊断

ENS 是小肠的"中枢",与大脑相似,即使存在某些缺陷,一定程度上仍具有自主功能。因此,既可以在婴儿期以肠梗阻表现收治入院,也可以儿童或成人期以慢性便秘症状就诊。确诊 HD 手段包括影像学检查、直肠肛管测压和直肠活体组织检查等。

(一)影像学检查

仰卧位及直立位腹部平片发现结肠有液平,应怀疑 HD,常规需行钡剂灌肠检查。新生儿在钡剂灌肠前不必直肠指检或清洁灌肠,以免出现假阴性结果。怀疑存在胎粪性肠梗阻或者胎粪栓塞综合征时,通常应选用水溶性造影剂取代钡剂以防止加重梗阻。经典的 X 线表现为：直肠口径正常或远端狭窄，移行段呈漏斗型扩张，近端结肠明显扩张。不能确诊的病例，可在 24 小时后重复摄片，如结肠中仍有造影剂潴留则有助诊断。

有 10%HD 和 29%伴发 HD 的 B 型 IND 患儿，做钡剂灌肠检查无法确诊。全结肠无神经节细胞患儿，结肠可无典型狭窄表现，但若观察到钡剂反流入扩张回肠则有助诊断。小肠结肠炎患儿的腹部平片可见肠壁增厚，黏液不规则以及肠曲明显扩张，由于肠道肌肉功能受炎症破坏，有正常神经支配的移行段结肠一般亦无典型表现。

运用放射性标记物评估肠道排空时间，有助于确定肠道病变的最高部位，确定手术切除的长度，判断可能伴发的肠神经元异常，如 B 型 IND 或神经节细胞缺乏的临床特征。该方法也可用于根治术前已行肠造瘘的患儿，明确从远端造口到肛门排泄所需时间。但至今尚无获得一致认可的肠排空评估方法。

（二）直肠肛管测压

直肠肛管测压诊断 HD 的准确率高达 85%。正常情况下，气囊充盈扩张直肠，可使内括约肌松弛。神经节细胞缺乏症患儿可见特异性多节段收缩波形；直肠气囊扩张时，肛管或直肠缺乏抑制性反应，直肠肛管测压曲线上升。神经节细胞减少症或 IND 患者则可能表现为抑制性反应低下或消失。但直肠肛管测压一般不用于新生儿，因为即使正常婴儿，直肠括约肌反射也需在生后 12 天才发育完全，而那些胎龄＜39 周或体重＜2.7kg 的婴儿则尚未形成该反射。总体而言，直肠肛管测压是筛查 HD 及相关疾病的一种有效手段。

（三）直肠活体组织检查

直肠活体组织检查可确诊 HD。现在的吸引活检创伤很小，在非麻醉状态下即可施行。一般在齿状线上 2cm、3cm、5cm 或尽可能更近端处取活检标本。理想的活检标本直径约为 3.5mm，且包含黏液下层，但有吸引活检导致出血和穿孔的报道。新生儿神经节细胞发育不成熟，需采用特殊染色技术（LDH 及 SDH 还原反应），否则可能无法识别；吸引活检标本也可能不能完全反映受累肠段的真实情况，易误诊为神经节细胞缺乏症，导致不必要的肠切除。若标本仅包含黏液下丛，则可能漏诊神经节细胞减少症。因此，若怀疑神经节细胞减少症或肠肌间神经丛异位，建议应取肠壁全层标本。

七、鉴别诊断

临床上往往很难鉴别新生儿胎粪栓塞综合征、左半小结肠综合征、HD 及相关 ENS 病。另外，新生儿败血症和脑损伤也可致胎粪排出延迟。但是，如果发现新生儿或婴儿存在肠梗阻或小肠结肠炎症状，应首先怀疑 HD 及相关 ENS 疾病，行钡剂灌肠、直肠吸引活检以及直肠测压等检查，以明确诊断。

饮食习惯不当、心理障碍、药物性肠蠕动不良、代谢或内分泌疾病（如尿毒症或甲状腺功能减低）等均可能引起慢性便秘与肠梗阻；其他可致便秘的因素包括内源性肠神经功能疾病（糖尿病或家族性自主神经功能异常）、中枢神经系统病变和平滑肌功能失调等；收缩蛋白异常和结缔组织病（如硬皮病或皮肌炎）同样可致持久性便秘。

巨膀胱-小结肠-肠蠕动不全综合征是导致新生儿慢性肠梗阻的一种罕见而致命的疾病，

至今报道不足 70 例,病理表现为平滑肌细胞退行性变与大量结缔组织增生,但根本病因尚不清楚。腹肌松弛和膀胱扩张导致腹胀,可伴有小肠旋转不良和结肠蠕动功能不良。钡剂造影可发现小结肠,超声或静脉尿路造影可发现肾盂积水和巨膀胱,以此与 HD 鉴别。

八、治疗

包括胃肠减压、造瘘术及根治手术等。

(一)胃肠减压

有肠梗阻表现的新生儿应立即放置鼻胃管,并置肛管行清洁灌肠,反复刺激排便。影像学、直肠测压和活体组织标本组化分析明确诊断后,若有必要,需行结肠造瘘术。部分患儿给予灌肠等保守治疗即有每日排便,无需造瘘。

(二)结肠造瘘术

新生儿 HD 肠梗阻时,应先考虑行肠造瘘术,一般认为新生儿期以后行根治术效果更佳。月龄大于 3～5 个月的患儿诊断明确,即可直接根治,无须造瘘。造瘘术前必须行清洁灌肠,造瘘口一般位于右侧横结肠,若病变累及全部或几乎全部结肠,必须行回肠造瘘术。

(三)根治手术

巨结肠根治术是最为有效的治疗手段。1948 年,Swenson 和 Bill 首次施行了无神经节细胞肠段切除术。以此为基础,逐步发展了其他四种基本术式:Swenson 术式、Duhamel-CROB 术式、Rehbein 术式和 Soave 术式。随着微创外科的发展及器械的改良,腹腔镜技术也已应用于巨结肠根治术。在此基础上又出现了经肛门游离直肠和结肠,并将正常段结肠从肛门拖下、成形的方法,主要适用于小婴儿和无神经节细胞肠段比较短的患儿,由于不进腹腔,具有手术创伤小、并发症少及恢复快的优点。

第六节　肝脓肿

肝脏受到感染后,因未及时正确处理而形成肝脓肿,常见有细菌性和阿米巴性两种。儿童期多发于 5 岁以下,临床表现有发热、肝区疼痛和肝脏肿大。近年来,因各类新型有效抗生素的应用,细菌性肝脓肿发生率明显降低。

一、细菌性肝脓肿

细菌性肝脓肿是化脓性细菌引起的感染,为继发性病变。由于肝脏有受肝动脉和门静脉双重血供,胆道与肠道相通的特点,肝脏发生感染的机会很多。近年来,由于卫生条件的提高,发病率已有下降,但肝胆外伤后继发感染以及胆源性肝脓肿发病率有所上升。常见致病菌为大肠杆菌、金黄色葡萄球菌,厌氧菌培养阳性率也较高,有时为混合性感染。当小儿抵抗力下降(多见于 5 岁以下),肝脏受损害或细菌毒力过强时,可形成脓肿。小儿肝脓肿 80％以上发生于肝右叶。

（一）病因

1.血源性感染

（1）门静脉途径:肝右叶汇集肠系膜上静脉血液,肝左叶汇集脾静脉及肠系膜下静脉的血液。所以消化道某部化脓性病变可引起相应部位的肝脓肿。

（2）肝动脉途径:全身各部位的化脓性病灶的细菌,都可经肝动脉血流进入肝脏,引起多发性脓肿。

2.经胆道系统感染

胆道蛔虫带入大量细菌继发胆管炎也可引起肝脓肿。

3.经淋巴系统感染

邻近器官或组织的炎症,如胆囊炎、膈下脓肿、脓胸等,通过淋巴系统侵入肝脏,产生脓肿。

4.其他感染

外伤、肝肿瘤继发感染以及手术后感染均可为肝脓肿发生原因。

（二）病理

原发病不同,其病理过程也不同。血行感染的细菌性肝脓肿开始时为密集或分散的小脓肿,中心为肝细胞坏死区,周围肝细胞退行性变、炎性细胞浸润和纤维组织增生。小的脓肿经治疗后可吸收或机化。随着病情发展,小脓肿也可融合成一个或数个较大脓腔。肝脓肿呈多发性或单发性,左右叶均可累及,两叶脓肿少,多数位于肝右叶。若炎症急剧发展,肝脓肿可向胸腔或腹腔穿破,引起急性脓胸和弥散性腹膜炎。

（三）临床表现

细菌性肝脓肿通常有某种感染性先驱疾患,如坏疽性阑尾炎、细菌性痢疾、肠炎、肝外伤等。主要症状是持续不退的寒战、发热,伴有盗汗、恶心、呕吐、肝区痛,体检可发现肝大及右季肋部叩击痛,浅表肝脓肿可伴有右上腹腹肌紧张,但在肝实质深部脓肿可无压痛;巨大肝脓肿可见局部隆起。患儿起病较急骤,病情迁延加重常出现消瘦、贫血、黄疸以及腹腔积液等重症情况。

（四）诊断与鉴别诊断

询问有无可能的先驱感染、外伤或手术史病史,结合持续不退的高热、肝区及右上腹疼痛、肝大及压痛等症状,应考虑肝脓肿的诊断。除此之外,实验室检查可见白细胞计数升高,中性粒细胞增加。

1.特殊检查

X线检查肝阴影增大,右膈肌抬高,运动减弱,肝区可见气液平面,右侧胸膜反应。B超对肝脓肿诊断意义较大,显示为低回声区,对直径大于2cm的脓腔可确定其大小、位置、数目,为首选检查。CT扫描诊断率高,对大于0.5cm的脓腔即可明确做出诊断。

2.鉴别诊断

右膈下脓肿:多继发于化脓性腹膜炎或腹部大手术后,寒战、高热、右肩牵涉痛,X线检查右膈下有液平,右横膈升高,B超显示右膈下有回声区。右肾周围脓肿:右腰部疼痛伴尿频、尿急、尿痛,右腰部压痛,X线平片胸腰脊柱弯曲凹面对患侧,B超提示右肾周围有低回声或坏死组织回声。

（五）治疗

一般认为发病初期或脓肿小于 3cm 时，可选用抗生素治疗；若大于 3cm，则需外科引流。

1.非手术治疗

早期肝脓肿及多发性肝脓肿选用对大肠杆菌、金黄色葡萄球菌抗菌作用强的广谱抗生素；支持疗法可做多次、少量输血，纠正贫血及低蛋白血症。近年随着 CT 和 B 超等影像学检查的普及，经皮穿刺抽脓或置管引流已得到普及，并成为简单有效的治疗方法。B 超探头引导下穿刺肝脓肿抽脓后用抗生素冲洗脓腔，穿刺后在显示屏下调整进针方向及角度，了解穿刺针到达的位置，并确定脓液抽吸的程度。本方法的特点是适应证广、操作简单、方便安全、并发症少、疗效显著。穿刺抽出脓液进行培养及药敏测试对以后选用抗生素有参考价值。

2.手术治疗

适应证包括：①脓腔较大、穿刺抽脓有困难者；②较大的多发性脓肿及脓液黏稠或有坏死组织，不易穿刺排脓者；③胆道蛔虫引起的肝脓肿，伴化脓性胆管炎，胆道阻塞者；④已发生并发症，例如脓肿穿破入胸腔和腹腔者；⑤局部体征如压痛、腹肌紧张、腹膜刺激症状明显者。症状严重，经肝穿刺排脓不畅或病程长，局部症状明显者，也应及早手术。

手术的目的是脓肿切开引流，并置管冲洗，多选择经腹膜外途径以避免污染腹腔。病程较长的厚壁脓肿行肝脏部分切除或行肝叶切除术。

二、阿米巴肝脓肿

（一）病因

溶组织阿米巴感染多发生于盲肠、阑尾、结肠、回肠末端等部位。溶组织阿米巴以小滋养体的形态生活于盲肠和结肠的肠腔内，亦称肠腔型阿米巴，通常不致病。小滋养体随食物残渣向结肠远端运送，因环境改变形成囊壁而成包囊，随粪便排出体外，为该病的传播型。如肠腔环境适宜，小滋养体可转为大滋养体，亦称组织型，介由其伪足运动及分泌的一种穿孔肽——阿米巴穿孔素侵袭组织，吞噬红细胞和组织细胞，引起溶解性坏死。阿米巴原虫靠其自身的运动及分泌的多种酶的作用，穿过肠黏膜至黏膜下层，溶解破坏组织。使原虫由共生状态转变为侵袭状态的原因尚不甚明了，可能与原虫的致病能力和宿主状态（如发热、肠道功能紊乱等原因）有关。尚无肯定的证据认为其发病与免疫功能改变有关，据学者研究结果，阿米巴肝脓肿患者的非特异性免疫受抑制，特异性细胞免疫增强，免疫防卫能力正常。既往有阿米巴感染史者，易发生新的感染，易并发肝脓肿。阿米巴原虫随门静脉血流进入肝脏后，大部分原虫被消灭，小部分在静脉小支内形成栓塞。出现肝脏肿大，发生许多灶性肝细胞退行性变、溶解、坏死，即形成所谓的阿米巴肝炎。之后，病灶扩大融合成为一个或数个较大的脓腔，脓腔内含肝组织溶解后形成的棕褐色黏稠的脓液及坏死、脱落的纤维组织残渣，通常无菌无味；脓肿周围肝组织充血，有炎性细胞浸润。常常只有在脓肿壁的肝组织中发现阿米巴滋养体，而脓液中不易找到阿米巴原虫，因此一般不能经穿刺吸出原虫。

（二）病理

阿米巴脓肿约 85％ 发生于肝右叶，这与肠阿米巴病好发生于右半结肠有关，右半结肠的静脉血经门静脉输入肝右叶。脓肿常为单发,晚期或严重者也可出现多发性脓肿。脓肿多位于肝右叶的顶部,常穿破膈肌至右侧胸腔而发生脓胸,进一步穿破右肺下叶时,患儿可咳出大量棕褐色黏液样脓痰。靠近肝右叶后方肝裸区的脓肿可穿向腹膜后,在右腰部出现脓肿。肝表面的脓肿有时可破入胃肠道,脓液随粪便排出。

(三)临床表现

(1)多数起病缓慢,有持续或间歇性发热,在发热前可有发冷、寒颤,退热时出大汗。患儿食欲减退,体重不增或减轻。

(2)多数患儿有肝大,肝区钝痛,疼痛可向右肩或腰部放射。

(3)其他表现脓肿位于肝顶部者,可出现呼吸困难、咳嗽、呼吸音减弱或有啰音,胸腔积液等。若脓肿破溃入胸腔,则出现脓胸;若破溃入肺部,则患儿咳嗽突然加剧,咳出棕褐色黏液样脓痰,增大的肝脏可有不同程度的缩小;若脓肿破入腹腔,则引起腹膜炎;若脓肿破溃入肠腔,则形成内瘘,脓液可随粪便排出;若脓肿破溃到腹膜后可继发腰部脓肿。有的患儿病情进展很慢,逐渐出现消瘦、贫血、营养不良,有坠积性水肿。

(4)阿米巴肝脓肿可继发细菌感染,患儿局部症状及全身症状加重,可出现严重毒血症,常引起各种严重并发症。

(四)诊断

(1)发病前80%有阿米巴肠病史。

(2)体检同临床表现。

(3)实验室检查:白细胞总数增加,常可达$20×10^9$个/升以上,并发细菌性感染时,白细胞更高,血沉增快。溶组织性肠型阿米巴血清抗体滴度和对流免疫电泳,有高度的特异性,当阳性时有极大意义。经皮穿刺有助于鉴别细菌性微生物,然而这样的穿刺一般无助于阿米巴病诊断。对直肠黏膜分泌物的显微镜分析后,仅仅有10%~20%的病例可检出阿米巴。即使穿刺结果阳性,其所见仍与细菌性肝脓肿一致。

(4)影像学检查

①B超检查:高度怀疑肝脓肿时,超声是最有用的初筛检查。超声敏感性高(85%~90%),在胆树的成像方面比CT更准确,并且在进行检查的同时,允许行诊断性或治疗性引流或活检。B超表现与肝脓肿表现类似,表现肝内的无回声液性暗区,圆形或类圆形,边界清晰。

②X线检查:腹部平片和胸片最常见的特征是右肺膨胀不全,右侧膈肌抬高,胸膜渗出性炎症或肺炎。肝内也可出现气液平面。

③CT检查:平扫脓腔为圆形低密度区,为脓液成分时,密度稍高于水。脓肿壁为脓腔周围一环形带,其密度高于脓腔,而低于正常肝。增强扫描脓腔不强化,脓肿壁呈环形强化,轮廓光滑,厚度均匀,外周可显示低密度水肿带。若腔内有气体和(或)液面则可确诊。

(5)肝穿刺:选择压痛明显处或经B超定位,用穿刺针穿刺,穿刺见棕褐色脓液可诊断。

(五)鉴别诊断

1.细菌性肝脓肿

在细菌性肝脓肿和阿米巴肝脓肿早期,由于其症状、体征、放射学特征相似,不易鉴别。如果不能做溶组织性肠型阿米巴血清抗体滴度检查或报告延迟,早期鉴别细菌性肝脓肿和阿米巴肝脓肿的最好方法是抗阿米巴药物诊断性治疗,一般选用甲硝唑,因其对许多微生物引起的细菌性肝脓肿也有效。若临床试验后 24～36 小时患儿无临床反应,则细菌性肝脓肿应为主要诊断。临床反应可通过疼痛、发热和白细胞增多症减轻来确认。

2.原发性肝癌

原发性肝癌临床上早期症状不明显,可仅有肝区疼、腹胀等,超声显像示肝内出现肿块影,边界不清晰,肿块回声可表现多种类型,分低回声型、等回声型、高回声型、混合回声型和弥漫型。较小的肿瘤(<3cm)绝大多数为低回声,随着肿瘤体积的增大,内部回声逐渐转变为等回声、高回声或混合回声。CT 平扫表现边缘不规则的低密度病灶,可单发或多发。瘤内如合并坏死和囊变则密度更低,如伴有出血则呈高密度 CT 增强扫描的动脉期可表现明显,不均匀强化,在门静脉期灶内对比剂迅速下降,对比剂呈"快进快出"的特点。

(六)治疗

1.非手术疗法

除非破裂和继发感染,抗阿米巴药物是治疗肝阿米巴病的首选。最有效的药物是甲硝唑及其相关制剂,其他可选择的药物包括依米丁、脱氢依米丁和氯喹啉。儿童患阿米巴肝脓肿,甲硝唑应用剂量为每日 35～50mg/kg,连服 10 天。依米丁和脱氢依米丁可能有心脏毒性,在甲硝唑治疗无效时,可以服用。如果治疗 48 小时临床症状无减轻,应怀疑诊断不正确或存在继发性细菌感染,可考虑针吸或手术治疗。

2.手术治疗

(1)经皮穿刺脓肿置管闭式引流术:适用于病情较重、脓肿较大、有穿破危险者或经抗阿米巴治疗,同时行多次穿刺吸脓,而脓腔未见缩小者。应在严格无菌操作下,行套管针穿刺置管闭式引流术。

(2)切开引流术。适用于:①经抗阿米巴治疗及穿刺吸脓,而脓肿未见缩小、高热不退者;②脓肿伴继发细菌感染,经综合治疗不能控制者;③脓肿已穿破入胸腹腔或邻近器官者;④脓肿位于左外叶,有穿破入心包的危险,穿刺抽脓又易误伤腹腔脏器或污染腹腔者。

第七节　胆道蛔虫症

胆道蛔虫症是常见的外科急腹症,是儿童、青少年常见的寄生虫病。我国广大农村儿童蛔虫感染率仍较高,但随着卫生条件改善,肠道蛔虫病减少,本病也随之减少。

一、病因和病理

蛔虫喜寄生于回肠,喜钻孔和扭结成团,并能产生一种致肠痉挛的物质以及从肠内带来感染,而且蛔虫在胆道内死亡后也可形成结石核心及感染源,最终可引起一系列外科并发症,如蛔虫性肠梗阻、肝脓肿、肠穿孔等。当胃肠功能紊乱、饥饿、发热、驱虫不当导致肠内环境发生改变时,寄生于肠道的蛔虫可窜入上消化道,加上蛔虫有钻孔的特点,当 Oddi 括约肌松弛时,嗜碱性的蛔虫便可乘机钻入患儿胆道,机械刺激可引起括约肌痉挛,导致胆绞痛或诱发急性胰腺炎。蛔虫还可将肠道细菌带入胆道内,造成感染,引起急性化脓性胆管炎甚至肝脓肿;若蛔虫经胆囊管钻入胆囊,还可造成胆囊穿孔。

二、临床表现

患儿出现突发性、阵发性剧烈右上腹绞痛,呈"钻顶"感。疼痛时患儿面色苍白、辗转不安、屈体捧腹、全身冷汗,疼痛可骤然停止,患儿立即安静,活动自如,数十分钟后再发。疼痛时也可放射至右肩。患儿可恶心,呕吐物多为呕吐胃和十二指肠内容物,可含胆汁,也有可能吐出蛔虫。合并胆道感染时可出现寒战、高热,有时出现黄疸。腹部体检仅有右上腹深压痛,无腹肌紧张;仅合并胆道感染时,上腹部压痛明显。剧烈的腹痛与轻度压痛呈鲜明对比。

三、诊断与鉴别诊断

(1)反复出现腹部或脐周一过性隐痛或伴偏食、夜间磨牙、腹部膨隆等均可提示蛔虫感染。如有合并症,则应根据相应的症状、体征和有关检查结果酌情判断;如出现胆绞痛、胆管炎、胰腺炎时应考虑胆道蛔虫病的可能性;儿童患者若腹痛、呕吐、腹胀、停止排大便与排气,扪及腹部条索状肿块时应注意蛔虫性肠梗阻的可能性。

(2)查体发现仅有右上腹、剑突下压痛,还可合并胆管炎、胰腺炎或肝脓肿相应的体征。

(3)辅助检查:首选 B 超检查,胆管有轻度或中度的扩张,管壁增厚,可见胆道内平行强光带及蛔虫影;粪便涂片查虫卵是最简单、快速、可靠的肠蛔虫病确诊依据。胃肠吞钡检查可显示蛔虫的形态与数量;腹部 X 线平片可见胃内有大小与蛔虫相似的可变性圆条状阴影,若多条蛔虫平行聚集,则阴影如"稻米状",虫体截面投影则呈"豆粒状"或"串珠状"影像;十二指肠引流液查见虫卵是胆道蛔虫病的直接证据。

(4)鉴别诊断:通过以上症状、体征和检查多能确诊,但也需要与胆石症、肠系膜淋巴结炎相鉴别。

四、治疗

小儿胆道细小,管道较短,钻入的蛔虫往往头已经进入胆管,但体部仍悬于十二指肠,因此,有时可借 Oddi 括约肌松弛、胆道内压增高及虫体卷曲时迫使虫体退出胆道。故胆道蛔虫症绝大部分可经非手术治疗而治愈。据文献报道,仅 2.5% 的患儿需经手术治疗。

(一)非手术治疗

本病的治疗原则是解痉镇痛、利胆驱虫、控制感染和纠正水、电解质失调。

1.解痉镇痛

①应用解痉镇痛药物:常用药物有阿托品、654-2、维生素 K₃ 等,可解除平滑肌痉挛所引起的绞痛。绞痛剧烈,在诊断明确时可配合应用哌替啶、异丙嗪、苯巴比妥等。②应用针灸治疗:发病初期可采用中医针灸治疗,常用的穴位有足三里、上脘、太冲、鸠尾、脐俞、内关等。③用食醋 50mL、芝麻油 25mL 口服。

2.利胆驱虫

①服用中药乌梅汤;②服用胆道排蛔汤;③应用驱虫药物:左旋咪唑、四咪唑、枸橼酸哌嗪等;④氧气驱虫:插入鼻胃管之后,成人缓慢地一次性注入氧气 300mL,儿童酌减;⑤应用 33% 硫酸镁;⑥十二指肠镜直视下取虫。

3.预防和控制感染

可采用氨基糖苷类、喹诺酮类和甲硝唑或替硝唑等抗生素。

(二)手术治疗

适应证:①胆道蛔虫症经非手术治疗 5～7 天后症状未见好转,仍有剧烈而频繁的腹部绞痛时;②胆道蛔虫症经胆管造影证实蛔虫在胆道内已死亡时;③阵发性腹痛转为持续性腹痛,体检时上腹部肌紧张,临床怀疑胆管穿孔及腹膜炎时;④合并重度胆管炎,患儿体温在 39℃ 以上、黄疸、肝大、上腹部肌紧张、中毒症状严重,经抗感染治疗不能控制时;⑤合并胆道出血或急性胰腺炎时。

1.术前准备

(1)不典型病例可做静脉胆道造影、B 超检查,进一步明确诊断。少数诊断困难的病例可行 ERCP 检查。

(2)有严重感染及中毒症状者应禁食,补液纠正酸碱平衡的紊乱,应用抗生素预防感染。

(3)积极非手术治疗法,包括应用解痛镇静药物、中药及驱虫治疗。

(4)并发黄疸时肌内注射维生素 K_1 治疗。

(5)术前放置胃管。

2.麻醉

全麻插管或硬膜外麻醉,采取仰卧位。

3.手术步骤

(1)切口:右上腹肋缘下弧形切口或右侧腹直肌切口。

(2)进入腹腔后,用盐水纱垫保护肝脏:助手将肝脏向上牵开,将胃拉向左侧,显示肝十二指肠韧带,详细探查胆道及肝脏、胆囊。术者左手食指伸入胃网膜孔内,以拇指放在肝十二指肠韧带内触摸胆总管。若胆总管内有索状物即为蛔虫,但触不清蛔虫时,也应切开胆总管进行探查。

(3)切开胆总管取虫:切开肝十二指肠韧带分出胆总管,在胆总管下部穿刺,抽出胆汁后,在穿刺点两侧以 2-0 丝线缝合两针作为牵引线,在两牵引线间纵行切开胆总管 1cm;吸尽胆汁,用取虫钳伸入胆总管夹取蛔虫,同时不断按摩左右肝管,仔细检查左右肝管。有多条蛔虫同时钻入胆管时,应全部取出。取虫后向左右肝管及胆总管下端用生理盐水冲洗,以探条向胆总管下端扩张,检查壶腹是否通畅。

(4)胆总管引流:向胆总管内安放"T"形管,胆总管以 2-0 丝线间断缝合。"T"形管从切口或上腹部另戳孔引出,于肝下放置烟卷引流;关闭切口。有学者主张如无胆道感染时,可不必放置"T"形管而直接缝合胆总管。但多数学者认为取虫术后 Oddi 括约肌水肿痉挛,另外,患儿胆道系统多有感染存在,"T"形管引流可降低胆管压力,待胆汁引流通畅后,可促进胆管的炎症及水肿迅速消退,故主张用"T"形管的占多数。

(5)术中驱虫:安放"T"形管前,可将导尿管放入胆总管远端,并通过壶腹进入十二指肠,向十二指肠腔注入驱虫药,但不宜向肠腔灌入氧气法驱虫,否则会加重术后腹胀。

(6)切除胆囊:除非有急性炎症或胆囊已坏死,否则不必常规切除胆囊。

4.术中注意要点

(1)术中应彻底清除胆管内的蛔虫,反复冲洗胆管及肝管,以便去除蛔虫卵,防止术后形成胆管结石。

(2)取虫过程中所用钳体不能太大,操作中应防止损伤胆管壁。

(3)合并肝脓肿时,如果脓肿距肝表面不深时,可做切开引流;脓肿太小且位置较深时,可采取非手术方法治疗。

(4)术中尚应了解消化道蛔虫的分布及数量。

(5)安放"T"形管的两臂不要过长;缝合胆总管应严密,防止由于缝合疏漏导致胆汁外溢造成腹膜炎。

(三)术后处理

(1)禁食、胃肠减压、静脉补液、应用抗生素预防感染。

(2)每日记录"T"形管的胆汁流量,定期做显微镜检查,以便了解有无蛔虫卵或感染存在。

(3)如引流阻塞时,可用生理盐水冲洗。有时阻塞系肠道内蛔虫再次钻入所致,可向胆道内注入生理盐水,试将蛔虫挤入肠腔。

(4)"T"形管的拔除:术后经过顺利、体温正常、黄疸消退、引流液逐日减少时,可于术后2~3周夹管;如无不适,于3周后拔除。

(5)肠功能恢复后可经口进食,并服驱虫药物。

(6)如"T"形管内不断有蛔虫爬出时,应积极口服驱虫药驱虫。

(四)术后并发症及预防

1.腹腔或膈下感染

胆道蛔虫多合并感染,术中切开取虫可能污染腹腔,所以,在"T"形管安放完毕后,应用大量生理盐水冲洗腹腔,腹腔内放置烟卷式引流,及应用抗生素治疗。

2."T"形管脱出或扭曲

两者均在临床上表现为胆汁突然减少,前者更为危险。术后早期"T"形管脱落是严重的并发症,应及时手术修补胆管并重新放置。手术应妥善固定,防止再脱。

3.胆瘘

拔除"T"形管后,引流口不断引流胆汁,经久不愈时,证明胆总管下端梗阻,应再次手术解除梗阻。

第八节 门静脉高压症

小儿门静脉高压是由于门静脉系统的血流受阻、淤滞,导致其压力增高(正常时为 0.49～1.47kPa,即 5～15cmH_2O)的临床综合征,临床出现出血、脾大、腹水三大症状。

一、病因

1.肝前性门静脉高压症

该症为门静脉主干及脾静脉闭塞或狭窄所致,其原因半数与新生儿期的脐炎、腹膜炎、败血症等感染,以及脐静脉插管和先天性海绵状血管瘤样变畸形等有关。

2.肝内性门静脉高压症

该症主要为胆道闭锁、新生儿肝炎及乙型肝炎等引起的肝硬化和原发性肝纤维样变,非硬化性结节性肝增生、糖原贮积病、肝门脉硬化症等所致。

3.肝后性门静脉高压症

该症因肝静脉和下腔静脉血流受阻所致,如 Budd-Chiari 综合征、缩窄性心包炎等。

二、病理

1.门静脉的循环淤滞

首先出现脾充血、肿大和功能亢进,还可发生网状内皮系统增生。

2.侧支循环开放与扩张

常见的有胃左静脉、胃短静脉进入贲门及食管静脉丛,肠系膜下静脉经痔上、中、下静脉进入下腔静脉,脐周静脉等开放与扩张。

3.腹水

门静脉系毛细血管床滤过压增加,以及肝内淋巴液容量增加回流不畅,均可引起腹水。此外,肝内性还由于肝功能受损、血浆白蛋白合成受阻、胶体渗透压降低,也可致腹水。

4.其他病理变化

如离肝性血流使毒素、药物直接进入体循环而发生肝性脑病,肝内性门静脉高压症使肝内灭活激素发生障碍,出现许多代谢异常。

三、诊断

1.临床表现

(1)首发症状可为大量消化道出血,表现为呕血、便血,可反复发作,间歇期长短不一,有逐渐频繁、出血量增加的趋势。2 岁前极少出血,少数患者为反复小量出血致贫血。

(2)脾大、脾功能亢进,其大小与功能亢进程度成正比。

(3)腹水。

(4)可伴有食欲缺乏、消化不良、腹胀、乏力、黄疸等。

（5）肝内性门静脉高压症常发生肝性脑病而出现神经系统症状。

2.实验室检查

血常规常有白细胞和血小板计数减少,肝内性门静脉高压有肝功能异常等。

3.特殊检查

（1）X线检查:X线检查有诊断意义,钡餐显示食管静脉曲张;门静脉造影见造影剂进入肝脏缓慢或逆流入肠系膜静脉或侧支循环;也可做选择性肠系膜上动脉造影,经皮经肝穿门静脉造影,经脐静脉造影。经右颈静脉插管右心房,再经下腔静脉入肝静脉测压及造影,可排除Budd-Chiari征。

（2）超声检查:超声检查可以了解肝脏病变和门静脉状况,确定脾大和腹水。

（3）内镜检查:上消化道纤维内镜检查可以了解食管静脉曲张程度以及有无合并溃疡、炎症等,还可用于治疗后的复诊。

四、治疗

（一）治疗原则

主要针对门静脉高压症的并发症进行治疗,保护肝脏是治疗的基础措施。对于食管胃底静脉曲张尚未发生出血的患儿,一般不做预防性手术。当发生食管胃底静脉曲张破裂出血时,治疗的首要目的在于紧急止血。出血等并发症控制后,须依据门静脉高压症的病因、肝功能储备、门静脉系统状况以及医生的技能与经验,选择适当的治疗策略和具体方法。

（二）非手术治疗

1.急性出血期的支持疗法

包括血循环、呼吸和肝脏功能的维护。患儿应绝对卧床,尽量少搬动;立即建立静脉输液通路、吸氧和生命体征的监测;保持呼吸道通畅,避免呕吐物堵塞气道;禁食,留置胃管、导尿管;应选择粗大的静脉输液管道,给予晶体、胶体液和血制品,并注意纠正凝血功能障碍。小儿对输液和输血的反应良好,输液后一般可较好维持血压。须防止输液过多,否则会导致门静脉压力升高,造成出血不止或再发。应选择大口径的胃管,以便有效地降低胃内压力,有助于出血部位和出血量的判断。

2.药物治疗

静脉曲张破裂出血的药物治疗旨在减少门静脉的血流量,以达到降低门静脉压力的目的。

（1）奥曲肽:为8氨基酸多肽的生长抑素类似物,半衰期为1～2小时,较生长抑素显著延长。奥曲肽的药理作用与生长抑素相仿,对全身的血管阻力无影响,但能减少门静脉系统的血流量从而降低压力,止血有效率可达65%～90%,近来已替代不良反应较大的加压素,成为供临床选择的一线药物。目前,奥曲肽用于儿童的经验还不多,但从成人病例的良好效果看,该药在儿童门静脉高压症的治疗中有很好的应用前景。国外推荐的儿童剂量是:起始量1～2$\mu g/(kg \cdot h)$,最大量为$100\mu g/h$,持续滴注,用药直至出血停止。

（2）特利加压素（三甘氨酸-赖氨酸-加压素）:结构和药理作用与加压素类似,但不良反应较轻。该药可引起广泛的血管收缩,尤其对肝、脾和胃肠道血管床的小静脉、小动脉及微血管有明显的收缩作用,使门静脉的血流减少,从而降低压力。特利加压素用于儿童病例的报道尚少,儿童的推荐用量是:首剂 0.04mg/kg,缓慢静脉注射超过 1 分钟,维持量为 0.02～0.04mg/kg,每 4 小时静脉缓注 1 次,持续使用 24～36 小时,直至出血得到控制。

(3)β受体阻滞剂:有普萘洛尔等,通过非选择性 β 受体阻滞作用使内脏小动脉收缩、血流量下降,并降低心率和心输出量,从而降低门静脉血流量和压力。该药有引发房室传导阻滞和加重哮喘的不良反应,对急性静脉曲张出血无效,但有预防首次出血或再次出血的作用。该类药物还可与有机硝酸酯类血管扩张剂(例如 5-单硝酸异山梨酯)联用,有报道称其降压效果更明显。这些药物应用于儿童病例的经验尚在积累中。

3.气囊填塞

在急性出血期用三腔气囊管压迫止血是一种迅速有效的止血方法,至今仍有治疗价值。应选择适合儿童尺寸的气囊管,放置后宜摄片确定气囊位置。胃囊和食管囊内的压力一般以 2.67～3.33kPa(20～25mmHg)为宜。为保持气道通畅,防止误吸或气囊向上移位引起窒息,可行气管插管。气囊管的放置时间一般为 24～72 小时,放置时间过久可使受压黏膜发生糜烂、坏死。放置 24 小时后,可先排空食管囊,再排空胃囊,分别观察有无出血。如有出血,胃囊可再度注气压迫,但食管囊充气压迫的时间一般不应超过 24 小时。目前,对于气囊填塞止血法普遍持谨慎态度,仅在其他方法止血无效时使用或作为重大治疗实施前的过渡手段。

4.内镜治疗

一般在出血的间歇期采用,行内镜下注射硬化剂或套扎术。根据患儿病情和内镜操作者的经验,还可在出血期间进行急诊胃镜检查,以明确出血部位,甚至可进行止血治疗。

(1)内镜下硬化剂疗法:对于急性出血已经停止、生命体征已趋稳定的患儿,可在 12 小时之后施行。该疗法亦用于预防性治疗,选择有明显破裂出血倾向的曲张静脉注射硬化剂。常用的硬化剂有鱼肝油酸钠、乙醇胺油酸盐及乙醇胺四烷磺酸钠等,注射方式包括静脉内、静脉旁或二者的联合。每个注射点的量一般为 0.5～1.0mL,每次注射 2～5mL,最多不超过 10mL。注射治疗一般需 3～5 次,近期止血效果较满意。硬化剂疗法的近期并发症有食管溃疡、穿孔、败血症、门静脉栓塞、肺动脉栓塞和细菌性心内膜炎等,远期可发生食管狭窄、食管动力障碍。为防止或减少并发症,每次治疗后应给予清流质饮食,以及制酸药(硫糖铝等)、组胺 H_2 受体拮抗剂(西咪替丁等)或质子泵抑制剂(奥美拉唑等)。

(2)内镜下套扎疗法:该内镜头端装有橡皮圈的套筒装置,观察到曲张静脉后将其吸入筒内,然后释放出橡皮圈捆扎住吸入的曲张静脉,每次可套扎 5～10 个部位。该疗法由于套扎技术不会损伤食管肌层,不需针刺和注射操作,在出血、视野不清的情况下仍能安全地实施,与硬化剂疗法相比,止血效果相似,但并发症明显减少,已成为食管曲张静脉急性出血的首选疗法,并成功用于儿童。目前的常规套扎装置尺寸单一,尚不适合 2 岁以内的婴幼儿。小儿食管曲张静脉还可用可分式圈套器或钛夹治疗。与硬化剂疗法相似,大部分患儿经过 4 次左右的套扎治疗,食管曲张静脉可完全消除。

5.经颈静脉肝内门体分流(TIPS)

TIPS 系影像学(CT 和 B 超)监视下的介入治疗技术,经皮颈静脉穿刺插管到达肝静脉,再将穿刺针穿过肝实质进入门静脉,放置引导钢丝后反复扩张,最后在肝实质内形成隧道并置入一个可扩张的管状金属支架,由此建立人工瘘管以实现门体分流。TIPS可有效地控制成人的难治性食管,特别是胃底静脉曲张出血,对难治性腹水也有一定的疗效,一般在药物和内镜止血无效时选用或作为肝移植前的过渡手段,但不适合肝前型门静脉高压症。该技术的并发症有肝内血肿、腹腔内出血、胆道出血、肝性脑病,支架自身还会发生狭窄、阻塞或感染。TIPS在1年内约有1/2发生闭塞,远期疗效尚不理想。

(三)手术治疗

1.手术治疗原则

(1)外科手术在治疗策略中的地位。随着对肝硬化、门静脉高压症的病因和病理的深入认识,该症的治疗策略正在发生重大变化,逐渐对如下两种情况达成共识:①控制急性出血可选用药物、内镜和气囊填塞治疗,不得已才采用外科干预;②预防再出血先采用药物和内镜治疗,治疗无效或患儿已具备适合的血管吻合条件,则应及时采取外科手术。肝移植经验的成熟和Rex分流(肠系膜上静脉门静脉左支架桥吻合术)新技术的推广,使得国外的儿童门静脉高压症治疗策略正进一步发展为"非手术疗法-Rex分流术或Warren术(远端脾肾静脉分流术)——肝移植"的模式。对于儿童病例,分流术多用于不需肝移植的肝外型门静脉高压症(门静脉海绵样变)或无法耐受肝移植者,主张应将Rex分流列为首选,如术中发现无法做Rex分流,则行Warren术,如上述两术式均不合适,才考虑其他门体分流术,而断流术已很少应用。如果内镜设备和经验有限或出血点在胃底,亦可直接应用分流术。与欧美国家相反,断流术在我国和日本仍是治疗门静脉高压症的重要手段,近年来国内还提倡断流与分流的联合运用。

(2)合理选择术式的决定因素。①肝功能:食管静脉曲张破裂出血的治疗效果在很大程度上取决于患者的肝脏储备功能。目前国内外均采用Child肝功能分级标准来评估肝功能代偿状态,肝功能为Child A、B级的病例,手术风险小,手术病死率小于15%,术式选择的余地较大;C级者手术风险较大,宜尽可能采用各种非手术疗法。②门静脉血流动力学:门静脉系统的口径和通畅性,侧支血管的部位、多少与粗细,门静脉入肝血流量的多少以及肝动脉血流量等指标,对于手术方式的选择均具有指导意义。如测定提示门静脉血灌注接近正常,则不宜行分流术,因为肝脏可因门静脉血流的突然丧失而发生衰竭。反之,肝脏的门静脉血灌注少而肝动脉供血增多的患者,分流术后并发症少,远期生存率较高。测定提示门静脉已成为流出道时,如选用断流术,只能是选择性断流术,并尽量保留已经存在的有益的自发性分流通路,否则可致门静脉压力进一步升高,引发门静脉高压性胃病、异位曲张静脉出血和顽固性腹水。对于肝前型病例,还应了解肝静脉左支的通畅性,评估是否具备Rex手术的条件。③急诊手术和预防性手术:门静脉高压症并发食管胃底静脉曲张大出血时,如经药物、内镜和介入治疗等非手术措施不能控制出血,患者肝功能属Child A、B级,可行急诊手术。手术方式应以简捷、有效为原则,选用贲门周围血管离断术等。对预防性手术目前仍有争议。对于重度脾肿大合并脾功能亢进的患者,如食管、胃底静脉曲张较轻,需施行脾切除时,可行预防性断流术;如重度脾肿大合并脾功能亢进者已存在重度食管静脉曲张,伴有樱桃红斑,患者一般情况较好,可施行脾切除、脾肾分流加断流的联合手术。

总之,手术适应证的判断以及手术方式的选择,不但需参考国外治疗经验,又要从我国的国情出发,根据各单位的技术条件,结合患儿的具体病情,才能取得尽可能满意的治疗效果。

2.术前准备

除术前各项常规准备外,需通过内镜、超声、CT或MRI等影像学检查详尽了解患儿的凝血功能、出血部位及血流动力学的异常状况,评估门静脉系统血管的口径、流向及通畅性,侧支血管的位置与数量,以便正确选择手术时机和手术方式。术中还需结合探查所见和门静脉造影、测压再次评估病情。

3.门体静脉断流术

门体静脉断流术又称门奇静脉断流术或非分流性手术。该类手术旨在阻断门、奇静脉间的异常血流,达到预防或止住门静脉高压症引起的食管、胃底静脉曲张破裂出血,以离断贲门周围血管的疗效最为明显。断流术的合理性主要体现在:①维持门静脉的入肝血流——门静脉中含有各种营养因子,对维持正常肝脏组织结构和生理功能有重要作用,门体静脉断流后,门静脉压更加升高,使入肝血流有所增加,有利于肝细胞的再生和功能的改善,术后不发生肝性脑病。②直接针对造成大出血的胃底、贲门区的侧支血管,短期止血效果确切。断流术也存在缺点:①重度门静脉高压症的局部组织水肿增厚,静脉呈瘤样团块,造成断流手术的困难,易致损伤出血或遗漏曲张血管,尤其是高位食管支,导致出血的复发;②术后门静脉压力更趋升高,可促使已离断的侧支循环重建,导致再度出血;③断流术后胃壁淤血更加严重,进一步加重了门静脉高压性胃病。

断流术有如下术式可供选择:

(1)经腹胃底曲张静脉缝扎术

①适应证:a.食管、胃底静脉曲张破裂出血,经非手术止血方法无效,继续有凶猛出血,情况紧急;b.患有肝硬化、肝功能较差,不能耐受门体分流术;c.不具备施行门体分流术的技术条件。

②操作步骤:经左腹直肌切口或左肋缘下切口进腹,游离胃大弯,将肝左外叶向右牵开,将胃向下牵拉展平,在距贲门5cm处预定胃壁横切线,并在其上下各夹一把肠钳,以减少切开胃壁时的出血。按预定线横行切开胃前壁的浆肌层,显露出黏膜下曲张静脉,并用丝线将血管一一作上、下两道缝扎,然后将切开的胃壁浆肌层切口间断缝合。将胃大弯往右侧翻转后,按同样方法处理胃后壁的黏膜下血管。去除肠钳,显露胃小弯,解剖出胃冠状静脉及上行食管支,予以切断、结扎。

③术中注意事项:切开胃壁浆肌层时,勿将黏膜切开。如切破黏膜应及时修补。

(2)经腹食管下端横断再吻合术

①适应证:同经腹胃底曲张静脉缝扎术。

②操作步骤:切口同经腹胃底曲张静脉缝扎术。切断肝左三角韧带,暴露贲门部。切开食管裂孔前侧腹膜,游离中迷走神经予以保护,游离食管下端,置牵引带。在胃前壁做切口,置入管状吻合器达食管下端的预切水平,在吻合器的钉仓和砧部之间用粗线结扎食管,收紧后击发即同时完成切断和吻合。

③术中注意事项:应将迷走神经自食管壁游离开,以防被吻合器损伤。

(3)经胸食管下端和胃底曲张静脉缝扎术

①适应证:同经腹胃底曲张静脉缝扎术。

②操作步骤:经左侧第 8 肋间切口进胸,剪开下肺韧带,显露下纵隔,切开纵隔胸膜,显露食管下段并游离,置 2 根细橡皮导尿管绕过食管向上牵引。自贲门食管连接处向上纵行切开食管全层,切口长约 5cm,可清楚看到食管内纡曲扩张的静脉,通常有 3 根。选择曲张最严重的一根静脉,以丝线或可吸收线从上(头端)向下将其连续缝合,直达贲门胃底部。再以同法缝合另 2 根曲张静脉。清除胃内积血,观察胃内有无继续出血的病灶。如果胃底有静脉曲张出血点,应切开食管裂孔左缘的膈肌,显露胃底。将食管切口经贲门向胃底延长约 3cm,按同法缝扎破裂出血的曲张静脉。分两层纵行缝合关闭食管壁切口,缝合膈肌。于腋中线第 7 或第 8 肋间置引流管做闭式引流。

③术中注意事项:a.辨认迷走神经并予以保护;b.缝合膈肌应对位准确或在切开膈肌时止于裂孔前 1cm,不切断膈肌脚,以保存裂孔的功能。

(4)贲门周围血管离断术:该术需离断食管和贲门周围的静脉,包括胃冠状静脉及其胃支、食管支和高位食管支,胃短静脉、膈下静脉、胃后壁静脉等,以阻断门静脉和奇静脉之间的反常血流,常同时施行脾切除术,是断流术中最常用的术式。

①适应证:a.急性大出血,经非手术治疗无效;b.食管静脉曲张反复破裂出血,经非手术治疗无效,而一般情况良好又不适合做分流术;c.脾切除术后再出血;d.拟行门体静脉分流手术,但在术中血管吻合失败。如患儿一般情况差,合并腹水、黄疸或已有肝性脑病表现者,应视为手术禁忌证。

②操作步骤:仰卧位,左肋下略垫高。拟同时行脾切除时取左肋缘下切口,已行脾切除者,尽量沿原切口进腹。离断胃短静脉并切除脾脏,将胃体大弯侧向右上翻起,在胃后胰腺上缘近胰头部找到胃胰皱襞,冠状静脉即行走其中进入门静脉主干或脾静脉。将冠状静脉分离后结扎、切断。显露胃小弯,沿小弯侧垂直部紧靠胃壁分离小网膜前层,显露胃冠状静脉和胃右动脉,予以结扎、切断。沿胃小弯向上逐一结扎、切断胃左动脉和胃冠状静脉通向胃壁的分支(静脉分支即为胃支和食管支),向上直达食管下端右侧缘。进而切开食管前腹膜层,游离食管,并向左侧牵引,沿食管右后侧分离即可显露高位食管支。高位食管支一般在距贲门右侧 1~2cm 处,沿肝左外叶脏面水平向上向前行走,在贲门上方 3~4cm 处进入食管肌层。由于该静脉支的位置隐蔽,如被遗漏,可造成出血的复发,对此应充分注意。将胃底向下向右牵拉,可见曲张的胃后和膈下静脉,均予离断。膈下放置引流管,戳创引出。

③术中注意事项:a.先前做过手术的患儿,腹腔内均有不同程度的粘连,分离粘连时应紧贴胃和食管壁操作,可置粗胃管作引导。b.曲张静脉壁薄、成团状,加上周围组织水肿增厚,易致损伤出血,应看清静脉走向,仔细分离;如发生出血,以手指按压或钳夹后,沿静脉走向缝扎,一般均可达到止血的目的。c.迷走神经分左干(前干)和右干(后干),左干在食管前面经食管裂孔进入腹腔,右干沿食管后侧经食管裂孔进入腹腔后,分出较小的胃支和较大的腹腔支,术中游离贲门右侧及食管周边时,应慎防损伤该神经;如两侧神经干均损伤,可造成胃排空障碍,此时应同时做纵切横缝的幽门成形术。d.沿胃壁游离、缝扎血管时,不得钳夹胃壁,缝扎不得穿透胃壁全层,也不得大块缝扎,以免损伤胃壁,造成胃穿孔。

(5)选择性贲门周围血管离断术

贲门周围血管离断术后仍有一定的再出血率,其原因主要有:a.血管离断时遗漏了静脉曲张的主要输入静脉;b.血管离断的范围太大,过多地破坏了现存的门体静脉之间的侧支循环,加重了门静脉血回流障碍,使门静脉高压性胃病加重;c.术后发生继发性门静脉系统血栓,使内脏血流动力学紊乱进一步恶化。有学者对此进行改良,选择性地保留了胃冠状静脉(胃左静脉)的食管支(又称食管旁静脉)主干,但离断腹部食管栅状区和穿支区的穿支静脉。此改良的优点:既能继续发挥门体静脉之间的自发性分流作用,又阻断了食管下端出血部位的反常血流,发挥疏导和阻挡的双重效应;手术主要是沿胃和食管壁解剖分离,创伤较小、操作简单、安全性高。

①适应证:同贲门周围血管离断术。

②操作步骤:先行脾切除术。沿胃小弯侧垂直部紧靠胃壁分离小网膜前层,显露胃冠状静脉和胃右动脉予以保护,沿胃小弯向上逐一结扎、切断胃左动脉和胃冠状静脉通向胃壁的胃支,向上直达食管下端右侧缘。切开膈下食管贲门前浆膜,游离贲门和食管下端并向左前下方牵开,显露与食管下端伴行的食管旁静脉。沿小弯侧紧贴食管的外膜自下而上逐一离断穿支静脉,并离断胃裸区和食管下端后壁的疏松组织及侧支血管。儿童一般需游离5cm的下端食管,离断4~6根穿支静脉,即可到达胸腔食管段的高位水平。在手术结束前可将大网膜覆盖创面。

③术中注意事项:a.分离切断穿支静脉时需向左下方牵开贲门和食管下端,使食管与胃左动脉、冠状静脉胃支的断端分开,并维持一定张力,此时食管旁静脉与食管壁之间的距离扩大,可起到保护食管旁静脉和方便切断穿支静脉的作用;b.食管裂孔附近往往有1~2根增粗的高位穿支静脉,不得遗漏;c.脾切除时勿损伤胃网膜左、右动静脉主干,以保证大网膜的血供;d.用细针线缝补食管旁静脉左侧缘的前后壁浆膜层和胃胰襞创面,包埋穿支静脉和胃支动静脉的断端,可防止新生血管重新长入食管下端。

(6)食管贲门胃底切除术:该术式操作复杂、创伤大、并发症较多,选择时应特别慎重。

①适应证:主要用于术后反复出血、非手术治疗和其他手术方法无效,且全身情况良好、能耐受手术者。而全身情况不良、肝功能差、合并腹水和黄疸者或急性大出血期间均不宜选用该术式;近期曾接受食管硬化剂注射者亦不宜采用,否则术后易发生吻合口漏。

②操作步骤:取左肋缘下切口或左上腹直肌切口进腹。如腹腔内粘连严重、暴露贲门部困难,可延长为胸腹联合切口。游离胃大、小弯侧,使胃体游离,但必须保留胃网膜右血管。显露食管下端,切开食管前腹膜并将食管游离3~5cm,进而将胃底游离,以完成食管下端和胃上半部的游离。于贲门以上2~3cm处切断食管,贲门下1~2cm处切断胃体,将食管下端、贲门和胃底整块切除。然后将胃断端的小弯侧缝合,大弯侧与食管断端吻合。需加做幽门成形术,膈下放置引流管。

③术中注意事项:术中所遇最大困难是先前手术遗留的腹腔内严重粘连。游离粘连严重的胃贲门部时可采用胸腹联合切口,胃体部粘连严重时可先从胃窦部开始,逆向游离胃体部。

(7)贲门周围血管离断、食管下端横断术:即 Sugiura 手术,该术操作范围广泛、创伤大。据日本文献报告显示,该术疗效满意,但欧美国家未能重复出日本的治疗效果。我国肝硬化多属肝炎后坏死后性肝硬化,患者情况差,一般很少采用原式,而是施行改良术式。

①适应证:同食管贲门胃底切除术。

②操作步骤：取左侧胸腹联合切口。进胸后找到迷走神经干，游离出并予保护。将左肺静脉以下至膈肌的所有来自食管旁静脉通向食管壁的静脉支，以及通向食管的小动脉、迷走神经分支均结扎、切断，保留食管旁静脉，离断操作的长度约 12～18cm。在食管裂孔膈神经后方 2～3cm 处放射状切开膈肌。在食管胃底交界上方 3cm 处用 2 把无创伤钳钳夹后横行切开前面的食管肌层，保留后壁肌层。游离食管黏膜鞘 1 周后予以切断，同时结扎或缝扎曲张静脉。用可吸收线行黏膜鞘的再吻合，缝合食管前壁肌层。进腹后先行脾切除，离断通向胃大、小弯侧上部的血管，但保留网膜内的血管弓。离断操作从食管胃交界处向远端延伸 6～7cm。可加做幽门成形术。食管吻合旁置负压引流经膈下引出，胸腔置闭式引流。

③术中注意事项：a.该术与一般门奇静脉断流术的不同之处在于胸腹腔内广泛的食管和胃周围血管离断，血管离断的上界为左肺下静脉下缘，下界至胃小弯中部；b.应保留食管旁静脉和大、小网膜内的血管弓，仅离断直接通向食管和胃的小血管；c.离断血管和切开膈肌时勿损伤迷走神经，如有损伤可疑，应加做幽门成形术。

4.门体静脉分流术

该类手术通过门静脉向腔静脉的血液分流，降低门静脉的压力，以达到制止食管静脉曲张破裂出血的目的。分流术一般均能获得较好的早期效果，止血疗效显著，还可以改善胃黏膜的血循环，减轻门静脉高压性胃病，是治疗肝前型门静脉高压症的较理想的手术方式。该分流术的缺点在于：①可使门静脉向肝血流减少，甚至形成离肝血流，从而导致术后肝性脑病和肝功能障碍的发生；②原本需肝脏灭活的某些活性物质直接进入体循环，作用于肺血管床后形成广泛动静脉瘘、肺动脉高压，导致肝肺综合征的发生；③手术本身及其并发症将大大增加日后肝移植的手术难度；④儿童的门静脉血管较细，血管吻合较困难，术后易发生血栓形成。

门静脉高压症的分流术式可根据其对门静脉血流的影响分为 3 种类型：①完全性分流，即门静脉血流完全不经过肝脏而直接流入下腔静脉，典型的有门腔静脉端侧吻合术、大口径的门腔静脉侧侧吻合术亦属此列。②部分性分流，包括限制性门腔静脉分流术或利用门静脉属支的吻合。所谓限制性分流是按门静脉压力来计算门、腔静脉吻合口的大小，将吻合口的长径控制在 0.8～1.2cm，亦可用人造血管环将吻合口缩窄至 10mm，以限制分流血流量。肠系膜上静脉下腔静脉分流和近端脾肾、脾腔静脉分流术也属于这一类型。③选择性分流，典型的有 Warren 术（远端脾肾静脉分流术），还有远端脾腔静脉分流术和胃冠状静脉下腔静脉架桥术（Inokuchi 术）。这类手术主要引流食管下段和胃底的静脉，仅分流脾胃区而非全部门静脉系统的血流，更具合理性。目前，门、腔分流术等完全性分流术已逐渐被选择性和限制性分流术替代。但是，这些类型之间的区别常是相对的，并有一定的时限性。选择性和限制性分流术在远期可能会发生吻合口的扩张，失去选择性功能，甚至转变为完全性分流。

目前常用的门、腔分流术有如下式式：

(1)脾肾静脉分流术：是治疗小儿门静脉高压症常用的手术，根据血管吻合方式的不同，可分为近端脾肾静脉分流术、Warren 术（远端脾肾静脉分流术）、脾肾静脉侧侧吻合分流术。

①适应证：

施行脾肾分流术应符合下列条件：a.门静脉高压症患儿有食管静脉曲张反复出血，经非手术治疗无效；b.一般情况良好，肝功能为 Child A、B 级；c.年龄在 5～8 岁以上，脾静脉直径在

6～8mm 以上；d.急性大出血停止，一般情况已恢复。如患儿肝功能不良，合并腹水、黄疸和低蛋白血症，孤立肾或左肾静脉畸形，脾脏已切除，均视为手术禁忌证。

②操作步骤：取左肋缘下切口或上腹部横切口进腹。进腹后探查肝、脾，并测定门静脉压力或行术中造影了解门静脉系统的通畅情况。根据静脉吻合方式的不同，有以下术式：

a.近端脾肾静脉分流术又称常规脾肾静脉分流术。先切除脾脏，切断脾静脉时须保留位于脾门的分叉部。将脾静脉游离出 3～4cm，修剪脾静脉分叉使其呈喇叭口状，以便吻合；暴露出左肾静脉长约 3cm 一段，并游离其周径的 2/3。如发现肾静脉畸形，不适合血管吻合，则应放弃该术式；如肾上腺静脉和性腺静脉（即精索静脉）妨碍肾静脉的游离与吻合操作，可予以结扎、切断。用心耳钳夹闭肾静脉周径的 2/3，在钳夹内的肾静脉前壁做切口，切口长度与脾静脉口径相当。将脾静脉与肾静脉用无创伤缝线做端侧吻合，吻合口后壁可采用连续外翻缝合，前壁则行间断缝合。如肾上腺静脉因自发性分流而扩张，口径与脾静脉相当，亦可直接用此血管与脾静脉端-端吻合。吻合完成后，再测门静脉压力。缝闭后腹膜，左膈下放置引流管。

b.Warren 术（远端脾肾静脉分流术）：保留脾脏时采用。先游离脾静脉。切开胃结肠韧带进入小囊膜囊，显露脾动脉后预置结扎线，备为意外出血时的控制措施，脾动脉亦可结扎。在胰腺下缘、横结肠系膜根部横行切开后腹膜，游离胰腺体尾部下缘及后侧，显露胰腺后方的脾静脉。逐一结扎汇入脾静脉的细小胰静脉支，结扎、切断肠系膜下静脉和胃冠状静脉。在脾静脉与肠系膜上静脉汇合处的远端 0.5～1cm 处切断脾静脉，脾静脉近侧断端用细线连续或间断缝合关闭。于肠系膜上动脉左侧、十二指肠上方切开后腹膜，暴露左肾静脉，游离肾静脉约 3～4cm 和周径的 2/3，将脾静脉远侧断端与左肾静脉的前壁做端侧吻合。结扎、切断贲门右侧缘增厚的肝胃韧带和脾结肠韧带，小网膜囊内放置引流管。

c.脾肾静脉侧侧吻合分流术：保留脾脏时可采用，游离脾静脉的操作同 Warren 术。切开屈氏韧带，在与脾静脉汇合处切断肠系膜下静脉，将十二指肠和空肠的连接部向右上牵开，暴露和分离左肾静脉。脾静脉显露后逐一结扎、切断细小的胰静脉支，将脾静脉游离出约 4cm。结扎、切断胃冠状静脉。血管吻合时，左肾静脉用心耳钳钳夹，脾静脉用 2 把无创伤血管钳控制。切开脾静脉，可将切口延长至肠系膜下静脉汇入处，以扩大吻合口。左肾静脉上做切口后行血管吻合，侧侧吻合口长度为 1.5～2.5cm。

③术中注意事项：a.脾静脉口径的大小直接影响手术的成败，脾静脉直径在 8mm 左右时，一般能满足血管吻合要求；如口径较小，可利用脾静脉分叉的喇叭口来弥补。据报道，脾静脉直径不小于 6mm 时，疗效尚且满意。b.游离脾静脉、分离细小胰静脉时，易造成静脉撕裂出血，出血点应用手指按压后用无创伤缝线缝闭，不得贸然用血管钳钳夹，否则极易撕大破口。c.脾静脉伴静脉炎、与周围粘连严重时，应谨慎游离；如分离粘连困难、脾静脉破口修补后形成狭窄，宜放弃该术式。d.游离脾静脉时勿损伤胰腺包膜，减少术后胰液外漏的可能。e.应靠近躯体的中线暴露、游离左肾静脉，由于肾静脉在肾门区已分成若干分支，禁忌在肾门分离，以防肾静脉的分支在进入肾实质处撕裂，造成止血困难，甚至被迫切除肾脏。为了提高吻合口通畅性，还需注意一些技术细节：a.应在放大镜下操作；b.使用 6.0～7.0 的单丝缝线；c.吻合口后壁连续缝合打结时，须在吻合口两端施加侧向张力，防止缝线的聚拢造成后壁皱缩和吻合口狭

窄,对于口径较小的血管,则应避免连续缝合;d.根据儿童的生长发育趋势,吻合口前壁应间断缝合。

(2)脾腔静脉分流术:与脾肾静脉分流术比较,脾腔分流避免了肾静脉变异或口径细小对血管吻合的限制,利用下腔静脉位置恒定、口径大、压力低、血流量大、吻合口不易闭塞的优点,使暴露位置良好、术野较浅、血管吻合操作便利。在儿童的肾静脉较细时,脾腔分流术式不失为合理的选择。

①适应证:同脾肾静脉分流术。

②操作步骤:脾脏的切除、脾静脉的游离及修剪与脾肾静脉分流术相同。自胰腺尾部游离出脾静脉约 3cm。沿胰腺上、下缘切开后腹膜,游离胰腺体尾部。胰腺下缘游离至肠系膜下静脉汇入脾静脉处,上缘至脾动脉起始部。经充分游离后,脾静脉远端即可随同胰体尾部整体向右下转移。提起横结肠,剪开屈氏韧带,沿空肠系膜左缘剪开后腹膜,将十二指肠和空肠的连接部推向右侧,在腹主动脉右侧显露下腔静脉,如腰静脉妨碍吻合操作,可予结扎、切断。将游离好的下腔静脉前壁用心耳钳钳夹,然后将已经游离的脾静脉连同胰腺体尾部经横结肠系膜裂孔顺时针方向向右下旋转,达下腔静脉预定吻合处。在钳夹的下腔静脉壁剪一个与脾静脉口径相等的椭圆形缺口,将脾静脉与腔静脉行端侧吻合。将胰腺包膜固定在后腹膜上,横结肠系膜切缘亦与胰腺包膜做缝合固定,左膈下置引流。

③术中注意事项:a.应尽量保留脾静脉的长度,充分游离胰腺体尾部,以保证血管吻合时无张力;b.如胰尾赘长妨碍吻合或压迫吻合口,可切除一段胰尾组织;c.下腔静脉前壁宜剪成椭圆形缺口,以利吻合口的通畅性。

(3)肠系膜上静脉下腔静脉分流术(肠腔静脉分流术):这类术式利用肠系膜上静脉与下腔静脉作侧侧吻合或侧端吻合,也可在两者之间作架桥吻合,以达到降低门静脉压的目的。肠腔静脉分流术多属完全性分流,肝性脑病发生率较高。由于下腔静脉或髂总静脉被切断,下腔静脉回流受阻,可发生下肢水肿,但小儿症状较成人轻。

①适应证:a.门静脉高压症患儿有食管静脉曲张破裂出血,已多次发作;b.一般状况良好,肝功能属 Child A、B 级;c.患儿年幼,脾静脉细小;d.脾脏已切除,脾静脉已有血栓形成;e.门静脉闭塞的范围广泛,脾肾分流术无法引流肠系膜上静脉内血液;f.脾肾分流术失败。

②操作步骤:取右侧腹直肌切口,上至肋缘下,下至下腹横纹。手术时先做上腹部切口,探查肝脏、门静脉,确定可行肠腔静脉分流后,再向下延长切口。将横结肠提起,循着结肠中动脉至肠系膜根部,在十二指肠横部下缘通过触摸找到肠系膜上动脉。以该动脉为中心横行切开肠系膜根部的腹膜,在该动脉右前方找到肠系膜上静脉并将其游离。游离过程中注意勿损伤结肠右静脉,但如果妨碍解剖进行,可将结肠右动、静脉一并结扎、切断。肠系膜上静脉左侧汇入多根来自小肠的静脉支,很难达到游离出一段无分支的静脉干,只需充分分离出肠系膜上静脉的右半圆周,游离出 3～4cm 的长度以备吻合。游离下腔静脉上至十二指肠横部后方,下至髂总静脉附近,全长为 6～8cm,需结扎、切断相应的腰静脉和右侧性腺静脉。

静脉吻合有如下 3 种方式:a.肠系膜上静脉下腔静脉侧侧吻合。为使肠系膜上静脉和下腔静脉的游离段靠拢,可将位于肠系膜上静脉左后方的动脉鞘和下腔静脉内前方的结缔组织间断缝合数针,以减少张力。吻合时可用三翼钳,先钳夹肠系膜上静脉,然后将下腔静脉外缘提起钳夹。在钳夹的肠系膜上静脉做长 10～12mm 的切口,在下腔静脉壁上剪除一小块使开口呈椭圆形。连续缝合两静脉的后壁切缘,间断缝合前壁。b.左髂静脉肠系膜上静脉端侧吻合术。沿升结肠旁沟切开侧腹膜,亦可做 Kocher 切口将十二指肠降部翻向左侧,显露和游离下腔静脉。根据到达肠系膜上静脉吻合处的距离,决定下腔静脉的横断水平。一般在分叉处离断右髂总静脉,断端缝闭。于下腔静脉分叉下方一定距离处离断左髂总静脉,远端缝闭,近端连同下腔静脉经隧道引至肠系膜上静脉右侧,然后行静脉的端侧吻合。亦可直接用下腔静脉断端与肠系膜上静脉做吻合。c.肠系膜上静脉下腔静脉架桥分流术,即在两静脉之间间置一管道以达到分流效果,又称"H"形分流术。该术式克服了肠腔静脉侧侧吻合遇到张力较大的缺点。间置血管可用自体颈内静脉或脾静脉,人造血管不适合小儿。在分离出肠系膜上静脉和下腔静脉后,测量两静脉间的距离,按此距离切取长度适宜的自体颈内静脉备用。用心耳钳夹肠系膜上静脉外侧壁周径 2/3,切开静脉壁,切口长度与间置血管口径相当,完成间置血管与肠系膜上静脉切口的吻合。采用同样方法再完成间置血管与下腔静脉前内侧壁的吻合。

③术中注意事项:a.阻断和离断下腔静脉时,回心血量减少,血压下降,术中应密切监测,及时处理;b.游离肠系膜上静脉和下腔静脉时,腹膜后组织在切开后均应结扎或缝扎,以防淋巴或乳糜漏;c.暴露髂静脉时,注意勿损伤输尿管;d.血管吻合时,不得存有张力或扭曲。

5.分流和断流的联合手术

联合手术中的断流术多采用贲门周围血管离断术,分流术多用脾肾分流术。这些分流远离肝门或门静脉重要属支的汇合处,能维持一定的入肝血流,可减少肝性脑病的发生。

6.Rex 分流术

Rex 分流术又称肠系膜上静脉门静脉左支架桥吻合术、肠系膜上静脉-Rex 旁路术。该分流术由 de Ville de Coyet 首次报道,用以治疗肝前型门静脉高压症和肝移植术后出现门静脉血栓形成并发症的患儿。该分流术将自体颈静脉间置吻合于肠系膜上静脉和肝内门静脉左支,达到重建门静脉通路的目的,与传统门体静脉分流手术有本质区别。由于近 2/3 的门静脉血栓形成患儿其左侧的肝内门静脉系统是通畅的,因此,Rex 分流术在肝前型门静脉高压症的治疗中具有很好的应用前景。除自体颈内静脉之外,近来已陆续有采用胃冠状静脉、肠系膜静脉、脾静脉、大隐静脉等作为间置血管的报道。以往认为,肝外型门静脉高压症的肝脏基本正常,一般在多种非手术疗法无效时才考虑手术干预。但随着 Rex 分流术病例的增多,发现术后患儿肝脏的发育与功能均有明显的改善,脾功能亢进也得到很好的控制,因此建议应尽早施行该手术。最近的临床经验还提示,Rex 分流术后近期通畅性似乎很好,但日后因狭窄或堵塞而需再次手术的情况较其他门体静脉分流术多见。

(1)适应证

除门体静脉分流术的一般适应证外,选择该术还必须符合以下条件:①肝实质必须正常;②血液系统不应有高凝状态;③门静脉左支通畅并能通过手术暴露出来。肝内门静脉广泛血栓形成者不适合该手术;不适合该术的具体病情还包括肝分叶和肝圆韧带畸形、肝桥组织过厚无法暴露门静脉左支、Rex 隐窝过于靠近肝门以及门静脉畸形等。

(2)操作步骤:解剖肝圆韧带,将脐静脉再通,插入导管达肝内门静脉左支,如所测压力与右心房压相近,即可排除肝内静脉阻塞性异常。同时以此导管造影,明确肝内门静脉的通畅情况。继续将肝圆韧带游离达门静脉左支远部及通向肝脏Ⅲ、Ⅳ段的分支,如此显露 Rex 隐窝内的门静脉左支的前壁和两侧壁,长度可达 3～4cm,此处即为吻合的部位。用小号心耳钳钳夹门静脉左支前壁,纵行切开。取患儿左颈内静脉做间置血管,与门静脉左支切口做端侧吻合。根据位置是否顺直,将间置血管经胃窦前方或后方,穿过横结肠系膜裂孔与肠系膜上静脉做端侧吻合。如胃冠状静脉曲张明显,有足够长度,亦可将其游离切断后直接与门静脉左支做吻合。

(3)术中注意事项:①术前应明确肝内门静脉左支的通畅性,口径＞3mm;②用以分流的移植血管口径≥5mm;③血管吻合的技术要求较高,尽量避免连续缝合;④拟用左颈内静脉作为间置血管,术前需做超声或 MRI 检查,如发现两侧颈内静脉有明显的粗细差异或颅内血管分布异常,则不适合切取。

7.肝移植手术

经过 20 余年的发展,儿童肝移植的 5 年生存率已达到 88%。该手术属根治性手术,主要用于终末期肝脏疾病的儿童,就肝前型门静脉高压症而言,原则上并不适宜。

8.布-加综合征的手术

布-加综合征系指肝静脉或肝段下腔静脉阻塞,阻塞远端产生高压、回心血流障碍,导致肝脏肿大、肝功能损害和肝后型门静脉高压症。治疗以解除血管阻塞的手术为主,手术有脾肺固定门肺分流术、经右心房手指破膜术、下腔静脉膈膜切除成形和右心房下腔静脉人造血管转流术等。近年,通过腔内气囊导管的扩张技术,也收到良好的近期效果,一般需多次扩张,有些病例需在下腔静脉内放置血管支架。对于少数严重病例,肝移植是最后的治疗手段。

(1)脾肺固定门静脉肺分流术

①适应证:a.以肝静脉阻塞为主要临床表现;b.下腔静脉有长段狭窄,不适宜行人造血管转流术;c.胸腔积液、腹水和低蛋白血症等异常已经纠正。如患者一般情况差,有大量腹水且难以纠正,肝功能严重损害伴黄疸,伴有肺部感染,心、肾功能严重损害,均为禁忌证。该术式亦被运用于治疗肝前型和肝内型门静脉高压症。

②操作步骤:取右侧卧位、左侧第 8 肋后外切口,切除第 8 肋。进胸后显露左下肺、左侧膈肌及膈神经,压榨膈神经。提起膈肌,呈"～"形切开或切除部分膈肌做成椭圆形窗孔。探查肝、脾,测量门静脉压力。分离、结扎脾胃、脾膈韧带,于胰腺上缘结扎脾动脉。门静脉压力增高者,常规行断流术。脾脏游离后,将其中上部移入胸腔,脾切迹嵌卡在膈肌切缘,用丝线间断缝合,固定脾脏与膈肌切缘。以小圆刀将膈上的脾浆膜切开,切线呈方格状,每个小方格边长1.5cm,切开范围约 8cm×5cm。将脾浆膜小方块逐一撕去,压迫止血。将左肺下叶底部脏面用干纱布摩擦至充血后,覆盖于脾脏顶部,用丝线将左肺下叶边缘围绕脾顶部与膈肌缝合固定。关闭切口,腋中线第 9 肋间放置胸腔引流管。

③术中注意事项:a.脾脏游离要充分,使之无张力移至胸腔;b.脾脏切迹要稳妥嵌夹在膈肌切开处,可防止滑回腹腔或撕裂出血;c.切割脾脏浆膜时,深浅应均匀适宜,切割过浅,浆膜不易撕下,过深则易引起脾实质出血。

(2)经右心房手指破膜术

①适应证:a.膈、肝段下腔静脉膜状阻塞,无活动血栓存在;b.膈膜厚度不超过 1cm;c.患者

全身状况较差,不能耐受下腔静脉膈膜切除成形或右心房下腔静脉人造血管转流等大型手术。

②操作步骤:左侧卧位,取右第7肋间后外切口。进胸后显露右心房、膈及肝段下腔静脉。旁开膈神经1.5cm处沿下腔静脉方向纵行剪开心包,游离并控制近端下腔静脉。右心房中下部夹心耳钳,在钳夹部置荷包缝线。在荷包缝合的中央剪开右心房壁,松开钳夹后插入左食指并收紧荷包缝线。手指伸入下腔静脉后探查膈膜位置及厚韧程度。以指尖均匀用力,向前穿破膈膜,并以顺时针方向旋转扩张。退出手指,缝合右心房。

③术中注意事项:a.右心房切口要合适,不宜过小,否则手指插入困难或致心肌撕裂出血;b.如膈膜位置较远、手指破膜不满意时,可用二尖瓣扩张器替代手指进行扩张。

9.术后处理和并发症的防治

由于门静脉高压症患者的基础病严重,绝大多数手术属对症性质,手术操作面广,技术要求高,易发生各种早期并发症。术后肝脏本身病变的进展、门脉侧支循环的重建、分流口径发生变化,均可影响手术效果,导致症状重现,引发远期并发症。为了最大限度地减少手术并发症,术前必须全面评估患儿病情,选择正确的手术时机和术式,术中精心操作,术后密切监护,出院后应保持密切随访。多数并发症可经过非手术疗法治愈,但仍有一些并发症需要再次行剖腹手术。常见的并发症分述如下:

(1)早期并发症

①门静脉血栓形成:分流术是静脉系统的吻合手术,术后发生吻合口血栓形成的风险较高。关腹即刻以及术后1周内隔日定期多普勒超声检查可及时发现这一早期并发症。目前仅有少数报道使用急诊取栓术来恢复通畅,但一般认为发生血栓形成后将无法挽救。预防该并发症,关键在于提高血管吻合技术。门体静脉分流术后一般不需用抗凝药,但可持续30~90天用低剂量的阿司匹林,亦可合用或单用双嘧达莫。肝素(皮下或静脉)仅用于术前已存在高凝状态或因血栓形成再次手术的患儿。

由于Rex分流术不同于传统的门体分流术,术后血栓形成风险更大。原因有:a.血流量不足,多见于原有脾切除或肠系膜静脉多处血栓形成的患儿。b.血液流出阻力较大,肝外型门静脉高压症患儿的肝内门静脉细小,术后可发生分流后静脉压的暂时升高,导致血流速度降低,无疑增大了血栓形成的风险。故有报道建议,在术中行脐静脉造影时可用含肝素的生理盐水加压扩张门静脉。c.血管吻合技术要求高,任何血管的扭曲或缝合瑕疵均可能导致手术失败。术中可在分流血管上沿纵轴做标记,避免任何轻微的扭曲。吻合时应先做间置血管的门静脉左支吻合口,然后在肠系膜区域做近端的静脉吻合,这样可以使间置物更加平顺。如吻合完成后发现有扭转、成角或术中超声测出血流缓慢或术中门静脉造影提示狭窄,都应立即重新吻合并清除血栓。Rex分流术时是否应用抗凝药物,观点尚不统一。较多报道主张常规应用,举例如下:a.夹血管前全身肝素化(1mg/kg)。b.术后抗凝用法:依诺肝素皮下给予,术后每4~6小时1次,以后改为一天2次,直至出院。c.抗凝治疗需检测抗活化凝血因子X值(anti-FXa values),目标为0.3~0.5U/mL。d.出院后不常规用抗凝剂。e.华法林(或与水杨酸联用)仅用于分流出现并发症而需保持通畅时。

此外,少数肝硬化性门静脉高压患儿在断流或分流术后可发生门静脉系统的广泛血栓形成,由于早期确诊困难,易发生肠坏死等严重后果,预后极差;未发生肠坏死的病例可行抗凝、溶栓等药物治疗。一旦患儿出现腹痛、腹胀加重,腹腔穿刺抽出血性腹水,则应及时剖腹探查,切除坏死肠管。

②消化道出血:门静脉高压症手术后早期再出血多发生于断流术或不成功的分流术后。由于患者食管胃底静脉曲张依然存在,任何触发因素均可导致静脉破裂。术前准备期间,患者的情绪变化和口服药的刺激、术中创伤、多量输血以及机体的应激反应,都是术中或术后出血的诱因,应尽量避免。所致出血量一般不大,非手术疗法大多能奏效。

③腹腔大出血:常发生在术后 24 小时内,多为创面广泛渗血和大血管出血。创面严重渗血多发生在断流术伴脾切除的病例,与患者凝血功能差、分离面广、腹膜后侧支循环血管丰富等因素有关。渗血部位常见于膈面、脾床和肝左叶韧带的断缘。大出血还可由手术操作不当造成,包括血管的大块结扎、结扎线松弛脱落或过紧切割、胰尾损伤、手术创面止血不彻底和血管吻合口小泄漏的持续出血等。脾蒂、胰尾、胃短血管、胃冠状静脉的切断、结扎处以及分流血管的吻合口均是大出血的好发部位。为防止术后大出血的发生,术前应积极纠正凝血功能障碍,术中要认识到左膈下侧支血管丰富、脾与膈肌粘连广泛的特点,妥善处理电凝创面,可靠结扎、缝扎血管,并在术毕时再次逐一审视大出血的好发部位。创面覆盖凝胶海绵、喷涂生物蛋白胶制剂亦有一定的止血效果。发生大出血时,表现为腹腔引流管的血性液体颜色深、量异常增多,患者出现低血容量性休克的表现;如果经过止血药、输液、输血、补充各种凝血因子等处理仍无效果,应紧急剖腹探查止血。

④食管狭窄和胃排空障碍:由于断流术广泛切断了食管和胃近端的血管,有时还需将食管横断后再吻合,术后可发生食管贲门的缺血性狭窄,吻合口更是狭窄的好发部位,一般通过扩张术可治愈。食管吻合术后发生的泄漏,多可通过非手术措施治愈,无效者需再次手术。由于断流术广泛解剖、分离食管贲门,易致迷走神经损伤,术后可致胃潴留,因此,手术中估计迷走神经的左、右支均损伤的可能性大时,可做预防性幽门成形术(纵切横缝),以利胃的排空。幽门未处理的病例如术后发生胃排空障碍,先行保守治疗,无效者行幽门成形术。

⑤腹水:由于手术中腹膜后淋巴管道遭到破坏,术后可能出现乳糜性腹水,分流术后较常见,多可自愈。给予利尿剂、限制脂肪饮食可缓解症状。腹水过多时需禁食、给予静脉营养,以减少肠道乳糜液量,促使淋巴管漏封闭。腹腔张力过高时,需穿刺减压。

⑥膈下感染及脓肿:多数患者存在肝脏损害、营养障碍和免疫功能低下,抵抗力明显下降。术后腹腔的积血和腹水增多,加上胰尾损伤后胰液外溢,甚至胃或结肠损伤泄漏,易在术后发生膈下积液、感染及脓肿形成。发生该并发症时应积极采取支持疗法和抗菌治疗,必要时行穿刺抽脓或置管引流,甚至手术切开引流。

(2)远期并发症

①消化道再出血:是术后最重要的远期并发症。由于治疗门静脉高压症静脉曲张出血的各式手术的局限性,加上手术操作缺陷,术后仍存在相当高的消化道再出血率。施行断流术后,胃远端黏膜下层和肌层静脉压力维持在高水平,静脉破裂出血风险依然存在。如门奇静脉断流不完全,尤其是游离食管下段长度不够,遗漏了高位食管支或穿支静脉,反而使高压血流集中于此,更易破裂出血。断流术后随着时间推移侧支循环重新建立,也可导致食管胃底静脉再度曲张。分流术的血管吻合技术要求较高,操作缺陷可引起血管吻合口的狭窄、扭曲或高张

力,使得门静脉压力降低不满意。此外,由于门静脉系统长期受高压影响,静脉壁发生纤维化增厚或扩张菲薄等局部改变,不但增加了分流术血管吻合的难度,管壁本身也容易形成血栓、狭窄和堵塞,导致降压失效。

分流术后远期出现的吻合口狭窄可经介入性球囊扩张来治疗,但经验尚需积累。多数患者在再出血就诊时,分流口已完全闭塞。术后的消化道再出血仍按急性出血的原则处理,同时应全面分析病情、以往手术情况以及目前出血部位,针对性地给予非手术治疗,并评估有无再次手术的可行性。

②分流术后肝性脑病:多见于完全性分流术后。由于所建立的门体分流是非生理性的,如分流量过大,可造成肝脏的门静脉灌注不足甚至丧失;肝脏缺乏来自肠道的营养物质和各种有益的细胞因子,来自肠道的毒素也绕开肝脏的解毒而直接进入体循环,患儿易发生肝功能衰竭和肝性脑病,临床有学习困难、行为异常等表现。为避免该并发症的发生,选用的分流术必须能维持门静脉的向肝血流。脑病发生后先行非手术疗法,无效者可考虑再次手术。手术方法有:a.结肠切除或旷置术,可缓解症状;b.首次手术为门腔端侧分流者,可加做门静脉动脉化手术;c.门腔分流吻合口过大者,可通过手术放置限制环,用以缩窄扩大的吻合口,减少分流量。

第五章 泌尿系统疾病

第一节 肾衰竭

一、急性肾衰竭

急性肾衰竭(ARF)系指肾小球滤过率、尿量或两者同时出现突然和持续下降,产生氮质血症、水和电解质代谢异常、酸碱失衡等而引起内环境紊乱的综合征。本症可由多种病因所致,小儿各年龄阶段常见病因不一。新生儿期以围产期缺氧、败血症、严重溶血或出血多见;婴幼儿期以腹泻、脱水、感染、先天泌尿系统畸形引起者多见;儿童则多见于各种类型的肾炎、中毒及休克。本症为儿科危重病症之一,病死率高,国外文献报道小儿 ARF 死亡率在 12%～25%,自肾脏替代技术应用于小儿 ARF 后病死率有所降低,且早期应用肾脏替代治疗可提高生存率。

(一)病因

根据受损的部位和原因,可分为肾前性、肾性、肾后性肾衰竭。

1.肾前性因素

肾脏本身无器质性病变,由于总血容量或有效循环血量下降,肾血流灌注减少所致的少尿或无尿。此种情况如能及时纠正,恢复肾血流灌注,则肾功能可迅速恢复;若灌注不足持续不能缓解,则发展为肾实质损伤。常见有如下因素:

(1)低血容量,如重度脱水、大失血、严重低蛋白血症及大面积烧伤等。

(2)心搏出量减少、低血压,如心源性休克、心力衰竭、心脏压塞、心搏骤停、严重心律不齐及 DIC 等。

(3)低氧血症,如肺炎、急性呼吸窘迫综合征及主动脉狭窄。

(4)全身性血管扩张,如过敏反应,使用降压药及治疗败血症、扩血管药物过量。

(5)全身性或肾血管收缩,如麻醉、进行大手术、使用 α-肾上腺素能激动药或高剂量多巴胺、肝肾综合征。

(6)肾脏自身调节紊乱,如非甾体类抗炎药物、血管紧张素转换酶抑制剂药物的应用。

2.肾性因素

由肾脏本身疾病引起,肾小球、肾小管、肾间质、肾血管的疾患均可致肾功能急性损伤;还可由于肾前性因素持久不得缓解发展而来。

(1)急性肾小管坏死

①急性肾缺血:创伤、烧伤、大手术、大出血及严重失盐、脱水、急性血红蛋白尿、急性肌红蛋白尿、革兰氏阴性杆菌败血症等均可引起肾脏缺血、缺氧,而导致急性肾小管坏死。

②肾毒性物质损伤。引起肾小管中毒坏死的物质有:a.外源性因素,如抗生素(如氨基糖苷类、头孢菌素类、四环素、两性霉素 B、万古霉素和多黏菌素等)、X 线造影剂、重金属类(如汞、铅、砷和铋等)、化疗制剂(如顺铂、甲氨蝶呤和丝裂霉素)、免疫抑制剂(如环孢素)、有机溶剂(如乙醇、四氯化碳)、杀虫剂、杀真菌剂、生物毒素(如蛇毒、蝎毒、蜂毒、生鱼胆和毒蕈等)。b.内源性因素,如横纹肌溶解、溶血、尿酸、草酸盐和浆细胞病恶病质(如骨髓瘤)。

(2)急性肾小球肾炎和(或)血管炎:急性链球菌感染后肾炎、急进性肾炎、肺出血肾炎综合征、急性弥散性狼疮性肾炎、紫癜性肾炎等。

(3)急性间质性肾炎:感染变态反应、药物变态反应(如青霉素类、磺胺药、止痛药或非甾体类抗炎药等)、感染本身所致(如流行性出血热等)。

(4)急性肾实质坏死:急性肾皮质坏死、急性肾髓质坏死。

(5)肾血管疾患:坏死性血管炎、过敏性血管炎、恶性高血压、肾动脉血栓形成或栓塞、双侧肾静脉血栓形成。败血症也可引起弥散性血管内凝血(DIC),导致急性肾衰竭。

(6)其他:移植肾的急性排斥反应等。

3.肾后性因素

以下尿路梗阻引起肾盂积水、肾间质压力升高,肾实质因受挤压而损害,时间久后反射性使肾血管收缩,肾发生缺血性损害,若伴继发感染则更加重损害。

(1)尿道梗阻:尿道狭窄、先天性瓣膜、包茎、骑跨伤和尿道损伤。

(2)膀胱颈梗阻:神经源性膀胱、结石、癌瘤和血块。

(3)输尿管梗阻:输尿管先天狭窄、结石、血块或坏死肾组织(乳头)脱落、肿瘤压迫、腹膜后纤维化。

(二)诊断

1.病史

急性发病,有肾前、肾实质及肾后等原发疾病的表现,发作迅速。

2.临床表现

少尿型急性肾衰竭可分为少尿期、多尿期和恢复期,小儿各期间分界往往不明显。

(1)少尿期:ARF 特别是急性肾小管坏死,常有明显少尿期,持续 10～14 天。

①少尿:新生儿期少尿(每小时尿量<1mL/kg)或无尿(每小时尿量<0.5mL/kg),婴幼儿尿量<200mL/d,学龄前期儿童尿量<300mL/d,学龄期儿童尿量<400mL/d 即为少尿,如少于 50mL/d 则为无尿。

②氮质血症:血清肌酐(Scr)≥176μmol/L、血尿素氮(BUN)≥15mmol/L 或每天 Scr 增加量≥44～88μmol/L 或 BUN 增加量≥3.57～7.5mmol/L。新生儿 Scr≥142μmol/L,BUN≥7.5～11mmol/L 或 Scr 每天增加量≥44μmol/L,BUN 增加量≥3.57mmol/L。

③水钠潴留:全身水肿、血压升高,并可出现肺水肿、脑水肿和心力衰竭等表现。

④电解质紊乱:高钾血症,可表现为烦躁、恶心、呕吐、嗜睡、四肢麻木、胸闷、憋气、心率缓

慢和心律不齐,ECG 示 T 波高尖、QRS 波增宽等;低钠血症,可现表情淡漠、反应差、恶心呕吐甚至抽搐等;高磷及低钙血症,可出现手足搐搦、惊厥等。

⑤代谢性酸中毒:表现为疲乏、嗜睡、面色潮红、恶心、呕吐、呼吸深大,甚至昏迷、休克等。

⑥内分泌及代谢改变:PTH 升高、降钙素(CT)下降;T_3、T_4 下降,TSH 正常;促红素降低;ADH 及肾素-血管紧张素-醛固酮活性均升高;生长激素升高;糖耐量降低及胰岛素抵抗,胰岛素、胰高血糖素水平升高。

⑦继发感染:约有 35%～40% 的急性肾衰竭患儿可能发生感染。感染的常见部位多在肺、尿路、腹腔、静脉导管或其他部位的伤口。易感因素包括皮肤黏膜的完整性受损,创伤性检查、导管留置及预防性使用抗生素等。

(2)多尿期:当尿量＞2500mL/m^2 时即进入多尿期,肾功能逐渐恢复,血 BUN 及 Cr 下降,毒物积蓄所引起的各系统症状减轻。在多尿期易出现脱水及低血钾、低血钠。

(3)恢复期:多尿期后尿量渐恢复正常,血 BUN、Cr 逐渐正常,肾小管浓缩功能和酸化功能亦逐步恢复,少数可遗留不同程度的肾功能损害,表现为慢性肾功能不全,需维持透析治疗。

3.辅助检查

(1)血常规:常见血红蛋白及红细胞轻度降低。

(2)尿液检查:尿常规常见尿比重减低和蛋白尿。沉渣镜检可见红细胞、白细胞及管型。如为肾前性因素所致者,早期尿比重常偏高,尿沉渣镜检及尿蛋白定性多无异常发现;肾性因素所导致者常有明显的蛋白尿及沉渣镜检的异常。

(3)血生化测定:少尿期改变最为显著,常见尿素氮、肌酐明显上升,碳酸氢根明显下降,可出现多种电解质紊乱,以高钾及低钠最为多见。多尿期早期也多有明显的代谢性酸中毒和氮质血症,血电解质常有异常改变,尤其易发生低钾或高钠异常。

(4)超声波检查:可观察肾脏大小,同时可提示有无肾脏结石及肾盂积水。如检查显示肾脏大小正常,有明显肾盂积水,则强烈提示肾后性病因。

(5)腹部 X 线平片:用于观察肾脏大小,同时能发现阳性结石。

(6)肾穿刺:适应证为原因不明的急性肾实质性肾衰,可了解肾脏病变的病理类型及程度,有助于制订治疗方案及判断预后。

(三)鉴别诊断

1.肾前性肾衰竭与肾性肾衰竭的鉴别

对于肾衰竭患儿,应进一步确定其是肾前性还是肾性肾衰竭,因为两者的处理原则不同。当可能为脱水、血容量不足时,可做补液试验:2∶1 液体,15～20mL/kg 快速输注(半小时输完)。若尿量明显增加,则为肾前性少尿;若尿量＜17mL/kg,则可能为肾实质性肾衰。如果补液试验后无反应,可使用 20% 甘露醇 0.5～1g/kg(或呋塞米 1.5～3mg/kg),在 20～30 分钟推注。若尿量＞40mL/h 则表明为肾前性,需继续补液改善循环;若尿量增加不明显,则表明为肾实质性肾衰,临床上常参考一些数据来进行鉴别。

2.抗利尿激素分泌异常综合征

抗利尿激素分泌异常综合征(SIADH)可由机械通气时静脉回心血量减少引起,也可因颅内高压、颅内出血或药物引起。这类患儿尿量显著减少,但血 BUN 及肌酐正常,血清钠、血清渗透压非常低而尿钠、尿渗透压明显增高。

3.腹内压增高引起的少尿或无尿

动物实验证明,当腹内压为2kPa(15mmHg)时可引起少尿,在4kPa(30mmHg)时可引起无尿。腹内压增高所引起的少尿或无尿是由于下腔静脉压升高而非下尿路梗阻。临床上腹内出血、紧缩腹带、新生儿脐疝修补术、巨大脐疝还纳术后都可引起腹内压的急剧升高而造成少尿或无尿。

(四)治疗

对急性肾衰竭总的治疗原则是去除病因,维持水、电解质及酸碱平衡,减轻症状,改善肾功能,防止并发症发生。对肾前性ARF,主要是补充液体、纠正细胞外液量及溶质成分异常,改善肾血流,防止演变为急性肾小管坏死。对肾后性ARF应积极消除病因,解除梗阻。无论是肾前性肾衰竭还是肾后性肾衰竭,均应在补液或消除梗阻的同时,维持水、电解质与酸碱平衡。肾实质性ARF治疗方案如下:

1.鉴别少尿原因

可以试探性补液(用2:1液)或应用利尿疗法。

(1)补液:3:1液,20mL/kg,30分钟有尿则为肾前性,无尿则为肾性。

(2)利尿疗法:20%甘露醇0.5~1g/kg(或呋塞米1~2mg/kg),静脉注射。若1~3小时尿量达6~10mL/kg,则为肾前性;仍无尿则为肾性。

2.少尿期治疗

(1)严格控制液体入量

①24小时入量=日需量+显性丢失量+前一日尿量。

②入量包括口服、静脉和药物等的总液量。

③显性丢失量包括吐、泻、引流液和渗出液量等。

④日需量按:1~10kg为25mL/kg;11~20kg为[250mL+12×(体重-10)]kg;21kg以上为[370mL+6×(体重-20)]kg。

(2)热量及蛋白质入量

给予基础代谢热量:儿童30cal/(kg·d),婴儿50cal/(kg·d)。蛋白质以优质蛋白为主,0.5~1g/(kg·d);不能口服者,给予静脉营养。

(3)纠正高钾血症

①避免高钾饮食。

②避免输入含钾液体。

③给予足够热量,防止组织分解。

④血钾升高达6~7mmol/L以上或出现明显症状时:a.可给予10%葡萄糖酸钙0.5~1mL/kg拮抗钾对心肌的毒性;b.5%碳酸氢钠2~5mL/kg静脉注射,促使钾进入细胞内;c.静脉滴注葡萄糖液和胰岛素,每4g葡萄糖配1单位胰岛素;d.血钾持续升高时,应进行血液净化疗法。

(4)纠正酸中毒:轻度酸中毒不必特殊治疗,严重酸中毒应给予碳酸氢钠治疗。5%碳酸氢钠1mL/kg可提高HCO_3^- 1mmol/L,以后根据血生化或血气分析结果调整:所需碱性溶液的量(mmol 数)＝剩余碱(BE)负值×体重×0.3,先给计算量的一半。如出现难以纠正严重酸中毒,则应采取血液净化。

(5)纠正低钠血症:通常为稀释性,不需特殊治疗。如血钠低于 120mmol/L,又伴有明显症状,可补充 3%氯化钠,12mL/kg 可提高血钠 10mmol/L,一般先给一半,然后根据复查结果及症状再给另一半剂量。

(6)净化血液:治疗急性肾衰的最有效措施,凡上述治疗无效者均应尽早进行血液净化。血液净化的指征:①血浆尿素氮＞28.56mmol/L,或血浆肌酐＞530.4mmol/L;②血钾≥6.5mmol/L或心电图有高表现钾,严重酸中毒,血浆 HCO_3^-＜12mmol/L;③严重水潴留,有肺水肿、心力衰竭;④尿毒症症状明显,少尿 2～3 天,有周围神经或精神症状者。根据病情,可选用腹膜透析、血液透析、连续性血液滤过三种方式。

(7)高血压的处理

①酚妥拉明 1～10μg/(kg·min),静脉注射输入。

②硝普钠 1～12μg/(kg·min),静脉注射持续输入。

③巯甲丙脯酸 1～2mg/(kg·d),口服。

④利尿治疗可用呋塞米 0.1～0.4mg/(kg·h)持续泵注。

⑤应尽快消除病因,防止感染。

3.多尿期治疗

(1)注意水、电解质及酸碱平衡。

(2)防止感染。

(3)增加钾及富含蛋白饮食。

(4)避免损害肾脏的一切因素。

(5)纠正贫血。

4.恢复期治疗

应注意休息,补充营养并坚持随访肾功能与影像学变化,直至完全正常。

5.原发病的治疗

对肾小球疾病及间质小管疾病、肾血管疾病所引起的急性肾衰竭进行治疗,还应针对原发病进行治疗。

二、慢性肾衰竭

慢性肾衰竭(CRF)是指各种原因造成的慢性进行性肾实质损害,呈进行性不可逆转的肾小球滤过率下降,导致氮质血症、代谢紊乱和各系统受累的临床综合征。当进展到需肾透析或移植方可维持生命时称为终末期肾病(ESRD)。CRF 小儿中的发生率国内尚无确切数据,国外报道为每百万人口中有 4～5 人。

(一)病因

慢性肾衰竭的病因以各种原发性及继发性肾小球肾炎占首位,其次为泌尿系统先天畸形(如肾发育不良、先天性多囊肾、膀胱输尿管反流等)及遗传性疾病(如遗传性肾炎、肾髓质囊性病、Fanconi 综合征等)、全身性系统疾病中以肾小动脉硬化、高血压及结缔组织病等多见。近年来,肾间质小管损害引起的 CRF 也逐渐受到人们的重视,糖尿病肾病、自身免疫性与结缔组织疾病及肾损害引起的 CRF 也有上升趋势。Topel 统计欧洲 37 个肾移植中心总结的 286 例 15 岁以下儿童肾移植病例,其终末期肾病的分布为:慢性肾小球肾炎 52.3%,慢性肾盂肾炎 20.8%,遗传性肾病 8.0%,血管性肾病 4.5%,多囊肾 3.0%,药物性肾病 2.4%,先天性肾发育不全 1.6%,其他(包括胱氨酸沉积症、草酸盐沉积症、Alport 综合征及溶血尿毒综合征)7.4%。然而,要注意到,反流性肾病是小儿终末期肾衰竭的重要原因之一。有资料表明,在小儿慢性肾功能不全的病因中,虽然获得性肾小球疾病仍占重要地位(占 45.9%),但它已与先天性和遗传性肾脏疾病平分秋色(占 45.9%)。其常见病因中,获得性肾小球疾病的比例下降(66.7%～45.9%),先天性和遗传性肾脏疾病的比例明显增加(33.3%～45.9%)。结合 20 世纪 70 年代中期起的国外统计资料,也发现由获得性肾小球疾病引起的慢性肾功能不全逐渐减少,取而代之占主导地位的是先天性和遗传性肾脏疾病。后者在发达国家所占的比例高,而在发展中国家所占的比例相对低。

(二)发生机制

有关慢性肾衰竭的发病机制,历年来先后提出过"尿毒症毒素学说""矫枉失衡学说""肾小球高滤过学说""脂肪代谢紊乱学说""肾小管高代谢学说"等,近年来又有人提出"蛋白尿学说"、"慢性酸中毒学说"以及高蛋白饮食、肾内低氧对肾功能的影响等。加强 CRF 的发病机制、重视延缓 CRF 病程进展的研究,已成为重要课题。

1.健存肾单位的血流动力学改变

肾单位受损或失用后,剩余健全的肾单位一系列适应性改变即负担起全肾功能性代偿及小球、小管各部分间的适应,部分健存肾单位功能高于正常,引起单个肾单位的肾小球滤过率增高、肾小球毛细血管压力增加、内皮细胞增生、系膜区基质增多、小球体积增大,逐步出现肾小球硬化。

2.矫枉失衡学说

20 世纪 60 年代末 70 年代初,Bricker 等根据 CRF 的一系列临床和实验研究结果,提出了矫枉失衡学说。这一学说认为,CRF 时体内某些物质的积聚,并非全部由于肾清除减少所致,而是机体为了纠正代谢失调的一种平衡适应,其结果又导致新的不平衡,如此周而复始,造成了进行性损害,成为 CRF 患者病情进展的重要原因之一。CRF 时甲状旁腺素(PTH)升高造成的危害是本学说最好的证据。随着鸟嘌呤核苷酸释放因子(GRF)降低,尿磷排泄量减少,引起高磷血症。由于血清中钙磷乘积的升高,一方面使无机盐在各器官(包括肾脏)沉积,出现软组织钙化;另一方面,低钙血症又刺激了 PTH 的合成和分泌,代偿性促进尿磷排泄并升高血钙。但对甲状旁腺的持续性刺激则又导致甲状旁腺的增生及继发性甲状旁腺功能亢进(SHP),从而累及骨骼、心血管及造血系统等。矫枉失衡学说对于进一步解释各种慢性肾脏疾病进展的原因,加深人们对 CRF 时钙磷代谢紊乱及 SHP 发病机制的认识具有重要意义,因此一直为各国学者所推崇。近 30 年来,这一领域的研究取得了重大进展和新的提高。首先,磷的潴留并非产生 SHP 的始动因素;只有当肾衰竭进入晚期(GFR<20mL/min)时,患者才出现磷的潴留。高磷血症不仅可以通过低钙血症,还可以通过其他途径直接或间接促进 PTH

的分泌。磷对甲状旁腺还可能具有直接作用,因为低磷饮食可在血清中钙和 $1,25-(OH)_2D_3$ 浓度无变化的情况下,降低 PTH 及其前体 PTHmRNA 的水平。其次,低钙血症也并非引起 SHP 的唯一直接原因。除了低钙血症外,还有其他重要因素参与了 SHP 的形成。现已证实 SHP 的发生和发展最重要的机制是:①$1,25-(OH)_2D_3$ 的缺乏和甲状旁腺对 $1,25-(OH)_2D_3$ 的抵抗;②血钙水平对 PTH 分泌的调控作用减弱,即所谓调控点(指降低血清 PTH 水平至 50%所需的钙离子浓度)上移,骨骼对 PTH 提高血钙的调节作用存在抵抗,加重了低钙血症;③肾脏对 PTH 的降解作用障碍,使血循环中残留的 PTH 片段增加等。最近的研究表明,口服补充生理剂量的 $1,25-(OH)_2D_3$ 并不能完全抑制 PTH 的分泌,而仅仅在应用 $1,25-(OH)_2D_3$ 冲击治疗导致体内超生理浓度时才能完全抑制 PTH 分泌,因此有学者提出甲状旁腺对 $1,25-(OH)_2D_3$ 存在抵抗。现已知甲状旁腺的主细胞中存在维生素 D 特异性受体(VDR),CRF 时这种受体的密度和结合力均降低,使 $1,25-(OH)_2D_3$ 作用下降。

3.尿毒症毒素

目前已知的尿素、多胺类、胍类、中分子量物质及甲状旁腺素在尿毒症期血浓度都增高。它们对心脏、促红细胞生成素、Na-K-ATP 酶、神经、肌肉以及血小板聚集代谢等均有一定毒性。

4.肾小管间质损伤

肾小管间质病变与肾小球疾病进展的关系已受到重视。这种肾小管间质的形态学上的变化,如肾小管萎缩、肾间质细胞浸润及间质纤维化一旦发生后,则进一步通过小管内阻力增加、正常的管球反馈功能丧失以及不能维持正常的渗透梯度等功能改变,加剧肾功能恶化。

5.饮食影响

膳食中高蛋白摄入可使入球小动脉扩张,加剧肾小球的高灌注损伤,并可加剧蛋白尿。膳食中盐过高除影响全身血压外,还可致肾小球容积加大和硬化;磷的摄入亦应限制,低磷饮食可防止钙磷盐沉积于血管壁和组织,抑制甲状旁腺的分泌。高脂血症除影响内皮细胞外,还刺激肾小球系膜的增生及细胞外基质的积聚,而易发生肾小球硬化。

6.肾素-血管紧张素系统(RAS)

在肾脏病进展中,血管紧张素Ⅱ(AⅡ)的作用也受到重视。AⅡ可通过以下机制导致或加重肾脏病的进展:①作为一种血管活性物质,优先收缩肾小球出球小动脉,引起肾小球高滤过损伤;②可使系膜细胞收缩影响肾小球超滤系数;③促进水盐重吸收和兴奋肾交感神经;④作为促肾生长因子,除使系膜细胞增生肥大外,还能刺激其他血管活性物及细胞因子(如 $TGF-\beta_1$)产生,导致细胞外基质进行性积聚;⑤抑制细胞外基质的降解;⑥因引起肾小球高滤过而加重蛋白尿;⑦促进肾小管上皮细胞氨的产生,后者又通过激活补体引起肾损伤;⑧促进肾小管上皮细胞钠的重吸收,增加肾组织氧耗,引起肾组织氧供相对不足,加重肾损害。

（三）临床表现

1.电解质、酸碱代谢失常

(1)水代谢:早期由于浓缩功能减退,尿量不减少或反而增多,晚期尿量才有减少,终末期可发展到无尿。患者对水代谢调节能力减退,当水分摄入过多时,易在体内潴留并形成稀释性低钠血症,摄入过少时也易引起体内水分不足。

(2)钾代谢:有高钾血症趋势,细胞内钾的积聚与 Na-K-ATP 酶活力下降有关。高钾血症可随外伤、手术、麻醉、输血、酸中毒及突然更改饮食等而加剧,慢性肾衰时血钾升高是一方面,但总体钾的存储量仍降低,所以保持钾的正常平衡仍是重要的。

(3)钠代谢:CRF 可以维持钠正常平衡状态相当长时间,这与健存肾单位及利钠激素等体液因子有关。

①钠消耗型:盐分丢失型肾病因细胞外液的缩小及低血压等均有钠的丢失。很多疾病可引起盐分丢失,如肾盂肾炎、肾髓质囊性病、肾积水及间质性肾炎等,这类患者的集合管往往不能吸收运输过来足够量的钠盐而出现低钠。

②钠潴留型:当摄入钠过多时,不能正常排泄以致钠潴留,体内细胞外容量增加,易发生高血压、肺充血与心脏扩大,甚至心力衰竭。

(4)酸碱平衡:慢性肾衰竭患者早期肾小管合成氨的代偿能力未完全丧失。当病情进展,健存肾单位进一步减少,GFR <20mL/min 时肾脏排泄有机酸能力下降、排氨能力减低,引起酸中毒。当血 pH<7.25 时要警惕合并酮症酸中毒。

(5)其他电解质:慢性肾衰竭患者不能充分排泄氯离子,高氯血症与钠浓度成正比,血钙浓度往往降低,慢性肾衰竭患者常能忍受低血钙而不致搐搦,这些患者的肠道钙的吸收能力下降,口服活性维生素 D 可提高血钙浓度。当 GFR<20mL/min 时,血镁可升高,尿排泄镁减少。这些患者多数无症状,不需处理。当血镁较高(超过 2mmol/L)有临床症状时则可应用排钠利尿剂,促镁排出、纠正脱水,必要时给予透析疗法。GFR<20mL/min 时,血磷升高较明显,病情进展到肾脏,排磷进一步减少。

2.血管系统症状

(1)高血压,常见原因有:①GFR 下降、NO 分泌减少,使 VDML 血管减低的髓脂质下降,引起细胞外容量增加、心搏出量增加,继而外周阻力增加、血管壁增厚;②肾素、血管紧张素及醛固酮系统活跃,肾素分泌过多。

(2)心包炎:尿毒性心包炎似由不明的生化物质、尿酸沉积及代谢异常所引起,属纤维性心包炎,有渗出、出血,可闻及心包摩擦音,偶发生心包填塞。

(3)心肌病:可在晚期出现,有不同程度的心肌肥厚、间质纤维化、心肌钙化、草酸盐沉积。临床表现为心脏扩大、心输出量减少、各种心律失常。

3.胃肠系统症状

胃纳减退,常见有呕吐及恶心等症状,加重了水、盐代谢及酸碱平衡紊乱,负氮平衡加剧,对钙的吸收下降。另外,消化道出血也较常见,由黏膜有弥散性小出血点炎症及溃疡引起。

4.精神神经症状

有乏力、失眠、激惹、压抑、记忆力减退或反抗心理行为。尿毒症伴有继发性甲状旁腺功能亢进时可使脑细胞钙离子浓度增高,出现不正常脑电图。临床可有谵妄、木僵,甚至昏迷。周围神经症状如痛性肢体麻痹,深腱反射消失,肌肉软弱、痉挛甚至感觉消失,被认为与体内中分子物质积聚有关。

5.血液系统症状

(1)贫血:呈正血色素、正细胞性贫血,随肾功能减退而加剧。主要与肾脏产生促红细胞生成素减少有关,其次为红细胞寿命缩短,饮食中铁及叶酸摄入不足也参与一定因素。另外,中性粒细胞趋化性改变,淋巴细胞功能受抑制,免疫功能降低。

(2)出血倾向:可有鼻出血,损伤后出血不止。消化道出血与出血时间延长、血小板功能异常、黏附聚集能力降低及第三因子释放减少有关。

6.糖、蛋白质及脂肪代谢障碍

CRF 时肾脏清除胰岛素能力减退,血中胰岛素升高。慢性肾衰竭患者一般都有负氮平衡、血浆及细胞内游离氨基酸谱异常及低白蛋白血症。血甘油三酯增高、低密度脂蛋白增高、高密度脂蛋白降低,可能与脂蛋白酯酶及肝酯酶活性下降有关。

7.其他症状

GFR 降到一定程度时可有高尿素血症及高尿酸血症,表现为皮肤瘙痒,伴色素沉着,身上散发一股尿毒症臭味,这与尿素分泌增加排出减少有关。CRF 患者由于营养不良,免疫功能低下,易罹患各种感染。小儿由于摄入不足及内分泌紊乱等因素可有生长发育迟缓或发生肾性佝偻病。

(四)诊断与鉴别诊断

慢性肾衰竭发展到晚期各种症状明显时容易诊断,重要的是认识早期的慢性肾衰竭,设法延缓肾功能进行性恶化。慢性肾衰竭分期:①肾功能不全代偿期,血肌酐为 $110\sim177\mu mol/L$ ($1.2\sim2mg/dL$),GFR 剩余 $50\%\sim80\%$,无临床症状;②肾功能不全失代偿期(氮质血症期),血肌酐为 $178\sim445\mu mol/L$($2\sim5mg/dL$),GFR 剩余 $25\%\sim50\%$,可有轻度贫血、酸中毒、夜尿及乏力;③肾衰竭期(尿毒症期),Cr 为 $446\sim707\mu mol/L$ ($5\sim8mg/dL$),GFR 剩余 $10\%\sim25\%$,有明显消化道症状及贫血体征,可有代谢性酸中毒及钙、磷代谢异常;④终末期肾病,Cr 大于等于 $708\mu mol/L$($8mg/dL$),GFR 剩余小于 10%,有各种尿毒症症状,包括消化、神经及心血管各系统功能异常,水、盐代谢紊乱,酸碱失衡明显,严重贫血。

目前临床上多使用慢性肾脏疾病(CKD)概念。CKD 的定义:①肾损害(病理、血、尿及影像学异常)$\geqslant3$ 个月;②GFR$<60mL/(min\cdot1.73m^2)$,持续时间$\geqslant3$ 个月。具有以上两条的任何一条者,就可以诊断为 CKD。CKD 分期:1 期 GFR$>90mL/(min\cdot1.73m^2)$;2 期 GFR $60\sim89mL/(min\cdot1.73m^2)$;3 期 GFR $30\sim59mL/(min\cdot1.73m^2)$;4 期 GFR $15\sim29mL/(min\cdot1.73m^2)$;5 期 GFR$<15mL/(min\cdot1.73m^2)$。5 期即为尿毒症期。

引起 CRF 病因有多种,如为由肾小球疾病引起者多有水肿,尿液异常者较易诊断。但部分患者症状隐匿,无明显肾脏疾病史,某些症状如纳差、不爱活动、夜尿或遗尿等症状无特异性。也有因贫血待查、难治性佝偻病、生长发育迟缓以及多饮多尿而来就诊者,则需经仔细的体检、尿液检查(包括比重)及血生化肾功能等测定以及时检出 CRF,并尽量寻找病因。如为由泌尿系先天性畸形的肾发育不良、多囊肾及遗传性疾病如 Alport 综合征引起的肾衰竭,发病年龄较早,$1\sim2$ 岁即出现症状。此类患者常无水肿,以身材矮小及肾性骨病较多见。肾小球疾病引起的 CRF 多见于较大儿童,常大于 5 岁,可伴贫血、高血压及水肿,有中等量蛋白尿、血尿及低比重尿或合并继发性尿路感染。肾衰竭的急性发作尚需与急性肾衰竭相鉴别,两者的临床表现相似,病因及诱因也有部分相同,但大多数急性肾衰竭预后良好,少部分患者恢复期后可逐渐发展到 CRF。由于先天性或遗传性肾脏疾病而致慢性肾功能不全的,小儿明显多于成人,并且小儿以先天泌尿系统发育异常为多,而成人的先天性或遗传性肾脏疾病则主要见于先天性多囊肾。

(五)治疗

虽然造成慢性肾功能不全的一些原发病尚无特异治疗,但有相当一部分因素引起的肾功能损害是可逆的,如感染、尿路梗阻、脱水及有效循环血量的减少等,及时去除诱因,肾功能仍有部分或全部恢复的可能。有些治疗能延缓慢性肾功能不全的发展。鉴于经济的原因,目前国内仅少数单位开展肾脏替代治疗,对于小儿慢性肾衰竭的治疗,多为对症处理。因此,重点应做到早期诊断、明确病因、纠正代谢紊乱、防治并发症,避免引起肾功能急剧恶化的诱因发生等。

1.饮食疗法

低蛋白摄入为传统疗法,因肾功能减退到一定程度时不能有效排出蛋白分解产物,高蛋白饮食必然加重氮质血症。但小儿处于生长发育阶段,故需供给一定量优质蛋白质(必需氨基酸含量较高的食物),减少植物蛋白的摄入。根据 GFR 下降程度计算摄入蛋白质的量为 $0.5 \sim 1.5 g/(kg \cdot d)$;主食以麦淀粉、红薯、芋芳及土豆等含蛋白较低的食物替代部米、面,有利于促进肠道内尿素氮的吸附,后由大便排出;蔬菜、水果一般不予限制。有高钾血症时避免水果过分摄入;补充必需氨基酸并配合低蛋白饮食,摄入体内后可利用含氮代谢产物,促进蛋白质合成,减轻氮质血症,维持正氮平衡。常用的口服药有肾灵片(含 9 种必需氨基酸),也称开同片;静脉滴注的有肾必氨(含 9 种必需氨基酸)注射液。

2.纠正水、电解质紊乱及酸碱平衡失调

对有水肿、高血压、心功能差及少尿、无尿者应严格限制摄入量。当有吐、泻或消化道失血等脱水、休克现象应立即予以纠正,以保证肾小球的有效肾血流量及滤过率。对慢性肾衰竭患者均需适当限制钠盐的摄入,成人不超过 5g/d,小儿依次酌减。

对伴有稀释性低钠血症,如血钠不低于 120mmol/L,无临床症状者,一般不需补钠;血钠<120mmol/L 伴有低钠症状时,可口服氯化钠 2～4g/d 或用氯化钠静脉滴入。计算公式为(130－患者的血钠毫克当量数)×0.6×体重(kg)＝所需钠毫克当量数。常用 3% NaCl,1mL 3% NaCl 含钠 0.5mmol,先给总量的 1/2,以后根据血压、心脏及复查血钠决定是否再补。尿毒症时血钾常在正常高限,若血钾＞6.0mmol/L,则需予以治疗。常用药物有 10% 葡萄糖酸钙,每次 0.5～1mL/kg,静脉缓注;或 5% 碳酸氢钠,每次 3～5mL/kg,静脉滴注。当血钾＞6.5mmol/L 或心电图有高血钾心肌损害时需给透析治疗。轻度酸中毒不予处理。当 TCO_2<13mmol/L 伴临床症状时应予治疗,口服 Shohl 氏溶液枸橼酸 70g 加枸橼酸钠 50g,以蒸馏水冲到 500mL,1mL 混合液含 1mmol 钠,按钠 2～3mmol/(kg·d)给予;或用 5% $NaHCO_3$ 静脉滴注,用量按公式(30－缓注实测得的 TCO_2 数)×0.5×体重(kg)＝所需的 5% $NaHCO_3$ 毫升数计算,先给 1/2～2/3 量,以后根据血压、水肿程度、心功能及 TCO_2 和随访的数据决定是否需继续纠正酸中毒。高磷血症应限制磷的摄入和使用结合剂,常用药物为碳酸钙;适当补充铁、锌,避免铝的摄入。

3.各系统症状处理

(1)处理肾性骨病:定期监测血钙、血磷,并防止甲状腺功能过度亢进及骨骼外钙化治疗。

控制高血磷,使用磷结合剂;补充钙盐,如碳酸钙、乳酸钙或葡萄糖酸钙,同时加用活性维生素 D_3,常用有双氢速固醇或 $1,25\text{-}(OH)_2D_3$(Rocaltrol),剂量为每日 1 次 $0.25\mu g$/片,逐渐过渡到隔日 1 次或每周 2 次口服;每 2 周随访血钙,当血钙达 $11mg/dL$($2.75mmol/L$)时应减量或停服。

(2)控制高血压:慢性肾衰竭高血压的基本处理原则为延缓肾衰竭的进展,其多数为容量依赖性,故需限制钠的摄入和使用利尿剂,常用药物有双氯噻嗪、氯噻酮及肼屈嗪等。当Ccr<$15mL/(min \cdot 1.73m^2)$时,一般利尿药往往疗效不高,可应用呋塞米,剂量由小到大,逐渐递增。常用降压药有:血管紧张素转换酶抑制剂(ACEI)中的蒙诺(福辛普利或贝那普利),此类药可扩张出、入球小动脉,但出球小动脉扩张更明显,从而使肾小球内压力降低,有利于延缓肾小球病变的进展,减少蛋白尿。β受体阻滞剂,通过抑制肾素而减少醛固酮分泌和水、钠潴留,起到降血压作用,临床应用的药物有普萘洛尔及阿替洛尔(苯氧胺)等。钙拮抗剂,使Ⅰ型钙通道活性降低,抑制钙离子进入血管平滑肌细胞,使血管平滑肌张力降低、全身动脉扩张、血压下降;临床常用药物有硝苯地平(硝苯地平)及维拉帕米等。已证明,控制了高血压的慢性肾脏病患者其 GFR 下降速度低于未控制血压的患者。

(3)改善贫血与出血:自从 20 世纪 80 年代应用重组人红细胞生成素(γHuEPO)治疗 CRF 患者的慢性贫血以来,基本上可使大多数患者不再接受输血。剂量为 $50\sim100U/(kg \cdot$次),隔天一次皮下注射。血细胞压积上升到 35% 时减为每周 2 次,使其维持在 35%~40%。注意:该药可使血黏度增加,血压升高。治疗期间需随访血清铁及转铁蛋白饱和度等各种参数,及时供应铁剂、叶酸及维生素 B_{12} 等。最近发现一种新的红细胞生成刺激蛋白(NESP),它为一种糖蛋白,半衰期是促红细胞生成素的 3 倍,用于治疗慢性肾衰竭中的贫血,可更有效地维持患者的血红蛋白浓度。有出血严重者应给予小量新鲜血或血浆治疗。透析疗法可改善血小板功能和血小板第三因子的释放,有助于减少出血。严重出血时可酌用抗纤溶止血剂。

(4)防止肾小管、间质损伤:肾小管受损重要原因之一是氨产生增加,可激活 C_3 直接引起肾间质炎性反应。若给予重碳酸钠碱性药物时,则尿中产氨下降、尿蛋白减少。理论上,碱性药物有保护肾小管、间质受损的作用。

晚期尿毒症到终末期 Ccr<5%时,若内科治疗不能见效,则只能通过透析疗法维持生命,以达最终肾移植目的。

第二节　泌尿道感染

尿路感染是由于病原体直接侵入泌尿道,在尿液中生长繁殖,侵犯泌尿道黏膜或组织而引起损伤。泌尿道感染可累及上、下泌尿道,其中肾盂肾炎为上泌尿道感染,膀胱炎和尿道炎为下泌尿道感染,因小儿时期泌尿道感染定位困难,故统称为泌尿道感染。下泌尿道感染可单独存在,上泌尿道感染则常伴发下泌尿道感染。

一、病因

引起泌尿道感染的病原体最常见的为细菌(大肠埃希菌是最重要的致病菌),可通过上行性感染(病原体由尿道口进入膀胱和肾盂)、血行性感染(病原体由呼吸道、消化道或皮肤、邻近器官经血液循环进入泌尿系统)、淋巴通路和邻近器官炎症直接蔓延,以及泌尿道器械检查污染而导致泌尿道感染。

二、临床表现

婴幼儿临床症状缺乏特异性,表现如下:

1. 3 月龄以下婴幼儿症状

发热、呕吐、哭吵、嗜睡、喂养困难、发育落后、黄疸、血尿或脓尿。

2. 3 月龄以上婴幼儿及儿童症状

发热、食欲缺乏、腹痛、呕吐、腰酸、尿频、排尿困难、血尿、脓血尿、尿液混浊等。

三、辅助检查

1. 实验室检查

(1) 尿常规检查:清洁中段尿离心沉渣中白细胞≥5 个/HPF,即可怀疑。血尿、蛋白尿、白细胞管型尿以及晨尿的比重和渗透压可减低。

(2) 试纸条亚硝酸盐试验和尿白细胞酯酶检测。

(3) 尿培养细菌学检查:清洁中段尿培养菌落数超过 10^5/mL 可确诊,$10^4 \sim 10^5$/mL 为可疑,小于 10^4/mL 系污染。对临床高度怀疑而尿普通细菌培养阴性者,应做 L 型细菌和厌氧菌培养。

2. 影像学检查

目的在于辅助定位,检查泌尿系统有无先天性或获得性畸形及了解慢性肾损害或瘢痕进展情况。

(1) B 超:建议伴有发热症状者均行 B 超检查。B 超检查主要是发现和诊断泌尿系统发育畸形。

(2) 核素肾静态扫描(DMSA):诊断急性肾盂肾炎的"金标准",可发现肾瘢痕。推荐在急性感染后 3~6 个月行 DMSA 以评估肾瘢痕。

(3) 排泄性膀胱尿路造影(MCU):确诊膀胱输尿管反流(VUR)的基本方法及分级的"金标准"。对于 2 岁以下的患儿,伴有发热症状者,无论男女,在行泌尿系 B 超检查后无论超声检查是否异常,均建议在感染控制后行 MCU 检查;超过 4 岁的患儿,B 超显像泌尿系统异常者需在感染控制后进行 MCU 检查。

四、诊断与鉴别诊断

年长儿膀胱刺激症状明显,常是就诊的主诉,结合实验室检查即可确诊。但对婴幼儿,特别是新生儿,由于尿路刺激征不明显或缺如,而常以全身表现较为突出,易导致漏诊。故对病因不明的发热患儿都应反复做尿液检查,争取在抗生素治疗前进行尿培养、菌落计数及药敏试验。完整的泌尿道感染的诊断过程应包括:①明确本次感染系初染、复发或再感染;②确定致病菌的类型及药敏试验;③明确有无泌尿道畸形(膀胱输尿管反流、尿道梗阻等);④感染的定位诊断,上泌尿道或下泌尿道感染。

泌尿道感染还需要与急性尿道综合征及肾小球肾炎、肾结核等鉴别,主要依靠尿液分析及尿培养确诊。

五、治疗

(一)一般治疗

急性期卧床休息,多饮水,饮食易消化、含足够热能和蛋白质食物。

(二)抗感染治疗

1.药物选择

(1)细菌性尿感根据尿感的定位诊断及病原选药:①上尿路感染选用血和肾浓度高的药物,下尿路感染选用尿浓度高的药物;②根据检查的病原菌及其药物敏感试验选药;③尽可能用低毒的药物。婴幼儿应采取积极有效的治疗,如伴有呕吐及精神萎靡者,建议静脉用药。应用头孢类抗生素,特别是第二、三代头孢菌素,有较好的效果,因氨苄西林耐药菌株有增多趋势,已有被安美汀(羟氨苄西林+β内酰胺酶抑制剂克拉维酸)替代趋势。氨基糖苷类静脉滴注要慎用,时间不可长。喹诺酮类药物抗菌作用较强,但7岁以下小儿慎用。SMZco和呋喃妥因适用于下尿路感染的治疗,一般用药5~7日。

(2)对真菌引起的尿路感染可用抗真菌药。

2.疗程

由于儿童膀胱炎和肾盂肾炎临床上不易区分,新生儿和小婴儿尿路感染合并畸形的比例较高,短程疗法,包括单剂量疗法和3天疗法,在儿童中均不宜推广。采用短程疗法的急性尿路感染儿童,其复发率和重新感染的机会均大于2周左右的常规疗法。只有年龄大于5岁、尿路没有畸形者,才考虑采用短程疗法。

急性初次上尿路感染者经有效抗菌治疗,多于2~3日高热渐降,尿常规迅速恢复正常,常规疗程为2周。对治疗恢复不顺利者应根据尿培养及药敏试验及时更换抗生素,疗程需4~6周。初次尿感痊愈后第1、2、3、6、12个月应随访中段尿培养及菌落计数至少1年。

3.复发和再感染的治疗

(1)急性尿路感染者经合理抗菌治疗,多数于数日内症状消失、治愈,但有50%的患儿可有复发,多在治疗后1个月内出现。常见的原因有:①抗菌药物选择不当,包括未选用针对致病菌敏感的药物和仅选用了肾组织内浓度低的药物,因而达不到有效的杀菌目的。②出现了耐药菌株,这在初次感染的患者中很少见,如初次治疗后72小时症状和菌尿未消失,应及时按药敏结果更换抗生素。③L-型细菌感染,占肾盂肾炎复发的20%,根据其仅能在肾髓质高渗条件下生存,可通过多饮水来降低肾髓质渗透压破坏其生存环境,同时选用红霉素和氯霉素等抑制蛋白质合成的药物重新治疗。④尿路结石:尿路结石的存在可为细菌提供有效的庇护所,逃脱抗菌药物的杀灭作用而得以幸存,常在治疗中止后,成为复发的病因。⑤病原菌除大肠杆菌外,变形杆菌是最常见的致病菌。在1岁以上的男童,初次感染的致病菌也以变形杆菌为主。对这些患者应按药敏选用抗生素,剂量要大,疗程要长,至少在6周以上。⑥若菌尿持续存在或经2次6周以上治疗仍频繁复发,则要选用长程低剂量抑菌疗法,以每晚睡前一次顿服为宜,剂量为常规治疗量的1/3~1/4,药物可选用SMZ+TMP、阿莫西林、头孢氨苄或呋喃妥因等或两种交替使用,以防产生耐药菌株,应持续1年或更长时间。

(2)再感染多发生在初次治疗后1个月以上,常见于女童,占再发性尿路感染的80%。再感染均为不同菌株或同一菌株不同血清型的大肠杆菌所引起,常合并有尿路梗阻和膀胱输尿管反流等尿路畸形。再感染的患者,应首先采用10~14天的常规治疗,如症状和菌尿消失,继之以小剂量抗生素预防重新感染,可供选择的药物有SMZ+TMP、呋喃妥因、阿莫西林或头孢氨苄等,剂量为常规治疗量的1/5~1/4。若10~14天的常规治疗无效,应延长疗程至6周,有效者继续以小剂量抗生素预防,无效者或当时有效但随后再感染频发者,宜选用长程低剂量抑菌疗法,方法同上,疗程至少1年以上;若确诊有尿路畸形,则需用至畸形被矫正或膀胱输尿管反流自行中止后1年为止。

4.无症状性菌尿的治疗

无症状性菌尿大多不需治疗,因为抗菌治疗并不能降低再感染的发生率。不过,如果患儿合并有尿路梗阻、膀胱输尿管反流等尿路畸形或继往感染留下肾内陈旧性疤痕,那么应给予积极治疗。否则,菌尿及并存畸形可促进旧疤痕的发展和新疤痕的形成,导致肾脏功能受损,肾性高血压形成,直至终末期肾衰竭。无症状菌尿的治疗,先采用10~14天常规疗法,菌尿转阴后,给予小剂量长期预防,药物选择、剂量和疗程与再感染患者的预防相同。

5.慢性肾盂肾炎的治疗

慢性肾盂肾炎常有肾皮质疤痕形成,并伴有肾乳头和肾盂肾盏的变形扩张或持续的肾功能损害和肾脏挛缩。慢性肾盂肾炎大多伴有膀胱输尿管反流,少数有尿路梗阻,不伴畸形者极少见。慢性肾盂肾炎的治疗包括内科保守治疗和外科治疗。对于有尿路畸形者或尿路梗阻者,应尽早手术。

6.尿路畸形的治疗

输尿管肾盂连接处狭窄或肾结石引起的肾盂积水,后尿道瓣膜和膀胱输尿管反流Ⅲ级以上应予手术治疗。

第三节 肾病综合征

肾病综合征(NS)是由于肾小球滤过膜对血浆蛋白通透性增高,大量血浆蛋白质自尿中丢失,导致一系列病理生理改变的一种临床综合征。该综合征表现有大量蛋白尿、低白蛋白血症、高脂血症、水肿,可由多种病因和病理改变引起。依是否有明确病因可区分为原发和继发二种;又视有无血尿、高血压、氮质血症、血中补体低下否,而进一步区分为肾炎型或单纯型。

病理可呈多种改变,小儿时期以微小病变多见。

一、临床表现和检查

1.临床表现

水肿常为主诉,为可凹性水肿。始自颜面,可及全身,甚至体腔积液,即伴胸水、腹水、心包积液。肾炎型者可有血压增高。

2.实验室和其他检查

(1)尿液检查:尿蛋白定性≥+++,定量 24 时≥50mg/(kg·d)。尿沉渣镜检常见透明或颗粒管型,还可见红细胞、肾上皮细胞。

(2)血液生化检查:血清白蛋白下降(<30g/L)、血脂增高、总胆固醇增高显著,此外,甘油三酯、极低密度脂蛋白(VLDL)和低密度脂蛋白(LDL)也常增高;血电解质一般正常,血钙有偏低倾向。

(3)肾功能检查:单纯型者多属正常。

二、诊断

1.临床诊断

肾病综合征虽多表现前述四大临床特点,确诊则以大量蛋白尿[定性≥+++,定量以大于或等于 50mg/(kg·d)为准]和低白蛋白血症(<30g/L)为必具条件。在诊断为肾病综合征后应区分原发或继发,对原发者需进一步区别单纯型及肾炎型。只具以上特点者为单纯型;凡具以下表现之一项或多项者即诊断为肾炎型:①尿中红细胞>10/HPF(两周内 3 次离心尿检查)。②反复出现或持续性高血压者,学龄儿童血压>17.3/12.0kPa(即 130/90mmHg)、学龄前儿童血压>16.0/10.7kPa(即120/80mmHg),并排除因应用糖皮质激素所致者。③氮质血症:血尿素氮>10.7mmol/L(30mg/dL),并排除血容量不足所致者。④血总补体活性或 C3 反复降低者。

根据泼尼松每日 1.5～2.0mg/kg 治疗 8 周时的效应而区分为:①激素敏感型(完全效应),指尿蛋白阴转者。②激素耐药(无效应),用药后尿蛋白定性≥+++。③激素依赖型,用药后虽可缓解,但减量或停药 2 周内复发,恢复用药或再次用药仍有效,并重复 3 次以上者。

2.病理诊断

典型表现的肾病综合征一般不需肾活检,一经临床诊断即应开始治疗。仅下述情况可考虑肾活检以获病理诊断:①激素耐药者;②不典型病例,如伴持续肉眼血尿或高血压者;③病程中肾功能急剧恶化或呈缓渐的肾功能减退者;④疑有间质性肾炎或有新月体形成者。

3.合并症的诊断

本征病程长、病理生理改变显著,又常采用糖皮质激素、免疫抑制剂等治疗,故易发生各种合并症。而后者一旦发生则病情进一步复杂,影响预后,严重者甚至死亡。常见者如下:

(1)感染:常见有呼吸道、尿路感染及皮肤感染。多种病原体如细菌、病毒、真菌均可致病。还需注意在长期应用糖皮质激素者体内结核病灶的活动或播散。

（2）高凝状态及血栓栓塞合并症：由周缘血管栓塞而引发的症状比较明显。肾静脉血栓形成如急性发生且累及双侧时则有腹痛、血尿、腹部偶可触及肿大肾脏，肾功能减退；如缓慢发生时仅呈持续不缓解的蛋白尿。

肺部血管受累时，轻者可无症状，重则咯血、呼吸急促，X线有浸润或梗死影，血气示低氧血症。

（3）电解质紊乱：常见低钠血症及低钾血症，并引起相应症状。此外多有低钙血症。

（4）低血容量休克：表现为体位性低血压，四肢末梢发凉、皮肤发花、脉细数、心音低钝、血压下降。在出现此类情况时，除考虑血容量减少的各种病因外，还需考虑有无肾上腺皮质的功能不足。

（5）急性肾（功能）衰竭：此可由于①持续的低血容量/肾灌注减少，终至肾小管缺血坏死；②肾间质水肿，大量管型阻塞肾小管致肾小囊静水压增高，肾小球有效滤过减少；③伴发了双侧肾静脉血栓；④伴发间质性肾炎；⑤病理类型于某些诱因（如感染）影响下恶化。该合并症表现为少尿、氮质血症、水和电解质紊乱及酸中毒。

（6）急性间质性肾炎：常系由药物所致过敏性间质性肾炎。表现有发热、皮疹、血中嗜酸细胞及IgE升高，尿中出现嗜酸性粒细胞；肾功能减退。

（7）肾小管功能异常：病程久者可见一定程度的肾小管功能紊乱，尤其是近端小管功能改变，表现为糖尿、氨基酸尿、肾小管性蛋白尿、尿中失磷和（或）失钾、肾小管酸中毒等。少数有浓缩功能障碍。

三、治疗

（一）一般治疗

1.护理要点

保持口腔清洁，加强皮肤护理；经常翻身，避免受压和擦伤，以防发生压疮。水肿显著或大量蛋白尿或严重高血压者均需卧床休息，病情缓解后逐渐增加活动量。在校儿童肾病活动期应休学。

2.营养管理

显著水肿和严重高血压时应短期限制水、钠摄入，病情缓解后不必继续限盐。蛋白质摄入1.5～2g/(kg·d)，以高生物价的动物蛋白为宜。在应用糖皮质激素过程中每日应给予维生素D 400U及适量钙剂。

3.心理评估与干预

患儿及监护人常有恐惧、忧愁、焦虑等心理失调表现，这不利于患儿疾病的治疗及康复，医生及患者家属应帮助患者克服不良的心理因素，解除其思想顾虑，避免负性情绪刺激，培养乐观情绪。

（二）对症治疗

1.水肿及电解质紊乱

对糖皮质激素耐药或未使用糖皮质激素而水肿较重伴尿少者可配合使用利尿药，但需密切观察出入水量、体重变化及电解质紊乱情况,应注意避免过度利尿诱发血容量不足及血栓形成。对钠、钾、钙、镁等电解质紊乱者应及时予以纠正。

2.高血压和(或)大量蛋白尿

如无禁忌证可选用血管紧张素转化酶抑制药,如福辛普利、依那普利等。

3.感染

感染既是 NS 常见的并发症又是其发病的诱因,但不主张预防性使用抗生素。对有细菌感染者,应视感染部位、程度及药敏试验结果,参照抗生素管理规范选用合适的抗生素。

(三)应用糖皮质激素

多采用中、长期疗法。先以泼尼松 2mg/(kg·d),最大量为 60mg/d。若 4 周内尿蛋白转阴,则自转阴后至少巩固 2 周方始减量;以后改为隔日 2mg/kg 早餐后顿服,继用 4 周;以后每 2～4 周减总量 2.5～5mg,直至停药,疗程必须达 6 个月(中程疗法)。开始治疗后 4 周尿蛋白未转阴者可继服至尿蛋白阴转后 2 周,一般不超过 8 周;以后再改为隔日 2mg/kg 早餐后顿服,继用 4 周;以后每 2～4 周减量一次,直至停药,疗程 9 个月(长程疗法)。

(四)应用免疫抑制药

1.环磷酰胺

一般剂量为 2.0～2.5mg/(kg·d),分 3 次口服,疗程 8～12 周,总量不超过 200mg/kg。或用环磷酰胺冲击治疗,剂量为 10～12mg/(kg·d),加入 5% 葡萄糖盐水 100～200mL 中静脉滴注 1～2 小时,连续 2 天,用药日嘱患者多饮水,每 2 周重复 1 次,累积量＜150～200mg/kg。

2.环孢素 A

3～7mg/(kg·d)或 100～150mg/(m²·d),调整剂量使血药谷浓度维持在 0.07～0.10μmol/L(80～120ng/mL),1 个疗程为 12～24 个月。

3.吗替麦考酚酯

20～30mg/(kg·d)或 800～1200mg/m²,分 2 次口服(最大剂量为 1g),1 个疗程为 12～24 个月。

4.他克莫司

0.1～0.15mg/(kg·d),维持血药浓度在 5～10μg/L,1 个疗程为 12～24 个月。

5.雷公藤多苷片

1mg/(kg·d),分 2～3 次口服,1 个疗程为 2～3 个月;或第 1 个月 2mg/(kg·d),第 2 个月 1.5mg/(kg·d),第 3 个月 1mg/(kg·d),3 个月为 1 个疗程。应用下一个疗程时一般应间隔 3 个月。

(五)应用免疫调节药

一般作为糖皮质激素应用辅助治疗,适用于常伴感染、频复发或糖皮质激素依赖者。如左旋咪唑 2.5mg/kg,隔日用药,1 个疗程为 6 个月。

第六章　神经肌肉系统疾病

第一节　化脓性脑膜炎

化脓性脑膜炎（以下简称"化脑"），是由化脓菌引起的脑膜炎症。本病常为败血症的一部分或继发于败血症，但也可作为一种局部感染而存在。本病主要发生在儿童时期，是常见的危害生命的感染性疾病之一，迄今仍具有较高的死亡率与致残率。早期诊断和及时、合理的抗生素治疗影响本病患儿的预后。

一、流行病学

1.发病率

本病发病率与年龄、社会经济状况、地理分布和免疫接种状况有关。近年来，由于抗生素的广泛使用，本病的发病率已有所下降。发达国家的发病率现为 4/10 万～5/10 万，而发展中国家仍高达 40/10 万～50/10 万，不同病原脑膜炎的发病随着免疫接种的实施而改变。随着新生儿加强监护技术的应用和生存率的提高，由院内感染引起的新生儿败血症和化脓性脑膜炎逐渐增多，院内感染成为其发病的主要原因。

2.病原学

在发达国家，新生儿化脑的主要病原菌仍是 B 群链球菌（GBS），其次为革兰氏阴性肠杆菌；在发展中国家，虽然革兰氏阴性肠杆菌及金黄色葡萄球菌仍是主要致病菌，但 GBS 脑膜炎的发病率也在逐渐增加。院内感染的细菌主要有克雷伯杆菌、沙门杆菌、肠杆菌、绿脓杆菌、黄质菌以及沙雷菌等。

3.发病的高危因素

①有明显的感染病灶，如脐炎、肺炎、肠炎、皮肤脓疱病以及中耳炎等；②围产因素，如早产儿、新生儿窒息、羊水早破或污染、母亲有产时感染或发热等；③解剖异常及脑脊液鼻漏等。

二、发病机制和病理

新生儿以及低龄儿童的免疫功能尚不成熟，血脑屏障通透性大，补体浓度低，中性多形核粒细胞吞噬及趋化功能差，血液循环相对旺盛，病原菌极易通过血脑屏障。大多数脑膜炎病例是由血行播散引起的，也可由脑脊膜膨出、神经管缺损、先天性窦道、胎儿头皮采血标本穿透伤或因胎内心电图监测致邻近播散所引起。另外，少数病例是由病原菌直接侵入脑膜引起的，如肺炎链球菌脑膜炎。

新近研究表明,细菌侵入脑脊液增殖、扩散和降解,释放毒素（G^-菌）或磷壁酸质（G^+菌），这些物质刺激炎性反应,激活星形胶质细胞、毛细血管内皮细胞和室管膜细胞,释放细胞因子如 TNF-α、IL-1β 以及血小板活化因子（PAF）等,引起多形核粒细胞黏附至毛细血管内皮细胞,释放氧化物质损伤内皮细胞,使毛细血管通透性增加、血脑屏障通透性增大,最终发生脑水肿、颅内压增高以及脑血流减慢等。

细菌进入脑膜,蛛网膜、软脑膜普遍受累,充血、水肿等炎性渗出,在脑组织表面和底部有脓性液体；同时可见血管炎、脑室内膜炎及脑实质炎症。因炎症后粘连,阻塞脑室孔,而产生脑积水。炎症侵犯视神经、面神经及听神经,可致失明、面瘫和耳聋。

三、临床表现

1.症状

（1）前驱症状:发病前数日常有急性上呼吸道感染症状或胃肠道症状,具有非特异性。

（2）全身感染中毒症状:大多数为暴发性或急性起病。主要表现出高热、惊厥、精神萎靡、疲倦、嗜睡、眼球活动障碍或肢体活动障碍、拒奶、呕吐、少哭、哭时声调高尖、少动、易激惹、情绪改变、行为异常,流行性脑脊髓膜炎时皮肤出现淤点、淤斑等。

2.体征

（1）生命体征:当疾病本身、疾病引起的严重并发症导致急性颅内压增高或病原菌直接侵犯脑干生命中枢时,可出现呼吸次数和（或）呼吸节律异常,心动过缓或心动过速、心律失常,血压过高或过低等血压不稳定、体温过高或过低等体温调节异常,引起循环障碍,足背动脉搏动和毛细血管充盈时间（CRT）异常。

（2）神经系统阳性体征:对于前囟未闭合的婴幼儿可出现前囟隆起、张力增高,脑膜刺激征阳性（颈抵抗,克氏征、布氏征阳性）。当细菌性炎症波及脑实质引起化脓性脑膜脑炎或者合并脑脓肿时会表现出脑实质受损的体征,即不同程度的意识内容和意识水平障碍,年长儿可出现高级认知功能损害的体征,如语言障碍、记忆力障碍、计算力障碍、注意力障碍、逻辑思维能力障碍等。在脑膜炎双球菌性脑膜炎中 70% 患者皮肤黏膜有淤斑、淤点,大小为 1～10mm。病情严重时淤斑、淤点会迅速扩大,甚至造成皮肤大片坏死。

四、辅助检查

1.一般检查

包括血常规、血培养、肝肾功能、血气分析、电解质、红细胞沉降率（ESR）、C-反应蛋白等。

2.脑脊液检查

脑脊液压力增高、外观混浊；白细胞数目明显增高,多数超过 1000×10^6/L,分类中以中性粒细胞为主；糖含量降低,常在 1.1mmol/L 以下,甚至为 0mmol/L；蛋白质含量增高,在 1.0g/L 以上；氯化物病程后期降低。脑脊液涂片中可发现阳性病原菌。在应用抗生素前行脑脊液培养阳性率高,病原学培养结果及药敏结果可为临床抗感染治疗提供重要的参考依据。

3.病原学检查

可使用对流免疫电泳测定抗原、酶联免疫吸附、乳胶凝集试验、免疫荧光抗体染色法、放射免疫等方法检测脑脊液中的细菌抗原、抗体。

4.影像学检查

包括头颅 MRI 或头颅 CT。定期检查除可以发现患者病变的部位、范围、性质等外,也可及早发现脑积水、硬膜下积液或积脓、脑脓肿、脑室管膜炎等合并症。

5.神经电生理检查

包括脑电图、脑干听觉诱发电位和颅内多普勒血流测定。患者有化脓性脑膜炎或化脓性脑膜脑炎时脑电图主要表现为高波幅慢波,呈弥散性或局灶性分布,部分患者可有尖波、棘波、尖-慢波或棘-慢波等癫痫样放电。肺炎链球菌引起的化脓性脑膜炎患者若治疗不及时会有听力受损的表现,脑干听觉诱发电位的应用使临床医生能够及早发现病变。经颅内多普勒血流测定可间接测定颅内压力,化脓性脑膜炎急性期出现脑水肿时,可通过此项检查监测颅内压力。

6.神经心理评估

对于出现高级认知功能损害的患者,需选择相应的神经心理评估量表套餐予以评估,如 H-R 成套神经心理测验、韦氏智力测验、韦氏记忆检测、Gesell 测验、语言功能评定等。

7.运动功能评估

对于出现运动功能损害的患者,需选择运动功能评估量表套餐予以评估。

五、诊断

急性起病,患者出现发热、呕吐、惊厥、意识障碍、易激惹等主要症状,脑膜刺激征阳性、前囟隆起,脑脊液常规、生化检查符合化脓性改变,脑脊液涂片和培养发现病原菌,结合患儿年龄特征可予以诊断。

六、并发症

1.硬脑膜下积液

本病治疗过程中脑脊液检查好转,而体温持续不退,临床症状不消失;病情好转后又出现高热、抽搐及呕吐。前囟饱满或隆起、硬脑膜下穿刺有黄色液体超过 1mL、颅骨透照及头颅 CT 有助于本病的诊断。

2.脑室炎

年龄越小,化脑的诊断和治疗越被延误者,脑室炎发病率越高。脑室炎临床可有以下表现:化脑患儿经常规治疗后,疗效和化验结果不见好转;病情危重,频繁惊厥,出现呼吸衰竭或脑疝;脑脊液培养出不常见细菌(大肠杆菌、流感杆菌以及变形杆菌等);颅内压增高,已排除硬脑膜下积液及化脓性脑膜炎复发者。本病确诊必须行脑室穿刺术取脑脊液检查。

3.脑性低血钠

由于炎症累及下丘脑和神经垂体(垂体后叶),可发生抗利尿激素不适当分泌,临床出现低钠血症及血浆渗透压降低,可使脑水肿加重而产生低钠性惊厥和意识障碍加重,甚至昏迷。

4.脑积水

表现为炎性渗出物阻碍脑脊液循环,可导致交通与非交通性脑积水;头颅 CT 扫描可以证实。

5.脑脓肿

表现为炎症感染、颅内高压征象明显、神经系统局灶定位体征出现,神经影像学检查可帮助诊断。

6.其他

脑神经受累可产生耳聋、失明;脑实质病变可致继发性癫痫及智力发育障碍。

七、治疗

(一)使用抗生素

遵循以下原则使用抗生素:尽早规则、静脉使用大剂量抗生素。对不同病原菌所致的脑膜炎采取不同足量疗程的抗生素治疗:致病菌不明的脑膜炎疗程为 10～14 天;革兰氏阴性杆菌及金黄色葡萄球菌脑膜炎的疗程为 21～28 天,而革兰氏阳性杆菌脑膜炎的疗程至少为 2 周。

1.病原菌尚未明确的脑膜炎

采用经验性用药:过去常用氨苄西林[300mg/(kg·d)]加氨基糖苷类,但后者的有效血浓度与中毒浓度比较接近,又不易进入脑脊液,且有耳和肾毒性。根据目前国内检出的病原体(以肺炎链球菌、脑膜炎双球菌及流感杆菌为主),用药首选头孢三嗪或头孢噻肟,头孢三嗪[100mg/(kg·d),分 2 次]具有广谱、高效、半衰期长、对革兰氏阴性杆菌作用效果好以及使用方便等优点,已成为治疗婴幼儿化脓性脑膜炎的常用药物,但其可与胆红素竞争白蛋白,有增加核黄疸的危险,在新生儿黄疸时少用。对其过敏者,用美罗培南替代治疗。

2.病原菌明确的脑膜炎

可参照药敏试验结合临床选用敏感的抗生素:GBS 首选氨苄西林或青霉素;葡萄球菌可选新青霉素 Ⅱ 或万古霉素;耐氨苄西林的 G⁻菌可选第三代头孢菌素,如头孢噻肟或头孢三嗪;绿脓杆菌首选头孢他定,次选头孢哌酮钠;厌氧菌可选甲硝唑和青霉素。

3.硬脑膜下积液

明确硬脑膜下积液时,应进行硬脑膜下穿刺放液,每次不超过 15mL;穿刺无效时可考虑手术治疗。

4.脑室膜炎

新生动物实验表明,病菌从脉络丛进入侧脑室再扩散至蛛网膜下隙。由于脑脊液循环由上至下单向流动,鞘内注射药物不易到达脑室,故现多不再用鞘内给药,可放保留导管于侧脑室注入抗生素。较多的国内外报道显示,脑室内给药可提高治愈率,减少后遗症,每次可用庆大霉素或阿米卡星 1～5mg、氨苄西林 10～50mg。

(二)降颅压

颅内压明显增高时可用呋塞米每次 1mg/kg 静推,20％甘露醇每次 0.5～1g/kg 快速静脉滴注。两者可交替应用,但不主张多用,因多次使用易使脑脊液黏稠,增加炎症后的粘连。

(三)肾上腺皮质激素的应用

近来有研究表明,当应用抗生素治疗化脑时细菌大量溶解可刺激机体产生更多的炎性介质,而加用地塞米松治疗可抑制上述炎性介质的产生,从而减轻炎症,减少细菌性脑膜炎的后遗症和病死率。一般选用地塞米松每次 0.1～0.2mg/kg,首剂最好在开始抗生素治疗前 15～20 分钟应用,以后每 6～8 小时 1 次,维持 2～4 天。建议:①流感嗜血杆菌脑膜炎者推荐使用;②大于 6 周龄的肺炎链球菌脑膜炎患儿,权衡利弊再考虑使用;③由其他病菌引起的脑膜炎,不建议常规使用高剂量地塞米松;④部分治疗后的脑膜炎患者,耐 β 内酰胺酶的肺炎链球菌脑膜炎以及小于 6 周龄的化脑患儿均不宜使用糖皮质激素治疗。

(四)支持疗法

1.维持水、电解质平衡

患者不能进食时应静脉补液,早期严格控制输液量(一般可用 70％的维持量),病初常因抗利尿激素分泌过多引起液体潴留而导致稀释性低钠血症,且常伴有脑水肿。

2.应用新鲜血或血浆

每次 10mL/kg,根据重症病情可少量多次应用。

3.输注丙种球蛋白

有资料表明,静脉输注丙种球蛋白在治疗化脑有一定疗效,推荐的剂量为 500mg/(kg·d),共 3～5 天。可能的作用机制如下:①提高血清和呼吸道 IgG 水平;②激活补体系统;③加强吞噬功能和 Fc 介导的黏附作用;④对细菌感染引起的免疫缺陷状态有调节作用;⑤通过调理及抗原物异性抗体,增强患儿对细菌的免疫反应。静脉输注丙种球蛋白的不良反应有皮肤潮红、恶心、呕吐、头痛以及呼吸短促等过敏反应,通常发生在输液早期,而且与静脉注射速度有关。

第二节　病毒性脑炎

中枢神经系统病毒感染的临床表现多种多样,以急性无菌性脑膜炎或脑炎最为常见。无菌性脑膜炎主要指病毒性脑膜炎,常见致病病毒为肠道病毒、Ⅱ 型疱疹病毒等,主要特征是脑膜刺激症状和脑脊液细胞数增多,预后大多良好。

一、临床表现

(一)症状

1.前驱症状

主要表现为呼吸道和消化道症状。特殊病毒感染时可有特殊症状,如单纯疱疹病毒感染时皮肤黏膜有疱疹;流行性腮腺炎病毒感染时有腮腺肿大;肠道病毒感染时皮肤(手、足、肛周或躯体其他部位)有皮疹,口腔黏膜有溃疡等。

2.常见症状

表现为发热、头痛、呕吐、惊厥、疲倦、嗜睡、昏迷等,部分患者表现出幻听、幻视、躁狂等精神症状以及性格行为异常、情绪异常等。

（二）体征

1.生命体征

病毒性脑炎引起颅内压增高时,可导致生命体征不平稳,如呼吸次数及呼吸节律等异常、心动过缓或心动过速等,血压升高或血压偏低等,体温异常波动、肢端循环不良,如 CRT 及足背动脉波动异常等。

2.神经系统阳性体征

颅内压增高时婴儿期前囟隆起和(或)头颅骨缝分离、头围增大,出现不同程度的意识障碍。年长儿可发现高级认知功能损害的体征,如语言障碍、记忆力障碍、计算力障碍、注意力障碍、逻辑思维能力障碍等。病情严重时可出现昏迷甚至死亡。

二、辅助检查

1.脑脊液检查

脑脊液压力一般会增高、外观清亮;白细胞数目正常或轻度增高,最高时一般不超过 $300 \times 10^6 / L$,分类以淋巴细胞为主,部分患者病程早期以中性粒细胞为主;蛋白质正常或轻度增高,糖和氯化物正常。脑脊液涂片和培养无异常。

2.病毒学检查

目前基本有 3 种方法:①病毒的分离和培养;②用 PCR 等检测病毒基因;③血清学和(或)病毒抗体检测,一般要求恢复期血清的抗体效价比急性期血清抗体效价升高 4 倍才有意义。

3.影像学检查

包括头颅 MRI 或 CT,可发现患者病变的部位、范围、性质等。

4.神经电生理检查

包括脑电图、脑干听觉诱发电位和经颅多普勒。病毒性脑炎时脑电图主要表现为高波幅慢波,呈弥散性或局灶性分布,部分患者可有尖波、棘波、尖-慢波或棘-慢波等癫痫样放电。

5.神经心理评估

对于存在高级认知功能障碍的患者,可选择相应的神经心理评估量表予以评估,如 H-R 成套神经心理测验、韦氏智力测验、Gesell 测验等。

三、诊断标准

通过综合分析流行病学、病史、主要症状及神经系统阳性体征,结合重要的辅助检查资料后予以诊断。

（1）临床上有疑似病毒感染所致脑实质受损征象(临床症状和体征)。

（2）脑脊液检查为非细菌性或其他特殊病原体改变,脑脊液中查找不到细菌、结核杆菌、真菌、寄生虫等感染的证据。

（3）脑电图呈现弥散性或局灶性异常,头颅 CT、MRI 等检查除外占位性病变,单纯疱疹病毒性脑炎和某些局灶性脑炎例外。

（4）血清病毒抗体滴度进行性升高，恢复期比急性期升高 4 倍以上。

（5）脑脊液查找到病毒抗原、特异性抗体。

（6）脑组织发现病毒。

目前一般认为只要具备 1～3 项即可作为临床诊断依据。

四、鉴别诊断

1.与中枢神经系统感染性疾病鉴别

（1）化脓性脑膜炎：不正规治疗后的化脓性脑膜或未彻底治愈的化脓性脑膜，其脑脊液表现可能会与病毒性脑炎相似。但结合病史、诊治经过、脑脊液病原学结果可以鉴别。

（2）结核性脑膜炎：当结核性脑膜炎急性起病时，容易与病毒性脑炎混淆。但结合患儿未接受卡介苗接种、有结核病患者接触史、有结核病中毒症状，身体其他部位有结核灶，PPD 试验结果异常，脑脊液中糖和氯化物降低、蛋白升高，脑脊液抗酸杆菌涂片阳性可予以鉴别。

（3）真菌性脑膜炎：真菌性脑炎一般为慢性起病，病程长，颅内压增高症状和体征明显，有剧烈头痛，脑脊液墨汁染色涂片可发现真菌。

（4）其他：注意与脑脓肿、寄生虫脑炎、支原体脑炎、衣原体脑炎等鉴别。

2.与中枢神经系统非感染性疾病鉴别

注意与中毒性脑病、脑肿瘤、急性播散性脑炎等鉴别。

五、治疗

（一）一般治疗

1.护理

对于昏迷卧床的患者，要定时翻身、拍背、吸痰，防止吸入性肺炎和压疮的发生。对于有惊厥发作的患者，将患者扶至床上，来不及就顺势使其躺倒，防止意识突然丧失而跌伤，迅速移开周围硬物、锐器，减少发作时对身体的伤害；将缠有纱布的压舌板放在患者上、下磨牙之间，以免咬伤舌头；使患者平卧，松开衣领，头转向一侧，以利于呼吸道分泌物及呕吐物排出，防止误吸入气管引起呛咳及窒息。

2.营养管理

由护士对患者的营养状况进行初始评估，记录在住院患者评估记录中。总分≥3 分，有营养不良的风险，需在 24 小时内通知营养科医生会诊，根据会诊意见采取相应的措施，防止营养不良；总分<3 分，每周重新评估其营养状况，病情加重应及时重新评估。

3.疼痛管理

由护士对患者的发热伴头痛等疼痛情况进行初始评估，记录在住院患者评估记录和疼痛评估及处理记录单中。评估结果应及时报告医生，疼痛评分在 4 分以上的，应在 1 小时内报告医生。未进行药物治疗及物理治疗的患者，疼痛评分为 0 分的，每 72 小时评估 1 次并记录；疼痛评分 1～3 分的，每 24 小时评估 1 次并记录；疼痛评分 4～6 分的，至少每 8 小时评估 1 次并记录；疼痛评分≥6 分的，至少每小时再评估 1 次并记录。对有疼痛主诉的患者随时评估。

（二）对症治疗

1.维持生命体征稳定

当患者存在呼吸衰竭、呼吸节律异常或呼吸困难时要给予氧疗,必要时给予机械通气、呼吸机辅助通气等高级技术生命支持;存在循环障碍时要及时纠正。

2.控制高热

可给予物理降温或化学药物降温。

3.控制惊厥

根据病情可选择使用地西泮、苯巴比妥等。

4.保证热量供给,维持水、电解质平衡

当患儿出现意识障碍或延髓性麻痹,存在吞咽困难、进食障碍,存在颅内压增高,使用脱水疗法时,要注意动态观察患儿的水、电解质情况,通过液体疗法维持水、电解质平衡,保证内环境稳定。如果病情需要,及时给予鼻饲喂养和静脉营养,保证热量供给。

5.控制颅内压增高

由脑实质炎性病变、脑水肿引起的颅内压增高可酌情使用甘露醇、呋塞米、白蛋白等药物,通过渗透疗法达到缓解颅内压增高、防止脑疝形成的目的。

6.使用肾上腺皮质激素

除外禁忌证后,危重急性期使用肾上腺皮质激素可抑制炎症反应,减轻脑水肿、降低颅内压。

7.其他治疗

当患儿存在尿潴留时可留置导尿管,注意清洁会阴部。对于昏迷患者,急性期及恢复期要定期翻身、拍背,防止吸入性肺炎、压疮;酌情活动下肢,防止深静脉血栓形成、关节挛缩畸形和骨质疏松等。

（三）病因治疗

对于单纯疱疹病毒性脑炎,可给予阿昔洛韦,每次 10mg/kg,每 8 小时 1 次,疗程为 1～2 周。对于其他病毒性脑炎,可根据病情,选择使用更昔洛韦、利巴韦林、静脉注射用免疫球蛋白等。

第三节 脑性瘫痪

小儿脑性瘫痪(CP,简称脑瘫),是发育中各种原因所致的非进行性脑损伤综合征,主要表现为中枢性运动障碍、肌张力异常、姿势及反射异常,并可同时伴有癫痫、智力低下、语言障碍、视觉和听觉障碍,以及继发性肌肉与骨骼问题。

一、流行病学

本病患病率(一般以每 1000 名活产儿中脑瘫患儿的数目来表示)在不同国家或地区患病

率不尽相同,西方国家脑瘫患病率为 1.5‰～2.5‰活婴;没有证据表明脑瘫患儿存在地区差别。20 世纪 80 年代以后,低出生体重新生儿脑瘫患病率呈上升趋势;具有早产、低出生体重、黑人种、多胎以及母亲高龄等特征者,脑瘫患病率较高。我国学者在 1997 年 5 月—1998 年 8 月对我国六省(区)小儿脑性瘫痪患病率进行了调查,共调查了 1～6 岁小儿 1047327 人,脑瘫的患病率为 1.92‰。

二、病因

脑瘫的病因很多,既可发生于出生时,也可发生在出生前或生后新生儿期。有时为多种因素所造成,约有 1/3 的病例虽经追查,仍未能找到病因。多年来一直认为,脑瘫的主要病因是早产、产伤、围生期窒息及核黄疸等,但存在这些病因的患儿并非全部发生脑瘫,故只能将这些因素视为有可能发生脑瘫的危险因素。Vojta 曾列出 40 余种可能发生脑瘫的危险因素,几乎包括了围生期及新生儿期的所有异常情况。近年国内外对脑瘫的发病原因进行了许多研究,如美国围生协会曾对 45 万名小儿自其母妊娠期直至出生后 7 岁进行了前瞻性的系统研究随访,显示脑瘫患病率为 4‰活婴,同时发现出生窒息并非脑瘫的常见病因,多数高危妊娠所娩出的小儿神经系统均正常。其他国家对痉挛性脑瘫进行的病因研究也表明,仅有不到 10% 的脑瘫患儿在分娩过程中出现窒息。同时也有较多研究证明,近半数脑瘫发生在存活的高危早产儿及低出生体重儿中。

因此,近年认为对脑瘫病因学的研究应转入胚胎发育生物学领域。对受孕前后与孕母相关的环境因素、遗传因素和疾病因素,如妊娠早期绒毛膜、羊膜及胎盘炎症、双胎等多因素的探讨;对这些因素所致的胚胎发育早期中枢神经系统及其他器官的先天畸形,脑室周围白质营养不良等多方面的研究。以上认为这些胚胎早期发育中的异常很可能是造成早产及围生期缺血缺氧的重要原因,而且是高危新生儿存活者以后发生脑瘫的重要基础。这些研究为脑瘫发病原因及今后早期干预提供了新的途径。

三、病理

脑瘫是一种综合征,可以由多种病因所引起,而病理改变与病因有关。各种先天性原因所致的脑发育障碍,常有不同程度的大脑皮质萎缩和脑室扩大,可有神经细胞减少和胶质细胞增生。早产儿缺血缺氧性脑病可引起室管膜下出血-脑室周围白质软化变性,可有多个坏死或变性区及囊腔形成;经内囊支配肢体的神经纤维区域(锥体束)常受累。核黄疸后遗症可有基底节对称的异常髓鞘形成过度,称为大理石状态。近年已发现一些脑瘫伴有癫痫的小儿,其脑组织有脑沟回发育不良、细胞移行异常和灰质异位等早期脑发育障碍。

四、临床表现

脑瘫临床表现多种多样,主要为运动功能障碍,均表现为:①运动发育落后,包括粗大运动或精细运动迟缓,主动运动减少。②肌张力异常,表现为肌张力亢进、肌强直、肌张力低下及肌张力不协调。③姿势异常:静止时姿势异常,如紧张性颈反射姿势、四肢强直姿势、角弓反张姿势、偏瘫姿势;活动时姿势异常,如舞蹈样手足徐动及扭转痉挛、痉挛性截瘫步态、小脑共济失调步态。④反射异常,表现为原始反射延缓消失、保护性反射延缓出现以及 Vojta 姿势反射样式异常,Vojta 姿势反射包括牵拉反射、抬躯反射、Collin 水平及垂直反射、立位和倒位及斜位悬垂反射。

脑瘫常伴有其他障碍,如智力低下(约占 30%~50%)、癫痫(25%~50%)、视力异常[如斜视、弱视、眼球震颤等(50%左右)]、听力减退(10%~15%)以及语言障碍、认知和行为异常等。

依据脑瘫运动功能障碍的范围和性质分型如下:

(一)痉挛型

本型发病率最高,占全部脑瘫患者的 85%~90%,其中 1/3 为单侧性,2/3 为双侧性。常与其他类型脑瘫的症状混合出现:病变波及锥体束系统,主要表现为中枢性瘫痪,受累肢体肌张力增高、肢体活动受限、姿势异常、深腱反射亢进以及踝阵挛阳性,2 岁以后锥体束征仍呈阳性;上肢屈肌张力增高,表现为肩关节内收,肘关节、腕关节及手指关节屈曲;卧位时下肢膝关节、髋关节呈屈曲姿势,俯卧位时抬头困难,坐位开始时头向后仰,以后能坐时,两腿伸直困难,脊柱后凸,跪时下肢呈"W"形,站立时髋、膝略屈,足尖着地,行走时呈踮足、剪刀样步态。

根据肢体受累的部位又分为单侧受累,如偏瘫;双侧受累,如双瘫、四肢瘫或三肢瘫等。

1.痉挛性偏瘫型

指一侧肢体及躯干受累,上肢受累程度多较下肢重;瘫痪侧肢体自发运动减少,行走延迟,偏瘫步态,患肢足尖着地。轻症偏瘫易被延误诊断。约 1/3 患儿在 1~2 岁时出现惊厥;约25%的患儿有认知功能异常,智力低下。

2.痉挛性双瘫型

指四肢受累,但双下肢受累较重,上肢及躯干较轻;常在婴儿开始爬行时即被发现;托起小儿双腋时可见双下肢呈剪刀状交叉。本型若以影响两下肢为主则智力发育多正常,很少合并惊厥发作。

3.痉挛性四肢瘫型

指四肢及躯干均受累,上下肢严重程度类似,是脑瘫中最严重的类型,常合并智力低下、语言障碍、视觉异常和惊厥发作。

4.三肢瘫型

三个肢体受累,多为上肢加双下肢瘫痪。

5.单瘫型

单个肢体受累。单瘫表现轻微,易误诊,若发生在非利手,就更易误诊。

(二)不自主运动型

本型占全部脑瘫患者的 7%,足月出生儿多见,又称锥体外系脑瘫或手足徐动型脑瘫。主要病变在锥体外系统,表现为难以用意志控制的不自主运动,当进行有意识运动时,不自主、不协调及无效的运动增多。

1.手足徐动型

不自主运动动作在睡眠时消失。患儿多有肌张力降低、抬头无力、喂养困难,常有舌伸出口外及流涎。1岁后手足徐动逐渐明显,因口肌受累呈显著语言困难,说话时语句含糊,声调调节也受累。通常无锥体束征,手足徐动型脑瘫智力障碍不严重,惊厥亦不多见。随着围生期保健的广泛开展,此型现已少见。

2.强直型

此型很少见到,由于全身肌张力显著增高,身体异常僵硬、运动减少,主要为锥体外系症状,使其四肢做被动运动时,主动肌和拮抗肌有持续的阻力,肌张力呈铅管状或齿轮状增高,腱反射不亢进,常伴有严重智力低下。

3.震颤型

此型很少见,表现为四肢震颤,多为静止震颤。

同一病例常伴有多种不自主运动,如手足徐动、震颤以及肌强直。

(三)共济失调型

本型占全部脑瘫患者的4%,不多见,可单独或与其他型同时出现。主要病变在小脑,临床表现为步态不稳,走路时两足间距加宽,四肢动作不协调,上肢常有意向性震颤,快变转化的动作差,指鼻试验易错误,肌张力低下。

肌张力低下型:表现为肌张力低下,四肢呈软瘫状,自主运动很少。仰卧位时四肢呈外展外旋位状似仰翻的青蛙,俯卧位时,头不能抬起。常易与肌肉病所致的肌弛缓相混,但肌张力低下型可引出腱反射。多数病例在婴幼儿期后转为痉挛型或手足徐动型。

(四)混合型

同一患儿可表现上述2～3个型的症状,以痉挛型与手足徐动型常同时受累。还有少数病儿无法分类。

五、辅助检查

(一)脑电图检查

伴惊厥发作的患儿脑电图可见尖波、棘波以及尖-慢综合波;部分无惊厥发作患儿亦可出现癫痫样放电;个别患儿可有两侧波幅不对称。

(二)脑CT或MRI检查

可见有脑萎缩、脑室周围白质软化灶、多发性脑软化灶及多囊性软化,可伴有先天性脑穿孔畸形、透明隔发育不良、囊肿以及脑室扩大等。神经影像检查可帮助查找脑瘫的病因。

六、诊断

脑瘫的诊断主要依靠病史、体格检查、发育评估和神经系统异常体征,辅助检查仅帮助探讨脑瘫的病因及判断预后。诊断脑性瘫痪应符合以下2个条件:①婴儿时期出现症状(如运动发育落后或各种运动障碍);②需除外进行性疾病(如各种代谢病或变性疾病)所致的中枢性瘫痪及正常小儿一过性发育落后。此外,还应诊断脑瘫伴随的障碍,以制订全面的康复计划。

七、治疗

治疗的目的是利用各种综合治疗措施纠正异常的运动和姿势,减轻伤残程度,促进患儿正常发育。治疗的原则是早期诊断、全面评估、早期干预、康复管理。具体治疗方案如下：

（一）康复治疗

针对脑瘫患儿的现有能力进行功能障碍评定，制订适合小儿特点的功能训练方案，并备有训练的设施。功能训练包括：

1.运动治疗（PT）

主要训练粗大运动，特别是下肢的功能，利用机械和物理手段改善残存运动功能，抑制不正常的姿势反射，诱导正常的运动发育。常用的方法有：①波巴斯（Bobath）法（又称神经发育治疗法），阻止异常的姿势反射活动，促进正常的姿势反射产生，发展正常的运动能力和自动反应能力；②伏易得（Vojta）法，通过刺激脑瘫患儿身体的一定部位，使患儿产生翻身和匍匐爬行被两种反射运动模式，最终使这些反射运动变为主动运动，这些匍匐爬行被视为人体所有协调运动的先导；③派托（Peto）法，是集体训练的引导法，把生理条件相似的患儿放在一起进行训练，包括粗动作训练、感觉运动、自助技能训练和特殊教育。

2.作业治疗（OT）

训练上肢和手的功能、眼手协调功能及日常生活能力的训练，以提高日后的职业工作能力。

3.语言治疗（ST）

包括发音训练以及咀嚼吞咽功能训练。对于语言功能障碍者要争取其在语言发育关键期前进行。个例训练与集体训练相结合，视觉障碍要及时纠正，听力障碍应尽早配备助听器。

4.物理治疗

包括电疗和水疗等，特别是在水中患儿能产生更多的自主运动，使肌张力得到改善，并增加患儿学习的自信心。必要时配备合适的矫形器。

5.中医疗法

应用针灸、推拿以及按摩等进行康复治疗。

（二）外科矫形

适用于步态趋于成熟的小儿（6～10岁）进行，主要适应证为痉挛性脑瘫患儿，目的在于矫正畸形、改善肌张力以及改善肢体平衡。手术包括肌腱手术、神经手术以及骨关节手术等。

（三）家庭教育

提倡家庭成员参与的康复治疗。治疗过程中应加强对患儿父母的教育，促使其学习功能训练手法及日常生活动作训练方法；全面关心患儿，注意合理营养和护理。此外，不同年龄、不同程度的儿童认知行为训练与学习生活安排应得到社会与家庭的共同关注。

（四）药物治疗

目前尚未发现治疗脑瘫的特效药物，仅为对症治疗，如为缓解手足徐动型的多动，可试用小剂量的苯海索；缓解肌痉挛可用巴氯芬、肉毒素A、丹曲林以及苯二氮䓬类等，降低肌张力，增加关节活动幅度和运动功能；合并癫痫者根据发作类型与综合征类型选用抗癫痫药物的治疗。

第四节　抽动障碍

抽动障碍(TD)是指以单一或多部位肌肉运动性抽动和(或)发声性抽动为特征的神经精神疾病,可伴有注意缺陷与多动障碍(ADHD)、学习困难(LD)、强迫障碍(OCD)等。该病多于儿童和青少年时期起病,以 5～10 岁最多见,病程不一,可为短暂性,也可为长期性,约 1/3 的患儿症状持续至成年。TD 的发病人数近年有增多的趋势,患病率分别为短暂性抽动障碍 5%～7%、慢性抽动障碍 1%～2% 及抽动秽语综合征 0.3%～1.0%。该病患病男性明显多于女性,男、女患病人数之比为(3～5)∶1。

一、病因和发病机制

病因和发病机制尚未明确,可能与遗传因素、免疫因素、生化代谢因素、器质性因素、社会心理因素(精神创伤和心理应激)、药源性因素等有关。

二、临床表现

1.抽动

抽动是指身体任何部位肌群出现不自主的、突发的、重复及快速的收缩动作,在运动功能正常的情况下发生,且非持久地存在。抽动可分为运动性抽动和发声性抽动:运动性抽动指累及头面部、颈肩、躯干及四肢肌肉的抽动,表现为眨眼、皱眉、噘嘴、咬唇、张口、歪嘴、摇头、耸肩、扭颈、甩手、举臂、踢腿、收腹等;发声性抽动表现为干咳声、清嗓声、吸鼻声、犬吠声、尖叫声及秽语(说脏话或无故骂人)等。TD 的症状通常从面部开始,逐渐发展到头、颈部肌肉,尔后波及肩、躯干及上下肢等大肌群的抽动,呈现出多种多样的运动性抽动和(或)发声性抽动。抽动形式可以改变,能够从一种形式转变为另一种形式,在病程中可以不断有新的抽动形式出现。40%～55%TD 患儿于运动性抽动或发声性抽动之前表现为感觉性抽动,自诉身体局部有不适感,包括压迫感、痒感、痛感、热感、冷感或其他异样不适感。

2.共患病

共患病,是指发生在同一个体身上的两种或两种以上的不同疾病。约 50%TD 患儿共患1 种或 1 种以上心理障碍,包括注意缺陷与多动障碍(ADHD)、学习困难(LD)、强迫障碍(OCD)、睡眠障碍(SD)、情绪障碍(ED)、自伤行为(SIB)、品行障碍、攻击行为等。其中,共患ADHD 最常见,其次是 OCD。

三、临床分型

根据病程,抽动障碍可分为短暂性抽动障碍、慢性抽动障碍(运动性或发声性)、抽动秽语综合征及未分类的抽动障碍(TD-NOS),各类型之间具有连续性,为同一疾病的不同临床亚型,但病程长短及病情轻重不同。短暂性抽动障碍是最常见的一种类型,病情最轻,指有 1 种或多种运动性抽动和(或)发声性抽动,病程在 1 年之内。慢性抽动障碍指运动性抽动或发声性抽动,病程在1年以上。抽动秽语综合征是抽动障碍中病情相对较重的一型,既有运动性抽动,也兼有发声性抽动,但运动性抽动和发声性抽动并不一定同时出现,且病程在1年以上。短暂性抽动障碍可向慢性抽动障碍转化,而慢性抽动障碍也可向抽动秽语综合征转化。至于不能归类的抽动障碍,被认为是属于未分类的抽动障碍,如18岁之后发病的抽动障碍。

四、诊断标准

目前尚无特异性诊断方法。抽动障碍诊断以临床现象学为主,采用临床描述性诊断方法,依据患儿抽动症状及相关伴随精神症状表现进行诊断。

儿童及青少年起病,临床发作时有不自主、快速、重复、单一或多部位运动或发声性抽动等表现,具有重复性,持续数周至数月,甚至超过1年(慢性抽动障碍和抽动秽语综合征),入睡后消失;神经系统检查无明显阳性体征;五官科检查排除器质性疾病。抽动障碍的诊断标准主要涉及3个诊断系统,包括ICD-10、DSM-Ⅳ-TR及CCMD-Ⅲ。目前多倾向采用DSM-Ⅳ-TR中的诊断标准。

五、辅助检查

主要用于明确病因、鉴别诊断。可行脑电图以排除肌阵挛性癫痫或简单部分性发作;进行红细胞沉降率、抗链球菌溶血素O检测,排除链球菌感染相关性儿童自身免疫性神经精神障碍;行铜蓝蛋白检测排除肝豆状核变性;影像学检查、药物毒理学检测及代谢性疾病的筛查主要作为病因的鉴别诊断。

六、鉴别诊断

需与器质性病变如癫痫发作、锥体外系疾病、风湿性舞蹈症、肝豆状核变性、药源性不自主抽动等相鉴别。

七、治疗

抽动障碍治疗前应确定治疗的目标症状,即对患者日常生活影响最大的症状。抽动常常是治疗的目标症状,然而有时有些患者的目标症状是强迫观念和行为、ADHD症状等。迄今为止,有关抽动障碍的治疗方法未见有突破性进展,治疗原则仍然是药物治疗和心理治疗并重。

(一)药物治疗

对于影响到日常生活、学习或社交活动的重症抽动障碍患儿,单纯心理行为治疗效果不佳时,需要加用药物治疗,包括多巴胺受体阻滞剂、选择性单胺能拮抗剂、α受体激动剂、选择性5-羟色胺再摄取抑制剂以及其他药物等。抽动障碍的药物治疗要有一定的疗程、适宜的剂量,不宜过早更换药物。当使用单一药物仅能使抽动障碍部分症状改善或其有复杂的伴随症状时,可考虑联合用药。

1.多巴胺受体阻滞剂

(1)氟哌啶醇:多巴胺受体阻滞剂是最有效的控制抽动药物,氟哌啶醇通常作为首选药,有效率为70%～80%。开始剂量为0.5～1mg,每晚睡前顿服;以后每隔4～7天增加剂量0.25～0.5mg,儿童常用治疗量为2～8mg/d,分2～3次口服。通常加服等量的安坦(苯海索),以防止氟哌啶醇可能引起的药源性锥体外系反应。常见不良反应为嗜睡、乏力、头昏、便秘、心动过速、排尿困难以及锥体外系反应(如急性肌张力障碍、静坐不能和帕金森病样震颤等)。有20%～30%的抽动障碍病例可能因不能耐受该药不良反应而中止治疗。

(2)哌迷清:其疗效与氟哌啶醇相当,有效率为60%～70%。起始剂量一般为0.5～1mg,于夜晚睡前一次口服,儿童每日剂量范围为1～6mg,分2～3次服用。不良反应包括镇静、体重增加、抑郁、静坐不能、帕金森症状以及急性肌张力障碍等。另外,使用本药应特别注意心脏不良反应,可引起心电图改变,包括T波倒置、诱发U波出现以及Q-T间期延长致心率减慢。

(3)硫必利:可作为抗抽动的首选药物之一。起始剂量为每次50mg,每日2～3次口服;治疗剂量一般在150mg/d以上时出现症状改善,并随剂量增加疗效也渐显著,以300～450mg/d为适宜治疗量,分2～3次口服,最大剂量为600mg/d。其单独应用或者与其他药物(如氟哌啶醇、丙咪嗪、氯硝西泮、肌苷或普萘洛尔等)合用,均能显示出良好的疗效。不良反应少而轻,可有头昏、乏力、嗜睡以及胃肠道反应等。

(4)舒必利:起始剂量为50mg,每日2～3次口服;一般治疗量为200～400mg/d。不良反应较小,以镇静和轻度锥体外系副反应较常见。偶见心脏不良反应,幼儿禁用。

(5)其他药物:如匹喹酮、丁苯喹嗪、四氢小檗碱、甲氧氯普胺、氟奋乃静和三氟拉嗪、硝苯地平、维拉帕米和氟桂利嗪等,均有阻断多巴胺受体作用,具有一定的抗抽动作用。

2.选择性单胺能拮抗剂

(1)利培酮:初始剂量为0.25～0.5mg,每天分2次服用;每3～7天可增加0.25～0.5mg,最终用量为1～6mg/d。儿童使用利培酮需谨慎选择。常见不良反应为失眠、焦虑、易激惹、头痛和体重增加等,也可出现运动迟缓、肌张力增高、震颤、流涎、静坐不能和急性肌张力障碍等锥体外系副反应。

(2)其他药物:奥氮平、舍吲哚、齐拉西酮和喹硫平等,对控制抽动及其相关的行为问题(如OCD)是有效的,且较少引起锥体外系副反应。

3.中枢性α受体激动剂

(1)可乐定:又称可乐宁或氯压定,为α_2肾上腺素能受体激动剂,可使约30%～40%的患儿症状得到明显改善。该药尚可治疗注意缺陷与多动障碍,因此,特别适用于伴有注意缺陷与多动障碍的抽动障碍患儿。口服起始剂量为0.025～0.05mg/d,通常每5～7天增加0.05mg,学龄儿童治疗剂量为0.15～0.25mg/d,分2～3次服用。对口服制剂耐受性差者,可使用可乐定贴片治疗。该药不良反应较小,部分患儿出现过度镇静,少数患儿出现头昏、头痛、乏力、口干及易激惹,偶见体位性低血压。长期大量服用停用时宜渐停药,以免引起血压急剧增高。极少数病例心电图可出现P-R间期延长。在用药过程中应注意监测脉搏、血压和心电图。

(2)胍法辛:又称胍法新或氯苯乙胍,比较适合用于抽动障碍＋ADHD的治疗。口服起始剂量为每晚睡前 0.5mg,约每 3～4 天增加 0.5mg,每日剂量范围为 0.5～3mg,分 2～3 次口服。该药对心脏及血压无影响,常见不良反应有轻度镇静、疲劳和头痛等。

4.选择性 5-羟色胺再摄取抑制剂

此药为新型抗抑郁药物,如氟西汀、帕罗西汀、舍曲林以及氟伏沙明等,有抗抽动作用;与利培酮合用可产生协同作用。此药还可用于抽动障碍＋OCD 的治疗。

5.其他药物

(1)氯硝西泮:起始剂量为每日 10～20μg/kg,分 2～3 次服用,一般用量为 1～2mg/d,最高剂量为 100～150μg/kg。较大儿童开始每日用 0.5～1mg,分 2～3 次服用,最高剂量为 4～6mg/d。常见不良反应为嗜睡、头昏、乏力及眩晕,严重者可产生共济失调和行为紊乱。

(2)丙戊酸钠:其抗抽动作用可能与提高脑内 GABA 水平有关,推荐剂量为15～30mg/(kg·d)。丙戊酸钠合并小剂量氟哌啶醇治疗难治性 TS 疗效较好。

(3)肌苷:于多巴胺能轴突末梢部位起类似氟哌啶醇的多巴胺受体拮抗作用,可作为治疗抽动障碍较为常用的辅助药物。用量为 0.6～1.2g/d,分 2～3 次口服。通常与硫必利或氟哌啶醇联用,也可与 γ-氨基丁酸联用。无任何毒副作用。

(4)其他:如阿立哌唑、托吡酯、A 型肉毒杆菌毒素、司来吉兰、纳曲酮、五氟利多、丙咪嗪、四苯嗪、碳酸锂、普萘洛尔、东莨菪碱、毒扁豆碱以及转移因子等,这些药物均有报道用于治疗抽动障碍有一定的疗效,但其疗效和应用价值尚需更多的临床研究加以验证,应慎用。

对于难治性抽动障碍病例,近年来除应用抗精神病药以外,尼古丁、男性激素受体药物(如氟他胺)及乙酰胆碱受体药物(如美卡拉明)均有使用的报道。

6.使用抗抽动药物的治疗问题

(1)首选药物:对于轻症或中等严重程度的抽动障碍患者,可选用可乐定和硫必利等;对于重症患者可选用哌迷清、氟哌啶醇、硫必利、阿立哌唑、利培酮以及托吡酯等。从小剂量开始,然后缓慢增加剂量至疗效最佳而不良反应最小为止。

(2)抗抽动药物的联用:当使用单一药物仅部分症状获得改善时或抽动障碍伴有相关行为障碍时,可考虑联合用药。对重症患者单一用药往往疗效不佳,只有采用联合用药才能有效地控制症状。

(3)维持治疗:目的在于巩固疗效和减少复发。维持治疗的时间通常在半年至一年,甚至更长时间,早期停药多导致症状复发。维持治疗量是以达到保持病情稳定的最低有效量为原则,一般为治疗量的 1/2～2/3。

(4)停药:一般来讲,若儿童对药物反应良好,症状得到充分控制,且不良反应较小,则考虑治疗一年或一年半后在减量的基础上逐渐停药。若症状再发或加重,则恢复用药或加大剂量。

(二)心理治疗

对抽动障碍除药物治疗外,还必须进行心理治疗,这是抽动障碍综合治疗的重要环节,是防止疾病的复发和减少并发症的主要手段。本病的治疗在,开始时主要是支持、指导及对患儿家庭、学校等有关人员的教育,药物治疗绝不可代替这些工作。其中,对具有良好社会适应能力的轻症抽动障碍患儿,只需要进行心理治疗即可,主要予以心理调适,进行心理疏导。

1.认知支持疗法

患儿常因挤眉弄眼等抽动症状而深感自卑,他们不愿抛头露面,表现出社交退缩。越紧张自卑,症状越严重,症状越严重就越紧张自卑,患儿在这种恶性循环中感到痛苦而不能自拔。如果此时父母还唠叨、过分限制、没完没了地指责,对患儿无疑是雪上加霜。所以,最好的办法就是打破恶性循环,在心理医生的指导下,父母与患儿一起分析病情,逐渐增强克服疾病的信心,消除自卑感。事实证明,这是促进疾病康复、避免对患儿心理发展产生不良影响的有效方法。可见,本治疗的目的不是直接消除抽动症状,而主要是支持和帮助患者消除心理困扰、减少焦虑和抑郁情绪、适应现实环境。认知支持疗法往往需要医生、家庭和学校三方面充分合作,才能取得较好的效果,其中主要是对患儿及其家长进行心理支持和指导。医务人员应帮助患儿及其家长正确认识本病,特别是要让家长知晓患儿所出现的症状是疾病本身的病态表现,而不是患儿调皮或有意所为。同时,要将疾病的性质和可能的转归向家长进行解释,让家长了解到抽动对患儿的精神活动和身体健康并无明显影响,也不会因为抽动而使患儿变傻,更不会发展为精神病,以达到解除患儿家长一些不必要的思想顾虑。家长对患儿既要关心又不能表现得过于焦虑,不要带患儿反复求医就诊,不要过分注意与提醒患儿出现的抽动症状,更不要整天唠叨或责骂患儿所出现的这些异常动作,以免造成患儿的病情加重;要给患儿创造轻松愉快的环境,合理安排好患儿的日常生活,鼓励和引导患儿参加各种有兴趣的游戏和活动以转移其注意力,但避免过度兴奋激动和紧张疲劳。对于学龄患儿要减轻其学习压力和负担,要和学校的老师和同学做好沟通工作,应向患儿的带教老师讲解有关医学知识,使老师能够理解患儿所表现出的一些异常动作是病态,而不是故意捣乱;并通过老师教育其他同学,不要取笑或歧视患儿。

2.心理转移疗法

临床观察发现,抽动障碍的症状在紧张着急时加重、放松时减轻、睡眠时可消失。因此,当儿童抽动发作时,不要强制其控制,最好采用转移法,如发现患儿抽动明显时,可让他帮你把报纸递过来或做些轻松的事。这样通过减轻由抽动带来的紧张、焦虑和自卑感,通过肢体的有目的活动而逐渐减轻和缓解抽动症状。

3.行为疗法

包括正性强化法、消极练习法、集结练习法、自我监督法、放松训练和习惯逆转训练等。对同一个患者可以联合使用一种以上的方法。

(1)正性强化法:要求家长帮助患儿用意念去克制自己的抽动行为,只要患儿的抽动行为有一点减轻,就及时给予适当的表扬和鼓励,以强化患儿逐渐消除抽动症状。

(2)消极练习法:根据多次重复一个动作后可引起积累性抑制的理论。可令患者在指定的时间里(15~30分钟),有意识地重复做某一种抽动动作,随着时间的进展,患者逐渐感到疲劳,抽动频率减少,从而使症状减轻。

(3)集结练习法:指故意让抽动动作进行一段时间,然后再休息一段时间。抽动动作的快速重复可导致"反应性的抑制"和抽动动作的减少。

(4)自我监督法:鼓励患者通过自我监督以达到减少或控制抽动症状。让患者每天在指定的时间内将自己的不自主运动详细记录下来,如抽动的次数、频率与环境有无关系等。通过一段时间的记录,可增强患者对抽动的意识,并努力去克服。此法适用于较大儿童或成人。

(5)放松训练:最常应用的放松训练方法是渐进性放松,它教会患者如何以系统的方式去轮换地紧张、放松每一肌群。其核心是通过各种固定的训练程序反复练习,以达到全身放松的效果。让抽动障碍患者学会放松和呼吸调节,把紧张的肌肉松弛下来,可使抽动症状减轻,对改善焦虑情绪也有作用。

(6)习惯逆转训练:对减轻或缓解抽动症状是有效的,被认为是最有效的行为治疗方法之一。其主要特点是应用一种与抽动相反的或不一致的对抗反应,从而控制抽动,即利用对抗反应来阻止抽动。

(三)共患病的治疗

1.伴发 ADHD 的治疗

(1)可乐定:具有抗抽动和改善注意力的作用,首选该药用于抽动障碍+ADHD 患儿。

(2)三环类抗抑郁剂:常用地昔帕明(又称去甲丙咪嗪),起始剂量为 12.5～25mg/d,每 1～2 周可增加 12.5～25mg,平均治疗量为 50mg/d,分 1～2 次口服。该药的不良反应较小,可有口干、便秘,偶见视物模糊及心血管系统的改变(如心动过速、血压轻度升高、心电图 P-R 间期和 Q-T 间期延长等)。

(3)中枢兴奋剂:中枢兴奋剂如利他林等所存在的加重或诱发抽动的危险性,给抽动障碍伴发 ADHD 的治疗带来一定的矛盾和困难。但并非不可将利他林作为抽动障碍伴发 ADHD 的治疗选择,当患儿的生活质量受到影响时,在应用多巴胺受体阻滞剂控制抽动的同时,可以合用小剂量的中枢兴奋剂治疗。所谓小剂量中枢兴奋剂(如利他林)是指常规用量的 1/4～1/2,如可每天晨饭后服用利他林 5mg,疗程 1～3 个月,力求最大限度地控制 ADHD 症状,同时对抽动症状的影响控制在最低程度。据国外报道,对于抽动障碍伴发 ADHD 症状较重者,可考虑选用氟哌啶醇合并利他林治疗。

(4)其他药物:如胍法辛、苯炔胺、舍曲林和氯硝西泮等药物,均可用于抽动障碍伴发 ADHD 的治疗。

2.伴发 OCD 的治疗

(1)5-羟色胺再摄取抑制剂:临床上对于抽动障碍伴发 OCD 者,大多采用氟哌啶醇或硫必利合用氯丙咪嗪治疗。氯丙咪嗪口服起始量为 6.25～12.5mg,每日1～2 次;以后每 3～5 日增加 6.25～12.5mg,全日治疗量为 100～150mg,分 2～3 次口服。氯丙咪嗪的不良反应为口干、眩晕、视力模糊、便秘、排尿困难、血压升高、心动过速和心电图改变等。其他如氟西汀、氟伏沙明、舍曲林或氯米帕明等,与氟哌啶醇或哌迷清联合用药治疗也有效。

(2)其他药物:对抽动障碍伴发 OCD 的治疗,还有应用利培酮、氯硝西泮、锂盐以及 L-色氨酸治疗有效的报道。

3.伴发学习困难(LD)的治疗

仅有抽动障碍伴发学习困难,而无其他心理行为障碍者,随着抽动症状的控制,学习困难可能逐渐好转。在抗抽动治疗的同时,可辅以教育训练,而无特效药物治疗。但学习困难是由于其他心理行为障碍所致者,应治疗原发病因,否则不易奏效。

4.伴发睡眠障碍(SD)的治疗

仅进行抗抽动治疗即可。但当睡眠障碍发作频繁、剧烈,造成对儿童或家长的伤害时,可以应用苯二氮䓬类药(如安定、艾司唑仑、硝西泮和氯硝西泮等)或三环类抗抑郁药(如丙咪嗪和氯丙咪嗪等)进行治疗。

5.伴发情绪障碍(ED)的治疗

可采用三环类抗抑郁剂去甲丙咪嗪(地昔帕明)治疗,同时辅以心理行为治疗。

6.伴发自伤行为(SIB)的治疗

应用氟西汀治疗可减少自伤行为,其机制尚不明确。也有报道应用阿片受体拮抗剂如纳洛酮或纳曲酮治疗自伤行为有效。

(四)其他疗法

中药和针刺治疗对抽动障碍也有一定的疗效,还有免疫治疗、深部脑刺激和手术治疗等方法被尝试用于抽动障碍的治疗。

食物添加剂等可促使这类儿童行为问题的发生,还有活动过度和学习困难也会引发。含咖啡因的饮料可加重抽动症状,对这些儿童的食物应避免应用食物添加剂(如色素、咖啡因和水杨酸等),还应避免过度兴奋、紧张、劳累以及感冒发热等,以防止诱发或加重抽动障碍。

(五)疗效评定标准

比较治疗前后症状的改善程度,可对抽动障碍的疗效进行评定。通常应用的抽动严重程度量表如 YGTSS 严重程度量表、Hopkins 抽动量表、TS 严重程度量表以及 TS 综合量表等,能够对抽动障碍患者治疗前后抽动严重程度进行客观的量化评定,用于其疗效评定。但目前尚无统一的抽动障碍疗效评定标准,关于抗抽动药的疗效评定标准是以用药后发作频率与用药前相比减少 50% 以上为治疗有效。临床常用的疗效评定标准有以下几种:

1.以发作频率减少程度作为观察指标

对抽动障碍患者治疗前后均在同一环境连续录像录音 1 小时,根据录像录音分别记录症状发作出现的次数,进行治疗前后的对比,这种评定的客观性比较强。也可以将患者治疗前后有关症状发作情况记录在相应的观察表上,然后计算治疗前后发作频率减少程度,这种评定方法的准确性比较差,可能还带有一定的主观性。疗效评定标准为:①显效,发作次数减少 75% 以上;②有效,发作次数减少 50%~75%;③无效,发作次数减少不足 50%;④恶化,发作次数增加。

2.以进步率作为观察指标

将抽动障碍患儿治疗前后运动性或发声性抽动的发作频度予以评分,计算进步率后评定疗效。发作频度分级为:0 分——发作基本消失;1 分——1 天内发作 5~20 次;2 分——平均每半小时~1 小时内有 1 次抽动或发声;3 分——平均每 15 分钟有抽动或发声;4 分——平均每分钟有抽动或发声。进步率=[(治疗前分数-治疗后分数)/治疗前分数]×100%。其实,这也用于了解治疗前后抽动发作频率减少的程度。疗效分级为:①显效,进步率在 50% 以上;②有效,进步率在 25%~49%;③效差,进步率在 25% 以下;④无效,无进步或有恶化。

3.以症状改善程度作为观察指标

近年来应用较多的是采用抽动严重程度量表(如 YGTSS 等)来对抽动障碍患者治疗前后

的疗效进行评定,这种评定相对比较全面和客观。评定结果不仅可以反映治疗前后抽动发作频率减少的程度,而且还能够反映出抽动严重程度的减轻情况、对学习和生活及社交活动影响的改善情况,有部分量表还能够了解相关行为问题(如强迫症状)的改善情况。以治疗前后量表评分的减分率作为疗效评定标准,减分率=[(治疗前量表评分−治疗后量表评分)/治疗前量表评分]×100%。具体疗效判定为:①临床缓解,减分率≥80%;②显著进步,80%>减分率≥50%;③进步,50%>减分率≥30%;④无效,减分率<30%。(以减分率≥50%作为有效率判定标准。)此外,也可以 YGTSS 总分判断疗效标准:评分为 0 分且症状消失为痊愈,评分≤5分为显著好转,评分≤10 分为好转,则有效率为痊愈率+显著好转率+好转率。

第七章 血液系统疾病

第一节 贫血

一、概况

贫血是指外周血液中单位容积内红细胞计数、血红蛋白含量及血细胞比容低于正常低限。按世界卫生组织(WHO)对海拔 0 米时小儿贫血血红蛋白(Hb)的标准规定:6 个月～6 岁,Hb<110g/L;6～12 岁,Hb<120g/L 时称为贫血。海拔每升高 1000 米,血红蛋白低限标准应相应提高 4%。6 个月以下的婴儿,因生理性贫血等因素,血红蛋白变化较大,目前尚无统一标准。

(一)贫血的分级

小儿贫血程度分级见表 7-1。

表 7-1　小儿贫血程度的分级

分级	血红蛋白(g/L)(婴幼儿童)
轻度	90～110
中度	60～90
重度	30～60
极重度	<30

(二)贫血的分类

1.形态学分类

根据红细胞体积的大小以及血红蛋白在红细胞内的含量即色素的高低来判断贫血的类型。代表红细胞体积大小的指标为平均红细胞体积(MCV)和平均红细胞血红蛋白含量(MCH),代表红细胞内血红蛋白含量或色素高低的指标为平均红细胞血红蛋白浓度(MCHC),其正常值与贫血的种类有关。

2.病因分类

根据贫血发生的原因和发病机制进行分类(表 7-2),对临床诊断与治疗均有指导意义。

表 7-2　贫血的病因分类

1.红细胞及血红蛋白生成不足
(1)营养供应不足

①营养性缺铁性贫血

②巨幼红细胞性贫血(维生素 B_{12} 或叶酸缺乏)

③维生素 B_6 缺乏性贫血

④蛋白质营养不良性贫血

(2)骨髓造血功能减退或衰竭

①纯红系祖细胞增殖障碍

　a.先天性纯红细胞再生障碍性贫血(Diamond-Blackfan 贫血)

　b.获得性纯红细胞再生障碍性贫血等

②三系造血细胞增殖障碍

　a.范可尼贫血

　b.先天性角化不良

　c.获得性再生障碍性贫血(特发性、继发性)等

③骨髓肿瘤浸润(白血病、淋巴瘤、神经母细胞瘤等)

(3)造血不良性贫血

①感染

②慢性肾炎、肾功能衰竭

③结缔组织病

④恶性肿瘤间接骨髓抑制等

2.红细胞破坏过多　(溶血性贫血)

3.红细胞丢失过多　(各种急慢性失血)

二、生理性贫血

刚出生的正常足月新生儿红细胞计数可高达 $5 \times 10^{12} \sim 7 \times 10^{12}$ /L,血红蛋白可达 $190 \sim 220$ g/L。在无任何病理因素存在的情况下,出生后 1 周内红细胞计数与血红蛋白均逐渐下降,直至 8 周后方停止。出生后 $2 \sim 3$ 月时,红细胞计数与血红蛋白含量降至最低点,前者可低至 3×10^{12} /L,后者可降至 90g/L,呈现轻度贫血的表现。临床上患儿一般情况良好,除有轻度贫血貌外,无其他阳性体征。由于这种轻度贫血的过程是生理性的,故称生理性贫血。目前认为,这种贫血是胎儿出生后子宫外生命的生理性适应过程。

(一)发生机制

可能的发生机制包括:①红细胞生成停止——婴儿出生后自主呼吸建立,动脉血氧饱和度上升至 95% 时,红细胞生成作用迅速停止;②红细胞生成素(EPO)水平较低——可能是由于新生儿期 EPO 的产生部位在肝脏而非肾脏所致,因为肝脏 EPO 的释放对组织低氧相对不敏感,且 EPO 的半衰期缩短;③血液稀释——新生儿生后头 3 个月,体重迅速增加,血容量也相应增加,导致血液稀释而使红细胞计数和血红蛋白含量下降。

（二）生理性贫血时机体的生理性适应过程

当血红蛋白降至 110g/L 以下时，为了满足机体供氧需要，新生儿期血清 2,3-二磷酸甘油醛（2,3-DPG）增加，有利于正常成人型血红蛋白（HbA）中氧的释放，减轻组织低氧的程度。随着婴儿肾脏的不断成熟，肾脏分泌 EPO 的能力逐渐增加，红细胞生成作用也随之增加。如无喂养不当以及其他病理因素存在的情况下，血红蛋白含量将于生后 5～6 个月恢复至 110g/L 以上。

（三）未成熟儿的生理性贫血

早产儿也可发生生理性贫血，发生因素与足月儿相同，但这些因素在早产儿中的作用更加明显，血红蛋白下降得更快、更严重。血红蛋白最低可降至 70～90g/L，通常发生于出生后 3～6 周龄。与足月儿不同，未成熟儿 EPO 产生的代偿能力较差，致血红蛋白浓度的下降更加明显。值得注意的是，因诊断和监护的需要而进行反复静脉穿刺采血，可以成为患儿贫血的主要原因，需进行输血治疗。由于早产儿输入了含有 HbA 的成人血后，其氧离曲线向右漂移，有利于氧在组织中的释放。因此，对早产儿贫血的定义以及需不需要输血的判断，不仅要根据 Hb 水平，还要根据氧需要和婴儿循环中 Hb 释放氧的能力来决定。

（四）可加重生理性贫血的因素

(1)生理性贫血的程度可因生后早期出现严重贫血的各种溶血过程增加而加重。

(2)伴有 EPO 水平下降的情况，如网织红细胞计数降低的低再生性贫血患者、宫内输血的胎儿以及一些伴有先天性支气管肺发育不良的婴儿等，均可以因 EPO 产生缺陷而发生贫血。因此，有必要对这些患者进行 EPO 治疗试验。

(3)营养饮食因素，如缺铁、叶酸缺乏等。但在生后 3 个月内，如无明显失血，不会发生缺铁性贫血。对于出生时铁储备足够的小婴儿来说，在体重未达到 2 倍于出生体重前，不会因食物中铁缺乏而致贫血。

（五）治疗

(1)由于生理性贫血是正常发育过程中的一种表现，因此通常不需要治疗。但需保证食物中含有正常造血所必需的营养成分，特别是叶酸和铁。

(2)喂养良好、生长正常的早产婴儿如无明显医源性失血时极少需要输血；健康早产婴儿即使 Hb 水平低至 65g/L 时通常也能很好地耐受，未必一定需要输血。血细胞比容的监测是输红细胞的最佳观测指标。红细胞输注似乎并不影响呼吸暂停和心率缓慢的发作。严重贫血时，可输红细胞悬液，每次 10～15mL/kg，体重<1250g 的未成熟儿必须尽量采用同一个供血者的血输注。

(3)极低体重足月儿贫血可能与相对缺铁有关。据国外报道，严重贫血的未成熟儿可用重组人 EPO 250IU/kg，每周 3 次，皮下注射；或（和）铁剂如蔗糖铁 6mg/kg，每周一次静脉注射；或硫酸亚铁 6mg/(kg·24h)，分 3 次口服治疗 6 周。经上述治疗者需要输血的次数明显减少，但应用 EPO 治疗的费用远比输血要高。

三、缺铁性贫血

（一）病因

正常情况下，人体对铁的吸收与排泄保持动态平衡，一般不会引起缺铁，只有当需要量增加、摄入不足及慢性失血等情况下造成缺铁性贫血(IDA)。

1.先天储铁不足

胎儿在胎儿期最后 3 个月从母体获得的铁最多。早产、双胎或多胎、低体重、母患严重缺铁性贫血均可使胎儿储铁减少。

2.铁摄入不足

膳食中铁含量过低是导致婴幼儿铁缺乏的主要原因。长期单纯牛乳喂养可致婴幼儿缺铁。

3.需要量增加

婴儿期与青春期是人体的快速生长期,需铁量增加,如不注意补充铁,易致缺铁。

4.铁吸收障碍

食物搭配不合理可致铁吸收减少;谷物、茶叶等食物中的磷酸盐、植酸影响铁剂的吸收;药物如某些金属(镓、镁)、碳酸钙、硫酸镁、H_2 受体抑制药等抑制铁的吸收;吸收不良综合征、持续严重的腹泻、胃部切除术后、非炎症性肠道疾病也使铁的吸收下降。

5.铁丢失过多

妇女在月经、妊娠及哺乳期丢失铁较多;年长儿慢性出血也可致缺铁。出血多见于各种原因引起的胃肠道失血(如肿瘤、钩虫病、消化道溃疡、胃炎等),其次是鼻出血和咯血。肺含铁血黄素沉着症也可导致缺铁性贫血,常易误诊或漏诊。

(二)临床表现

1.一般表现

患者皮肤黏膜苍白、有头晕、心悸、耳鸣、眩晕、易疲劳等表现。

2.其他表现

患者食欲缺乏、烦躁、易激惹。长期缺铁患者可有舌炎、口角炎、吞咽困难、舌乳头萎缩,严重者恶心、厌食,少数患者有异食癖,嗜食泥土、纸张、淀粉、冰块等。缺铁也可致免疫功能低下,易发生反复呼吸道感染。

3.体格检查

患者面色苍白,中度以上贫血表现为唇色及甲床苍白、心率增快。个别可出现蓝巩膜。此外,患者的毛发干枯,指(趾)甲扁平、薄脆易断,重症呈匙状甲。婴幼儿因髓外造血可出现肝脾大。

(三)辅助检查

1.外周血象

血红蛋白多低于同龄儿的正常下限值。IDA 表现为小细胞低色素性贫血,平均红细胞体积(MCV)<80fl、平均红细胞血红蛋白含量(MCH)<26pg。血片可见红细胞大小不等,以小细胞居多,中心淡染区扩大;网织红细胞一般正常,在严重缺铁性贫血伴出血时可升高;血小板计数在合并出血时增高,严重缺铁时降低。

2.骨髓象

骨髓检查不是诊断 IDA 所必需的辅助检查,仅用于鉴别诊断时。表现为有核细胞增生活跃,幼红细胞增生明显活跃,以中、晚幼红细胞为主,各期红细胞体积均较小,染色偏蓝,显示胞质成熟落后于胞核;铁粒幼细胞极少或消失,细胞外铁缺如。

3.常用的铁代谢检测项目

(1)骨髓铁染色:正常骨髓中含有一定量含铁血黄素颗粒,称为细胞外铁,反映骨髓的储存铁量,铁缺乏时细胞外铁减少,缺铁性贫血时缺如。

(2)血清铁蛋白(SF):反映机体储铁水平较敏感的指标,其浓度正常范围很大 12~300 μg/L,低于 12μg/L 即可提示缺铁,但 SF 显示正常也不能排除本病,因为感染、肿瘤、肝病等因素可使其增高。

(3)血清铁(SI):SI 浓度正常值范围很大,13~31μmol/L(75~175μg/dL)。缺铁时 SI 降低,低于 9.0~10.7μmol/L(50~60μg/dL)有意义,但有时也正常。其测定受多种因素影响,如操作中铁污染,随年龄、性别及昼夜变化都有很大差异,因此单独用以诊断铁缺乏不可靠,应结合 SF 等其他指标判断。

(4)血清总铁结合力(TIBC)和转铁蛋白饱和度(TS):TIBC 反映血浆中转铁蛋白浓度,正常值为 44~80μmol/L(250~450μg/dL),缺铁时升高,高于 62.7μmol/L(350μg/dL)时有意义。TS 是 SI 与 TIBC 的比值,正常时为 33%~34%,IDA 时降低,TS<15% 提示红细胞生成铁缺乏,但不能肯定诊断,高于 20%~25% 则可排除缺铁。

(四)诊断标准

国内现行的小儿缺铁性贫血诊断标准如下:

(1)贫血为小细胞低色素性。

①红细胞形态有明显小细胞低色素的表现,MCHC<0.31,MCV<80fl,MCH<26pg。

②贫血诊断标准:出现不同程度的贫血表现,伴血红蛋白降低。0~10 天新生儿血红蛋白<145g/L;10 天至 3 个月,血红蛋白<100g/L;3 个月至不足 6 岁,血红蛋白<110g/L;6~14 岁,血红蛋白<120g/L。

(2)有明确的缺铁病因:如铁供给不足、吸收障碍、需要增多或慢性失血等。

(3)血清(浆)铁<10.7μmol/L(60μg/dL)。

(4)总铁结合力>62.7μmol/L(350μg/dL);运铁蛋白饱和度<0.15 有参考意义,运铁蛋白饱和度<0.1 有确定意义。

(5)骨髓细胞外铁明显减少(0~+);铁粒幼细胞<15%。

(6)红细胞原卟啉>0.9μmol/L(50μg/dL)。

(7)血清铁蛋白<16μg/L。

(8)铁剂治疗有效。用铁剂治疗 6 周后,血红蛋白上升 20g/L 以上。

符合第 1 条和第 2~8 条中至少 2 条者,可诊断为缺铁性贫血。

(五)特殊危重指征

本病呈慢性过程,大多数患儿的贫血程度并不严重,多在门诊诊治或例行体检中偶然发现。仅当发生大出血时,血红蛋白降低至 30g/L 以下时属于危重情况,需紧急输血救治。

(六)鉴别诊断

1.珠蛋白生成障碍性贫血

本病也表现为小细胞低色素性贫血,与 IDA 的鉴别在于:本病为遗传性溶血性贫血,常有家族史;中至重型者可有肝、脾大、黄疸等溶血性贫血的表现;血清铁和血清铁蛋白正常或增高;外周血涂片可见靶形、异形、嗜碱性点彩红细胞;血红蛋白电泳可见血红蛋白 F(HbF),血红蛋白 A_2(HbA$_2$)增高或出现血红蛋白 H(HbH)。珠蛋白生成障碍性贫血基因检测可帮助明确诊断。

2.慢性病贫血

本病是由恶性肿瘤、慢性感染、炎症等引起的贫血,多为正细胞正色素性贫血,但有近25%表现为小细胞低色素性。其特点是合并有慢性疾病;网状内皮系统储铁增加,血清铁蛋白升高,幼红细胞上的转铁蛋白受体减少;骨髓储存铁因铁失利用而增高。

3.铁粒幼细胞贫血

本病是由于血红素合成障碍和铁利用不良所致的贫血。特征是骨髓铁染色出现环形铁粒幼细胞,且比例增高;血清铁和转铁蛋白饱和度常增高;铁剂治疗无效。

(七)治疗

治疗原则为去除病因,补充铁剂。

1.病因治疗

尽可能去除导致缺铁的病因,饮食不当者给予合理饮食,纠正偏食、挑食习惯。对隐性失血者明确原发病,给予相应治疗。

2.补铁治疗

补铁有两个目的:一是提供合成血红蛋白的原料,使血红蛋白恢复到正常水平;二是补充机体储铁池中的储存铁,纠正铁缺乏。

(1)口服铁剂:应用硫酸亚铁制剂口服,按元素铁计算用量,儿童每次 1.5～2.0mg/kg,每天 2～3 次,最好在两餐之间服用,以减少对胃肠道的刺激,利于吸收;可同时服用维生素 C,每天 0.1～0.3g。服铁剂期间避免与浓茶、钙剂、镁盐等同服。既往认为补铁至血红蛋白正常后 6～8 周才停药,以补充体内储存铁。现多主张个体化补铁治疗,可检测各项铁检测指标,综合判断储存铁是否补足,以指导停药。另外,国内外研究显示,每 3 天或每周补铁 1 次疗效优于每日补铁。因此,对于口服依从性差的患儿可试用间断补铁疗法。

(2)注射铁剂:现不常用,仅用于口服铁剂吸收不良、不能耐受其不良反应、严重胃肠病变影响铁吸收者。常用制剂有右旋糖酐铁和山梨醇枸橼酸铁复合物,均含元素铁 50mg/mL,用于深部肌内注射,前者还可缓慢静脉注射。总用量为铁总量(mg)=(正常 Hb 值-患者 Hb 值)(g/L)×体重(kg)×0.408,分次分部位注射,儿童每次最大量不超过 100mg。需注意局部注射疼痛、过敏等不良反应。

四、营养性巨幼细胞贫血

营养性巨幼细胞贫血又称营养性大细胞性贫血,主要由于缺乏维生素 B_{12} 和(或)叶酸所致,是小儿较常见的大幼细胞性贫血。

(一)诊断依据

1.年龄特点

多见于 6～12 个月的婴幼儿,单纯母乳喂养未按时添加辅食或以羊奶喂养儿及儿童有偏食史者均易发病。

2.临床表现

起病缓慢,面色及皮肤苍黄、乏力、易倦,对外界反应差,智力、动作发育落后或有"倒退"现象;毛发稀黄、虚胖、厌食、恶心呕吐、腹泻。

3.体征

贫血,有肝、脾及淋巴结肿大等髓外造血反应;口腔炎、舌炎(舌乳头红肿或萎缩),表情淡漠,嗜睡,对环境反应差,少哭。维生素 B_{12} 缺乏所致者可出现肢体、头部、口唇、四肢甚至全身颤抖,无意识动作,肌张力增高,腱反射亢进,浅反射消失,甚至出现病理反射。

4.实验室检查

(1)血液:红细胞数降低比血红蛋白下降明显。多为中至重度贫血,红细胞大小不等,以大细胞为主,血红蛋白饱满,呈大细胞性贫血(MCV＞94fl,MCH＞32pg,MCHC 正常);网织红细胞正常或降低;白细胞总数正常或减少,可见中性粒细胞分叶过多现象(核右移),可见巨杆状核粒细胞;血小板可减少,可见巨型血小板。

(2)骨髓象:幼红细胞增生,各阶段幼红细胞均有"巨幼变",胞体变大,核染色质粗松,胞核成熟程度落后于胞质,呈"老浆幼核"现象。晚幼红细胞常呈畸形,粒系中、晚幼及杆状核粒细胞胞体较大,核形异常,染色质松散。巨核细胞分叶过多(＞10 个)。

(3)血清维生素 B_{12} 和叶酸含量:维生素 B_{12}＜100ng/L,叶酸＜3μg/L 有诊断意义。维生素 B_{12} 缺乏者尿中甲基丙二酸(MMA)增多,叶酸缺乏者组氨酸负荷试验尿中甲亚胺基谷氨酸(FLGLU)排泄量增加(正常值＜2mg/h)。

(4)胃酸量减少、游离酸降低、血清铁正常,黄疸者间接胆红素增加。

(二)治疗

1.一般治疗

加强护理,防治感染,逐渐增加富含维生素 B_{12}、叶酸的食物,如肉类、肝、蛋、绿叶蔬菜等。

2.病因治疗

有明显神经系统症状者,以应用维生素 B_{12} 为主,单纯用叶酸可能会加重症状。维生素 B_{12} 50～100μg,每周肌内注射 2～3 次,连用 2～4 周或至血常规恢复正常为止;也可采用大剂量突击疗法:维生素 B_{12} 500μg 1 次肌内注射,适用于不便于多次肌内注射的患儿。对于维生素 B_{12} 治疗反应差或无明显神经系统症状,考虑有叶酸缺乏者,可予叶酸口服,每次 5mg,每日 3 次,连用 2～3 周改为每日 1 次,用 4～5 周恢复体内储备,可停药。

3.对症治疗

有严重贫血伴心功能不全或其他并发症者,可适量输血;同时服用维生素 C,有助于使叶酸转变为四氢叶酸,增加疗效。神经症状明显者加用维生素 B_{12},贫血恢复期应加用铁剂,以免在红细胞增生旺盛时发生缺铁。

五、再生障碍性贫血

再生障碍性贫血(AA,简称再障)是一种由于多种原因引起的骨髓造血功能代偿不全,临床上出现全血细胞减少,而肝、脾、淋巴结不增大的一组综合病征。在美国及欧洲,儿童再障的发病率为 0.2/10 万～0.6/10万。国内尚缺乏儿童再障发病率的资料,根据1987年宝鸡再障会议全国调查资料报告,我国(成人与儿童)再障的发病率为 0.72/10 万,其中急性再障为 0.11/10 万,慢性再障为 0.60/10 万。

(一)病因

1.原发性

原因不明,多见于青壮年。

2.继发性

(1)药物及化学因素:已有几十种药物引起再障的报告,但其中以氯霉素为最多。药物引起再障机制可能由于:①毒性反应,这与剂量大小有关,多数可逆;②个体特敏性,其与药物剂量相关性差,常不可逆。接触化学因素如苯、油漆、汽油、农药等也与再障发生有关。

(2)物理因素:各种电离辐射。

(3)感染因素:急、慢性感染,包括细菌(伤寒杆菌等)、病毒(肝炎病毒、EB 病毒、巨细胞病毒、微小病毒 B_{12} 等因素)、寄生虫(疟原虫等)。

(4)遗传因素:如 Fanconi 贫血、纯红再障等,再障亦可见于双胎。

(5)其他因素:阵发性睡眠性血红蛋白尿、骨髓增生异常综合征等。

(二)发病机制

1.多能造血干细胞缺乏或缺陷

患儿 $CD34^+$ 细胞数量明显减少,造血干细胞增殖能力下降。动物实验和患者骨髓干细胞培养发现,90%以上的培养集落形成单位(CFU-C)低于正常值,红系爆式集落形成单位(BFU-E)和(CFU-E)亦低于正常;并发现 CFU-C 形成的细胞丛/集落比值升高,提示 CFU-C 的自我更新和增殖能力受损。进一步研究发现,再障患儿的造血干细胞对造血生长因子(HGFs)反应性降低。

2.造血微环境缺陷

造血微环境包括骨髓的微循环和基质。正常骨髓微环境是维持正常造血的必要条件。实验证明,当骨髓微循环遭到破坏,即使输入干细胞亦不能生长,只有在微循环重建后才能见到干细胞的再生。基质细胞可分泌许多生长因子,如干细胞因子(SCF)、Flt3(为一种造血细胞刺激因子配体)、IL-3、IL-11 等,它们有能刺激造血细胞增殖、分化等功能。

3.免疫紊乱

细胞免疫和体液免疫紊乱导致造血细胞增殖调节异常。实验资料提示,为数不少的再障患者常有抑制性 T($CD3^+$、$CD8^+$)淋巴细胞增多,辅助性 T($CD3^+$、$CD4^+$)淋巴细胞减少,$CD4^+/CD8^+$ 比值倒置(正常范围因年龄、性别而有所区别)。IL-2 活力亢进,NK 细胞和干扰素等具有抑制造血干细胞增殖分化作用的细胞及因子活性增加。体液免疫紊乱也可引起再障的发生,部分再障患儿血浆中可有抗造血细胞抗体存在。

上述发病机制在同一个患儿身上可同时存在,也可单独存在,也可几种因素同时在不同程度上存在。因此,临床疗效易受到多种因素的影响。

(三)临床表现、分型和诊断标准

本病主要以进行性贫血、皮肤黏膜及(或)内脏出血和反复感染为特点,而多无肝、脾及淋巴结增大。小儿再障可分为:

1.先天性(体质性)或遗传性

(1)Fancom 贫血。

(2)先天性角化不良症。

(3)Shwachman-Diamond 综合征本征为伴有胰腺功能不良的先天性再障。

(4)网状组织增生不良症。

(5)无巨核细胞性血小板减少症。

(6)家族性再障。

(7)白血病前期、骨髓增生异常综合征、7 号染色体单体。

(8)非血液学综合征,如 Down、Dubowitz、Seckel 综合征等。

2.获得性

(1)特发性:原因不明。

(2)继发性:继发于物理、化学、生物因素等。如药物、毒物、感染、肝炎等。

①电离辐射。

②药物及化学品:a.可意料者,如细胞毒性药物、苯等;b.特异体质性,如氯霉素、消炎止痛药、抗癫痫药、金制剂等。

③病毒:a.疱疹病毒、EB 病毒和巨细胞包涵体病毒;b.肝炎病毒,如乙型肝炎病毒(HBV)和丙型肝炎病毒(HCV);c.微小病毒 B19;d.人类免疫缺陷病毒(HIV)。

④免疫性疾病:a.嗜酸性细胞增生性筋膜炎;b.低丙种球蛋白血症;c.胸腺瘤。

⑤怀孕。

⑥阵发性睡眠性血红蛋白尿(PNH)。

⑦白血病前期。

(四)诊断标准

1.急性再障

(1)临床表现:发病急,病程短(1～7 个月),贫血呈进行性加剧,常伴严重感染,皮肤、黏膜广泛出血或内脏出血。约 1/3 患儿肝可有轻度大(肋下 2cm 以内),但脾及淋巴结却不大。

(2)血象

除血红蛋白下降较快外,须具备以下 3 项目中之 2 项:①网织红细胞<1%,绝对值<$0.015×10^{12}$/L;②白细胞总数明显减少,中性粒细胞绝对值<$0.5×10^9$ 个/升;③血小板<$20×10^9$ 个/升。

(3)骨髓象:①多部位增生减低,三系有核细胞明显减少,非造血细胞增多;②骨髓小粒空虚,非造血细胞如浆细胞、组织嗜碱细胞及脂肪细胞增多。

2.慢性再障

(1)临床表现:起病缓慢,病程长(1 年以上),贫血、出血、感染症状较轻。

(2)血象:血红蛋白下降速度较慢,网织红细胞、白细胞、中性粒细胞及血小板值常较急性再障为高。

（3）骨髓象：①三系或两系细胞减少，至少一个部位增生不良。如局灶增生良好，则红系常见晚幼红比例增多，巨-核细胞明显减少。②骨髓小粒中脂肪细胞及非造血细胞增加。

（4）当慢性再障在病程中病情恶化，临床表现、血象及骨髓象与急性再障相同时，称为重型再障Ⅱ型（SAA-Ⅱ）。

此外，尚有依据骨髓造血细胞培养的结果将再障分为 4 型：①造血干细胞缺陷（约占 50%～60%）；②T 抑制细胞增加（约占 21.4%～33%）；③患者血清中抑制因子增加（约 21.4%）；④造血微环境缺陷（约占 7.1%）。

（五）实验室检查

（1）血象：外周血三系细胞减少，急性再障者大多呈正细胞、正色素性贫血，但慢性再障者通常为大细胞性正色素性贫血。网织红细胞<1%；白细胞总数大多降低，但也有正常者，此时常出现淋巴细胞相对值增高。

（2）骨髓象：急性型者为增生低下或重度低下，慢性型者多呈增生不良，可见灶性增生。巨核细胞明显减少，非造血细胞增多，骨髓小粒中淋巴细胞加非造血细胞常超过 50%。骨髓增生程度可分为：

①增生极度减低型：多部位骨髓未发现或仅见少许造血细胞，多为网状细胞、浆细胞、组织嗜碱细胞、淋巴细胞及脂肪细胞。

②增生减退型：多部位或部分骨髓原始或幼稚细胞缺如，仅见少量造血细胞，以成熟型为主，非造血细胞增多。

③增生（正常）型：骨髓增生正常，巨核细胞数减少，非造血细胞增多。

④增生活跃型：红系或粒系较正常多见，原始及幼稚细胞也可见，巨核细胞少见，非造血细胞不多见。该型应除外溶血性贫血。

儿童再障以后两型多见。

（3）血清中铁、镁、锌升高。

（4）血清 EPO、游离红细胞原卟啉（FEP）增加。

（5）Ts 淋巴细胞功能异常，急性型 T、B 淋巴细胞严重受累，NK 细胞及 $CD4^+/CD8^+$ 比值明显低于慢性型。

（6）造血干/祖细胞培养：CFU-E、GM-CFU 均减少。

（六）鉴别诊断

再障须与白血病、骨髓增生异常综合征、骨髓纤维化、阵发性睡眠性血红蛋白尿（PNH）、严重缺铁性贫血、巨幼红细胞性贫血、脾功能亢进、骨髓转移瘤、噬血细胞综合征、恶性组织细胞病、恶性淋巴瘤等鉴别。鉴别的主要依据为骨髓涂片、骨髓活检及相应的细胞和分子生物学检查。

（七）治疗

由于再障的发病原因与发病机制复杂，每种类型又无特异性实验指标可用于指导临床选药，因此，再障的治疗目前仍然主要采用临床经验进行选药，给治疗带来一定的盲目性。近年来，有关研究再障的新技术不断涌现，如 T 淋巴细胞亚群（包括 T 辅助/抑制细胞、自然杀伤细胞、细胞毒 T 细胞、树突状细胞、B 细胞等)、单核/巨噬细胞、CD34$^+$造血干/祖细胞及其亚群的流式细胞仪(FCM)分析,造血祖细胞集落培养等,有望使再障的治疗更具实验依据。

1.急性再障(重型再障)的治疗

(1)去除病因:对一切可疑的致病因素,均应立即停止接触、应用。

(2)防治感染:急性再障预后凶险,病死率可高达 80% 以上,死亡的主要原因之一是严重感染。因此,积极预防和治疗感染是降低再障死亡率的重要措施。患儿应隔离保护,输注新鲜血浆、丙种球蛋白或白细胞悬液,以增加对感染的抵抗力。一旦出现感染,应及早使用强力有效的抗生素。在没有明确病原体感染之前,通常需要广谱抗生素、抗真菌药及抗病毒药联合应用。一旦证实了感染的病原体及其敏感药物,则可根据对病原体敏感的药物进行合理选药。

(3)防止出血:颅内出血或其他脏器严重出血是本病致死的另一重要原因。当血小板计数下降至 $20×10^9$ 个/升时,出血的机会大大增加,应积极输注足量的血小板或新鲜全血,要求使血小板数量至少达到 $20×10^9$ 个/升以上。也可进行血小板成分输注,从正常人 1 单位(400～500mL)全血中可提取 1 个单位血小板血浆,平均含 10^{11} 个血小板。肾上腺皮质激素虽然不能增加血小板的数量,但它们具有改善血管脆性的作用,从而有利于减少出血的机会。

(4)纠正贫血:当病情进展迅速,血红蛋白<40g/L 时,有可能出现贫血性心功能衰竭和组织缺氧,应尽快输血,但输血速度宜缓慢,以防促进心功能衰竭。

(5)免疫抑制剂治疗。目前常用的有以下几种药物:

①抗胸腺细胞球蛋白(ATG)或抗淋巴细胞球蛋白(ALG)。

作用机制:杀伤抑制性 T 细胞,促进 CD4$^+$/CD8$^+$比值恢复正常;具有丝裂原作用,刺激淋巴细胞分泌 IL-3 及 CSF,促进造血干细胞增殖;可直接与造血干细胞表面受体结合,促使造血恢复。

ATG、ALG 用法:a.马-ATG(H-ATG)每日 10mg/kg 或猪-ATG(P-ATG)15～20mg/(kg·d)或兔-ATG(R-ATG)3～4mg/(kg·d)静脉滴注,连用 5 日;或 ALG 40mg/(kg·d),持续静脉滴注 12 小时,连用 4 日;并加用甲基泼尼松龙 2mg/(kg·d),静脉滴注。b.ALG 20mg/(kg·d),持续静脉滴注 4～6 小时,连用 8 日,继给泼尼松 1.5mg/(kg·d),连服 5 日。后者能克服 ALG 的不良反应。通常经治疗 1～3 月临床症状及血象改善,有效率达 60%～80%,复发率约 10%。上述方案主要用于急性或重型再障的治疗。

本制剂适用于血小板>$10×10^9$ 个/升的病例。首次应用前应做过敏试验,用 1/10 瓶 ALG 溶于 100mL 生理盐水内静脉滴注 1 小时,滴注过程中医务人员必须在场,床旁备有地塞米松、氢化可的松、肾上腺素、异丙嗪等急救药品。过敏反应表现为口周及四肢麻刺感、唇及喉肿胀、支气管痉挛、声门水肿、低血压等。出现过敏反应后立即停止静脉滴注 ALG,并加入地塞米松 2～4mg,必要时给予氢化可的松静脉点滴;出现声门水肿立即给予 1:1000 肾上腺素 0.1mL 皮下或静脉注射。一旦发生过敏反应,以后绝对禁止再用本品。在首次给药 12 小时前用异丙嗪 1 次,静脉滴注 ALG 前静脉推注地塞米松 4mg,勿用同一输液瓶滴注其他液体及血制品。

用药 1 周末至 2 周内可发生血清病,出现发热、皮疹(荨麻疹、麻疹样或猩红热样)、淋巴结增大、关节酸痛,严重表现有面部及四肢水肿、少尿、喉头水肿、哮喘、末梢神经炎、头痛、谵妄、甚至惊厥。一旦出现上述任何表现者均应严密监护,仅有皮疹者则可给予异丙嗪、止痒洗剂等对症处理,较重表现者则可给予甲基泼尼松龙 10mg/(kg·d)一次静脉注射,连用 3～4 日。

已知对上述制剂过敏者及存在急性病毒感染者禁用。

②环孢霉素 A(CSA):适用于 ATG(或 ALG)不宜应用者。

作用机制:抑制 T 淋巴细胞的活化与增殖,抑制 IL-2 和 γ-干扰素的合成;封闭 T 细胞表面受体,抑制 CD8$^+$ 细胞活性及增殖。

用法:开始时 5mg/(kg·d),分 2 次口服,q12h,连服 2 周,随后根据血浆药物浓度进行调整,使 CSA 血浓度谷值保持在 200～400ng/L。服药时可将 CSA 溶液掺入牛奶或果汁等饮料内摇匀后服用,以减少其对胃肠道的刺激作用。用药期间应避免高钾食物、含钾药物及保钾利尿剂,以防高血钾的发生。单用有效率约 30%。

不良反应:主要是肾脏毒性,其次是肝脏损害。其他如多毛、皮肤色素沉着、牙龈肿胀、水钠潴留、手足烧灼感、震颤、肌肉痉挛及抽搐(可能与低镁有关),可出现良性乳腺增生及因肾性高血压引起头痛等。此外,也可因细胞毒 T 淋巴细胞下降而易发生卡氏肺囊虫感染。血药浓度的监测可防止严重不良反应的发生。

当患儿合并真菌感染使用抗真菌药如伏立康唑等,可以发生药物间相互作用,此时,CSA浓度可异常增高而诱发严重的中毒症状,如高血压、急性肾衰竭、抽搐、昏迷等。需及时根据血药浓度而及时调整 CSA 给药剂量。

③大剂量甲基泼尼松龙。

作用机制:可明显抑制 CD8$^+$ 细胞活化和增殖,去除 NK 细胞对骨髓的抑制作用。适用于中性粒细胞绝对值>0.5×10^9 个/升者。

用法:20～50mg/(kg·d),静脉滴注 3 日,然后每周减半量,直至 2mg/(kg·d)后,逐渐改为口服制剂减量维持直至停药。适用于重型再障,有效率约 25%。

不良反应:主要是感染和高血压,其他可有胃炎、心律失常、高血糖、情绪改变、柯兴氏征、股骨头无菌性坏死等。

④抗 T 淋巴细胞单克隆抗体(单抗)。

作用机制:杀伤对骨髓有抑制作用的 CD8$^+$ T 淋巴细胞。

用法:CD4/CD8 正常者,CD3 单抗 10mg、地塞米松 3～5mg 加入生理盐水 300mL 中静脉滴注,每日一次,连用 5～10 次;CD4/CD8 倒置者,先用 CD3 单抗每次 5～10mg,每日 2 次,连用 3～5 次,改用 CD8 单抗每次 5～10mg,连用 3～5 次。用前肌内注射异丙嗪。

⑤大剂量丙种球蛋白。

作用机制:杀伤抑制骨髓造血的淋巴细胞,清除骨髓中可能与再障有关的病毒感染,与干扰素类细胞因子结合,去除其骨髓抑制活性。

用法:一般每次 1g/kg,静脉滴,每 4 周一次,1～2 次有效者,可连用 6 次,不良反应少。用药后疗效反应时间不一,约 30% 发生于治疗后 3 个月,70% 发生于治疗后 6 个月。在无效病例中,仍有 25% 可对第二疗程治疗发生反应。与其他免疫抑制剂联合治疗可提高疗效达 50%～70%。

⑥异基因造血干细胞移植:适用于重型再障,病程早期进行移植成活率极高。最好采用

HLA 完全匹配的同胞兄弟姊妹或非亲缘相关供者,CMV 阴性的骨髓或 G-CSF 动员的外周血干细胞或脐带血。只要患儿无严重器官功能障碍或难治的感染存在时,应尽早(确诊后2～3周)进行移植。异基因骨髓移植的治愈率可达 70%(已输过血者)至 85%(尚未输血者)。移植成功后再障复发者较少见。

2.慢性再障的治疗

慢性再障的发病机制以造血微循环的缺陷为主,其中一部分发展成重型再障(SAA-Ⅱ型),与免疫紊乱抑制造血功能有关。慢性再障的治疗与急性再障的治疗有所区别,急性再障采用以免疫抑制剂为主的疗法,而慢性再障则采用以雄性激素为主的综合疗法。

(1)雄性激素作用机制:①直接刺激骨髓多能造血干细胞,促进蛋白同化作用;②还原物中 5α 双氢睾酮具有增加促红细胞生成素(EPO)的产生;③5β 双氢睾酮能提高造血干细胞对促红细胞生成素的效应,促使 G_0 期细胞进入增殖周期。雄激素治疗作用需要较长的治疗时间,故必须坚持应用 2～4 个月以上才能做出评价,有时要在治疗 6 个月后才出现疗效,病情缓解后仍应继续用药 3～6 个月再减量,维持 1～2 年。

不良反应有:男性化、儿童骨成熟增速、骨骺融合提前(合用糖皮质激素可防止)、水钠潴留及肝脏损害。要定期检查肝功能,并口服保肝药,若肝损害时应减量、暂停或改用丙酸类代替甲基类。有效率为 35%～80%,复发率为 23%。

(2)改善造血微环境药物:包括神经刺激剂和血管扩张剂。其可能作用机制是通过兴奋骨髓神经、扩张骨髓血管,改善骨髓造血微循环,从而刺激和滋养残存造血祖细胞的增殖。

①硝酸士的宁:

a.20 日疗法:每日 2～6mg,肌内注射,连用 20 日,间隔 5 日。

b.10 日疗法:1mg 连用 2 日,2mg 连用 5 日,3mg 连用 3 日,肌内注射,休 10 日。

c.5 日疗法:1mg、1mg、2mg、2mg、3mg,肌内注射,每天 1 次,间歇 2 日。

以上疗法均反复使用,疗程 3～6 个月,有效率为 53%。不良反应为失眠、肌颤、四肢不自主动作等。

②一叶秋碱:每日 8mg/kg,肌内注射,连用 1.5～2 个月,疗程不少于 4 个月。有效率为 47%,与康力龙合用疗效可提高到 80%。不良反应同硝酸士的宁。

③山莨菪碱(654-2):0.5～2mg/(kg·d),静脉滴注;或 10～40mg/(kg·d),睡前口服;或 0.2～0.5mg/kg,肌内注射,每日 1～2 次。连用 30 日,休 7 日,重复使用,观察 3 个月。

④莨菪浸膏片:每次 10mg,每日 3 次,口服,每日递增 10～20mg 至每次 240～300mg,30 日为一疗程,休 7 日后重复。不良反应:口干、视力模糊、排尿困难。疗效尚难肯定。

(3)促进造血功能的细胞因子:重组人粒-巨噬细胞集落刺激因子(rhGM-CSF)及粒细胞集落刺激因子(G-CSF)5～10μg/(kg·d),刺激造血干细胞而增加外周血的血细胞数,可与 IL-3(每日 1mg/M²)联合应用于骨髓移植或免疫抑制疗法过程中。疗效尚未得到充分肯定。

(4)免疫增强调节剂:目的是提高免疫,增强抗感染能力。常用的有:左旋咪唑,每日 2mg/kg,一周服 2 日,连用 2 个月～2 年。胸腺肽,可刺激 $CD4^+$ 细胞的增殖,纠正 $CD4^+/CD8^+$ 比例倒置现象;2mg/kg,静脉滴注,每天 1 次,连用 3 个月以上,有效率约为 50%。此外,转移因子、植物血凝素(PHA)等均有有效报道。

（5）糖皮质激素：可减少出血倾向。一般应用泼尼松 0.5～1mg/(kg·d)，分 2～3 次口服，多与雄性激素合用。

（6）中药：中西医结合可提高疗效，可辨证施治或服用成药。①阴虚型：滋阴补肾，方剂有大菟丝子饮、当归首乌汤、三胶汤（阿胶、龟板胶、鹿角胶）等；②阳虚型：补肾助阳，方剂有河车大造丸、十四味建中汤等；③阴阳两虚型：大菟丝子饮加助阳药，气血两虚者八珍汤、归脾汤或参芪四物汤加减。成药有全鹿丸、龟鹿二仙胶等。

经中药治疗后可见：①贫血、出血、感染症状改善，输血减少，随后出现网织红细胞反应，血红蛋白升高，白细胞恢复，血小板逐渐增加；②骨髓红系改善，接着粒系改善，最后巨核细胞系恢复。

六、溶血性贫血

（一）总论

溶血性贫血是由多种病因引起的红细胞寿命缩短和过早地破坏，且红细胞的破坏超过了骨髓生血功能的代偿能力而发生循环中红细胞数和血红蛋白含量减少的一种贫血。

正常红细胞的寿命为 110～120 日。正常情况下，每日约有 1% 的衰老红细胞在脾脏中被吞噬和破坏，由新生的红细胞补充代替之，从而维持红细胞数量的恒定以发挥正常的生理功能。正常小儿骨髓造血潜能很大，一般可增加到正常的 6～8 倍。因此，如果轻度溶血时，外周血中的红细胞数能被骨髓造血功能的增加所完全代偿。此时，临床上虽有溶血存在但并不发生贫血；如果红细胞的破坏超过了骨髓造血的代偿能力，则发生溶血性贫血。

1.分类

根据溶血因素存在的部位不同，可将引起溶血性贫血的因素分为红细胞内因素和红细胞外因素两大类。

（1）红细胞内因素

①红细胞膜的缺陷

a.遗传性球形细胞增多症。

b.遗传性椭圆形细胞增多症。

c.遗传性口形细胞增多症。

d.遗传性畸形细胞增多症。

e.遗传性棘细胞增生症。

f.阵发性睡眠性血红蛋白尿。

②红细胞酶的缺陷

a.红细胞糖分解酶缺乏：丙酮酸激酶缺乏、磷酸葡萄糖异构酶缺乏、磷酸果糖激酶缺乏、丙糖磷酸异构酶缺乏、己糖激酶缺乏、磷酸甘油酸盐激酶缺乏、醛缩酶缺乏、二磷酸甘油酸盐变位酶缺乏。

b.红细胞核苷酸代谢异常：嘧啶 5-核苷酸酶缺乏、腺苷脱氨酶过多、腺苷三磷酸酶缺乏、腺苷酸激酶缺乏。

c.戊糖磷酸盐通路及谷胱苷肽代谢有关的酶缺乏:葡萄糖-6-磷酸脱氢酶(G-6-PD)缺乏、谷氨酰半胱氨酸合成酶缺乏、谷胱甘肽合成酶缺乏、谷胱甘肽还原酶缺乏。

③血红蛋白异常

a.珠蛋白生成障碍性贫血。

b.镰状细胞贫血。

c.血红蛋白 H 病。

d.不稳定血红蛋白病。

e.其他同型合子血红蛋白病(CC,DI,EE)。

f.双杂合子紊乱(HbSC,镰状细胞珠蛋白生成障碍性贫血)。

(2)红细胞外因素

①免疫性溶血性贫血

a.错输血型不匹配血。

b.新生儿溶血症(Rh、ABO 血型不相合)。

c.自身免疫性溶血性贫血:温抗体所致的自身免疫性溶血性贫血、冷抗体所致的自身免疫性溶血性贫血、与免疫现象有关的贫血(移植物排斥、免疫复合物等)。

②创伤性及微血管性溶血性贫血

a.人工瓣膜及其他心脏异常。

b.体外循环。

c.热损伤(如烧伤、烫伤等)。

d.弥散性血管内凝血(DIC)。

e.血栓性血小板减少性紫癜。

f.溶血性尿毒综合征。

③脾功能亢进

④血浆因素

a.肝脏疾病:如血浆胆固醇、磷脂过高所致的脂肪肝、肝硬化等,引起靴刺细胞贫血。

b.无 β 脂蛋白血症。

⑤感染性

a.原虫:疟原虫、毒浆原虫、黑热病原虫等。

b.细菌:梭状菌属感染(如梭状芽孢杆菌)、霍乱、伤寒等。

⑥肝豆状核变性(Wilson 病)

⑦化学品、药物及蛇毒

a.氧化性药物及化学制剂。

b.非氧化性药物。

c.新生儿维生素 E 缺乏。

d.并存于尿毒症、血液透析。

e.蛇毒。

2.临床表现

患儿的皮肤、口唇、眼结膜、耳垂、手掌及指甲床苍白,感疲倦、肌肉无力;可有黄疸、气喘、心率加快、食欲缺乏、头昏、怕冷等症。急性溶血时,患儿可突然发病,感胸闷、腰酸、发热、背痛、头痛,甚至发生周围循环衰竭,出现少尿或无尿,乃至急性肾衰竭。慢性溶血时,患儿可出现黄疸及肝、脾大。

3.诊断

溶血性贫血的诊断主要依靠临床表现和实验室检查。当患儿有贫血伴网织红细胞增高时,应考虑溶血性贫血存在的可能性,宜选择下列试验寻找红细胞破坏增加的直接和间接证据。

(1)红细胞破坏增加的直接证据

①$Na_2{}^{51}CrO_4$ 标记红细胞测定红细胞寿命,其半寿命明显缩短。

②血浆游离血红蛋白增多。

③血清间接胆红素增高。

④粪胆原定量增加。

⑤出现血红蛋白尿时,联苯胺试验阳性。

⑥含铁血黄素尿试验阳性。

(2)红细胞破坏增加的间接证据

①网织红细胞明显增加。

②血清结合珠蛋白减少。

③骨髓红系增生活跃,粒/红比值降低甚至倒置。

④由于红细胞生成代偿性增快,红细胞大小不一、形状不等,红细胞带有核或核残余。

一旦红细胞破坏过多存在,溶血性贫血的诊断成立,再根据抗人球蛋白(Coombs)直接及间接试验的阳性与否区分免疫性(Coombs 试验阳性,血型不合溶血除外)与非免疫性(Coombs 试验阴性);非免疫性溶血性贫血可根据红细胞形态、脆性试验、葡萄糖孵育脆性试验、高铁血红蛋白还原试验、酸溶血试验(Ham)、红细胞酶谱分析、红细胞 CD_{55}/CD_{59} 流式细胞仪分析、珠蛋白小体、血红蛋白电泳等试验区分各种原因引起的溶血性贫血。

4.治疗

溶血性贫血种类多种多样,因此,其治疗应根据病因、类型拟定治疗方案。有溶血诱因者应尽早尽快去除诱因,如冷抗体型自身免疫性溶血性贫血应立即保暖,特别是使四肢温暖;由蚕豆病引起的溶血性贫血应避免食用蚕豆和氧化性药物;某药引起的溶血性贫血应立即停止用该药,输血引起溶血者应立即停止输血;感染引起的溶血性贫血应积极控制感染等。肾上腺皮质激素能抑制免疫反应,对免疫性溶血性贫血有效。雄性激素或蛋白合成激素能刺激造血,增加代偿功能。免疫抑制剂对部分自身免疫性溶血性贫血有效,但应在肾上腺皮质激素使用无效时试用。输血可改善贫血症状,但有时也有一定的危险性,例如给自身免疫性溶血性贫血患儿输血可发生严重的溶血反应;大量输血还可抑制患儿的造血机能。对某些先天性或遗传性溶血性贫血除给予对症处理外,尚可采取切脾甚至造血干细胞移植等治疗。

总之,溶血性贫血的治疗应针对某一特定缺陷来选择治疗方案。

（二）遗传性球形红细胞增多症

遗传性球形红细胞增多症(HS)是红细胞膜缺陷中最常见的一种溶血性贫血。其临床特点是外周血中球形红细胞增加、渗透脆性增加伴有脾大、间歇性黄疸和不同程度的贫血。约75％的患者为常染色体显性遗传,极少数患者为常染色体隐性遗传,多数具有家族史。约25％的病例无家族史,其中大多数为新突变引起,极少数为未被发现的隐性遗传,其家族中未能发现球形红细胞和红细胞渗透脆性增高现象。此病在北欧人群中较多见,发病率可高达1/5000,其他地区发病率约为1/10000。此病在我国并不罕见,国内调查一家系124个成员中发现44人患病。

1.缺陷类型

HS的主要分子缺陷是维持红细胞形态的细胞骨架蛋白-收缩蛋白(SP)和锚蛋白异常。

收缩蛋白缺陷主要与隐性遗传有关,而β收缩蛋白和蛋白3(与细胞骨架蛋白相互作用的一种蛋白)缺陷则以显性遗传为主。遗传带有异质性,现已发现以下几种类型:

(1)单独SP缺乏(约占45％):其中75％为β-SP轻度缺陷,其含量约为正常人的63％～81％,属常染色体显性遗传。约25％为α-SP明显缺乏,其含量仅为正常人的30％～74％,属常染色体隐性遗传。

(2)锚蛋白缺乏(约占16％):为常染色体显性遗传。由于锚蛋白缺少,不能连接SP,剩余的SP迅速降解,引起继发性SP减少,造成锚蛋白与SP联合减少。

(3)蛋白3缺乏(约占22％):为常染色体显性遗传。

(4)蛋白4.2缺乏:为常染色体隐性遗传。

(5)膜收缩蛋白与蛋白4.1的结合缺陷:为常染色体显性遗传。

2.发病机制

上述缺陷可以导致下列病理生理改变:

(1)脂质双层骨架在垂直方向的连接力减弱,使之"脱耦联",随后红细胞膜以出芽形式形成微囊泡而丢失,而体积减少相对不明显,从而使红细胞表面积缩小,表面积与体积之比下降,变成球形细胞。

(2)膜对阳离子的通透性和转运增加,三磷酸腺苷(ATP)利用增加,糖代谢增强;出现钠离子和水进入胞内,钾离子则透出胞外;钙ATP酶抑制,致使细胞内钙离子浓度增加并沉积在细胞膜上,使红细胞膜的柔韧性及变形能力下降。当这些红细胞通过仅$2\sim3\mu m$的脾脏微血管和脾血窦时,很容易被破坏而发生血管外溶血。因此,脾切除能明显延长红细胞的寿命而治愈或减轻贫血。而膜收缩蛋白的缺乏程度与红细胞球形率、溶血程度以及脾切除后的疗效密切相关。

3.临床表现

本病发病年龄和病情轻重差距很大,早至生后5小时、晚至80岁均可发病,但发病年龄越小,病情就越重。婴幼儿及儿童较多见。发生于新生儿时,可出现新生儿溶血症,表现为典型的球形红细胞、溶血增加和网织红细胞增高,早期即可出现高胆红素血症,甚至发生核黄疸。因此,常需早期进行光照治疗,严重者则需要换血,以防核黄疸的发生。发生于幼儿或儿童期者,可轻重不一,轻者可终生无症状,重者可发生严重贫血伴有苍白、黄疸、乏力及运动耐力下降。由于骨髓代偿性增生,颅骨髓腔加宽,额骨和颞骨突起,但此种改变不如珠蛋白生成障碍性贫血明显。有些轻症病例平时可无症状,但在急性感染、B19 微小病毒感染以及其他病毒感染后可诱发急性溶血、再障危象或骨髓增生低下危象。此时贫血加重,血红蛋白可降至 20～30g/L,血细胞比容可降至 10% 以下,此危象可持续 2 周左右,多数自然缓解。但也有严重者可出现高输出量心功能衰竭和循环衰竭、严重缺氧甚至死亡。有些患儿在生后 6～8 月内虽有轻重不等的贫血,间歇或持续性黄疸,但随着年龄的增长骨髓造血代偿功能不断增强,症状逐渐减轻。脾脏于婴儿期以后逐渐增大,个别轻症病例也可不大,肝脏不大或轻度大。虽然胆石症可发生于早至 4～5 岁的患儿,但大多见于年长儿童;如未行脾切除者,约有 50% 的病例将来可合并胆石症。

4.实验室检查

(1)外周血改变:贫血多为轻度或中度,血红蛋白多在 60～100g/L。网织红细胞约在 6%～20%(平均 10%),溶血危象发作时可增至 50%～70%,但在再生障碍危象时网织红细胞减低。血涂片显微镜检查可见数目不等的球形红细胞,MCV、MCH 多数正常,MCHC 增加(360～380g/L),红细胞直径缩短,但体积正常。胞体染色深,无中央淡染区,一般占红细胞的 25%～42%;约有 20%～25% 的病例红细胞形态变化不明显。蛋白 3 缺乏者可见针刺状球形细胞,收缩蛋白和锚蛋白联合缺乏者可呈不规则形。白细胞及血小板正常。

(2)骨髓象:红细胞系增生极度活跃,以中、晚幼红细胞居多。粒/红细胞比例可倒置,但在再障危象或增生低下危象时,红细胞系增生不良。不同发育阶段幼红细胞及网织红细胞形态正常。但如合并叶酸缺乏,则可见巨幼样变。

(3)红细胞渗透脆性试验:当红细胞放入低渗氯化钠盐水溶液中时,水即可进入细胞内,使胞体膨胀。正常红细胞呈盘状,可容许一定量的水分进入细胞内而不致破坏,而球形红细胞表面积缩小,少量水分进入细胞内即可导致红细胞破裂。球形细胞数量越多,渗透脆性增加越明显,约 75% 的病例红细胞渗透脆性增加。一般 0.5%～0.70% 开始溶血,0.4% 时则完全溶血,比正常对照明显增高。有 10%～20% 的患者红细胞渗透脆性可正常,但若将红细胞置 37℃ 温箱中孵育 24 小时后,红细胞渗透脆性明显增加,0.7%～0.8% 以上即可出现溶血,阳性率高达 100%。

(4)自身溶血试验:对诊断有一定帮助。在无菌条件下,将脱纤维蛋白的血标本置 37℃ 温箱中孵育 48 小时,离心后可见溶血增加。正常人溶血少于 5%,HS 者可达 15%～45%。若于孵育前加入少量葡萄糖或 ATP,可使溶血减轻,称为纠正试验阳性。

(5)酸化甘油试验(AGLT):不同红细胞在酸化甘油中的破裂速度不同,在 pH 为 6.85、离子强度为 0.3M 的甘油溶液中,红细胞可发生缓慢溶血,光密度随溶血增加而下降。当光密度值下降至起始值的一半时称为 AGLT 50,正常人 AGLT 90 为 30 分钟,HS 患者常在 150 秒以内。本法较敏感,阳性检测率可达 100%。

(6)红细胞膜蛋白电泳分析:采用十二磺酸钠聚丙烯酰胺凝胶电泳(SDS-PAGE),可对膜蛋白主要成分进行定性或半定量分析,有助于了解膜蛋白的缺陷。

(7)放射免疫法或 ELISA 法:直接测定膜蛋白含量,此法比电泳法更敏感。

(8)单链构象多态性分析(SSCP)、PCR-核苷酸测序等可确定基因突变点。

(9)血清间接胆红素增加,珠蛋白含量下降,尿中尿胆原增加。

5.诊断和鉴别诊断

根据以下临床特点、实验室检查以及阳性家庭史,可对本病做出诊断。临床上呈慢性病情经过伴有急性发作的溶血性贫血,出现不同程度的黄疸以及脾大,血涂片见球形红细胞超过10%,红细胞渗透脆性和孵育后渗透脆性增加,具有阳性家族史,脾切除疗效佳,并排除其他原因引起的球形红细胞增多症者,可确诊本病。

HS须与其他有球形红细胞的溶血性贫血病症相鉴别。免疫性溶血性贫血患儿外周血中可出现大量球形红细胞,其中新生儿同族免疫性溶血性贫血,尤其是 ABO 血型不合存在大量球形红细胞时很像 HS。其他类型的免疫性贫血如自身免疫性溶血性贫血、药物引起溶血性贫血、输血后溶血反应等,这些病例可因 Coombs 试验阳性确诊,但 HS 则 Coombs 试验阴性。

其他较少见的病因如烧伤、产气荚膜杆菌败血症、肝豆状核变性,也可见球形红细胞增多。但它们均存在原发病因,一般不难鉴别,必要时可做红细胞膜蛋白电泳分析,继发 HS 者应无连接蛋白、锚蛋白、蛋白 3 等的缺乏。

6.治疗

脾切除是本病的首选疗法,可以预防溶血危象和再生障碍危象的发生,避免出现持续的高胆红素血症和继发胆石症。手术后,贫血、网织红细胞增多和未结合胆红素增高现象得以纠正,红细胞寿命恢复或接近正常,临床症状消失。但脾切除不能根治先天性缺陷,手术后红细胞膜的缺陷和球形红细胞依然存在,自体溶血现象虽然减轻,但渗透脆性试验仍不正常。

手术年龄依溶血的轻重而异,轻症或代偿功能好的可推迟,但一般不宜晚于 10 岁,因 10 岁以后继发胆石症的可能性逐渐增高。婴儿时期做脾切除者,手术后发生严重感染的危险性较大,故手术年龄以 5～6 岁为宜。若在婴儿期即有反复发作的严重贫血和黄疸,为了避免影响患者的生长发育和早期出现胆石症,可以考虑在 3 岁以前做脾切除。但必须采取预防术后发生严重感染的措施。由于 50% 的感染原为肺炎双球菌,故凡 5 岁以内切脾的,可每月注射长效青霉素,年龄为 2～5 岁者应间断地注射多价肺炎双球菌疫苗,以降低肺炎双球菌感染的发生率。脾切除术后可合并白细胞和血小板增多,甚至发生脑和其他组织栓塞,故术后应密切观察血象变化以便及时采取相应措施。手术过程中应注意寻找有无副脾,如不切除副脾,则有复发的可能。

近年来,采用大部分脾栓塞疗法治疗 HS 有一定的近期疗效,对 5 岁以前患儿应用该疗法,可以避免免疫功能严重下降。但这部分病例将来是否有必要做脾切除尚无定论。

发生严重溶血或溶血危象时应输注红细胞,发生再障危象时需输注红细胞,必要时加输血小板。贫血严重的患者由于骨髓代偿性增生旺盛,叶酸消耗增加,应给叶酸每日 5mg,直至脾切除。

(三)红细胞葡萄糖-6-磷酸脱氢酶缺陷症

红细胞葡萄糖-6-磷酸脱氢酶缺陷症,是一种遗传性葡萄糖-6-磷酸脱氢酶(简称 G-6-PD)缺陷性疾病。进食蚕豆、服用氧化型药物或感染因素作用,可诱发急性溶血性贫血,呈伴性不完全显性遗传。在我国西南、中南和福建、海南等地区比较常见。G-6-PD 基因位于 Xq2.8,迄今发现 400 多种变异型,其中 20 多种能发生溶血,我国人口中发现的变异型达 40 多种。G-6-

PD 缺陷发病与否取决于 G-6-PD 缺陷的红细胞数量占红细胞总量的比例。

1.临床表现

(1)蚕豆病(胡豆黄):进食蚕豆(生熟蚕豆或豆皮)后,本病患者经5～48小时潜伏期后发病。乳母进食蚕豆后,敏感婴儿食母亲乳汁亦可发病。本病儿科患者约占85%,病死率为0.85～9.6%。

本病表现为急性血管内溶血,轻型出现低热、巩膜黄染不定、食欲减退、腹泻、呕吐,血红蛋白在51g/L以上,尿隐血试验阳性。中型病例起病较急,畏寒发热高至40℃,面色苍白、黄疸、心脏杂音、肝脾轻度肿大,血红蛋白30～50g/L,尿隐血试验强阳性。重型病例起病急骤,高热、面色苍白、黄疸、头痛、昏迷、惊厥,血红蛋白在30g/L以下,出现血红蛋白尿。严重者发生尿闭及肾衰竭、急性心力衰竭、休克等。

(2)药物引起溶血:引起溶血的常见药物有磺胺药物、呋喃类药物,以及解热止痛药(如阿司匹林、非那西丁、安乃近、对氨基水杨酸)、抗疟药(如伯氨喹、扑疟喹、阿的平和奎宁)等,其他尚有萘(樟脑丸)、人工合成的维生素 K、氯霉素等。多数于服药后1～2日内急性起病,有头晕、乏力、厌食和恶心呕吐等症状,可产生血红蛋白尿、黄疸、肾衰竭,血红蛋白急剧下降,网织红细胞4～5日内显著上升,溶血停止后数周,血红蛋白及网织红细胞可恢复正常,红细胞寿命缩短。

(3)感染引起溶血:G-6-PD 缺陷者感染时亦可发生溶血症状,如上呼吸道感染、支气管炎、肺炎、败血症、伤寒、传染性肝炎、水痘、传染性单核细胞增多症、腹泻等感染时。牛痘疫苗接种后亦有引起急性溶血者。个别文献报道,糖尿病酸中毒、吸入萘蒸气、食某些蘑菇及服某些中药,亦可引起急性溶血,程度多较轻。

(4)先天性非球形红细胞溶血性贫血:本症常呈慢性经过,出生后即可出现贫血,进行性加重,红细胞寿命缩短,黄疸、肝脾肿大。溶血可因感染、药物和进食蚕豆而加重。

2.实验室检查

(1)红细胞及血红蛋白均减少,呈正细胞正色素性贫血,外周血见红细胞碎片,网织红细胞计数增加。

(2)变性珠蛋白小体试验,正常人<30%,G-6-PD 缺陷者>40%以上的红细胞含有5个以上变性珠蛋白小体。

(3)G-6-PD 活性测定:对诊断有特异性,Zinkham 法的正常值为 12.1±2.09IU/g 血红蛋白(37℃),血循环中新生红细胞可影响酶测定,出现假阴性。

(4)G-6-PD 荧光斑点试验:正常红细胞存在 G-6-PD 时,因生成三磷酸吡啶核苷酸,在紫外线照射下,10分钟内会发出荧光,而 G-6-PD 酶缺陷者红细胞则不能出现荧光。本法简易迅速,用血量少,每次1～2滴血,适用于新生儿普查。本法假阳性率很低,但有一定的假阴性。

(5)变性珠蛋白小体生成试验:溶血时阳性细胞>0.05,但在不稳定血红蛋白病时亦为阳性。

3.诊断要点

(1)食用蚕豆、药物或感染后发生急性溶血,新生儿期出现黄疸或自幼出现原因未明的慢性溶血。

（2）出现黄疸、面色苍白、血红蛋白尿。

（3）G-6-PD活性下降。

（4）既往有类似发病史或家族阳性史。

（5）应与血红蛋白病（地中海贫血）、自身免疫性溶血性贫血、肝炎、溶血性尿毒综合征相鉴别。

4.治疗

（1）禁忌继续食用蚕豆、氧化型药物，敏感婴儿的母亲亦应忌用。

（2）输血疗法：常用于贫血继续加重的患者，血红蛋白＜50～60g/L时，应及时输液，纠正脱水、酸中毒，以输红细胞为宜。输血应避免输入G-6-PD缺乏供血者的血，每次输入量为5～20mL/kg。如男孩患病，只要血型相同，可输其父血，不可输其母血。

（3）注意尿色及尿量改变，可服用碳酸氢钠碱性液碱化小便。

（4）蓝光疗法。

（四）珠蛋白生成障碍性贫血

珠蛋白生成障碍性贫血原称地中海贫血，是由于正常血红蛋白中一种或几种珠蛋白肽链合成障碍或完全抑制为特征的异常血红蛋白病，属较常见的常染色体不完全显性遗传性溶血性贫血。本病主要见于地中海流域国家和地区。在我国，广东、广西、云南、贵州、四川等地为高发地区，长江流域也有报道。

1.分类及发病机制

珠蛋白生成障碍性贫血的分类有两种方法：①根据珠蛋白肽链基因缺陷情况分为 α、β、γ 和 δ 等。临床上以 α、β 两类最为常见。②根据临床病情的轻重程度分为静止型、轻型、中间型及重型。目前多采用两种分类法联合分类。

人类各种血红蛋白的合成是由其相应的珠蛋白基因专一性控制。正常人血红蛋白（Hb）中的珠蛋白有四种肽链，即 α、β、γ 和 δ。根据珠蛋白肽链组合的不同而形成三种血红蛋白，即 $HbA(\alpha_2\beta_2)$、$HbA_2(\alpha_2\beta_2)$ 和 $HbF(\alpha_2\gamma_2)$。HbA 是成人红细胞中的主要血红蛋白，约占 Hb 中的95%，HbA_2 约占成人 Hb 中的2%。HbF 是胎儿期及早期新生儿期的主要血红蛋白，刚出生时约占新生儿 Hb 中的70%，2个月后降至50%，1岁时不超过5%，2岁时即降至正常成人水平（0～2%）。珠蛋白生成障碍性贫血时，由于遗传缺陷，珠蛋白基因发生突变，致珠蛋白肽链合成障碍，根据合成受抑制的珠蛋白肽链的不同，可分为若干类型。最常见的是 β 链合成障碍，称 β-珠蛋白生成障碍性贫血；其次为 α-链合成减少的 α-珠蛋白生成障碍性贫血；还有较少见的 δ 链合成减少，或 δ 与 β 链皆减少的 δ 或 δβ，以及 γβ 珠蛋白生成障碍性贫血。

2.临床类型及特征

（1）α-珠蛋白生成障碍性贫血：编码 α-珠蛋白的基因位于第16号染色体短臂末端（16p13.3），每条染色体上有2个 α 基因 α_1 和 α_2，故二倍体细胞中共有4个 α 基因。根据 α 基因缺失的数量和功能障碍的情况不同又可分为五种类型：

①静止型珠蛋白生成障碍性贫血：又称 α_2-珠蛋白生成障碍性贫血或 α^+ 珠蛋白生成障碍性贫血。由一条染色体上缺乏一个 α-基因（-,α/α,α）。其临床特点为患者无症状，红细胞形态正常，出生时血中 Hb Bart's（γ_4）约1%～2%，3个月后即消失。此型诊断困难。

②α-珠蛋白生成障碍性贫血或α-珠蛋白生成障碍性贫血:本病也称标准型α-珠蛋白生成障碍性贫血。由一条染色体上的两个α-基因缺失(-,-/α,α)或2个α$^+$珠蛋白生成障碍性贫血基因(-,α-,仅)导致α链合成障碍。其临床特点为患者无症状,红细胞形态有轻度改变;HbF正常,出生时 Hb Bart 占5%～6%,3个月后即消失。此型多见于 Hb Ban 胎儿水肿综合征患者的双亲和 HbH 病的双亲中一人。本病不需治疗。

③血红蛋白 H 病:是α-珠蛋白生成障碍性贫血的中间型,由一条16号染色体上的一对α基因和另一条16号染色体上的一个α基因缺陷。基因型为(-,α-,-)。临床特点为出现中等度或严重小细胞低色素性贫血,包涵体试验阳性。新生儿期血中 Hb Bart 20%～30%。婴儿期以后才出现症状者,出现不同程度贫血、黄疸、肝脾肿大,发作性加重(尤以感染和药物为诱因),成熟红细胞形态改变明显;年长儿童则可出现 HbH(β$_4$)4%～20%,而 HbA$_2$ 及 HbF 含量正常。

④Hb Bart 胎儿水肿综合征:是重型α-珠蛋白生成障碍性贫血,为α$_1$ 的纯合子状态,所有二条16号染色体上的α基因均缺陷,其基因型为(-,-/-,-)。由于控制α-链合成的4个基因均缺失,故无α链合成,因此不能合成含α-链的 HbA、HbA$_2$ 和 HbF,在胎儿后期γ、β链各自形成大量的γ$_4$(Hb Bart)和β$_4$(HbH),同时胚胎早期∈链合成代偿性增加并持续至整个胎儿期,并与α链组成 Hb Portland。Hb Bart 具高度氧亲和力且极不稳定,导致宫内胎儿严重的慢性溶血和组织严重缺氧、心力衰竭、水肿,造成流产、死胎,绝大多数于妊娠期30～40周时胎儿死于宫内或娩出后短期内死亡。一旦胎儿有幸出生时则全身重度水肿、腹水,重度贫血,轻度黄疸,肝大;Hb Bart 含量70%～100%,可同时有少量 HbH(β$_4$)。本症双亲为α$_1$ 珠蛋白生成障碍性贫血杂合子,同胞中的发病率约为1/4。

⑤非缺失型α-珠蛋白生成障碍性贫血:α基因结构并未缺失,但其功能障碍,表达水平降低。临床出现与α-珠蛋白生成障碍性贫血类似的表现。其基因型为(a,a^{Thal}/a,a^A)或非缺失型双重杂合子(a,a^{Thal}/a,a^{Thal})。

(2)β珠蛋白生成障碍性贫血:β珠蛋白基因位于第11号染色体短臂1区2带(11p1.2)。本病除少数几种为几个核苷酸缺失外,绝大部分由点突变所致。目前已发现β基因突变有数十种。β链合成部分受抑制者称为β$^+$珠蛋白生成障碍性贫血,β链合成完全受阻者称为β^{0}珠蛋白生成障碍性贫血,肽链合成抑制涉及δ链者称为δβ珠蛋白生成障碍性贫血(δβ$^+$或δβ^0)。染色体上的两个等位基因突变点相同者称为纯合子;同源染色体上只有一个突变点者称为杂合子;等位基因的突变点不同者称为双重杂合子。我国β珠蛋白生成障碍性贫血的发生率为0.67%,以广东、广西、云南、贵州等地区为高。

根据临床表现的轻重,可将β珠蛋白生成障碍性贫血临床上分为轻型、重型及中间型三型。

①轻型:是正常基因和珠蛋白生成障碍性贫血β^0、β$^+$、δβ基因的杂合子状态。其临床特点是多数为轻度贫血(Hb 100～120g/L),尤其在婴儿期,可有轻度黄疸和脾大;红细胞呈大小不等、中央浅染、异形(椭圆形或靶形)、嗜碱性点彩现象等;红细胞渗透脆性降低;HbA 23.5%～8.0%,HbF 正常或轻度升高(<5%);预后良好;多在重型患者家族调查中被发现。

②重型:也称库理(Cooley)贫血,为β^0、β$^+$基因纯合子或双重杂合子状态。其临床特点为

多数于婴儿期发病,50%在生后 6 个月内发病,偶见新生儿期发病者。发病年龄愈早,病情愈重。本病患者呈严重的慢性进行性贫血,需靠输血维持生命,血红蛋白常低于 30g/L;有特殊面容,表现为头大、颧骨略高、鼻梁低陷、眼距增宽、表情呆钝;肝、脾日渐增大,以脾大为主,可达盆腔;常并发感染。成熟红细胞形态改变明显,出现红细胞大小不等、梨形、泪滴状、小球形、三角形、靶形红细胞多见;网织红细胞增高(通常小于等于 10%),红细胞渗透脆性降低(0.3%～0.2%以下才完全溶血),HbF 含量明显增高(20%～99.6%),HbA 正常或增高。骨骼 X 线检查显示,骨髓腔增宽,皮质变薄和骨质疏松,颅骨的内外板变薄,板障加宽和短发样骨刺形成。本病患者预后差,多于 5 岁前死于心力衰竭和感染,经治疗者常于 20 岁前死于心律不齐或心力衰竭。

③中间型:是 β^+ 基因纯合子状态(高 F)或 $\delta\beta^0$ 珠蛋白生成障碍性贫血,其临床表现介于重型与轻型之间。临床特点为发病年龄较晚(常于 4～5 岁);中度贫血;肝轻度大,脾轻度到中度大,常有黄疸;红细胞形态与重型类似;HbF 含量约 40%～70%,HbA₂ 含量正常或降低;不需治疗,可活至成人期。

3.实验室检查

(1)血象:由于 Hb 合成下降而呈小细胞低色素性贫血,外周血片可见红细胞大小不等、中央浅染区扩大,出现异形、靶形、碎片红细胞和有核红细胞、点彩红细胞、嗜多染性红细胞、豪-周小体等,网织红细胞正常或增多,通常小于等于 10%。

(2)红细胞渗透脆性试验:减低,在 0.40%～0.38% NaCl 溶液开始溶血,在 0.20%或更低的低渗盐水中才完全溶血,轻型病例可正常。

(3)HbF 测定:这是诊断重型 β 珠蛋白生成障碍性贫血的重要依据。含量增加可达 20%～99.6%,HbA₂ 常降低、正常或中度增高。

(4)血红蛋白电泳:分离出 HbH 或 Hb Bart's 是确诊 α 珠蛋白生成障碍性贫血的重要依据。

(5)肽链分析:采用高效液相层析分析法可测定 α、β、γ、δ 肽链的含量,Cooley 贫血时,β/α 比值小于 0.1(正常值为 1.0～1.1)。

(6)异丙醇试验:呈阳性。如同热不稳定试验一样,可鉴别不稳定 Hb 和 α-珠蛋白生成障碍性贫血。

(7)包涵体生成试验:红细胞包涵体和 Heinz 小体可呈阳性。

(8)骨髓象:红系增生明显活跃,以中、晚幼红细胞占多数,成熟红细胞形态改变与外周血相同。但 α-珠蛋白生成障碍性贫血静止型骨髓象可正常。

(9)核酸分析:测定 Hb 肽键的 mRNA 含量或通过 DNA 分子杂交及限制性内切酶技术鉴定患者的珠蛋白基因是否缺失。近年来,应用限制性片段长度多态性(RFLP)连续分析、人工合成的寡核苷酸探针杂交及基因体外扩增(PCR)技术间接或直接进行基因诊断,可检测和鉴定突变基因。

4.诊断和鉴别诊断

根据婴儿期开始呈慢性进行性贫血、脾大和特殊面容,外周血红细胞形态改变,红细胞渗透脆性减低和(或)阳性家庭史,应高度怀疑本病,进一步做血红蛋白电泳、基因分析等检查,可以确诊。但须与缺铁性贫血、遗传性球形细胞增多症、病毒性肝炎或肝硬化等病鉴别。

5.治疗

(1)一般治疗:适当注意休息和营养,预防感染可防止贫血加剧。轻型病例无明显症状者仅给予一般治疗即可。

(2)对症治疗

①输血:是重型 β-珠蛋白生成障碍性贫血的有效疗法。国外采用高量输血,开始每周输一次,可输新鲜或经等渗盐水洗涤过的红细胞或压缩红细胞,反复多次使 Hb 升至 120～140g/L;然后定期每隔 4～5 周 1 次,每次输入 20mL/kg 或压缩红细胞 15mL/kg,维持 Hb>80g/L。这样使患者保持较高的 Hb 水平,以消除贫血症状,防止严重并发症的发生。

②铁螯合剂:反复输血可导致继发性含铁血黄素沉着症,如反复输血超过 100 次,血清铁饱和度大于 80% 者应给予螯合剂去铁胺。去铁胺可与体内过量三价铁形成大分子复合物从尿中排出。剂量为每日 20～40mg/kg,加在注射用水或生理盐水中静滴,可于晚上睡眠时给予,每次维持 8 小时,每周连用 5～6 晚;也可采用肌内注射或便携式输液泵做腹壁皮下注射,8～12 小时给予。主要不良反应为皮疹,药物过量可致长骨生长障碍、白内障等。口服螯合剂去铁酮也可应用,可促进铁的排出,推荐剂量为每日 75～100mg/kg。主要不良反应为粒细胞减少、关节炎、肌肉痛等,少部分病例出现胃肠道反应,严重者应停药。有报道认为该药长期应用能增加肝脏内铁贮存,因此,长期单独应用似不足于有效预防慢性铁中毒。铁螯合剂应用时,宜用大剂量维生素 C 口服以增加尿铁的排出。

③抗氧化剂治疗:可长期口服维生素 E 50～150mg/d,有抗红细胞膜脂质的过氧化损伤、减少溶血的作用。

④脾切除或脾栓塞术可改善贫血症状和减少输血次数。适用于:a.输血日益增多者;b.巨脾引起压迫症状者;c.合并脾功能亢进者。脾切除一般于 5～6 岁后施行。本疗法可减轻贫血症状和减少输血量。

(3)基因活化疗法:应用化学药物重新活化 γ 珠蛋白的基因,与过量 α 珠蛋白结合使 HbF 的合成增加,改善 β 珠蛋白生成障碍性贫血的症状。化学药物有羟基脲,每日 15mg/kg,每 3 周为一疗程,可重复使用;有报道连续使用 3 年而无明显毒性和不良反应。此外,可用阿糖胞苷、白消安、长春新碱等;也有应用异烟肼,每日 15～20mg/kg,每 3 周为一疗程,可使过量的 α 珠蛋白减少。

(4)造血干细胞移植:异基因骨髓或脐血干细胞移植成功后的五年无发病,生存率达 80% 以上。

可采用 HLA 匹配的同胞姊妹、父母或者非亲缘供者的骨髓、C-CSF 动员的外周血以及脐血造血干细胞。

(五)自身免疫性溶血性贫血

1.病因

本病分为特发性与继发性两类。小儿以前者较多,约占 70%;继发性者可由感染、结缔组织病、药物、免疫性疾病和恶性肿瘤等导致。

2.临床表现

发病前1~2周可有急性感染病史,起病较急,伴有发热、寒战、腰背痛、呕吐、进行性贫血、黄疸、脾大,常发生血红蛋白尿。

3.辅助检查

(1)外周血检查:血红蛋白降低,贫血呈正常细胞正常色素性,周围血涂片可见多量球形红细胞及幼红细胞,偶见红细胞被吞噬现象,网织红细胞增多。可有轻度高胆红素血症。

(2)骨髓:呈幼红细胞增生象,偶见红细胞系统轻度巨幼样变。若合并再生障碍性贫血危象时,网织红细胞极度减少,骨髓象呈再生障碍,血常规呈全血细胞减少。

(3)抗人球蛋白试验:直接试验阳性,主要为抗 IgG 和抗 C_3 型,间接试验可为阳性或阴性。

4.诊断标准

(1)原发性者多为女性,年龄不限:临床表现除溶血和贫血外无特殊症状,50%有脾大,1/3有黄疸和肝大。继发性者常伴有原发疾病的临床表现。

(2)实验室检查

①贫血程度不一,有时很严重,可暴发急性溶血危象。外周血涂片可见多数球形红细胞及数量不等的幼红细胞,偶见吞噬红细胞现象,网织红细胞增多。

②骨髓涂片呈幼红细胞增生象,偶见红细胞系轻度巨幼样变。

③再生障碍性贫血危象时,网织红细胞极度减少,骨髓象呈再生障碍性贫血,血象呈全血细胞减少。

④抗人球蛋白试验直接试验阳性,主要为抗 IgG 和抗 C_3 型,偶有抗 IgA 型;间接试验可为阳性或阴性。

⑤近 4 个月内无输血或特殊药物服用史,如直接抗人球蛋白试验阳性,结合临床表现和实验室检查可确立诊断。

⑥如抗人球蛋白试验阴性,但临床表现较符合,肾上腺皮质激素或切脾术有效,除外其他溶血性贫血特别是遗传性球形红细胞增多症,可诊断为抗人球蛋白试验阴性的自身免疫性溶血性贫血。

5.特殊危重指征

(1)高热持续不退。

(2)血红蛋白急速下降,出现明显血红蛋白尿。

(3)肝、脾突然增大。

(4)生命体征不稳定,出现头痛、喷射性呕吐、抽搐等神经系统症状。

6.鉴别诊断

(1)红细胞葡萄糖-6-磷酸脱氢酶(G-6-PD)缺乏症:起病前有进食蚕豆、退热药、磺胺类药物等病史,G-6-PD 活性降低,抗人球蛋白试验阴性。

(2)Evans 综合征:同时或相继发生自身免疫性溶血性贫血和血小板减少性紫癜,除有抗红细胞抗体外,尚有抗血小板抗体。

(3)阵发性冷性血红蛋白尿症:患者一旦经受全身或局部寒冷,数分钟至数小时后即有腰背及下肢酸痛,继即发生恶心、呕吐,并伴有腹绞痛,多数患者有短暂寒战,继之发热,发病后第1次小便即为血红蛋白尿,伴有黄疸及贫血。冷热溶血试验阳性。发作期抗人球蛋白试验 C_3 阳性,但 IgG 阴性。

7.治疗

治疗目的是缓解和消除症状,预防复发,防止并发症。

(1)一般治疗

①护理:急性期需暂时卧床休息,给予吸氧。

②营养管理:由护士对患者的营养状况进行初始评估,记录在住院患者评估记录中。总分≥3分,有营养不良的风险,需在 24 小时内通知营养科医生会诊。

③严重溶血时予以水化、碱化尿液。

④积极治疗原发病。

(2)药物治疗

①首选肾上腺皮质激素:泼尼松 $40\sim60mg/(m^2 \cdot d)$,分 $3\sim4$ 次口服。若血红蛋白稳定在 100g/L,网织红细胞下降,即可将泼尼松量减少 50%,此后缓慢减量,小剂量激素至少维持 $3\sim6$ 个月。激素治疗 3 周无效者,须及时更换其他疗法。

②免疫抑制药:适用于激素治疗无效或脾切除后复发者。硫唑嘌呤 $2\sim2.5mg/(kg \cdot d)$,环磷酸胺 $1.5\sim2mg/(kg \cdot d)$,也可用甲氨蝶呤及甲基苯肼。一种免疫抑制药试用 4 周若疗效不佳,可增加日用量或改用其他制剂。停用免疫抑制药后复发者,可重复试用激素,疗程中必须密切观察药物的不良反应。

③其他治疗:上述治疗无效者可试用大剂量静脉丙种球蛋白。对冷抗体型患者应注意防寒保暖。

④输血治疗:输血应慎重,暴发型溶血性贫血、再生障碍性贫血危象、极重度贫血短期内有可能危及生命者,宜输入洗涤红细胞或采用交换输血。

(3)内镜及手术治疗

脾切除适应证:①对激素治疗有禁忌证者;②经大量激素治疗无效者;③需长期用较大剂量激素才能维持血红蛋白于正常水平者;④激素与免疫抑制药联用仍不能控制溶血者;⑤经常反复发作者。温抗体型患者脾切除后约有 50% 的原发性者、30% 的继发性者可获缓解;冷抗体型患者脾切除疗效不佳。

第二节　骨髓增生异常综合征

骨髓增生异常综合征(MDS)是指某些因素损伤骨髓造血干细胞所引起的一组,以骨髓病态造血,外周血中一系或多系血细胞减少及形态异常和免疫功能、止血机制障碍为特征的血液病。本病属造血干细胞克隆性疾病,临床表现以贫血为主,部分病例可转化为白血病。

一、临床表现

（一）MDS 的临床表现

本综合征临床表现多样,通常起病隐匿,症状轻重取决于贫血、白细胞和血小板减少的程度和速度。患者有头晕、乏力、衰弱、食欲减退和长达数月至数年的贫血症,部分病例体重减轻。并发症以出血和感染多见,在未转变为急性白血病的病例中,大多死于这两个原因,两者的发生率分别约为 20% 和 39%。出血常表现为皮肤黏膜淤点和淤斑,重者反复鼻衄、牙龈渗血、血尿、消化道出血,甚至颅内出血,有出血表现者约占 MDS 患者的 60%~80%。感染中以下呼吸道感染为多见,约占 60%~70%,其他可表现为肛门、会阴部感染,脓疱症和败血症等。肝、脾大者较多见,但淋巴结增大者不多,约为 5%~20%,还可有四肢骨关节酸痛。MDS 的病程长短不一,最短者 2 个月,较长者 8~10 年,个别可达 20 年,但大多在 2 年以下。

（二）儿童 MDS FAB 亚型的特异表现

儿童 MDS 与成人 MDS 不同,以外周血细胞减少的增生低下型 MDS 多见,幼稚细胞增多向白细胞转化的 MDS 相对少见。幼年型慢性粒单核细胞白血病(JMML)是儿童特有的 MDS 亚类。MDS 有原发和继发于治疗相关 MDS 之分,儿童原发性 MDS 可进一步分为难治性血细胞减少症(RC)、难治性贫血伴幼稚细胞增多(RAEB)、难治性贫血伴幼稚细胞增多向白细胞转化(RAEBT)。对于新的 WHO MDS 分型标准是否适合于儿童患者一直受到质疑。

1.幼年型慢性粒单核细胞白血病(JMML)

该病也称 JCMML,在临床血液学、细胞生物学和分子学等方面与成人慢性髓系白血病(CML)明显不同。JMML 主要发生在 4 岁以下的婴幼儿,男性较女性多见。患儿皮肤损害症状明显,特别是面部皮疹是常见而重要的体征之一,多数患儿脾大,部分患儿肝脏和淋巴结增大。外周血中白细胞计数及单核细胞绝对数增多,贫血、血小板减少,血液中胎儿血红蛋白(HbF)持续性明显增高,常高于 10%,骨髓增生明显活跃,原始细胞及单核细胞增多,巨核细胞减少,病态造血的特征常不明显。6%~24% 的患儿表现有 7 号染色体单体(-7),体外培养 CFU-GM 呈自发性生长,对 GM-CSF 刺激敏感性增高;患儿对化疗反应不敏感,生存期短,但急性白血病转化率相对较低,多数患儿死于骨髓衰竭并发症。

2.7 号染色体单体

7 号染色体单体是儿童 MDS 较多见的染色体异常变化,占原发性儿童 MDS 的 40%。伴发先天性或遗传异常的儿童 MDS 常出现 7 号染色体单体(-7),男孩多见,男女之比为 4.7:1。外周血白细胞和单核细胞增多、贫血、血小板减少,常见幼稚红细胞和幼稚粒细胞,骨髓呈增生性特征。患儿经常发生感染,肝、脾、淋巴结增大,多很快转化为 AML。7 号染色体单体(-7)在 MDS 发病中的作用机制尚不明确。

3.约 1/3 儿童 MDS 存在先天或遗传异常

如 Down 综合征、Fancom 综合征、神经纤维瘤Ⅰ型(NF-1)、Bloom 综合征、先天性中性粒细胞减少、血小板贮存池病、家族性-7 综合征、线粒体细胞病、非特异性免疫缺陷以及不能分类的其他先天性异常等。这些患儿发病年龄大多为大于 2 岁,AML 的转化率较原发性儿童 MDS 低。

成人的 MDS WHO 诊断分型标准中按骨髓原始粒细胞比例将 RAEB 再分为 RAEB-Ⅰ（骨髓原始细胞 5%～9%）和 RAEB-Ⅱ（骨髓原始细胞 10%～19%）两型。此外，将 MDS 和 AML 骨髓原始细胞的分界降低为 0.20，取消了 RAEB-t 亚型。但现有资料表明，这并不适合儿童 MDS。如果患者有原发性 AML 特有的染色体及其融合基因异常，如 t(8;21)/AML1-ETO、t(15;17)/PML-RARα、Inv(16)/CBFβMYH11、t(9;11)/MLL-AF9 等，不管原始细胞比例是多少均应诊断为 AML。对于那些骨髓原始细胞比例在 20%～30% 的患儿，如无临床和儿童 MDS 特征性 7 号染色单体异常或前述原发性 AML 特征性染色体核型异常，应在几周后重复骨髓检查。若骨髓原始细胞比例超过 30% 则诊断为 AML；若骨髓原始细胞比例保持稳定则诊断为 RAEB-t。

二、诊断

（一）外周血象

常表现为一系或一系以上血细胞减少，部分患儿网织红细胞百分率有增高。贫血一般呈正细胞、正色素性，红细胞大小不一，可见单个核或多核有核红细胞及卵形大红细胞；粒系形态变化较明显，核浆发育不平衡，可出现 Pelgen-Huet 畸形（分叶减少的中性粒细胞），也可伴分叶过多畸形或中性粒细胞胞质中颗粒减少或无颗粒以及其他的形态异常表现；单核细胞常可见增多；血小板及其颗粒常减少，可见大型血小板或形态异常，电镜下可呈空泡形成、糖原减少、微小管缺乏、小管系统扩张等变化。有些患儿血小板计数可正常，但有出血倾向，血小板对胶原、ADP 等诱导的聚集作用异常，黏附性降低。

（二）骨髓涂片

MDS 的骨髓象呈现病态造血的现象。1/2～3/4 患儿骨髓有核细胞增生亢进或正常，1/4 左右患儿骨髓增生减低，尤其是继发性 MDS 骨髓增生常低下，而骨髓增生活跃时常伴有纤维化，因此常出现骨髓不易抽出（"干抽"现象）。红系病态造血表现为红系增生过多（>60%）或过少（<5%），多数患儿的幼红细胞有巨幼样改变，出现环状铁粒幼红细胞、多核红细胞、核分裂、核凹陷以至核分叶、胞质染色不均匀、多嗜性红细胞及点彩红细胞，尤其在 MDS 转变为白血病前，上述变化为较突出的表现。粒系病态造血表现为颗粒减少或缺如或过大，成熟粒细胞胞质仍嗜碱，呈核浆发育不平衡表现，细胞核分叶过少（Pelger-Huet 异常）或过多。巨核系病态造血表现为巨核细胞减少，出现小巨核细胞、大单个核巨核细胞、多核巨核细胞、胞质中颗粒加大或形态异常。小巨核细胞及巨大血小板偶尔出现在外周血中。

（三）骨髓活检

除了观察骨髓中细胞学改变之外，还可见到下列主要的组织学变化：红系前体细胞成熟过程障碍，常形成分化在同一阶段的幼红细胞岛，伴有早幼红细胞增多，骨髓中原粒细胞和早幼粒细胞离开骨小梁附近呈中心性簇生，这些异位的原粒和早幼粒细胞形成聚集（>5 个粒系前体细胞）或小簇（3～5 个粒系前体细胞），称为异位的不成熟前体细胞（ALIP）；巨核细胞形态异常，表现为体积有显著的大小不一，细胞核呈低分叶的鹿角样和不规则的过多分叶，小型巨核细胞（体积仅为正常的 1/6）普遍多见。骨髓组织内细胞增生活跃者（造血组织>50%）约

60%～70%,部分患者增生正常(造血组织 30%～50%),少数患者骨髓造血细胞增生减低(<30%)。此外,还可见骨髓组织中硬蛋白纤维增多的现象,但没有胶原纤维增多。上述变化中,尤其是 ALIP 不仅有诊断价值,而且对估计 MDS 的预后有价值。有 ALIP 的患儿约有40%可发展成急性粒细胞白血病,平均生存期约 16 个月;无 ALIP 的 MDS 患儿仅 10%发展成急性粒细胞白血病,平均生存期为 33 个月。

(四)细胞遗传学

较常见的染色体异常有 5q-、-7、+8、+21、7q-、假二倍体、亚二倍体、超二倍体、21-4 体及-5等,极少数可出现 ph 染色体。5q-综合征患儿均有第 5 号染色体长臂缺失(其断裂点位置常在2 区或 3 区)。细胞遗传学改变对 MDS 预后方面有以下共同特点:①正常核型者比异常核型者好;②单一异常者比多种异常者好(-7 或 7q-例外);③核型稳定者比核型演变者好。

(五)造血干细胞培养

一般采用 Pike 和 Robinson 建立的造血干细胞培养技术。MDS 时有明显的粒细胞-单核细胞集落形成单位(CFU-GM)形成障碍。凡在琼脂中生长形成 3～20 个细胞的细胞团称为小簇,形成 21～40 个细胞者称为大簇,形成 41 个以上细胞者称为集落。正常人 CFU-GM 体外培养形成中性粒细胞、单核、巨噬细胞或粒细胞性混合集落,细胞分化和形态均正常。MDS 的CFU-GM 体外培养结果往往集落数低下,细胞集落和细胞簇中细胞成熟度及两者间比例显著低于正常对照组,为急性白血病相似的集落形成和细胞分化障碍。

(六)MDS 患者机体免疫功能

有多种变化,有体液免疫异常和细胞免疫异常的各种表现,但无特异性;提示有免疫功能紊乱,主要以体液免疫和细胞免疫功能降低为主。

三、治疗

支持疗法是 MDS 最基本的治疗措施,贫血严重者输血或少浆红细胞,感染时用相应的抗生素。造血干细胞移植是目前唯一可以根治 MDS 的治疗方法。

(一)造血干细胞移植

造血干细胞移植是唯一能使 MDS 治愈的方法,如患儿一般情况好,应积极考虑做造血干细胞移植治疗,争取治愈。

大约 50%的患者可以通过造血干细胞移植得到治愈,但不同的 MDS 亚型移植时机是不一样的。因为伴有幼稚细胞增高的 MDS 随时可能向白血病转化,且一旦转化成白血病其治疗难度是很大的,所以应该尽早移植。不伴有幼稚细胞增高的 MDS 一般病情进展缓慢,有较长的稳定期,研究发现早移植与晚移植的疗效是没有差别的,所以一般不需要马上移植,只有当病情进展到反复输血依赖时才需要尽早移植。对于伴有-7 染色体异常的 MDS,因为其病情进展比较快,所以也应该尽早移植。

作为儿童 MDS 的特有亚型-JMML,造血干细胞移植前患者往往伴有明显肝、脾大。对于巨大的脾脏移植前是否需要切脾有一定的争议,虽然切脾有助于植入和减少血小板的输注,但来自欧洲 EWOG-MDS 100 例儿童 JMML 移植资料提示切脾并不能提高疗效,所以推荐移植前不必切脾。

RAEBT 患者移植前是否需要化疗有很大争议,临床实践中往往从两个方面考虑可以帮助做出决定:第一,这些患者有无非随机的染色体异常,如 t(8,21)或 inv16。如果伴有这样的染色体异常,即使幼稚细胞比例没有达到 30%,也已经是经典的 AML 了;也可以在严密观察下随访,等待看幼稚细胞是否马上升高。第二,RAEB、RAEBT 患者移植前化疗是否有助于提高疗效,来自欧美的研究并未发现这些患者在移植前接受化疗能提高疗效。因此,目前一般认为伴有幼稚细胞增高的 MDS 患者不必接受化疗,应该直接移植。

因为移植治疗是 MDS 患者获得治愈的唯一希望,其移植指征应该比任何类型的白血病还要强,所以一旦诊断明确,应积极寻找供体准备移植。为了防止病情变化,RAEB、RAEBT 患者不应花更多时间在选择供体上,即使是配型条件较差的非血缘相关供体甚至半相合供体都应积极考虑,以争取时间。

(二)化学治疗

1.小剂量阿糖胞苷

剂量为 $10\sim20mg/m^2$,每日 1~2 次,皮下注射 10 日至 10 月。治疗后完全缓解者约 30%,部分缓解者约 30%,似乎延长存活期。

2.小剂量三尖杉酯碱

剂量为 0.5~1mg,静滴,每日或隔日 1 次,10~15 次为一疗程,休息 5~10 日再接下一疗程。不良反应是骨髓抑制。

3.联合化疗

常用联合化疗方案有 HOAP、HA、VP-16＋Arc-C、COAP、DA 等。但联合化疗后骨髓抑制持续的时间比急性白血病化疗后骨髓抑制时间长,且不易恢复,病态造血也难以纠正,容易并发致死性的严重感染,故宜慎重。

(三)其他药物治疗

其他治疗药物包括免疫抑制药(环孢霉素、ATG)和 DNA 甲基化酶抑制药[5-氮杂胞苷(5AC)和地西他滨(DAC)]。除有 ATG 治疗儿童 MDS 的小系列报道外,其他药物极少有用于儿童 MDS 的研究报道。全反式维 A 酸对 MDS 的剂量为每日 $20\sim60mg/m^2$,疗程 1~9 个月;不良反应为皮肤黏膜干燥、ALT 增高、颅内压增高等。

第八章 内分泌疾病

第一节 生长激素缺乏症

身材矮小是指在相似生活环境下,儿童身高低于同种族、同年龄、同性别个体正常身高 2 个标准差(s)以上或低于正常儿童生长曲线第 3 百分位数。在众多因素中,内分泌的生长激素(GH)对身高的影响起着十分重要的作用。患儿因 GH 缺乏所导致的矮小,称为生长激素缺乏症(GHD),又称为垂体性侏儒症。GHD 是儿科临床常见的内分泌疾病之一,大多为散发性,少部分为家族性遗传。

一、流行病学

特发性 GH 缺乏症在英国、德国和法国人群中的发病率约为 18/100 万～24/100 万,瑞典的发病率约为 62/100 万,美国报道的发病率最高,约为 287/100 万。各国发病率的不同与其诊断标准差异有关。在 20 世纪 80 年代末,我国北京协和医院调查了 103753 名年龄在 6～15 岁的中小学生的身高,发现有 202 人的身高低于第 3 百分位数,其中 12 例被诊断为生长激素缺乏症,发病率为 115/100 万。

二、病理生理和病因分类

(一)病理生理

1.GH 基因

GH 由腺垂体嗜酸性粒细胞分泌,其基因 GH_1 的表达产物含 191 个氨基酸,分子量 22kD,属非糖基化蛋白质激素。GH 的半衰期为 15～30 分钟。人类 GH 基因定位于第 17 号染色体长臂 q22～24 区带,由 5 个外显子和 4 个内含子组成。GH 基因突变包括错义突变、无义突变及移码突变等。

2.GH 的分泌

在胎龄 3 个月内,垂体尚无 GH 分泌,其后血中 GH 水平逐步增高;至 12 周时,GH 血浓度可达到 $60\mu g/L$,30 周时达 $130\mu g/L$,以后 GH 浓度逐渐下降,出生时为 $30\mu g/L$,以后进一步下降。GH 分泌一般呈脉冲式释放,昼夜波动大,在分泌低峰时,常难以测到,一般在夜间深睡眠后的早期分泌最高。在血循环中,大约 50% 的 GH 与生长激素结合蛋白(GHBP)结合,以 GH-GHBP 复合物的形式存在。

3.GH 的分泌调节

在垂体生长激素细胞中,GH 基因的表达受三种下丘脑激素的控制:生长激素释放激素(GHRH)刺激 GH 释放,生长抑素则抑制 GH 释放,以及 Ghrelin 的调节。CHRH 和生长抑素的交替性分泌可以解释 GH 的节律性分泌。GH 的分泌高峰发生在 CHRH 的分泌高峰,同时又是生长抑素分泌的低谷。GH 分泌呈脉冲式,其分泌高峰在睡眠期间。Ghrelin 由下丘脑的弓形核产生,胃部也产生较大量的 Ghrelin。GH 的释放受下丘脑-垂体-门脉循环和体循环的 Ghrelin 水平的影响,饥饿能刺激 Ghrelin 释放入体循环,而进食能抑制 Ghrelin 释放入体循环。

4.GH 与受体的结合

GH 通过与靶细胞表面的受体分子相结合而发挥作用。GH 受体是一个具有 620 个氨基酸的单链分子,有细胞外区、单体的跨膜区以及胞质区。细胞外区的蛋白水解片段,循环于血浆中,充当一种 GH 结合蛋白。与细胞因子受体族的其他成分一样,GH 受体的胞质区缺乏内在的激酶活性,而 GH 的结合可以诱导受体的二聚作用和一种与受体相连的 Jak2 的活性。该激酶和其他蛋白质底物的磷酸化作用可引起一系列的反应。

5.GH 的生理作用

GH 的生理作用非常广泛,既促进生长,也调节代谢。其主要作用是:

(1)促进骨生长。

(2)促进蛋白质合成。

(3)促进脂肪降解。

(4)对糖代谢作用复杂,能减少外周组织对葡萄糖的利用,亦降低细胞对胰岛素的敏感性。

(5)促进水、矿物质代谢。

(6)促进脑功能效应,增强心肌功能,提高免疫功能等。

6.类胰岛素生长因子-1(IGF-1)

IGF-1 为肝脏对 GH 反应时产生的一种多肽,这是一种单链多肽,由 70 个氨基酸组成,基因定位于第 12 号染色体长臂,含有 6 个外显子。IGF-1 与胰岛素具有相当的同源性。血中90%的 IGF-1 由肝脏合成,其余由成纤维细胞及胶原等细胞在局部合成。GH 通过增加 IGF-1 的合成,介导其促进有丝分裂的作用。循环中的 IGF-1 与数种不同的结合蛋白相结合,其中主要的一种是分子量为 150kD 的复合物 $IGFBP_3$。$IGFBP_3$ 在 GH 缺乏症的儿童中的量是降低的,但在由其他原因引起矮小的儿童中则仍在正常范围。

(二)病因分类

根据下丘脑-GH-IGF 生长轴功能缺陷,本症病因可分为原发性 GH 缺乏症、继发性 GH 缺乏症、单纯性 GH 缺乏症或多种垂体激素缺乏症。主要病因如下:

1.原发性

(1)遗传性:正常生长激素功能的维持,需要下丘脑 GHRH 的分泌到 GH、IGF-1 的分泌,受体效应都要完整。目前下丘脑-垂体-IGF-1 轴的多种基因都已发现突变,导致功能障碍,包括与垂体发育有关的基因缺陷,GH、IGF-1 的编码基因和受体基因,如 PROP-1、POU1F1、GHRH、GHRH 受体、GH、GH 受体、IGF-1 以及 IGF-1 受体等。

(2)特发性:包括下丘脑功能异常,神经递质-神经激素信号传导途径的缺陷。

(3)发育异常:各种先天原因引起的垂体不发育、发育不良,空蝶鞍及视中隔发育异常等。

2.继发性

(1)肿瘤:下丘脑、垂体或颅内其他肿瘤,如颅咽管瘤、神经纤维瘤以及错构瘤等可影响 GH 的分泌,造成 GH 缺乏。

(2)放射性损伤:下丘脑、垂体肿瘤放疗后,有一大部分存在生长激素缺乏,患急性淋巴细胞白血病的儿童,接受预防性头颅照光者也属于这一类。放疗和化疗引起典型的生长缓慢见于治疗 1~2 年后,由于 GH 缺乏,患者身高逐渐偏离正常,除 GH 缺乏外,亦可有 TSH 和 ACTH 缺乏发生。

(3)头部创伤:任何疾病损伤下丘脑、垂体柄及腺垂体均可导致垂体激素缺乏。由于这种病变是非选择性的,常存在多种垂体激素缺乏,例如在产伤、手术损伤以及颅底骨折等情况发生时。创伤还包括儿童受虐待、牵引产、缺氧及出血性梗死等损伤垂体、垂体柄及下丘脑情况。

三、临床表现

GHD 的部分患儿出生时有难产史、窒息史或者胎位不正,以臀位和足位产多见。患儿出生时身长正常,5 个月起出现生长减慢,1~2 岁明显,多于 2~3 岁后才引起注意。随年龄的增长,生长缓慢程度也增加,体型较实际年龄幼稚,自幼食欲低下。典型者矮小,皮下脂肪相对较多,腹脂堆积,圆脸,前额略突出,小下颌,上下部量正常、肢体匀称,声音高音调。学龄期身高年增长率不足 5cm,严重者仅 2~3cm,身高偏离在正常均数 $-2SD$(标准差)以下。患儿智力正常。出牙、换牙及骨龄落后,青春发育大多延缓(与骨龄成熟程度有关)。

伴有垂体其他促激素不足者,多为促性腺激素缺乏,表现为青春发育延缓,男孩小阴茎、小睾丸,女孩乳房不发育,原发闭经;若伴有 ACTH 缺乏,则常有皮肤色素沉着和严重的低血糖表现;若伴有促甲状腺激素不足,则表现为甲状腺功能低下。部分病例伴有多饮多尿,呈部分性尿崩症。

多种垂体激素缺乏患者根据病因有不同的激素缺乏和相应的临床表现。垂体 MRI 表现多数为腺垂体发育不良,蝶鞍常增大或正常,但患者中也有少数表现出增大的垂体(腺垂体增生)、垂体囊性肿物(似颅咽管瘤或 Rathke 囊肿)或插入垂体前后叶之间的信号不增强的垂体肿物。

继发性 GHD 可发生于任何年龄,并伴有原发疾病的相应症状。当病变是一个进展性的肿瘤时,可有头痛、呕吐、视力障碍、行为异常、癫痫发作、多尿及生长障碍等表现。生长缓慢出现在神经系统症状体征出现前,尤其多见于颅咽管瘤,但以垂体激素缺乏症状为主诉就诊者仅约 10%。颅咽管瘤的儿童常见有视野缺损、视神经萎缩、视盘水肿及中枢神经瘫痪。外科手术后可首先出现垂体功能减退。

四、实验室检查

1.血 GH 测定

血清 GH 呈脉冲式分泌,半衰期较短,随机取血检测 GH 无诊断价值,不能区别正常人与

GH 缺乏症者。通过 GH 刺激试验,GH 缺乏或低水平可明确诊断。临床多采用药物激发试验来判断垂体分泌 GH 状况,常用的药物激发剂有胰岛素、精氨酸、L-多巴及可乐定。由于各种药物激发 GH 反应的途径不同,各种试验的敏感性及特异性亦有差异,故通常采用至少 2 种作用途径不同的药物进行激发试验才能作为判断的结果。当两个不同激发试验的 GH 峰值均低于 $10\mu g/L$ 时可确诊为 GHD。一般认为,两种试验若 GH 峰值均低于 $5\mu g/L$,则为完全性 GH 缺乏症;GH 峰值在 $5.1\sim9.9\mu g/L$ 则为部分性 GH 缺乏症;GH 峰值≥$10\mu g/L$ 为正常反应。单次试验约有 20% 的正常儿童呈阴性反应。GH 激发试验前需禁食 8 小时以上。

2.血清 IGF-1 及 IGFBP₃ 测定

血循环中 IGF-1 大多与 IGFBP₃ 结合(95% 以上),IGFBP₃ 有运送和调节 IGF-1 的功能。两者的分泌模式与 GH 不同,IGF-1 呈非脉冲性分泌和较少日夜波动,故血中浓度稳定,并与 GH 水平呈一致关系,是检测下丘脑-GH-IGF 生长轴功能的指标;IGF-1 浓度与年龄有关,亦受其他内分泌激素和营养状态影响。

3.影像学检查

颅脑磁共振显像(MRI)可显示蝶鞍容积大小,垂体前、后叶大小,可诊断垂体不发育、发育不良,空蝶鞍及视中隔发育不良等。在区分蝶鞍饱满还是空蝶鞍上 MRI 优于 CT,并且 MRI 可发现颅咽管瘤、神经纤维瘤及错构瘤等肿瘤。生长激素缺乏者,骨成熟常明显延迟,骨龄落后实际年龄。TSH 和 GH 同时缺乏者骨龄延迟更加明显。

4.染色体检查

对女性矮小伴青春期发育延迟者应常规做染色体检查,以排除染色体病,如 Turner 综合征等。

5.其他垂体功能检查

除了确定 GHD 诊断外,根据临床表现可选择性地检测血 TSH、T₃、T₄、PRL、ACTH、皮质醇及 LHRH 激发试验等,以判断有无甲状腺和性腺激素等缺乏。垂体功能减退时血浆 PRL 水平升高,强烈提示病变在下丘脑而不是垂体。

五、诊断与鉴别诊断

1.身材矮小

对身高低于同种族、同年龄、同性别正常儿童平均身高 2 个标准差或第 3 百分位数以下者都应分析原因,仔细了解母亲孕期、围生期、喂养和疾病等情况,结合体格检查和实验室资料,进行综合分析诊断和鉴别诊断。GHD 患儿的年增长速率往往小于 5cm,骨龄延迟一般可大于 2 年以上,GH 激发峰值<$10\mu g/L$。

2.家族性矮小症

父母身高都矮,患儿身高常在第 3 百分位数左右,但其年增长速率>5cm,骨龄与年龄相称,智能与性发育均正常,GH 激发峰值>$10\mu g/L$。

3.体质性青春期延迟

体质性青春期延迟属正常发育中的一种变异,较为常见,多见于男孩。患儿出生时及生后数年生长无异常,以后则逐年的身高增长及成熟缓慢,尤于青春发育前或即将进入青春发育期时,性发育出现可延迟数年。骨龄落后与性发育延迟相关,亦与身高平行。父母中大多有类似既往史。

4.宫内发育迟缓

本症可由母孕期营养或供氧不足、胎盘存在病理性因素、宫内感染以及胎儿基因组遗传印迹等因素导致胎儿宫内发育障碍。初生时多为足月小样儿,散发起病,无家族史,亦无内分泌异常;出生后极易发生低血糖,生长缓慢。

5.染色体异常

典型先天性卵巢发育不全(Turner 综合征)不难鉴别,但部分患儿系因 X 染色体结构异常(如等臂畸形及部分缺失等)或各种嵌合体所致病。其临床表现不甚典型,常仅以生长迟缓为主,应进行染色体核型分析鉴别。21-三体综合征除身材矮小外,同时伴有智能落后及特殊面容等特征,故临床诊断一般不易混淆。

6.骨骼发育异常

如各种骨、软骨发育不良等,都有特殊的体态和外貌,可选择进行骨骼 X 线片及相关溶酶体酶学测定、基因分析等,以明确诊断。

7.其他

包括心、肝、肾等慢性疾病,长期营养不良,遗传代谢病(如黏多糖病及糖原贮积症等)以及精神心理压抑等因素导致者,都应通过对病史、体检资料分析和必要的特殊检查予以鉴别。

六、治疗

1.生长激素

基因重组人生长激素(rhGH)替代治疗已被广泛应用,目前大都采用 0.1U/kg,每晚临睡前皮下注射 1 次(或每周总剂量分 6～7 次注射)的方案。为改善身高,GHD 患儿的 rhGH 疗程宜长,可持续至身高满意或骨骺融合。治疗时年龄越小,效果越好,以第一年效果最好,身高增长可达到每年 10～12cm 以上,以后生长速率可有下降。约 30％～50％ 的 GHD 患儿成年后生长激素缺乏状态仍持续存在,发展为成人 GHD。一旦成人 GHD 诊断确立,为改善脂代谢紊乱、骨代谢异常、心功能不全等,应继续 rhGH 治疗,但治疗剂量较小。

rhGH 治疗过程中可能出现甲状腺功能减退,故须进行常规监测,必要时加用左甲状腺素维持甲状腺功能正常。治疗前需全面评价甲状腺功能,若存在甲状腺功能减退,在 rhGH 治疗前,需调整甲状腺功能至正常。

rhGH 长期治疗可降低胰岛素敏感性,增加胰岛素抵抗,部分患者出现空腹血糖受损、糖耐量受损,但多为暂时可逆的,极少发展为糖尿病。绝大多数患者在 rhGH 治疗过程中血糖维持在正常范围。在 rhGH 治疗前及治疗过程中均需定期进行空腹血糖、胰岛素水平的检查,必要时行 OGTT 试验,排除糖尿病及糖代谢异常。有糖尿病、高血脂等代谢性疾病家族史的患者以及 TS、PWS、SGA 等 2 型糖尿病的高危人群,应根据病情权衡利弊,在患者和家属充分知情同意的前提下决定是否进行 rhGH 治疗,并在治疗过程中密切监测患儿糖代谢相关指标。

血清 IGF-1 水平检测可作为 rhGH 疗效和安全性评估的指标。在治疗过程中应维持 IGF-1 水平在正常范围内。在依从性较好的情况下,若生长情况不理想,且 IGF-1 水平较低,可在批准剂量范围内增加 rhGH 剂量;在最初治疗 2 年后,若血清 IGF-1 水平高于正常范围,特别是持续高于 2.5SDS,可考虑减量。

应用 rhGH 治疗的不良反应较少,主要有:①注射局部红肿,与 rhGH 制剂纯度不够以及个体反应有关,停药后可消失;②少数患者注射后数月会产生抗体,但对促生长疗效无显著影响;③暂时性视盘水肿、颅内高压等,比较少见;④股骨头骺部滑出和坏死,但发生率甚低。

目前临床资料未显示 rhGH 治疗可增加肿瘤发生、复发的危险性或导致糖尿病的发生,但对恶性肿瘤及严重糖尿病患者建议不用 rhGH 治疗。rhGH 治疗前应常规行头颅 MRI 检查,以排除颅内肿瘤。

2.性激素

同时伴有性腺轴功能障碍的生长激素缺乏症的患儿骨龄达 12 岁时可开始用性激素治疗。男性可注射长效庚酸睾酮 25mg,每月 1 次,每 3 个月增加 25mg,直至每月 100mg;女性可用炔雌醇 1~2μg/d 或妊马雌酮,自每天 0.3mg 起酌情逐渐增加,同时需监测骨龄。

第二节　先天性甲状腺功能减退症

由于甲状腺先天性缺陷或母孕期饮食中缺碘所致甲状腺激素分泌缺乏或不足而引起的疾病,称为先天性甲状腺功能减退症。

一、病因

1.原发性甲状腺功能减退症

(1)甲状腺缺如、发育不良或发育异常。

(2)甲状腺激素合成障碍:如钠碘协同转运体缺陷、甲状腺过氧化物酶缺陷、碘化酪氨酸脱碘酶缺陷、甲状腺球蛋白合成缺陷等。

(3)促甲状腺激素(TSH)抵抗:如 TSH 受体缺陷等。

2.继发性甲状腺功能减退症

(1)孤立性 TSH 缺乏:TSHβ 亚单位基因突变。

(2)促甲状腺激素释放激素(TRH)缺乏:垂体柄中断综合征、下丘脑病变(如错构瘤等)。

(3)TRH 抵抗:TRH 受体突变。

(4)垂体发育不良或缺如。

3.外周性甲状腺功能减退症

(1)甲状腺激素抵抗:甲状腺 β 受体突变或信号传递通路缺陷。

(2)甲状腺激素转运异常。

4.暂时性甲状腺功能减退症

(1)母亲进行抗甲状腺药物治疗。

（2）母体内的 TSH 受体抑制性抗体经胎盘进入胎儿体内。

（3）母亲或胎儿碘缺乏。

二、临床表现

1.新生儿期

大多数新生儿甲状腺功能减退症无或有轻微的特异性症状和体征的，经仔细询问病史及体格检查常可发现可疑线索，如母亲怀孕时常感到胎动减少、过期产、巨大儿，以及新生儿面部臃肿、皮肤粗糙、黄疸较重或消退延迟、嗜睡、少哭、哭声低下、食欲缺乏、吸吮反应差、体温低、便秘、前后囟较大、腹胀、脐疝、心率缓慢、心音低钝等。

2.婴幼儿和儿童期

（1）生长发育落后：严重的身材矮小，躯体长，四肢短，上、下部量比值常超过1.5。

（2）神经系统功能障碍：智力低下，记忆力、注意力均下降；运动发育落后，行走延迟，并常伴有听力减退、感觉迟钝、嗜睡，严重者可昏迷。

（3）特殊面容：面部臃肿、表情淡漠、眼距宽、鼻梁扁平、唇厚舌大、眼睑水肿。

（4）心血管功能低下：脉搏细弱、心音低钝、心脏扩大，可伴有心包积液、胸腔积液等。

（5）消化道功能低下：食欲缺乏、腹胀、便秘等。

三、辅助检查

1.新生儿筛查

新生儿筛查是早期发现、早期治疗甲状腺功能减退症的必要手段。国家卫健委规定新生儿先天性甲状腺功能减退症筛查方法为足月新生儿出生72小时后，7天之内足跟采血，滴于专用滤纸片上测定干血滤纸片 TSH 值。TSH 浓度的阳性切值根据实验室及试剂盒而定，一般为10～20mU/L。若筛查阳性则召回患儿行确诊检查，确诊指标为 TSH 及游离甲状腺素（FT_4）浓度。

2.甲状腺功能检查

测定血清 FT_4 和 TSH 水平，是诊断甲状腺功能减退症的确诊性检查。血 TSH 增高伴 FT_4 降低者，诊断为原发性甲状腺功能减退症；TSH 增高伴 FT_4 正常者，诊断为高 TSH 血症；TSH 正常或降低伴 FT_4 降低者，诊断为继发性或中枢性甲状腺功能减退症。

3.甲状腺球蛋白（Tg）测定

甲状腺发育不良患儿其 Tg 水平明显低于正常对照。

4.甲状腺自身抗体测定

自身免疫性甲状腺疾病的母亲产生的 TSH 受体抑制性抗体可通过胎盘影响胎儿甲状腺发育和功能，引起暂时性甲状腺功能减退症。

5.甲状腺 B 超检查

可了解甲状腺的位置、大小、密度分布，但对异位甲状腺的判断不如放射性核素显像敏感。

6.甲状腺放射性核素显像检查

可判断甲状腺的位置、大小、发育情况及其占位性病变。

7.骨龄测定

做左手和腕部 X 线片,评定患儿的骨龄。患儿骨龄常明显落后于实际年龄。

8.基因学检查

仅在有家族史或其他检查提示为某种缺陷的甲状腺功能减退症时进行。

9.其他检查

常规检查血糖常降低,血胆固醇、三酰甘油常升高,基础代谢降低,贫血。心电图可示低电压、窦性心动过缓、T 波平坦、倒置,偶有 P-R 间期延长,QRS 波增宽。继发性甲状腺功能减退症应做下丘脑-垂体 MRI 及其他垂体激素检查。

四、鉴别诊断

1.21-三体综合征

患儿有特殊面容,外眼角上吊、眼内眦皮,舌尖外伸,皮肤细,毛发软,关节松弛,拇趾与其余四趾分开较明显、小指中节短,通贯手,常合并先天性心脏病,染色体为 21-三倍体,而甲状腺功能正常。

2.软骨发育不全

本病为侏儒中最多见类型之一,是一种由于软骨骨化障碍的先天性发育异常。患儿主要表现为四肢短,尤其上臂和股部,直立位时手指尖摸不到股骨大粗隆,头大、囟门大、额前突、鼻凹,常呈鸡胸和肋骨外翻,指短分开,腹膨隆,臀后翘;X 线检查有全部长骨变短、增粗,密度增高,干骺端向两侧膨出。

3.先天性巨结肠

临床表现顽固性便秘、营养不良、发育迟缓。本症常有误诊,将先天性甲低当作巨结肠进行手术。腹部立位平片多显示低位结肠梗阻,钡剂灌肠侧位片中可见典型痉挛肠段和扩张肠段,血 T_3、T_4 及 TSH 检查均正常。

4.黏多糖病

本病属遗传性疾病,患儿出生时正常,不久出现症状,表现头大,鼻梁低平,舌、唇厚呈丑陋容貌,角膜混浊,毛发增多,肝脾增大,有脐疝,腹股沟斜疝;X 线检查蝶鞍变浅,椎体前部呈楔状,肋骨呈飘带状,长骨骨骺增宽,掌骨及指骨短。患儿智力落后、身材矮小。

五、治疗

无论是先天性原发性甲状腺功能减退还是继发性甲状腺功能减退,一旦确定诊断都应立即治疗。新生儿筛查发现的阳性患者应早期诊断、尽早治疗,以避免先天性甲状腺功能减退对脑发育的损害。一旦诊断确立,应终身服用甲状腺制剂。

治疗首选左旋甲状腺素(L-T_4),新生儿期初始治疗剂量为 $10\sim15\mu g/(kg \cdot d)$,每天 1 次口服,尽早使 FT_4、TSH 恢复正常,FT_4 最好在治疗 2 周内、TSH 在治疗后 4 周内达到正常。对于伴有严重先天性心脏病的患儿,初始治疗剂量应减少;治疗后 2 周抽血复查,根据血 FT_4、TSH 浓度调整治疗剂量。

在之后的随访中,甲状腺激素维持剂量须个体化。血 FT_4 应维持在平均值至正常上限范围内,TSH 应维持在正常范围内。$L-T_4$ 治疗剂量应随静脉血 FT_4、TSH 值调整,婴儿期一般在 $5\sim10\mu g/(kg \cdot d)$、$1\sim5$ 岁 $5\sim6\mu g/(kg \cdot d)$、$5\sim12$ 岁 $4\sim5\mu g/(kg \cdot d)$。

患儿一般治疗数周后食欲好转,腹胀消失,心率维持在正常范围,活动增多,语言进步,智能及体格发育改善。药物过量患儿可有颅缝早闭和甲状腺功能亢进的临床表现,如烦躁、多汗等,需及时减量,4 周后再次复查。

(1)对于 TSH 大于 10mU/L、FT_4 正常的高 TSH 血症,复查后 TSH 仍然增高者应予治疗,$L-T_4$ 起始治疗剂量可采用维持剂量,4 周后根据 TSH 水平调整。对于 TSH 始终维持在 $6\sim10$mU/L 的婴儿的处理方案目前仍存在争议,在出生头几个月内 TSH 可有生理性升高。对这种情况的婴儿,需密切随访甲状腺功能。

(2)对于 FT_4 和 TSH 测定结果正常,而总 T_4 降低者,一般不需治疗,多见于 TBG 缺乏、早产儿或者新生儿有感染时。

(3)对于幼儿及年长儿下丘脑-垂体性甲状腺功能减退,$L-T_4$ 治疗需从小剂量开始。如伴有肾上腺皮质功能不足者,需同时给予生理需要量皮质素治疗,防止突发性肾上腺皮质功能衰竭;如发现有其他内分泌激素缺乏,应给予相应替代治疗。

第三节 甲状腺功能亢进症

甲状腺功能亢进症(甲亢)是指由于甲状腺激素分泌过多所致的临床综合征,常伴有甲状腺肿大、眼球外突及基础代谢率增高等表现。儿童甲亢主要见于弥散性毒性甲状腺肿(Graves 病)。患有 Graves 病孕妇的胎儿约有 2% 在出生后会呈现甲亢症状,这是由于母体内高浓度的促甲状腺素受体刺激性抗体经胎盘进入胎儿所致;新生儿甲亢通常在生后 3 个月左右逐渐缓解。

一、流行病学

根据一项 20 年回顾性统计,甲亢在成年女性中的年发病率约为 1/1000。15 岁以下儿童甲亢约占总甲亢发生率的 5%,多见于青少年。女性发病率约是男性的 $7\sim10$ 倍。

二、发病机制

弥散性毒性甲状腺肿是一种自身免疫性疾病,约 15% 患者亲属中患有同样疾病,近半数亲属中呈现抗甲状腺抗体阳性。患者及其亲属 HLA 的某些类型的等位基因分布频率增高。国内外资料都已证实,本病与 HLA-Ⅱ类抗原的某些等位基因类型及自身免疫有关。在白种人中,Graves 病与 HLA-B8 和 HLA-DR3 有关,后者发生甲亢的危险性增加 7 倍。该病还可并发其他相关的疾病,如 Addison 病、重症肌无力、1 型糖尿病、全身性红斑狼疮、类风湿性关节炎、白癜风、特发性血小板减少性紫癜和恶性贫血等。

患者的甲状腺功能状态与甲状腺自身抗体关系密切,可在体内测到多种甲状腺自身抗体。据报道,80%～100%的患者可测到 TSH 受体抗体,此抗体为甲状腺刺激免疫球蛋白,能产生刺激甲状腺功能的作用,使甲状腺对碘的摄取增加,cAMP 介导的甲状腺激素合成和甲状腺球蛋白合成增加,促进蛋白质合成与细胞生长。甲亢经治疗后随着 TSH 受体阻断抗体的升高,疾病也逐步缓解。在部分甲亢病例中可发现一些其他抗甲状腺的抗体,如甲状腺球蛋白抗体(TGAb)及甲状腺过氧化物酶抗体(TPOAb)。这些抗体在部分正常人中也可存在,其特异性不如 TSH 受体抗体。

三、病理

Graves 病的甲状腺腺体呈对称性肿大,滤泡细胞增多,由立方体形变为柱状,滤泡内胶质丧失或仅有少量染色极浅的胶质,在上皮及胶质间有大量排列成行的空泡,血管明显增多,淋巴组织也增多,有大量淋巴细胞浸润。在电镜下可见滤泡细胞内高尔基体肥大,内浆网和核蛋白体增多,微绒毛数量增多而且变长,呈分泌活跃的表现。组织化学方面,滤泡细胞的过氧化酶活性增强,胞质内核糖核酸增多,间质毛细血管内皮细胞碱性磷酸酶活性增强,胞质内出现 PAS 染色阳性的胶质小滴。致密的淋巴样集合物内以辅助 T 细胞(CD4$^+$)为主,在细胞密度较低的区域内则以细胞毒性 T 细胞(CD8$^+$)为主。甲状腺内浸润的活化 B 淋巴细胞的百分率高于在周围血管中者,推测是由于 T 抑制细胞的功能障碍,使得 T 辅助细胞得以表达,被 TSH 抗原所激活,然后与 B 细胞发生反应。这些细胞分化成为浆细胞,产生促甲状腺激素受体刺激抗体。

目前认为,Graves 病浸润性突眼发生机制是抗甲状腺抗体和抗眼眶肌肉抗体与眼外肌和眼眶内成纤维细胞结合,产生毒性反应。亦有人认为浸润性突眼是眼眶肌肉内沉积甲状腺球蛋白-抗甲状腺球蛋白免疫复合物,引起免疫复合物的炎性反应。

除了 Graves 病外,有少数病例甲状腺内有结节(包括腺瘤),称结节性毒性甲状腺肿伴功能亢进。能引起儿童甲状腺功能亢进的其他病因有慢性淋巴性甲状腺炎、亚急性甲状腺炎、甲状腺腺瘤、Mc Cune Albright 综合征、甲状腺癌、碘过多诱发甲亢、TSH 分泌过多、垂体性腺瘤、下丘脑性甲亢以及医源性甲亢等。

四、临床表现

大多数患儿在青春期发病,5 岁以下者发病少见。儿童甲亢临床过程个体差异很大,症状逐渐加重,从症状开始到确诊时间一般在 6～12 个月。本症初发病时症状不甚明显、进展缓慢,常先呈现情绪不稳定,上课思想不集中,易激惹、多动和注意力不集中等轻微行为改变。典型的症状与体征有以下表现:

1.交感神经兴奋性增加,基础代谢率增加

如消瘦、多汗、怕热、低热及食欲增加,但体重下降,大便次数增多,睡眠障碍和易于疲乏等。因交感神经系统过于兴奋,出现心率加快、脾气急躁,大龄儿童常感到心悸,严重病例可出现心律失常、心房颤动。两手常有细微而迅速的震颤。

甲状腺"危象"是甲状腺功能亢进症的一种类型,表现为急性发病、高热、严重的心动过速和不安,可迅速发展为谵妄、昏迷以至死亡。

2.甲状腺肿大

所有患儿都有甲状腺肿大,肿大程度不一,一般为左右对称,质地柔软,表面光滑,边界清楚,可随吞咽动作上、下移动。在肿大的甲状腺上有时可听到收缩期杂音或扪及震颤。结节性肿大者可扪及大小不一、质硬、单个或多个结节。有时患者表现有颈部不适、压迫感,吞咽困难。

3.眼部变化

眼部变化是甲亢特有表现,由于眼球突出常作凝视状,不常瞬目,上眼睑挛缩,眼向下看时上眼睑不能随眼球立即下落,上眼睑外翻困难。眼征还包括眼裂增宽、眼睑水肿、结膜水肿及角膜充血等。

4.其他症状

可有青春期性发育缓慢、月经紊乱、闭经及月经过少等。

五、实验室检查

(1)主要测定血清 FT_3、FT_4 及超敏感 TSH 浓度。患者 FT_4、FT_3 浓度都升高。甲亢疾病初期,临床症状轻微时,常先出现 FT_3 升高,以后再出现 FT_4 增高,并出现典型临床症状。甲亢复发早期亦常见 FT_3 先升高,后再出现 FT_4 升高的情况。甲亢治疗中症状尚未完全控制时,亦可只见 FT_3 升高。认识 T_3 型甲亢,对甲亢早期诊断和甲亢的复发监测具有重要意义。甲亢时 TSH 降低,TSH 水平受抑制而低于正常。

(2)在多数新近被诊断为 Graves 病的患者中,可测出 TSH 受体刺激抗体(TRSAb),这种抗体的消失预告本病的缓解。测定抗甲状腺球蛋白抗体(TGAb)及抗甲状腺微粒体抗体(TMAb)以便明确是否为淋巴细胞性甲状腺炎(桥本病)引致甲亢。

(3)甲状腺 B 超可以显示甲状腺大小,显示结节及囊肿等,必要时进行甲状腺同位素扫描。

六、诊断及鉴别诊断

甲亢典型者根据临床症状、实验室检查发现总 T_3 和 FT_3 增高而 TSH 水平低下可确立诊断,TRSAb 的存在可确定弥散性毒性甲状腺肿的原因。

桥本病在病程早期可呈现甲亢症状,但多数是一过性的,经随访可区别;检测 TGAb 和 TPOAb 有助于与弥散性毒性甲状腺肿鉴别,但无法区别两者同时并存的患儿。当甲状腺可触及结节或血清 T_3 值极度增高时,应进行甲状腺 B 超和(或)同位素扫描检查,以正确诊断结节性甲状腺肿和鉴别癌肿;对甲状腺轻度肿大和甲亢症状轻微的患儿应考虑亚急性甲状腺炎(病毒感染所致)的可能性,必要时可以考虑同位素扫描检查和细针穿刺细胞学检查。

新生儿甲亢较少见,大多属暂时性,常见于患有甲亢的孕妇。极少数新生儿甲亢是由于TSH 受体基因激活性突变引起;多数新生儿甲亢在出生时即有症状,表现为突眼、甲状腺肿大、烦躁、多动、心动过速、呼吸急促，严重者可出现心力衰竭，血 T_3、T_4 升高，TSH 下降。这些症状经 6～12 周后，随体内甲状腺刺激免疫球蛋白水平下降而缓解。

单纯性甲状腺肿多发生在青春期，心率正常，大便次数正常，血 FT_3、FT_4 正常。

七、治疗

1.一般治疗

(1)护理：避免患儿情绪激动，病情严重者应卧床休息，监测患儿的心率情况，对伴有眼病的患儿，注意保护眼角膜及球结合膜。

(2)营养管理：无碘饮食，富含蛋白质、糖类及维生素，补充足够热量和营养，多饮水，忌服浓茶、咖啡等兴奋性饮料。

(3)心理治疗：关心体贴患儿，给予患儿精神上的安慰，以避免患儿情绪波动。

2.对因治疗

(1)抗甲状腺药物治疗：甲状腺功能亢进症患儿首选抗甲状腺药物（ATD）治疗。首选药物为甲巯咪唑（MMI），剂量为 0.1～1mg/(kg·d)，常用剂量为 0.2～0.5mg/(kg·d)，可 1 次或分次口服；经治疗 1～3 个月，患儿甲状腺功能亢进症症状缓解、甲状腺功能恢复正常后逐渐减量，每 2～4 周减量 1 次，药量每次减 1/3～1/2，同时监测甲状腺功能。若药物减量后病情稳定，甲状腺功能正常，可逐步减至维持量，即 2.5～10mg/d，疗程 1～2 年甚至更长。青春期患儿可适当延长疗程。抗甲状腺药物丙硫氧嘧啶（PTU）因可能引起儿童严重的肝损伤，现在临床上一般不用。只有当甲状腺功能亢进症患儿在使用 MMI 治疗产生毒性反应，且放射性核素 ^{131}I 治疗和手术治疗均禁忌使用时，才考虑使用丙硫氧嘧啶治疗儿童甲状腺功能亢进症，初始治疗剂量为 5～10mg/(kg·d)，分 3 次口服。甲巯咪唑的不良反应是皮疹、皮肤瘙痒、白细胞减少症、粒细胞减少症、中毒性肝病和血管炎等，一般发生在开始治疗 6 周内。用药前必须检查血常规、肝功能（包括转氨酶、碱性磷酸酶、胆红素等）。若白细胞计数<$4×10^9$ 个/升、中性粒细胞计数<$1.5×10^9$ 个/升时，应停药观察。

(2)^{131}I治疗：2009 年中华医学会内分泌学分会发布的《中国甲状腺疾病诊治指南》做了补充和细化，将青少年和儿童甲状腺功能亢进症，用 ATD 治疗失败、拒绝手术或有手术禁忌证作为 ^{131}I 治疗的相对适应证。2011 年美国甲状腺学会《甲状腺功能亢进症和其他原因所致甲状腺毒症诊治指南》建议，Graves 病患儿经 ATD 治疗 1～2 年不缓解可考虑使用 ^{131}I 治疗。年龄小于 5 岁者应避免使用 ^{131}I 治疗；5 岁以上者，可接受剂量<10mCi 的 ^{131}I 治疗；超过 10 岁者，治疗剂量为 150～300μCi/g 甲状腺组织。^{131}I 治疗后 1 周内患儿可能有甲状腺部位的轻度不适，经非甾体类抗炎药治疗 24～48 小时可好转。

(3)手术治疗：适用于抗甲状腺药物治疗效果差者。手术术式为甲状腺次全切或全切。可能发生的手术并发症有：①永久性甲状腺功能亢进症；②甲状旁腺功能减退症（分为一过性甲状旁腺功能减退症和永久性甲状旁腺功能减退症）；③喉返神经损伤。手术应由经验丰富的甲状腺外科医生进行。手术治疗一定要在患儿的甲状腺功能亢进症病情被控制的情况下进行。

(4)碘剂治疗：碘剂的主要作用是抑制甲状腺激素从甲状腺释放。适应于：①甲状腺次全切除的准备；②甲状腺危象；③严重的甲状腺毒症心脏病；④甲状腺功能亢进症患者接受急诊外科手术。碘剂通常与 ATD 同时给予。

3.其他治疗

(1)β受体阻滞药:适于心率增快者,最常用普萘洛尔(心得安)1～2mg/(kg·d),分 3 次服用。

(2)各种维生素:维生素 B_1、维生素 B_6 等。

(3)左甲状腺素:在抗甲状腺药物治疗过程中出现甲状腺功能减退或甲状腺明显增大时可酌情加用左甲状腺素 12.5～50μg/d。

第四节　糖代谢异常

一、儿童 1 型糖尿病(T1DM)

(一)流行病学

世界各国、各地区儿童糖尿病发病率不同。根据 WHO 对 1990—1994 年间全球 15 岁以下儿童 1 型糖尿病调查做的回顾总结,发病率最高的地区为芬兰和意大利,这两个地区的发病率均为 36/10 万。芬兰 1982—1992 年为 35.0/10 万,1996 年高达 40/10 万;日本为 1.9/10 万(1985—1989);新加坡为 2.46/10 万(1992—1994);而在中国台湾为 1.5/10 万(1984—1989),中国香港为2.0/10 万。另外,我国 22 个地区 15 岁以下儿童糖尿病平均发病率为 0.56/10 万,其中北京 0.90/10 万、上海 0.83/10 万(1989—1993)。我国儿童糖尿病发病率最高的地区为武汉 4.6/10 万,最低的为贵州0.12/10万。随着社会经济的发展,儿童时期的糖尿病与成年人的一样,有逐年升高趋势。

(二)病因机制和病理生理

1.病因机制

(1)流行病学调查提示:糖尿病的发生与种族、地理环境、生活方式、饮食及感染等有关。儿童糖尿病各年龄均可发病,但以 5～7 岁和 10～13 岁两组年龄多见,婴幼儿糖尿病较少。患病率中男女无性别差异,秋、冬季节相对高发。随着经济发展和生活方式的改变,儿童糖尿病亦有逐年增高趋势。

(2)自身免疫:糖尿病的环境因素有病毒感染,如 Coxsackie B 组病毒、EB 病毒及腮腺炎病毒等;牛乳蛋白,过早、过多地摄入牛乳制品,其中酪蛋白作为抗原,可触发糖尿病的发生。牛乳中牛胰岛素可能引起破坏人 β 细胞功能的免疫反应。自身抗原有谷氨酸脱羧酶(GAD)、胰岛素、胰岛抗原及胰岛细胞抗原,产生相应的自身抗体,如 CAD 抗体、胰岛细胞抗体(ICA)和胰岛素自身抗体(IAA)等。

2.病理生理

糖尿病患儿由于胰岛素分泌不足或缺如,使葡萄糖的利用(进入细胞)量减少,而增高的胰高血糖素、生长激素和皮质醇等却又促进肝糖原分解和葡萄糖异生,脂肪和蛋白质分解加速,造成血糖增高和细胞外液渗透压增高、细胞内液向细胞外转移。当血糖浓度超过肾阈值时,即产生糖尿。自尿液排出的葡萄糖量可达 $200\sim300g/d$,导致渗透性利尿,临床出现多尿症状,每日丢失大量的水分和电解质,因而造成严重的电解质失衡和慢性脱水。由于机体的代偿作用,患儿渴感增加,饮水增多;又因为组织不能利用葡萄糖,能量不足而产生饥饿感,引起多食。胰岛素不足和胰岛素拮抗激素,如胰高糖素、肾上腺素、皮质醇及生长激素的增高,促进了脂肪分解,血中脂肪酸增高,肌肉和胰岛素依赖性组织即利用这类游离脂肪酸供能以弥补细胞内葡萄糖不足,而过多的游离脂肪酸在进入肝脏后则在胰高糖素等生酮激素作用下加速氧化,导致乙酰乙酸、β-羟丁酸等酮体累积在各种体液中,形成酮症酸中毒。血渗透压升高、水和电解质紊乱以及酮症酸中毒等代谢失常的发生,最终都造成中枢神经系统的损伤,甚至导致意识障碍或昏迷。

(三)临床表现

胰岛细胞被破坏90％左右可出现糖尿病临床症状。各年龄儿童均可发病,小至新生儿糖尿病,但以 $5\sim7$ 岁和 $10\sim13$ 岁两组年龄多见,患病率中男女无性别差异。

1 型糖尿病起病多数较急骤,几天内可突然表现明显多饮、多尿,每天饮水量和尿量可达 $3\sim5L$,易饿多食,但体重下降,称为"三多一少"。部分患儿因感染、饮食不当或情绪波动诱发而起病。

婴幼儿多饮、多尿不易发现,有相当多的患者常以急性酮症酸中毒为首发症状,表现为胃纳减退、恶心、呕吐、腹痛、关节肌肉疼痛、呼吸深快、呼气中带有酮味、神志萎靡、嗜睡、反应迟钝,严重者可出现昏迷。

学龄儿童亦有因夜间遗尿而就诊者。在病史较长的年长儿中,消瘦、精神不振及倦怠乏力等体质显著下降颇为突出。除消瘦外,一般无阳性体征发现。

(四)实验室检查

(1)血糖增高,空腹血糖 $>7.0mmol/L$,随机血糖 $\geqslant11.1mmol/L$。

(2)糖化血红蛋白(HbA1c):由血中葡萄糖与血红蛋白非酶性结合而产生,其寿命周期与红细胞相同,反映过去 3 个月的血糖平均水平。测定治疗前的糖化血红蛋白(HbA1c)以估计高血糖的持续时间,这有利于进行治疗前后的对照以判断疗效,正常人的 HbA1c$<6\%$,未治疗患者常大于正常的 2 倍以上。若糖尿病患者血糖控制水平低于 8.3mmol/L 时,HbA1c 常小于 7%,为最理想的控制水平。若 HbA1c$>9\%$,则发生糖尿病微血管并发症的危险性明显增加。

(3)血电解质:酮症酸中毒时血电解质紊乱,应测血 Na、K、Cl、CO_2CP、血 pH 及血浆渗透压。

(4)血脂:代谢紊乱期血清胆固醇及甘油三酯均明显增高。

(5)尿液检测:尿糖增高及尿酮体阳性。

(6)葡萄糖耐量试验(OGTT):1 型糖尿病一般不需做 OGTT,OGTT 仅用于无明显症状、尿糖偶尔阳性而血糖正常或稍增高的患儿。该试验通常采用口服葡萄糖法。试验当日禁食,于清晨按1.75g/kg口服葡萄糖(最大量不超过 75g),3～5 分钟内服完;在口服 0、120 分钟分别采血测血糖浓度。

（7）抗体测定：检测抗体 CAD、IAA、IA$_2$ 和 ICA，主要用于 1 型糖尿病诊断和鉴别诊断。

（五）诊断和鉴别诊断

1.诊断

1 型糖尿病的诊断根据脱水、体重不增、多饮多尿、高血糖、糖尿和酮尿便能迅速判定。糖尿病诊断标准如下：

（1）空腹血糖≥7.0mmol/L（≥126mg/dL）。

（2）随机血糖≥11.1mmol/L（≥200mg/dL）。

（3）OGTT 2 小时血糖≥11.1mmol/L（≥200mg/dL）。

凡符合上述任何一条即可诊断为糖尿病。儿童 1 型糖尿病一旦出现临床症状、尿糖阳性、空腹血糖达 7.0mmol/L 以上和随机血糖在 11.1mmol/L 以上，不需做 OGTT 就能确诊。

若 OGTT 后 2 小时血糖在 7.8～11.1mmol/L，为糖耐量减低；空腹血糖在 6.1～7.0 mmol/L，为空腹血糖损害（IFG）。糖耐量损害是指处于正常体内稳态葡萄糖与糖尿病之间的代谢阶段。若空腹葡萄糖浓度超过正常值的上限，则当静脉给予葡萄糖时发生急性胰岛素分泌反应丧失，以及发生微血管和大血管并发症的危险性进行性增大。许多存在糖耐量损害的个体，其日常生活中的血糖是正常的，而且糖化血红蛋白水平也可能正常或接近正常，仅当进行标准的口服葡萄糖耐量试验时才表现出高血糖。

2.鉴别诊断

（1）儿童 2 型糖尿病：胰岛素抵抗为主伴胰岛素相对分泌不足，或胰岛素分泌不足伴或不伴胰岛素抵抗，属多基因遗传，近年来发病率有上升趋势。肥胖、高胰岛素血症（黑棘皮病）及家族 2 型糖尿病史是导致儿童发生该型糖尿病的高危因素。约 1/3 患儿无临床症状，有时因肥胖就诊，给予糖耐量试验后才发现患病。一般无酮症酸中毒，但在应激情况下也会发生。血 C 肽水平正常或增高，各种自身抗体 ICA、IAA 及 CAD 均阴性。饮食控制、锻炼或口服降糖药治疗有效。

（2）青少年型糖尿病（MODY）：为单基因遗传的常染色体显性遗传病，是一种特殊类型的非胰岛素依赖性糖尿病。临床特征是发病年龄小于 25 岁，有三代以上家族糖尿病史，起病后几年内不需要胰岛素治疗。至今发现 MODY 有 5 种类型及其相关基因。治疗同儿童 2 型糖尿病。

（3）肾性糖尿病：无糖尿病症状，多在体检或者做尿常规检查时发现，血糖正常，胰岛素分泌正常。也可见于范可尼综合征及近端肾小管功能障碍时。

（4）假性高血糖：短期大量食入或者输入葡萄糖液，可使尿糖暂时阳性，血糖升高。另外，在应急状态时血糖也可一过性升高，需注意鉴别。

（六）治疗

儿童糖尿病强调综合治疗，应加强对患者及其家庭的健康教育，使患儿能长期维持血糖接近正常水平，保证患儿能获得正常的生活和活动。治疗目的：①消除糖尿病症状；②避免或减少酮症酸中毒及低血糖产生；③维持儿童正常生长和性发育；④解除患儿心理障碍；⑤防止中晚期并发症出现。

1.胰岛素替代治疗

(1)胰岛素制剂及其作用：目前所用的胰岛素主要为基因重组技术合成人胰岛素。从作用时间上可分为短效、中效和长效三类。短、中效配合使用，每日 2 次的注射方案在国内外均较普遍使用。各类胰岛素制剂的作用时间如表 8-1。

表 8-1 胰岛素的种类和作用时间

胰岛素种类	开始作用时间/h	作用最强时间/h	维持时间/h
短效（RI）	0.5	3～4	6～8
中效（NPH）	1.5～2	4～12	18～24
混合（短效＋中效）	0.5	2～8	18～24

(2)新诊患儿的初始治疗：开始胰岛素治疗时应选用短效胰岛素（RI），初始剂量应根据患儿体重计算，每天 0.5～1.0U/kg，分 4 次，于早、中、晚餐前 30 分钟皮下注射，临睡前再注射一次。每日胰岛素总量的分配：早餐前 30％～40％、中餐前 20％～30％、晚餐前 30％以及临睡前 10％。以后可过渡到短、中效胰岛素配合使用。

(3)胰岛素的调节：一般，当饮食和运动量固定时血糖是调节胰岛素的根据。用 RI 时应根据每餐后及下一餐前的血糖调节次日该餐前的胰岛素剂量。每次增加或减少胰岛素的剂量不宜过大，以 1～2 U 为宜。在非危重状态下每 2～3 天调整一次。

(4)胰岛素的注射方式：胰岛素的注射方式有较多选择，如注射针、注射笔、无针喷射装置及胰岛素泵等。目前已经有较多青少年 1 型糖尿病患者采用胰岛素泵持续皮下输注胰岛素（CSII）疗法，用此法与传统的胰岛素注射方案比较，可以增加患者吃主餐和点心时间的灵活性，可以改善代谢，减少严重低血糖的危险。7～10 岁糖尿病患儿使用 CSII 能够改善代谢，CSII 在低龄患儿也取得了好的疗效。但也有人认为，CSⅡ仅在 39％的患者中显示代谢控制的改善。血糖控制的程度主要取决于患者遵循糖尿病自我监测的严格性，而与使用的胰岛素种类无关。大多数运用胰岛素泵治疗的患者都能减少低血糖频度和严重低血糖发作的疗效。CSII 不会发生体重异常增加。

(5)胰岛素治疗的并发症：胰岛素治疗的并发症有低血糖，应及时加餐或饮含糖饮料。慢性胰岛素过量（Somogyi 反应）是指胰岛素（尤其是晚餐前中效胰岛素）慢性过量，凌晨 2～3 时易发生低血糖，低血糖又引发反调节激素分泌增高，清晨出现高血糖，即低-高血糖反应。如清晨尿糖阴性或弱阳性，而尿酮体阳性，则提示夜间低血糖，应检测早晨 2～3 时血糖，并减少晚餐前或睡前胰岛素用量。

2.营养管理

营养管理的目的是使血糖能控制在要求达到的范围内，既要保证儿童正常生长，又要避免肥胖，营养师应定期进行营养评估和指导。患者的饮食应基于个人口味和嗜好，且必须与胰岛素治疗同步进行。

(1)需要量：应满足儿童年龄、生长发育和日常生活的需要。每日总热量（kcal，千卡）＝1000＋[年龄×（70～100）]。

(2)食物的成分：糖类 50％～55％，蛋白质 10％～15％及脂肪 30％。碳水化合物成分应主要来自淀粉类,高纤维成分的食品有利于促进血糖控制,使食物的消化和吸收时间延长,血糖水平上升较慢。要限制食用蔗糖及精制糖,包括碳酸饮料,防止糖类吸收过快引起血糖的大幅波动。脂肪摄入应减少动物源性的食物脂肪,增加不饱和脂肪的植物油,不饱和脂肪与饱和脂肪的比例约为 1.2∶1.0。蛋白质宜选动物蛋白,多吃瘦肉和鱼,食用蛋时应限制摄入蛋黄量。

(3)热量分配:全日热量分三大餐和三次点心,早餐为总热量的 2/10、午餐和晚餐各 3/10、上午和下午的餐间点心各 0.5/10、睡前点心为 1/10。大龄儿童可省略上午点心,而把这部分的热量加在午餐里。应强调根据患者的生活方式制定食谱,注重现实可行,鼓励父母及家庭的积极配合,使患者有较好的依从性。

3.运动治疗

运动对糖尿病患儿的治疗至关重要,是儿童正常生长发育所必须的生活内容,不要限制糖尿病患儿参加任何形式的锻炼,包括竞技运动。若运动不引起低血糖,则不必调节饮食和胰岛素,运动可使肌肉对葡萄糖利用增加,血糖的调节得以改善。糖尿病患儿应每天安排适当的运动,尤其在进行大运动量时应注意进食,防止发生低血糖。运动应在血糖控制良好后才开始,并坚持每天固定时间运动,有利于热量摄入量和胰岛素用量的调节。

4.糖尿病酮症酸中毒(DKA)的处理

(1)临床表现和诊断:1 型糖尿病新发病例经常就诊时已经是酮症酸中毒(DKA)状态,此前往往有数日至数周明确的或不被注意的多饮、多尿和体重下降。对原已知有糖尿病者发生DKA 则往往是因急性感染或胰岛素因故停用、减量。临床表现为起病急、进食减少、恶心、呕吐、腹痛、关节或肌肉酸痛、皮肤黏膜干燥、呼吸深长、呼气中有酮味、脉搏细速、血压下降,甚至嗜睡、昏迷。拟诊 DKA 时应立即查血糖、电解质、尿酮体及血气分析、HbA1C,有条件者可查血 β-羟丁酸协助诊断。当糖尿病患儿出现以上临床表现,且静脉血糖>11.1mmol/L、有酮血症和酮尿症、血气分析 pH<7.30 或 HCO_3^-<15mmol/L 即可诊断为糖尿病酮症酸中毒。需注意与急性感染、急腹症、低血糖昏迷、高渗性昏迷以及其他引起高血糖的原因鉴别。

(2)治疗:主要是纠正脱水、酸中毒、电解质失衡和补充胰岛素。

①紧急评估和对症处理:诊断 DKA 后,立即评估生命体征,急诊化验血糖、血酮体、电解质和血气分析,判断脱水和酸中毒的程度以及给予心电监护、血氧监测、吸氧等对症治疗,必要时进行呼吸支持。

②液体治疗:一般 DKA 时体液丢失为体重的 5%～10%,首先估计脱水程度,轻度脱水按50mL/kg 口服补液,中度脱水按体重的 5%～7%补液,重度脱水按体重的 7%～10%补液。液体总量包括累积损失量和维持量,含静脉和口服途径给予的所有液体量。累积损失量=估计脱水百分数%×体重(1kg 体重,1000mL);维持量则按以下公式计算:维持量(mL)=体重×每千克体重毫升数(每千克体重毫升数计算:<10kg,80mL/kg;10～20kg,70mL/kg;20～30kg,60mL/kg;30～50kg,50mL/kg;>50kg,35mL/kg)。

目前国际上推荐采用 48 小时均衡补液法,每天液体总量一般不超过每天维持量的 1.5～2倍。一般不需要额外考虑继续损失,液体复苏所补入的液体量一般无须从总量中扣除。液体总张力为 1/2 张。

a.快速补液:对于中重度脱水的患儿,尤其休克者,先予生理盐水 10～20mL/kg 在 30～60 分钟内快速输注,随后静滴 0.45％氯化钠溶液。

b.序贯补液:48 小时均衡输入累积丢失液及维持液体。补液中根据情况调整补充相应的离子、含糖液等。补液举例:中度脱水患儿,体重 20kg,按 5％脱水计算,累积丢失量为 1000mL,维持量为 1400mL/d,48 小时补液总量为 3800mL。在 48 小时内均匀输入,每小时补液量为 80mL。第 1 小时一般输入生理盐水,以后为半张含钾盐水,液体总张力为 1/2～2/3张。

外周循环稳定的患儿,可直接进行 48 小时均衡补液,而不需要快速补液。

若无输含钾液禁忌,应尽早使用含钾液体,膀胱有尿后即可按输入浓度不超过 40mmoL/L (0.3％)补给,使血钾维持在正常范围。静脉补钾停止后如仍有低血钾,予氯化钾 1～3g/d 口服 1 周。

由于液量适当补充后酸中毒会随之改善,碳酸氢钠不应作为常规补充。碳酸氢钠的应用可加重中枢神经系统酸中毒和组织缺氧,可加重低钾血症,因此,只有在 pH＜6.9,休克持续不好转,心脏收缩力下降时可以考虑使用。常用 5％碳酸氢钠 1～2mL/kg 稀释后在 1 小时以上缓慢静滴,必要时可重复。

③胰岛素的补充:目前多采用小剂量持续滴注,一般在补液后 1 小时开始应用,特别是休克患儿,只有在休克恢复、含钾液补液开始后,胰岛素才可应用。初始以每小时 0.1U/kg 胰岛素静脉滴注。血糖下降过快可致脑水肿,可致命或留下不可逆性脑损害,故应注意血糖下降速度,一般每小时 2～5mmol/L 为宜,当血糖下降至 12～15mmol/L 可予含糖液输注,使血糖维持在 8～12mmol/L。含糖液中葡萄糖浓度最高不超过 12.5％。胰岛素输注速度一般不低于每小时 0.05U/kg。小剂量胰岛素输注应持续至酮症酸中毒纠正(血糖低于 12mmol/L,血 pH 大于 7.3,连续 2 次尿酮体阴性)。在停止滴注胰岛素前 30 分钟予皮下注射常规胰岛素 0.25U/kg,也可延长小剂量胰岛素滴注至进餐前停用,改予常规胰岛素皮下注射。

(3)治疗监测:治疗过程中监测生命体征、意识状态、出入量、胰岛素给药量。尿糖、尿酮体、微量血糖每小时检查 1 次,静脉血糖、血酮、血电解质、血气分析每 2～4 小时检查 1 次直至酸中毒纠正。

5.糖尿病的教育和监控

糖尿病的治疗不仅是使用和调整胰岛素,而且包括对患者及其家人的教育。糖尿病是慢性终生性疾病,因此对本病的管理和监控非常重要,应做到及时联络和定期随访。

(1)血糖测定:由于血糖是调节胰岛素用量的根据,故每天应常规四次测量血糖(三餐前及临睡前),每周测一次凌晨 2～3 时血糖。血糖应控制在餐前 4.4～6.7mmol/L(80～120mg/L)、餐后血糖＜8.3～10mmol/L(150～180mg/L),每日平均血糖应低于 8.3mmol/L(150mg/L)为理想,微血管并发症的发生可以明显减少。

(2)糖化血红蛋白(HbA1c)测定:应每 3～4 个月检测一次。糖尿病患者 HbA1c 低于 7％ 为控制理想,超过 9％表示控制不当,超过 11％则表示控制差。

(3)尿微量白蛋白排泄率测定:一般每年检测 1～2 次,以监测早期糖尿病肾病的发生。同时严密观察血压,若发生高血压应予治疗。

二、儿童青少年 2 型糖尿病

2 型糖尿病(T2DM)是指以胰岛素抵抗为主伴胰岛素分泌不足,或以胰岛素分泌不足为主伴有或不伴有胰岛素抵抗所致的糖尿病。儿童 T2DM 的发病率呈上升趋势,现在美国新诊断的儿童糖尿病患者中有 1/3 为 2 型糖尿病。2 型糖尿病迅速增加的流行趋势已经波及全球。

(一)病因

T2DM 是遗传易感性和环境因素共同作用的结果。

遗传因素在 2 型糖尿病的病因中较 1 型糖尿病更为重要。同卵双胎患 2 型糖尿病的一致率为 90%。研究表明,2 型糖尿病的发病具有多基因遗传特征,目前报道的相关基因至少有 20 多种。

流行病学研究表明,肥胖、高热量饮食、体力活动不足及年龄增长是 2 型糖尿病最主要的环境因素,有高血压、血脂紊乱、糖耐量减低或空腹血糖受损者患 T2DM 风险也增加。超重或肥胖,特别是中心性肥胖是 T2DM 最重要的独立危险因素,85% 以上 2 型糖尿病患儿超重或肥胖,并且都是典型的中心性肥胖。但并非所有肥胖者都必然发生 T2DM,发病与否取决于胰岛素抵抗的程度和胰岛 β 细胞的功能。

胎儿宫内及婴儿早期营养不良可能是导致以后发生 T2DM 的原因。这就是"节俭基因型假说"。

(二)诊断

1.临床表现

发病较隐匿,多见于肥胖儿童,发病初期超重或肥胖,以后渐消瘦,不易发生酮症酸中毒,部分患儿伴有黑棘皮病,多见于颈部或腋下。在诊断 2 型糖尿病的同时要注意慢性并发症的发生,包括高血压、血脂异常、微量蛋白尿、眼底病变等,以及睡眠呼吸障碍及肝脏脂肪变性等疾病。青春期少女还应注意是否合并多囊卵巢综合征。

2.诊断标准

我国目前采用国际儿童青少年糖尿病协会(ISPAD)的糖尿病及糖代谢状态分类标准。满足糖尿病诊断标准后,再进行分型诊断。

对于典型的 2 型糖尿病,可根据下列表现做出诊断:①超重或肥胖(超重定义为 BMI 大于或等于同年龄、同性别的第 85 百分位数而小于第 95 百分位数;肥胖定义为 BMI 大于同年龄、同性别的第 95 百分位数);②有 T2DM 家族史;③诊断时残存胰岛素分泌功能良好(表现为胰岛素和 C 肽水平正常或升高);④起病症状隐匿;⑤胰岛素抵抗的表现(如黑棘皮或多囊卵巢综合征);⑥无糖尿病自身免疫的证据(T1DM 相关的自身抗体阴性),比 T1DM 患者更容易合并高血压和脂代谢紊乱。

(三)鉴别诊断

儿童青少年糖尿病的诊断首先应该鉴别的是 1 型还是 2 型糖尿病,单基因遗传病也需要鉴别。表 8-2 提供了一些可供鉴别的临床特征。由于儿童 T2DM 的临床表现多样,仅从临床表现区分 T1DM 与 T2DM 已经显示出越来越缺乏可靠性,有时需长期随访尚可明确分型。

表 8-2　儿童及青少年 1 型糖尿病、2 型糖尿病和单基因糖尿病的临床特点

特点	1 型	2 型	单基因
遗传学	多基因的	多基因的	单基因
发病年龄	6 个月～年轻的成年人	通常在青春期(或者更迟)	通常在青春期之后,除葡萄糖激酶基因突变和新生儿糖尿病外
临床表现	常常急性起病	差异较大;从缓慢(通常是隐匿的)到严重	差异较大(在葡萄糖激酶基因突变中可能是偶然发现的)
是否具自身免疫性	是	否	否
酮体	常见	不常见	在新生儿糖尿病中常见;其他类型中少见
血糖	高	差异大	差异大
肥胖症	与普通人群相同	较普通人群发病率高	与普通人群相同
黑棘皮	无	有	无
频率(在所有年轻人糖尿病中占的比例)	通常为 90%	在大部分国家小于 10%(在日本为 60%～80%)	1%～2%
父母有糖尿病的比例	2%～4%	80%	90%

(四)治疗及管理

儿童青少年 2 型糖尿病的管理采用分级管理,治疗方法的选择取决于症状、高血糖严重程度、是否有酮症或酮症酸中毒。

1.药物治疗

对于合并酮症或酮症酸中毒的 T2DM 患儿,以及难以在 T1DM 和 T2DM 之间进行鉴别的患儿必须使用胰岛素治疗。对于确诊病例没有合并酮症或酮症酸中毒的 T2DM 患儿,如果随机静脉血糖大于 13.9mmol/L(250mg/dL)或者 HbA1c 大于 9% 也推荐使用胰岛素。对于无症状的糖尿病患儿,可先用饮食和运动治疗,观察 2～3 个月,若 HbA1c<7%,空腹血糖低于 7.2mmol/L(130mg/dL),餐后低于 10.0mmol/L(180mg/dL),可以继续在生活方式中干预,每 3 个月复查 1 次,监测 HbA1c 及血糖情况;若超过上述指标,则需加用二甲双胍治疗。若二甲双胍治疗 3 个月后上述指标仍没有改善,HbA1c>7%,空腹血糖高于 7.2mmol/L(130mg/dL),餐后高于 10.0mmol/L(180mg/dL),则换用胰岛素。若餐前血糖在 5.0～7.2mmol/L(90～130mg/dL),餐后血糖峰值小于 10.0mmol/L(180mg/dL),则可以减停胰岛素。

二甲双胍可以增加肝脏胰岛素敏感性,减轻体重,低血糖发生的风险低,要求的血糖监测次数较胰岛素治疗少,痛苦小,且药物没有口服时间的限制。鉴于其胃肠道的不良反应,建议从每天 500mg 的小剂量加起,每 1～2 天增加 500mg,直到达到有效量或最大量 2000mg,随餐分次给予。一般来说,超过 2000mg 不再发挥治疗作用。以下情况不能使用二甲双胍:肾功能

异常、肝脏疾病、心脏或呼吸系统功能不全、接受放射造影剂、嗜酒等。有胃肠道疾病时应该暂时停止服药。

2.生活方式干预

改变生活方式是 T2DM 治疗的基石。营养及控制体重是 T2DM 治疗的重要部分。6～12 岁的儿童平衡饮食热量控制在 3766～5021kJ/d(900～1200kcal/d),13～18 岁患者将热量控制在 5021kJ/d(1200kcal/d)。营养师制订饮食计划时,必须要考虑依从性,加强教育,促使膳食计划取得成效。推荐规律、有计划的三餐加点心的健康营养模式,不能在看电视、电脑时进餐。另外,应注意选择没有热量的饮料(牛奶除外),限制高脂食物的摄入,每天控制果汁 1 杯,多食水果及蔬菜,限制加餐的频率和量,减少快餐的摄入。

饮食的控制必须与运动相结合才能获得成效。每天至少 60 分钟中等至剧烈的运动强度可以达到降低 BMI 和改善血糖的目标。中等至剧烈的运动定义为使呼吸加快、流汗、心率加快的运动。"谈话试验"可以简单地评估运动强度,若可以说话但不能唱则是中等强度,不能说话则是剧烈程度。依从性是影响实施效果的重要因素,运动方式要根据儿童的喜好及家庭环境个体化,简单易行最好。给患儿提供活动的量、进行的时间及持续时间,有助于提高依从性。每天 60 分钟的活动可以一次性完成,也可以分阶段逐渐完成,每次不少于 15 分钟。饮食、运动的干预需结合患儿的药物治疗,对使用胰岛素者,应注意避免低血糖的发生。另外,要求限制学习以外的"屏幕"时间(如看电视、电脑)每天少于 2 小时。

3.血糖监测

新诊断的患儿,无论采用什么样的治疗方法,均要求监测空腹、餐前和睡前的血糖,在达到血糖控制目标后,可以根据选择的治疗药物、治疗强度等适当调整血糖监测频率。但是,对于易发生低血糖或高血糖的患者或接受易发生低血糖的治疗方式时,则需要继续严密监测。

多次胰岛素注射或胰岛素泵治疗的 T2DM,血糖监测频度应达到 3 次或以上。睡前注射 1 次长效胰岛素的患儿,需要监测空腹血糖,尤其注意夜间和空腹的低血糖。口服药物治疗的患儿,如果 HbA1c 在理想水平或非糖尿病范围,则只需间断监测血糖,每周数次即可。如果在疾病状态或有低血糖、高血糖的症状则需频繁监测。建议采用餐前和餐后 2 小时血糖相结合的监测方式。

HbA1c 反映的是过去 8～12 周的平均血糖水平,应每 3 个月监测 1 次,控制目标为小于 7%。

4.并发症和合并症的筛查

T2DM 患儿在诊断初期及疾病早期即有合并症的存在,每次就诊都应该测血压。其他的并发症(如蛋白尿、视网膜病、血脂障碍和多囊卵巢综合征)在诊断糖尿病时和以后每年体检时都应检查。确定有高血压或蛋白尿时应该用血管紧张素转换酶抑制剂,若耐受不了则使用血管紧张素受体拮抗剂;若单种药物治疗无效时应考虑联合治疗。血脂治疗的目标值是:低密度脂蛋白<2.6mmol(100mg/dL);甘油三酯<1.7mmol/L。

5.以家庭为中心的糖尿病管理模式

临床医生在给予 T2DM 患儿治疗方案的过程中,除了依据诊疗常规外,一定要考虑到家庭的结构、教育背景及父母和患儿对治疗的倾向性,这些决定了患儿及家长的依从性。而依从性是决定治疗成功与否的重要因素。

三、糖尿病酮症酸中毒

糖尿病酮症酸中毒(DKA)是由于体内胰岛素缺乏引起的高血糖、高血酮及严重的代谢紊乱(脱水、电解质紊乱、代谢性酸中毒等)为主要病理改变的临床综合征,是小儿糖尿病最严重、最常见的合并症。

(一)诊断

1.病史

重点了解既往有无糖尿病病史及糖尿病家族史、胰岛素使用情况和临床突然出现食欲缺乏、恶心、呕吐、腹痛、脱水及深大呼吸等表现,以及各种急性感染,如呼吸道感染、泌尿道感染、消化道感染等诱因。

2.临床表现

本症在小儿可为糖尿病的首发症状,也可发生于已确诊的糖尿病患儿,多有诱因。表现如下:

(1)原有糖尿病症状加重。无糖尿病病史者于多饮多尿数日后出现消瘦、烦渴多尿、食欲减退、恶心、呕吐、腹泻、感染症状等。

(2)胃肠道症状伴精神不振、萎靡、乏力、嗜睡等。

(3)严重脱水、酸中毒(呼吸深大、口唇樱红、呼气时带有酮味)、心率增快、血压下降、肢冷等休克表现。

3.实验室检查

(1)血液检查:①血糖多在 16.7～33.3mmol/L,个别病例可超过 33.3mmol/L,长期进食差者也可不太高。②血酮体增高,定性强阳性,定量大于 10mmol/L。③血 pH 值在酸中毒失代偿期常低于 7.35,甚至低于 7.0,HCO_3^-<10mmol/L,甚至不超过 5mmol/L;二氧化碳结合力(CO_2CP)下降,重度酸中毒时常低于 8.8mmol/L。④血电解质钠、钾、磷、镁均可降低、正常或增高。⑤血尿素氮(BUN)、肌酐(Cr)、血脂均升高。⑥血渗透压可轻度至中度升高。⑦血白细胞增多,无感染者可达(15～30)×10^9 个/升,合并感染时更显著,甚至有出现类白血病样反应者。

(2)尿液检查:尿糖强阳性,尿酮阳性,尿常规可有蛋白和管型。

(二)治疗

酮症酸中毒是儿童糖尿病急症死亡的主要原因。一经诊断,就应迅速开通两条静脉通道:一条为快速输液用,以扩充血容量,纠正电解质紊乱;另一条为持续静脉滴注胰岛素以纠正代谢紊乱。治疗措施主要是降低血糖、纠正脱水及酸中毒、纠正电解质紊乱及控制感染,密切观察病情变化以及血气分析、血糖、尿糖、酮体等变化情况,随时调整治疗方案。

1.液体疗法

酮症酸中毒脱水量约为 100mL/kg,一般均属等渗性脱水,应按等渗性脱水治疗。输液开始的第 1 小时用生理盐水 20mL/kg 于 30～60 分钟内快速静脉输入以纠正血容量、改善血液循环和肾功能;第2～3小时,按10mL/kg静脉滴注0.45%氯化钠溶液。要求于12小时内补充累计损失量的一半,以后可按生理维持量和继续损失量补充液体60～80mL/kg。液体种类:补液开始用生理盐水,待血糖下降至17mmol/L时,改用含有0.2%氯化钠的5%葡萄糖液静脉滴注,以后根据血气分析结果决定输液内容,避免钠盐输入过多。

2.纠正酸中毒

轻度酸中毒不需纠正,当pH值小于7.1或HCO_3^-<12mmol/L时,可给予1.4%碳酸氢钠静脉滴注,先按1/2量补充或按公式[15-测得HCO_3^-量(mmol/L)]×0.6×体重(kg)计算所需1.4%碳酸氢钠量。当pH值大于等于7.2时停用。碳酸氢钠不宜输入过多,以免引起脑水肿。

3.补钾治疗

开始时血钾不低,胰岛素应用后钾转移至细胞内致血钾逐渐减低,因此只要有尿,于补液1小时后即可补钾。一般每日补充量为2～3mmol/kg(150～225mg/kg),输液浓度不得大于40mmol/L,重症可补300～450mg/(kg·d),在停用静脉输液后还应继续口服氯化钾1～3g/d,共3～5天。

4.胰岛素治疗

采用小剂量胰岛素静脉滴注。首先静脉推注正规胰岛素0.1U/kg,然后持续泵入,剂量为每小时0.1U/kg,为方便可1次准备3～4小时的量,即0.3～0.4U/kg加入180～240mL的生理盐水以1mL/min的速度匀速滴入。动态监测血糖水平,一般病例每小时血糖可下降5.6mmol/L(100mg/dL)左右。当血糖下降至13.6～16.6mmol/L时将输入的液体配成2.5%～3%的葡糖糖溶液,同时按照每给3～4g糖加1U的比例增加胰岛素用量。随着血糖的下降,静脉输入胰岛素的速度减慢为每小时0.02～0.06U/kg,以防止低血糖的发生。当病情改善,血糖下降至11.2mmol/L、酸中毒基本纠正、血酮基本消失、尿酮体呈阴性、尿糖减至(＋～＋＋),患儿能进固体食物时可停静脉输胰岛素,改为皮下注射。为防止停输胰岛素后血糖骤升,应于停输胰岛素前半小时皮下注射胰岛素1次,按0.1～0.5U/kg计算。

5.其他治疗

若存在感染因素时,应采用有效的抗生素控制感染;创伤引起者,应尽快处理创伤。补充复合维生素B,以改善糖代谢;应用1,6-二磷酸果糖(FDP)可提供能量,抑制脂肪及蛋白分解,减少酮体生成。注意脑水肿的发生并稳妥治疗。

四、新生儿高血糖症

新生儿高血糖症是早产儿及危重新生儿常见的一种代谢异常,目前诊断标准尚未统一,但国内外学者多以全血葡萄糖水平高于7.0mmol/L(125mg/dL)或血浆葡萄糖水平高于8.3mmol/L(150mg/dL)作为诊断指标。利用皮下针电极连续监测葡萄糖显示,高血糖多发生于生后第3～5天,但亦可发生于生后第10天或更长时间。新生儿高血糖的发生率与出生体重呈负相关,即体重越低,发生率越高。据统计,出生体重1000g以下的早产儿高血糖的危险性是出生体重大于2000g婴儿的18倍。有数据表明,在出生体重小于1000g的新生儿中,

86%有高血糖症。急性严重高血糖可导致脱水、高渗昏迷、抽搐及颅内出血。

（一）病因和发病机制

1.血糖调节功能不成熟导致对糖耐受力低

早产儿和宫内生长迟缓（IUGR）的婴儿胰岛β细胞功能不完善，胰岛素分泌不足，对输入葡萄糖反应不灵敏且胰岛素活性较差，因而葡萄糖清除率低。小于胎龄（SGA）儿还有肝胰岛素抵抗，导致肝葡萄糖生成增加。另外，早产儿出生后肠内营养建立不及时，胃液分泌肠促胰岛素量减少，而肠促胰岛素有促进胰腺分泌胰岛素的作用。胎龄、体重、生后日龄越小，上述特点越明显，生后第1天葡萄糖清除率最低。体重小于1000g者甚至不能耐受葡萄糖5～6mg/(kg·min)的输注速度。

2.疾病影响

在应激状态下，如处于窒息、感染或寒冷损伤的新生儿易发生高血糖，这与应激状态下，胰岛反应差、分泌减少或受体器官对胰岛素敏感性下降，儿茶酚胺分泌增加，血中高血糖素、皮质醇类物质水平增高，糖原异生作用增强等有关。中枢神经系统损害影响血糖的调节机制尚不十分清楚，可能系下丘脑-垂体功能受损，使糖的神经内分泌调节功能紊乱所致。罕见胰腺发育不良或胰岛β细胞发育不良患儿，常为SGA儿伴有其他先天畸形，在生后不久出现严重高血糖，难以存活。

3.医源性高血糖

常见于早产儿，由于补液时输入葡萄糖量过多、速度过快，母亲分娩前短时间内应用糖和糖皮质激素，以及婴儿在产房复苏时应用高渗葡萄糖、肾上腺素及长期应用糖皮质激素等药物所致。

4.药物影响

氨茶碱能引起细胞水平cAMP浓度升高，激活肝细胞的葡萄糖输出，引起高血糖；静脉注射脂肪乳增加糖异生率，增加高血糖的发生率；其他的药物有皮质类固醇、咖啡因、苯妥英钠、二氮嗪等。

5.新生儿暂时性糖尿病

又称新生儿假性糖尿病，其病因和发病机制尚不十分清楚，认为与胰岛β细胞暂时性功能低下有关。有人报道此时血中胰岛素水平低下，胰岛素水平恢复后血糖即上升。约1/3患儿有糖尿病家族史。多见于SGA儿，常在出生6周内发病，病程呈暂时性，血糖常高于14mmol/L，出现消瘦、脱水和尿糖阳性，尿酮体常为阴性或弱阳性，治愈后不复发，不同于真性糖尿病。

6.新生儿糖尿病

极罕见，也多见于足月SGA儿，发病无性别差异，可有糖尿病家族史。患儿在生后头几个月内出现显著血糖值升高，常出现糖尿、高血糖（240～2300mg/dL）、多尿、严重脱水、酸中毒、伴或不伴有酮尿、皮下脂肪明显减少和生长迟缓，在血糖升高同时测胰岛素水平轻度或明显降低。约一半患儿需要用胰岛素治疗，并可能在生后2～3年内病情复发。多数持久性糖尿病患儿有胰岛β细胞涉及ATP敏感性钾通道调节蛋白的基因突变，编码Kir6.2亚单位的KCNJ11基因或编码SUR1的ABCC8基因活性突变与新生儿糖尿病存在相关性。反复行胰岛素值测定对于鉴别暂时性还是永久性糖尿病至关重要，而分子遗传学检查有确定诊断价值，也对患儿是否需要应用磺酰脲类药物口服治疗糖尿病提供参考依据。

7.其他病因

长期高渗奶摄入,可出现类似暂时性糖尿病的临床表现,如高血糖、糖尿和脱水表现,不适当摄入高渗配方奶的病史为诊断关键。其他还有葡萄糖转运蛋白(如 GLUT-4)发育不成熟、肝葡萄糖持续生成等罕见病因。

(二)临床表现

(1)高血糖不严重者无临床症状。

(2)高渗血症:血糖增高显著或持续时间长的患儿可发生高渗血症、高渗性利尿,出现脱水、烦渴、多尿,体重下降,血浆渗透压增高,电解质紊乱(如低钠血症、低钾血症)和酸中毒等。患儿呈特有面貌,眼闭合不严,伴惊恐状。

(3)颅内出血:新生儿因脑血管壁发育较差,当血糖迅速升高(一般认为超过 27.8mmol/L 时),可致脑细胞脱水,颅内血管扩张,发生颅内出血,这种情况会引起急性和永久性脑损伤。有人报道,早产儿血糖>33.6mmol/L 时易发生脑室内出血。但目前尚不清楚高血糖值与导致脑损伤的关系,以及是否为与严重基础疾病相互关联作用的结果。

(4)尿糖:血糖增高时,常出现尿糖。医源性高血糖时糖尿多为暂时性和轻度,暂时性糖尿病的尿糖可持续数周或数月。除真性糖尿病外,医源性高血糖或暂时性糖尿病的尿酮体常为阴性或弱阳性。伴发酮症酸中毒者较少见。

(三)诊断

由于新生儿高血糖症常无特异临床表现,诊断主要依据血糖和尿糖检测,但应及时查清血糖增高的原因,注意排除各种不同病因导致的高血糖症,以利于对因治疗。

(四)治疗

1.限制葡萄糖入量

医源性高血糖症应根据病情,暂时停用或减少葡萄糖入量,严格控制输液速度,并监测血糖、尿糖。肠外营养应从葡萄糖的基础量开始,逐步增加。32～34 周胎龄的早产儿应每天增加基础量的 1%,较大早产儿和足月儿每天增加基础量的 2.5%。

2.补充电解质溶液

重症高血糖症伴有明显脱水表现者应及时补充电解质溶液,以迅速纠正血浆电解质紊乱状况,并降低血糖浓度和减少糖尿。

3.应用胰岛素

当葡萄糖浓度已降低至 5%、葡萄糖输注速度低至 4mg/(kg·min),且空腹血糖浓度仍超过 14mmol/L,尿糖阳性或高血糖持续不见好转时可试用胰岛素。具体剂量及用法如下:①间歇胰岛素输注 0.05～0.1U/kg,每 4～6 小时一次,必要时通过输液泵输注(15 分钟一次)。②持续胰岛素输注,滴注速度为 0.01～0.2U/(kg·h),通常开始剂量为 0.01U/(kg·h)。新生儿对胰岛素输注极为敏感,应每 30 分钟监测一次血糖,以调节胰岛素滴注速度,直至稳定;如发生低血糖,应停止胰岛素滴注,并静脉供给 10% 葡萄糖 2mL/kg 一次。③皮下注射胰岛素,现已少用。④胰岛素滴注期间,每 6 小时监测血钾水平。但目前有研究发现,胰岛素除可增加低血糖的发生率外,还可能引起生长发育落后,且无足够证据证明其能改善新生儿高血糖的预后,故主张胰岛素治疗只适用于严重高血糖(超过 27.8mmol/L)时。

4.纠正酮症酸中毒

持续高血糖、尿酮体阳性,应监测血气分析,及时纠正酮症酸中毒。

5.去除病因

积极治疗原发病、减轻应激状态,如停用激素、纠正缺氧、恢复体温、控制感染、抗休克等。

五、儿童低血糖症

低血糖是常见的代谢紊乱性疾病,由于某些病理和生理原因使血糖浓度低于同年龄小儿血糖正常低限。严重低血糖可引起癫痫、昏迷、永久性脑损伤及死亡。低血糖的确切阈值一直存在争议,既往认为正常情况下,新生儿不论胎龄和出生体重,凡出生 24 小时内血糖低于 2.2mmol/L(40mg/dL),出生 24 小时后以及较大婴儿和儿童的血糖低于 2.8mmol/L(50 mg/dL),即为低血糖。但近年来依据低血糖对脑损伤相关的研究,倾向于采用"<2.6mmol/L(46mg/dL)"作为低血糖诊断标准。

(一)病因

低血糖症的病因众多,但主要为维持血糖稳态的某个系统失活或者某种激素异常引起。

(二)诊断

低血糖疾病众多,不同的疾病需要不同的生化、影像诊断方法,因此,诊断措施必须结合临床表现,采取相应的策略。

1.血生化检查

基本生化检查包括肝肾功能、电解质、肌酶、血氨、血尿酮体、血脂、游离脂肪酸,必要时查血串联质谱、尿气相色谱质谱排除代谢性疾病。

2.内分泌激素检查

包括 ACTH、皮质醇、胰岛素、C 肽、甲状腺功能、胰高血糖素、生长激素。

3.动态血糖监测

可直观反映 24 小时机体血糖波动情况,低血糖间歇发作、怀疑低血糖者或作为低血糖治疗疗效评估较适宜。

4.影像学检测

肝脾胰等内脏超声、MRI 或 CT 检查,^{18}F-多巴 PET 或 CT 可用于高胰岛素血症病灶特征诊断(国内尚无)。

5.酶学和基因诊断

部分疾病如糖原贮积症、遗传型果糖不耐受等遗传代谢病可行酶学诊断,但随着基因突变数据库的累积,直接基因突变诊断反而更方便、快捷。基因诊断的缺点是目前一般只分析外显子,而不分析内含子突变,因此可能有漏诊。

6.其他检查

怀疑继发癫痫者行脑电图检查,怀疑内分泌肿瘤者测定血 IGF2 等。

（三）鉴别诊断

1.糖原分解异常

糖原贮积症(GSD)是由于糖原合成或分解障碍,糖原在肝脏等器官组织中堆积引起临床疾病。伴随低血糖的GSD主要如下:

(1)GSDⅠ型:GSDⅠa型为葡萄糖-6-磷酸酶基因突变所致,导致糖异生及糖原分解的最后一步均有缺陷。一般禁食2～4小时后就会出现低血糖、甘油三酯及酮体增高、乳酸性酸中毒、精神运动发育迟缓、尿酸升高、肝酶升高、血小板功能异常及贫血,患儿患进展性肾病、肝腺瘤的风险增加。Ⅰb型GSD为6-磷酸葡萄糖转运体基因突变所致,临床特点与Ⅰa型相似,但还可引起中性粒细胞减少及功能障碍和炎性肠病。Ⅰa及Ⅰb型GSD通过对G6PC及G6PT1基因的检测可确诊。

(2)GSDⅢ型:由脱支酶基因突变所致,表现肝大、低血糖、生长迟缓、血脂异常,部分患者还有轻度精神发育迟滞。肌无力是Ⅲa型糖原贮积病成年患者最明显的体征,表现为缓慢进展性肌无力和远端肌肉萎缩,绝大部分Ⅲa型患者有不同程度心肌损害,肌肉症状可以和肝病同时起病,或在肝病起病后很久甚至肝病症状消失时才出现。少部分患者成年后就没有任何肝功能损害病史,仅有肌肉症状,可有异常面容,如塌鼻梁上翘的鼻尖、弯弯的嘴唇边缘淡朱红色、眼睛深凹。儿童可有反复中耳炎或鼻窦炎。本病确诊需进行肝脏和肌肉脱支酶活力测定或基因检测。

(3)GSDⅥ型和Ⅸ型:GSDⅥ型为糖原磷酸化酶基因突变所致,Ⅸ型为磷酸化酶激酶基因突变引起,临床表现均较轻。

(4)GSD 0型:糖原合酶基因突变所致。临床表现多样:低血糖引起疲劳、面色苍白、恶心、呕吐和早餐前惊厥;多数患儿认知发育正常;一些患者可无症状存活或者仅有轻度症状;患者表现为身材矮小和骨质疏松,但无肝大和其他型糖原贮积病常见并发症;少数患者可表现为高血糖和糖尿从而引起诊断困难。GYS2基因突变分析可确诊。

(5)GSD-Ⅺ:葡萄糖转运体2突变所致。患者通常在3～10月龄就出现症状,表现为空腹低血糖、餐后高血糖、高半乳糖血症、近端肾小管功能障碍、佝偻病和明显生长发育迟滞。年长患者明显的表现是侏儒症,青春期严重滞后。一些患者无肝大。高胆固醇血症和高血脂可能引起胰腺炎。患者早期可因骨质疏松导致骨折。低磷性佝偻病和骨质疏松是日后不变的特征,肾脏损害主要特征是糖尿和轻度高磷酸盐尿、持续低磷酸血症、高尿酸血症、高氨基酸尿症和间歇性蛋白尿,但一般不会进展为肾衰竭。患者可因肾脏丢失碳酸氢盐而出现轻度代谢性酸中毒。少数患者因高半乳糖血症出现白内障。GLUT2基因突变分析可确诊。

2.糖异生异常

遗传性果糖不耐受综合征患者在摄入果糖后很快出现呕吐、面色苍白、休克、肝衰竭、低血糖、乳酸性酸中毒、肝大、肾衰、癫痫、昏迷及死亡;实验室检查提示凝血功能异常、氨基酸尿、低钾血症、低磷酸盐血症、高尿酸血症、贫血及血小板减少。确诊需采用肝脏或小肠活检组织果糖-1,6-二磷酸酶活性测定、基因突变诊断。丙酮酸羧化酶及磷酸烯醇丙酮酸激酶异常也可引起糖异生障碍,进而引发低血糖血症。本病确诊有赖于肝相应的酶活性测定及基因突变分析。

3.脂酸氧化及酮体生成障碍

最常见为中链脂酰辅酶 A 脱氢酶(MCAD)缺乏症,患儿在禁食 12～18 小时后会出现低酮性低血糖。在低血糖出现之前,患儿通常会出现嗜睡、呕吐、惊厥或昏迷等症状。症状常因睡眠时间延长、摄入食物减少而在婴儿期后期出现。急性代谢障碍的死亡率可高达 25%。其他与低血糖血症发生有关的脂酸氧化障碍包括:长链脂酰辅酶 A 脱氢酶缺乏症、超长链脂酰辅酶 A 脱氢酶缺乏症、长链 L-3-羟酰辅酶 A 脱氢酶缺乏症、中短链 L-3-羟酰辅酶 A 脱氢酶缺乏症及短链脂酰辅酶 A 脱氢酶缺乏症等。诊断主要依赖串联质谱检查发现异常的酰基肉碱谱,基因突变诊断可确诊。原发性肉碱缺乏症、肉碱棕榈酰转移酶 1(CPT1)缺乏症、肉碱酰基移位酶(CACT)缺乏症、肉碱脂酰转移酶 2(CPT2)缺乏症均会抑制肉碱循环导致低酮性低血糖,均可引起肝大、肝功能异常、轻度高氨血症及肌酸浓度升高,血酰基肉碱谱均有异常,确诊依赖皮肤成纤维细胞中相关酶活性及基因突变分析。戊二酸血症 2 型由辅酶 Q 还原酶的基因突变引起脂酸氧化障碍及低血糖血症。HMG-CoA 合成酶及 HMG-CoA 裂解酶的缺乏会导致酮体生成障碍,引起低酮型低血糖。

4.牙买加呕吐病

摄入未成熟的西非荔枝果抑制脂酸的有氧氧化引发低血糖。其他临床表现包括:肝脏脂肪变性、呕吐、肌张力低下、癫痫、脑病、昏迷及死亡。诊断主要依据病史和临床表现。

5.升血糖激素异常

单纯性生长激素或皮质醇缺乏症或伴垂体功能异常的新生儿及婴幼儿通常会表现出低血糖,生长激素缺乏症的病因很多。原发性肾上腺功能减退及继发性肾上腺功能减退,具有共同的临床表现:乏力、倦怠、食欲减退、恶心、体重减轻、头晕和直立低血压、低血糖等,非中枢性者皮肤色素加深,低钠、高钾血症等。诊断主要依据相关激素测定,必要时进行垂体、下丘脑和肾上腺、胰腺的 MRI 及 B 超等检查。

6.高胰岛素血症

60% 新生儿患者生后 1 个月内发病,30% 1 岁之内发病并一直存在。临床表现低酮症、低脂肪酸血症、高胰岛素血症性低血糖症,出现喂养困难、易激惹、嗜睡、木僵呼吸暂停、发绀、体温低、肌张力过低、抖动、惊厥、心动过速、气促、昏迷。部分伴血氨增高,称高胰岛素血症高氨血症综合征。胰岛素瘤在儿童中很罕见(临床表现 Whipple 三联症:经典的低血糖临床表现、血糖低于 2.8mmol/L,葡萄糖治疗有效)。诊断参考葡萄糖清除率(糖速),新生儿期常超过 10mg/(kg·min),血 β-羟丁酸<0.05mmol/L(酮体),支链氨基酸减低,酰基-卡泥汀正常,典型者血糖<2.6mmol/L 时血胰岛素增高≥10mIU/mL(近年认为血糖减低的程度与胰岛素分泌不恰当即可诊断,但缺乏具体切断值),血糖(空腹或餐后)<2.5～3mmol/L,胰高血糖素激发试验(30～100μg/kg,皮下注射,最大 1mg)血糖升幅超过 1.6mmol/L 可协助诊断,基因检测如 K-ATP 通道基因、GCK 等基因检测有助于诊断。

7.特发性酮症性低血糖

好发于 1～6 岁的儿童,发生的时间通常是早晨(一夜未进食后)或作为其他疾病的伴随症状出现,低血糖的同时伴有血尿酮体的增高,6～9 岁时可自愈。特发性酮症性低血糖是一种排除诊断,诊断该病时必须先排除其他可能引起低血糖的疾病。

8.Reye 综合征

Reye 综合征是一种罕见的疾病,其特点是肝衰竭和肝性脑病。部分患者 Reye 综合征与阿司匹林的使用有关。

9.餐后低血糖

倾倒综合征、高胰岛素血症高氨血症综合征及遗传性果糖不耐受综合征易引起餐后低血糖,尤其在喂食、摄入蛋白质及果糖后。倾倒综合征是胃底折叠术后的一种并发症,发生率为25％～30％,患儿在进食后胃蠕动及排空加快引起喂养困难、腹胀、恶心、腹泻、烦躁、嗜睡、无力、出汗、心动过速和面色苍白等症状。

10.新生儿及其他病因低血糖

未成熟儿或小于胎龄儿、新生儿败血症、新生儿红细胞增多症、肝病、枫糖尿症、半乳糖血症、甲基丙二酸血症、严重腹泻、严重营养不良、严重的疟疾、分泌 IGF2 的肿瘤等,均可出现不同程度低血糖。

(四)治疗

1.治疗原则

低血糖是严重危害人体健康的危急重症,必须及早发现、及时处理,将血糖迅速升至正常浓度范围,对于葡萄糖清除率极高的高胰岛素血症需及时放置静脉 PICC 管,以方便高糖输入;同时积极检查病因,及早对因处理。

2.紧急处理

儿童患者,若患儿处于清醒的状态,应通过口服的方式给予葡萄糖;若患儿意识不清楚,则应先予10％葡萄糖 2～4mL/kg 静脉推注,此后通过鼻饲或静脉滴注持续提供葡萄糖维持血糖高于 3.3mmol/L,以避免血糖进一步降低产生神经发育后遗症。

3.新生儿无低血糖症状者生后 24 小时内的处理

生后 1 小时内给予第一次喂养,喂养后 30 分钟测定血糖,如血糖低于 1.4mmol/L(25mg/dL),予静脉输注葡萄糖,血糖介于 1.4～2.2mmol/L 间再次喂养或视情况给予静脉输注葡萄糖。生后 4～24 小时内的处理:每 2～3 小时喂养并监测血糖,每 1 小时测定血糖,低于1.9mmol/L(35mg/dL)时静脉输注葡萄糖,1.9～2.5mmol/L 之间再次喂养或视情况给予静脉输注葡萄糖。若低血糖伴惊厥发生,则静脉输注 10％葡萄糖 4mL/kg,随后按葡萄糖速度每分钟 6～8mg/kg 维持,调整血糖在正常范围内。对于顽固性低血糖则需要分析病因,做相应处理。

4.低血糖的其他处理

在明确病因后,采用相应的处理。

(1)GSD 尽早确诊后给予夜间胃管连续喂食或日夜均为3～4 小时进食一次,日间提供足够的碳水化合物,夜间喂养生玉米淀粉(2g/kg);肝移植可治愈本病;患者建议配备血糖仪加强平时血糖监测,合理调整饮食时间。

(2)糖异生异常治疗方法为避免食用含果糖、蔗糖和山梨糖醇的食物。

(3)高胰岛素血症采用胰高血糖素治疗[1～20μg/(kg·h)]主要作短期紧急治疗,长期治疗主要依赖二氮嗪和生长抑素类似物奥曲肽。二氮嗪一般有效剂量为 5～15mg/(kg·d),最

大剂量为 $25mg/(kg \cdot d)$，分 2 次或 3 次口服；其不良反应包括液体潴留及可逆的多毛症等。奥曲肽始剂量为每天 $2\sim5\mu g/kg$，用法为每 $6\sim8$ 小时皮下注射或静脉滴注一次，随后依据疗效调整剂量，常规最大剂量为每天 $25\mu g/kg$，也有报道最大剂量可达每天 $50\mu g/kg$。但奥曲肽用后可能产生快速耐药反应及腹胀，腹胀发生时需要警惕可能出现坏死性小肠炎，另外长期使用费用较为昂贵。

（4）对于药物治疗失败或不能耐受药物不良反应者，多需要采用手术次全切除 $95\%\sim98\%$ 的胰腺组织以控制低血糖。胰腺次全切除后存在发生较高比例的低血糖和继发糖尿病、胰腺外分泌功能不全的可能。为避免胰腺手术的并发症如胆管损伤和糖尿病，有人提出一种更保守的治疗方法，即先切除 $50\%\sim75\%$ 的胰腺组织（开腹或腹腔镜），后联合药物治疗，观察是否能控制患儿的低血糖。这种方法最大的弊端在于患儿可能要进行二次手术，再次切除适当的胰腺组织以控制低血糖。

（5）慢性肾上腺皮质功能不全治疗主要为糖皮质激素替代治疗［氢化可的松 $6\sim12$ $mg/(m^2 \cdot d)$，一天 2 次或 3 次口服］，在患发热性疾病等应激疾病时增加剂量［氢化可的松 $30\sim60mg/(m^2 \cdot d)$，一天 3 次或 4 次］以避免肾上腺危象；当患者处于严重的应激状态，如大手术或脓毒症，可能需要高达 $100mg/(m^2 \cdot d)$ 的剂量（每 6 小时静脉滴注一次）。

六、儿童青少年代谢综合征

儿童青少年代谢综合征（MetS）是与生活方式密切相关，以肥胖、高血糖、高血压及血脂异常等集结发病为特征的一种综合征。MetS 是心脑血管疾病等许多重大非传染性疾病的共同病理基础和早期阶段，其发病率有逐年增高趋势，在普通儿科人群中为 $3\%\sim6\%$，在肥胖儿童中高达 $20\%\sim40\%$。

（一）病因

1.遗传因素

儿童肥胖和 MetS 是具有家族聚集性的多基因遗传性疾病。迄今，已发现 200 余种基因位点与肥胖、脂代谢和糖代谢紊乱以及 MetS 的发生相关。

2.环境因素

（1）宫内环境：宫内营养和发育不良，出生时小于胎龄（SGA）儿容易发生儿童期或成年期 MetS；宫内营养过剩，出生时大于胎龄（LGA）儿或巨大儿也容易发生儿童期或成年期 MetS。宫内营养不良或过剩可通过影响胎儿胰岛 β 细胞的发育和功能、干扰胎儿的糖脂代谢、调节激素水平、调控基因的修饰与表达等多种途径影响胎儿的生长发育与物质代谢，对胎儿生后 MetS 的发病起着重要的推动作用。

（2）出生后环境：饮食及饮食行为——多食高糖、高脂肪、高胆固醇等高能量食物；喜食西式快餐和甜食；不吃早餐；进食量大、咀嚼少、速度快；非饥饿状态下常诱发进食动机；边看电视边进食及睡前进食等。生活习惯——动作迟缓、懒散、不运动；多坐少动；经常玩电脑、看电视；每天睡眠少于 8 小时。

（3）疾病：肥胖或超重、非酒精性脂肪性肝病、多囊卵巢综合征、黑棘皮病、高尿酸血症、阻塞性睡眠呼吸暂停等患者易患 MetS。

(二)诊断

1.病史

对出生时小于胎龄儿、巨大儿等,或有 MetS、2 型糖尿病(T2DM)、血脂紊乱、心血管疾病(CVD)、高血压和肥胖家族史者,或已经肥胖的儿童要注意发生 MetS 的可能。

2.临床表现

多见于年长儿及青少年,患儿喜食肉类及油腻食品,多数活动较少,呈中心性肥胖,腰围大于同年龄同性别第 95 百分位数(P_{95}),胸腹部脂肪堆积;较多患儿颈部、腋下或肘部皮肤褐色或黑色色素沉着,表皮增厚,初起时常被认为皮肤不洁,属良性黑棘皮病,是胰岛素抵抗的皮肤表现。此外,部分患儿有血压升高(处于同年龄同性别 P_{90} 或 P_{95} 以上),部分患儿空腹血糖升高或口服葡萄糖耐量试验(OGTT)显示糖耐量受损或 T2DM,部分患儿有脂代谢紊乱(包括高胆固醇、高甘油三酯、高低密度脂蛋白胆固醇和低高密度脂蛋白胆固醇),很多患儿有高胰岛素血症。

3.诊断标准

(1)10 岁及以上儿童青少年 MetS 诊断标准:中心性肥胖[腰围(WC)≥同年龄同性别 P_{90}]为儿童青少年 MetS 基本和必备条件。且同时具备至少下列 2 项:

①高血糖:a.空腹血糖受损(IFG)即空腹血糖≥5.6mmol/L;b.糖耐量受损(IGT)即口服葡萄糖耐量试验(OGTT)或餐后 2 小时血糖≥7.8mmol/L 但低于 11.1mmol/L。

②高血压:收缩压≥同年龄同性别 P_{95},或舒张压≥同年龄同性别 P_{95}。

③低高密度脂蛋白胆固醇(低 HDL-C<1.03mmol/L)或高非高密度脂蛋白胆固醇(高 nonHDL-C≥3.76mmol/L)。

④高甘油三酯(高 TG≥1.47mmol/L)。

为帮助临床医师通过一般体检快速识别中心性肥胖,建议采纳腰围身高比(WHtR)指标。WHtR 切点:男童取 0.48、女童取 0.46 比较合适。高血压的快速识别:收缩压≥130mmHg,舒张压≥85mmHg。这两项指标主要用于中心性肥胖和高血压的快速筛查,如需明确诊断及研究,仍需查 WC 和高血压的各年龄段百分位值表。

(2)6≤年龄<10(岁)儿童 CVD 危险因素异常界值:这个年龄段儿童的生理特征处于快速变化中,不宜轻易诊断 MetS。然而,近期临床研究发现,该组肥胖儿童已经暴露多项代谢异常,故提出 CVD 危险因素并予以明确界定:

①肥胖:体重指数(BMI)>第 95 百分位数(P_{95}),或腰围(WC)>P_{95}。

②高血压:血压>P_{95};快速识别:收缩压≥120mmHg,或舒张压≥80mmHg。

③脂代谢紊乱:a.低高密度脂蛋白胆固醇(低 HDL-C)<1.03mmol/L(40mg/dL);b.高非高密度脂蛋白胆固醇(高 nonHDL-C)≥3.76mmol/L(145mg/dL);c.高甘油三酯(高 TG)≥1.47mmol/L(130mg/dL)。

④高血糖:空腹血糖(FBG)≥5.6mmol/L(126mg/dL),建议行 OGTT。

有以上问题的儿童建议尽早予以生活方式干预,在儿童期逆转各项异常指标,防止和减缓MetS 的发生。

（三）鉴别诊断

1.2型糖尿病（T2DM）

该病也好发于年长的肥胖儿童，多数可无多饮、多尿、多食或体重下降等糖尿病的典型症状，临床鉴别较困难。但T2DM是一种以高血糖为主要生化特征的全身慢性代谢性疾病，以胰岛素抵抗为主，伴或不伴有胰岛素合成和分泌不足。空腹血糖≥7.0mmol/L，餐后血糖或口服葡萄糖耐量试验2小时血糖≥11.1mmol/L。糖尿病可引起糖、蛋白质、脂肪、水及电解质的代谢紊乱，严重者导致酸碱平衡紊乱，久病者常伴有心脑血管、肾、眼及神经等病变。

2.继发性高血压

肥胖儿童有高血压时，首先应该排除继发性高血压，特别是中、重度高血压。儿童继发性高血压主要见于：

（1）肾性高血压：急性和慢性肾炎、肾肿瘤（肾胚胎瘤、肾孤立性囊肿等）、肾动脉异常（肾动脉狭窄、动脉瘤、动静脉瘘、肾动脉血栓等）、单侧肾实质病变（肾盂积水、肾盂肾炎）、肾外伤、肾静脉血栓等。

（2）心血管系统疾病：主动脉缩窄（上肢血压升高、下肢血压降低）、大动脉炎等。

（3）内分泌疾病：嗜铬细胞瘤、先天性肾上腺皮质增生症、原发性醛固酮增多症等。

3.家族性高胆固醇血症

本症是一种常染色体显性遗传性疾病，其特征为低密度脂蛋白（LDL）-胆固醇水平明显升高，在身体的许多部位发生皮肤黄色瘤和肌腱黄色瘤，常早发冠心病，家族中往往有2名或2名以上成员血浆胆固醇升高。

（四）治疗

代谢综合征的预防和治疗最主要是识别高危因素、防治肥胖、控制血压、纠正血脂和血糖异常。儿童青少年期MetS的预防关键是防治肥胖，应从胎儿期开始，幼儿期加强，以控制体重为基本理念，以行为矫正为关键，以生活方式干预包括饮食调整和运动健康教育为主要手段，进行长期、持续的治疗。

1.生活方式干预

根据患儿及家庭情况制订个体化方案，通过饮食控制和有规律的体育锻炼达到控制体重并逐渐减重（减5%～10%体重）的目的；通过低糖或低脂饮食控制总的热量摄入：控制碳水化合物，限制饱和脂肪酸、反式脂肪酸及胆固醇的摄入，增加食物中黏性纤维、植物甾醇（脂）的含量。减轻体重有利于各项代谢指标的改善。

（1）饮食处方：参照2011年中国营养学会全新修订的《中国居民膳食指南》幼儿与学龄前儿童、学龄儿童和青少年的平衡膳食指南，要求儿童青少年在饮食中保持食物的多样化，注意荤素搭配、粗细搭配，保证鱼、肉、奶、豆类和蔬菜的摄入。超重和肥胖儿童适宜吃新鲜蔬菜和水果、鱼、虾、蛋、奶、牛肉、禽类、肝、豆腐、豆浆，喝白开水，不添加糖的鲜果蔬汁；少吃喝含氢化植物油的各种糕点、糖果、蜜饯、巧克力、甜点心、膨化食品、肥肉、黄油、油炸食品、冷饮、各种含糖饮料。

（2）运动处方：长期有规律的运动有利于培养儿童青少年健康的生活方式，这不仅可以防治儿童青少年期肥胖，而且可以延续至成年期，使其终生受益。在设计运动项目时，首先应对其进行医学检查,若有心肺功能异常、严重高血压者则谨慎运动或避免剧烈运动;活动前后至少要各做 5 分钟的准备活动和恢复活动;有氧运动和力量运动、柔韧性训练相互结合、相互穿插进行;注意调动儿童的兴趣和积极性;活动要循序渐进,更要长期坚持。运动强度可以用脉搏来衡量。有氧运动时脉搏应达到最大心率的 60%～75%,可参照公式:脉搏=(220-年龄)×(60%～75%)。

(3)行为矫正处方:行为矫正的目的是改变肥胖儿童青少年不健康的行为,需要家长以身作则,并与医务人员一起对孩子进行心理疏导、拒绝诱惑、实行监督、给予鼓励、抵制和反对伪科学和虚假的商业性"减肥"宣传等,帮助其建立健康的生活方式来达到控制体重的目的。

2.药物干预

(1)糖代谢紊乱患儿的治疗:对处于糖尿病前期的患儿(空腹血糖受损或糖耐量异常),经 3 个月有效的生活方式干预后,代谢异常指标仍无法逆转的 10 岁及以上患者,建议使用二甲双胍治疗,每次 500mg,每天 2～3 次,最大剂量为每天 2000mg。对于 10 岁及以上 T2DM 患儿或糖代谢严重受损的糖尿病前期患儿(空腹血糖和糖耐量同时受损:IFG+IGT),再加以下任何一项危险因素,如高血压、高 TG、低 HDL-C、糖化血红蛋白(HbA1c)>6% 或一级亲属有糖尿病者,应立即给予二甲双胍治疗。对所有糖尿病及糖尿病前期患儿都应 3～6 个月随访一次,复查空腹血糖和 HbA1c。糖尿病前期患儿至少每年 1 次重复 OGTT 试验。

(2)高血压患儿的治疗:在开始高血压治疗之前,首先必须排除继发性高血压。对于原发性高血压,根据不同血压水平及高血压靶器官受损情况,启动相应的抗高血压治疗。目前,国际上统一采用 P_{90}、P_{95}、P_{99} 分别作为诊断"正常高值血压""高血压"和"严重高血压"标准。对于"正常高值血压"和"高血压",应先针对引起高血压的高危因素(肥胖、摄盐过多、静态生活等)进行干预,采用非药物治疗措施:①控制体重并逐渐减重(每个月 1～2kg),尽量使腰围<P_{75};②增加有氧锻炼,减少静态时间;③调整饮食结构(包括限盐),建立健康饮食习惯。若 6 个月后仍未达标,应启动药物治疗或请儿科心血管专家会诊。

对于合并下述 1 种及以上情况,则在非药物治疗措施基础上启动药物治疗:严重高血压(高血压 2 级);出现高血压临床症状;出现高血压靶器官的损害;合并糖尿病;非药物干预 6 个月无效。高血压的治疗目标:一般来说,首先使血压下降到年龄性别段的 P_{95} 以下,再逐渐下降到安全的 P_{90} 以下。抗高血压药物:首选药物为血管紧张素转化酶抑制剂或血管紧张素Ⅱ受体阻断剂;其次为钙通道阻滞剂、β受体阻断剂和利尿剂。

(3)血脂异常患儿的治疗:对于轻中、度血脂异常,饮食治疗可使血脂降至正常,对于重度及部分中度血脂异常则可能须在饮食控制的前提下进行药物干预才能达到治疗目标值。考虑到药物的不良反应、费用及缺乏明确的前瞻性资料,说明其在儿童 CHD 预防中的作用,只有少部分儿童和青少年采用药物治疗,不可滥用药物,治疗前必须充分了解药物的适应证。建议将患儿推荐至专业血脂中心进行治疗。

第九章　遗传代谢疾病

第一节　染色体疾病

一、21-三体综合征

21-三体综合征又称 Down 综合征(DS),亦称先天愚型,是人类最早被确定的染色体病,是人类最早发现、最为常见的染色体畸变,占小儿染色体病的 70%～80%。60%患儿在胎内早期即夭折流产,存活者有明显的智能落后、特殊面容、生长发育障碍和多发畸形。

(一)流行病学

本病为小儿染色体病中最常见的一种,活产婴儿中发生率为 1/600～1/1000,发病率随孕妇年龄增高而增加,母亲怀孕年龄越大,发病率越高。

(二)病理生理和发病机制

21-三体综合征的发生率与母亲怀孕的年龄有相关性,其发生机制系因亲代(多数为母方)的生殖细胞在减数分裂时染色体不分离所致。孕妇年龄越大,21-三体综合征发生的可能性越大。除有染色体易位外,双亲外周血淋巴细胞核型大都正常。

(三)临床表现

本病主要特征为智能落后、特殊面容和生长发育迟缓,并可伴有多种畸形。临床表现的严重程度随正常细胞核型所占百分比而定。21-三体综合征的主要特征如下:

1.特殊面容

出生时即有明显的特殊面容,表情呆滞。患儿眼裂小、眼距宽、双眼外眦上斜,可有内眦赘皮,鼻梁低平,外耳小,硬腭窄小,常张口伸舌,流涎多,头小而圆,前囟大且关闭延迟,颈短而宽,常呈现嗜睡和喂养困难症状。

2.智能落后

这是本病最突出、最严重的临床表现。绝大部分患儿都有不同程度的智能发育障碍,随年龄的增长而日益明显。嵌合体型患儿若正常细胞比例较大则智能障碍较轻,其行为动作倾向于定型化,抽象思维能力受损最大。

3.生长发育迟缓

患儿出生的身长和体重均较正常儿低,生后体格发育、动作发育均迟缓,身材矮小,骨龄落后于实际年龄,出牙迟且顺序异常;四肢短,韧带松弛,关节可过度弯曲;肌张力低下,腹膨隆,可伴有脐疝;手指粗短,小指尤短,中间指骨短宽,且向内弯曲。

4.伴发畸形

部分男孩可有隐睾,成年后大多无生育能力;女孩无月经,仅少数可有生育能力。约50%患儿伴有先天性心脏病,其次是消化道畸形。患儿先天性甲状腺功能减低症和急性淋巴细胞性白血病的发生率明显高于正常人群,免疫功能低下,易患感染性疾病。如患儿存活至成人期,则常在30岁以后即出现老年性痴呆症状。

5.通贯手

手掌出现猿线(俗称通贯手)、轴三角的atd角度一般大于45°,第四、五指桡箕增多。

(四)实验室检查

1.外周血细胞染色体核型分析

按染色体核型分析可将21-三体综合征患儿分为三型:

(1)标准型:患儿体细胞染色体总数为47条,有一额外的21号染色体,核型为47,XX(或XY),+21。此型占全部病例的95%。

(2)易位型:约占2.5%～5%。患儿的染色体总数为46条,多为罗伯逊B易位,是指发生在近端着丝粒染色体的一种相互易位,多为D/G易位。D组中以14号染色体为主,即核型为46,XX(或XY),−14,+t(14q21q);少数为15号染色体易位,这种易位型患儿约半数为遗传性,即亲代中有平衡易位染色体携带者。另一种为G/G易位,较少见,是由于G组中两个21号染色体发生着丝粒融合,形成等臂染色体t(21q21q)或一个21号易位到一个22号染色体上。

(3)嵌合体型:约占2%～4%,患者体内具有两种以上细胞系。由于受精卵在早期分裂过程中发生了21号染色体不分离,患儿体内存在两种细胞系,一种为正常细胞,一种为21-三体细胞,形成嵌合体,90%核型为46,XY(或XX)/47,XY(或XX),+21。此型患儿临床表现的严重程度与正常细胞所占百分比有关。

细胞遗传学研究发现,在21号染色体长臂21q22区带为三体时,该个体具有完全类似21-三体综合征的临床表现,相反,该区带为非三体的个体则无此典型症状。由此推论,21q22区带可能是21-三体综合征的基因关键区带,又称为Down综合征区。

2.羊水细胞染色体检查

羊水细胞染色体检查是21-三体综合征产前诊断的一种有效方法,常见核型与外周血细胞染色体核型相同。

3.荧光原位杂交分析

以21号染色体的相应部位序列作探针,与外周血中的淋巴细胞或羊水细胞进行杂交,可快速、准确进行诊断。在本病患者的细胞中呈现3个21号染色体的荧光信号。若选择DS关键决定区域的特异序列作探针进行FISH杂交分析,可以对第21号常染色体的异常部位进行精确定位,从而提高检测第21号染色体数目和结构异常的精确性。

4.产前筛查血清标志物

目前可在所有孕妇中进行孕早期或者孕中期21-三体综合征产前筛查,采用测定孕妇血清绒毛膜促性腺激素(βHCG)、甲胎蛋白(AFP)及游离雌三醇(FE₃),根据孕妇检测此三项值的结果,并结合孕妇年龄计算出本病的危险度,以决定是否进行产前诊断。采用这一方法可以检出大约 50%～75% 的 21-三体综合征胎儿。近年发现的妊娠相关血浆蛋白 A(PAPP-A)的诊断价值日益受到重视。PAPP-A 为胎盘滋养层细胞产生,早期怀 21-三体综合征胎儿的孕妇血清水平明显降低,推测可能与滋养层细胞功能降低有关。这是一种怀孕早期筛查指标,适用于怀孕 8～14 周孕妇筛查。采用 PAPP-A、hCG 及 AFP 等指标筛查不仅可筛查出 21-三体综合征,还可检出 18-三体综合征、先天性神经管缺陷以及先天性腹壁缺损等其他先天异常。此外,通过 B 超测量胎儿颈项皮肤厚度也是诊断 21-三体综合征的重要指标。因此,对怀孕早、中期的孕妇开展 21-三体综合征筛查,及早采取积极预防措施,对保证妇幼健康水平有一定意义。

(五)诊断

该病的先天愚型面容、手的特点和智能低下虽然能为临床诊断提供重要线索,但是诊断的建立必须有赖于染色体核型分析,因此,染色体核型分析和 FISH 技术是 21-三体综合征的主要实验室检查技术。这两项检查还对 21-三体综合征嵌合型的预后估计有积极意义,由于嵌合畸形患儿的表型差异悬殊,可有从正常或接近正常到典型的临床表现,预后主要取决于患儿体细胞中正常细胞株所占的百分比。因此,了解嵌合型患儿体细胞中正常核型细胞与 21-三体核型细胞的比例,可以根据其具体情况指导患儿的家庭及社会对其进行教育。

本病应与先天性甲状腺功能减低症鉴别,后者在出生后即可有嗜睡、哭声嘶哑、喂养困难、腹胀及便秘等症状,且舌大而厚,但无本症的特殊面容。可检测血清 TSH、T_4 和染色体核型分析进行鉴别。

(六)治疗

目前尚无有效的治疗方法。对患儿宜注意预防感染,如伴有先天性心脏病、胃肠道或其他畸形,可考虑手术矫治。要采用综合措施,包括医疗和社会服务,对患者进行长期耐心的教育和训练,对弱智儿进行预备教育以使其能过渡到普通学校上学,同时训练弱智儿掌握一定的工作技能。家长和学校应帮助患儿克服行为问题,社会应对患儿的父母给予道义上的支持。

二、18-三体综合征

18-三体综合征是 1960 年由 Edwards 等人发现的,又称 Edwards 综合征。患者成活率极低,存活 2 年的病例罕见。患儿有突出的枕骨、低位畸形耳及小眼、先天性心脏病等外表和内脏畸形。

(一)流行病学

18-三体综合征是次于 21-三体综合征的第二种常见染色体三体综合征,在新生婴儿中的发生率为 1/3500～1/8000。父母亲年龄增高对本病发生率增加有一定影响,52% 的患儿其父母年龄超过 35 岁。患病女孩比男孩发生率高,为 3∶1～4∶1。

(二)病理生理和发病机制

18-三体综合征是由于染色体畸变所致的多发畸形综合征,三体型细胞内含有 3 条 18 号染色体,破坏了体内遗传物质的平衡,导致骨骼、泌尿生殖系统、心脏、皮肤皱褶、毛发、肺脏和肾脏等多脏器的畸形和异常。

（三）临床表现

1.生长发育障碍

患病新生儿常为过期生产，其母亲平均妊娠42周。患儿一般出生体重较低，胎盘常常很小，多为单侧脐动脉。患者精神和运动发育迟缓、体格小、哺乳困难、对声响反应微弱、骨骼和肌肉发育不良。

2.多发畸形

(1)颅面部：头前后径长，头围小，枕骨突出；两眼及眉距增宽，两侧内眦赘皮，角膜混浊，眼睑外翻，小眼畸形常见；鼻梁细长且隆起，鼻孔常向上翻，嘴小，腭弓高且窄，下颌小；耳位低，耳郭平，上部较尖。此外，偶见脑膜膨出、唇裂、腭裂、后鼻孔闭锁及外耳道闭锁等畸形。

(2)胸部：颈短，蹼颈；胸骨短，乳头小、发育不良，两乳头距离远。95％以上病例有心脏畸形，常见为室间隔缺损及动脉导管未闭，房间隔缺损则少见，亦可见主动脉或肺动脉二瓣化、主动脉缩窄、法洛四联症、主动脉骑跨、右位心、右位主动脉弓等(这些心血管畸形常是患儿死亡原因)；还可出现食管气管瘘，右肺异常分叶或缺如。

(3)腹部：腹肌缺陷多见脐疝及腹股沟疝，幽门狭窄和膈疝亦较多见，尚可见胰或脾异位、肠回转不良及胆囊发育不良等；肾脏畸形包括多囊肾、异位肾与马蹄肾、肾盂积水、巨输尿管及双输尿管等；骨盆狭窄比较常见。

(4)四肢：手的姿势是18-三体综合征的特征性表现。患儿手指屈曲，拇指、中指及食指紧收，食指压在中指上，小指压在无名指上，手指不易伸直；指甲发育不良；食指、中指常有并指、多指，拇趾短且背屈，第五掌骨短。因肌张力增高，患儿大腿外展受限，且有先天性髋关节脱位，偶见短肢畸形。

(5)生殖器：男孩1/3有隐睾，女孩1/10有阴蒂和大阴唇发育不良，常可见到会阴异常和肛门闭锁。少见有卵巢发育不全、双角子宫及阴囊分裂。

(6)内分泌系统：可有甲状腺发育不良，胸腺及肾上腺发育不良。

(7)皮肤：皮肤多毳毛，皱褶多。指纹特征包括6个以上弓形纹，第五指只有一横纹，30％有通贯手(或称猿线)等。

此外，经X线检查可见患儿拇指及第一掌骨短，第三、四、五指向尺侧偏斜，上、下颌骨发育不良，肋骨纤细削尖，胸骨发育不良，骨化中心减少，胸骨可有异常分节。

（四）实验室检查

1.外周血淋巴细胞染色体核型分析

18号染色体染色很深。短臂一般为浅带，只有一个区；长臂近侧和远侧各有一条明显的深带，此臂分为两个区，两深带之间的浅带为2区1号带。正常人体细胞18号染色体为1对，该病第18号染色体比正常人多1条，即第18号染色体三体。该病80％为纯三体型，核型为47,XX(XY),＋18；10％为嵌合型，核型为46,XX(XY)/47,XX(XY),＋18；其余10％病例情况复杂，包括各种易位，主要是18号染色体与D组染色体易位。

2.羊水细胞培养染色体检查

18-三体综合征病变广泛、严重，常常早期死亡。降低这类患儿的出生率是优生优育的关键,取羊水细胞进行染色体检查是常用的产前诊断方法,核型分析类同外周血淋巴细胞染色体检查。

(五)诊断

18-三体综合征临床表现有很大的变异,而且没有一种畸形是 18-三体综合征特有的。因此,不能仅根据临床畸形做出诊断,必须做细胞染色体检查,确诊需根据核型分析结果。

三、13-三体综合征

13-三体综合征又称 Patau 综合征,1966 年才被确认为 13 号染色体三体综合征,也是一种较常见的染色体畸变疾病。其临床特征主要表现为生长发育障碍和多发性畸形。13-三体综合征的病死率较高。

(一)流行病学

13-三体综合征发生频率为 1/4000~1/10000。

(二)病理生理和发病机制

13-三体综合征的病因仍不清楚。通常发现孕母妊娠年龄分布存在 25 岁和 38 岁两个高峰,似乎后一个高峰与孕母的高龄密切相关。已知染色体数目异常可能是由于破坏了正常基因的平衡,出现不同程度的先天异常表现。三体可能与基因的剂量效应和(或)位置效应相关联。由于双亲之一的生殖细胞在减数分裂时染色体不分离,使其不能平均地分配到两个子细胞中去,出现了具有 2 条染色体的配子,这种配子与正常配子相结合时就产生了染色体数目异常的子代。显带技术证明额外的染色体是 D 组 13 号染色体,即 13 号染色体三体综合征。

(三)临床表现

本病多发畸形比 18-三体综合征及 21-三体综合征均严重,出现生长发育障碍、喂养困难、常常窒息,生活力差、智能迟钝、肌张力低下,常有呼吸暂停及运动性惊厥发作,伴有脑电图高峰性节律不齐改变。

患儿头小,前额后缩,前囟大及骨缝宽,颅顶头皮有溃疡;睑裂呈水平线,可见不同程度的小眼至无眼,眼距宽,有白内障、虹膜缺损及视网膜发育异常;可见独眼畸形及小下颌。2/3 病例见唇裂,常伴有腭裂。此外,患儿耳位低,耳轮较平而界限不清,且有耳聋;面、前额或颈背可有一个或多个血管瘤,颈部皮肤松弛;第 12 肋骨发育不良或缺如。80% 病例有先天性心脏病,主要为室间隔缺损、动脉导管未闭及房间隔缺损等。消化道畸形可见结肠旋转不良、胰腺或脾组织异位等;常见六指(趾)畸形,指甲过度凸出。30%~60% 患儿有泌尿系统畸形,可见多囊肾、肾盂积水、双肾及双输尿管。患病男性 80% 有隐睾,见阴囊畸形;女性可有双角子宫、阴蒂肥大及双阴道。

(四)实验室检查

1.外周血淋巴细胞染色体核型分析

主要可见三种类型核型:

(1)13-三体型(标准型):为 13 号染色体不分离而产生,约占 80%。

(2)易位型:约占 15%,主要由 D 组染色体易位,13 号染色体与 13~15 号染色体之间的易位，如t(13q；14q)。

(3)嵌合型：占5%左右，13-三体与正常染色体嵌合，染色体组核型为 47XX(XY)＋13/46XX(XY)。

2.羊水细胞染色体检查

羊水细胞染色体检查是13-三体综合征产前诊断的一种有效方法，但终止妊娠必须在孕中期或者更早。核型分析类同外周血淋巴细胞染色体检查。

3.荧光原位杂交分析

通过13-三体综合征核心区特异性探针，可以检测13号染色体数目和结构异常。应用已定位的探针进行 FISH 杂交，结合 Q 显带方法检测13号染色体数目和结构异常，大大提高了诊断的准确性。

4.胎儿血红蛋白检测

患儿常有胎儿型血红蛋白持续过久现象。血细胞形态检查可见中性多核粒细胞有无蒂或有蒂的突起，呈镰刀状。

(五)诊断

13-三体综合征的诊断主要依据细胞遗传学检查及临床特征的表现。

四、猫叫综合征

猫叫综合征(cri du chat syndrome)是由于第5号染色体短臂缺失(5p 缺失)所引起的染色体缺失综合征，又称5号染色体短臂缺失综合征，为最典型的染色体缺失综合征之一。临床主要表现为出生时的猫叫样哭声，头面部典型的畸形特征，小头圆脸、宽眼距、小下颌、斜视、宽平鼻梁及低位小耳等，生长落后及严重智力低下。

(一)流行病学

据估计，该综合征的发病频率在活产婴儿中为 1/5000～1/100000。自 1963 年首次报道以来，至今国内外已陆续报道了数百例患者。

(二)病理生理和发病机制

细胞遗传学研究证实，多数第5号染色体短臂缺失是由于细胞有丝分裂时染色体的两次断裂所致，如果断裂发生在短臂，就是一种中间缺失，如果断裂分别发生在短臂和长臂上，则形成环状的染色体。还有些患儿的第5号染色体易位到 C、D 或 G 组染色体上，形成嵌合体或臂间倒位等。

临床表现程度与5p 缺失所处的部位有关，而与缺失长度无明显相关性，因而有人提出根据患儿的临床表现(猫叫样哭声及典型面部特征)来确定关键区域。据此，人们将猫叫综合征的关键区域定位于 SP15.2，位于 DNA 标记 D5S713 和 D5S18 两个遗传标记之间，该区域约占5p 总长度的10%，含 400～600kb DNA，为研究该病提供了遗传学资料。

(三)临床表现

病儿出生时体重低，平均体重小于 2500g，身长低于正常儿，平均头围 31cm，有生长障碍。最显著的特征为婴儿期有微弱的、悲哀的、咪咪似猫叫的哭声，此种哭声在呼气时发生，吸气时不出现。其产生机制不明,有人认为可能是会厌软骨软弱或喉软化导致呼气时喉部漏气所致,也有人认为与脑损害有关。典型哭声常在幼儿早期逐渐消失,但有些年龄较大的儿童及成人患者仍有独特的哭声。

患儿颅面部发育不良,头小而圆,满月脸;两眼距离过宽及小下颌均很明显,睑裂轻度斜向外下,有内附赘皮、斜视、白内障。鼻梁宽而平;小耳,稍低位,有时耳道窄。随年龄变化,患儿小头持续存在,但脸变长,下颌骨发育不良更为明显;龋齿,腭弓高。1/3 病例可有先天性心血管畸形。此外,患儿的肾及各种骨骼畸形(如脊柱侧弯,并指、趾和肋骨畸形等)亦可见;四肢肌张力低,随年龄增长肌张力增高,反射增强;发育明显落后,2 岁时才会坐,4 岁时才会走,出现一种痉挛性步态。有些患儿似婴儿样卧床不起,不会说话或只能简单说几个字,智能低下,智商多低于 20。

(四)实验室检查

1.外周血细胞染色体核型分析

该病患儿第 5 对染色体中的一条发生短臂缺失,但缺失区域大小不等。起始部位为 5p14~5p15,造成第 5 号染色体短臂为单体核型:46,XX(XY),5p⁻。该综合征患儿的缺失类型包括简单的末端缺失、中间缺失、易位型缺失以及其他类型的缺失,偶有嵌合体或环状染色体核型发生。

2.羊水细胞染色体检查

在孕妇妊娠中期抽取羊水,经细胞培养后做胎儿染色体核型分析,一旦发现异常核型便可及时终止妊娠。

3.荧光原位杂交分析

根据猫叫综合征的关键区域特异序列选择探针,并经生物素或地高辛标记后与被检查淋巴细胞或羊水细胞进行杂交,通过带有荧光素的亲和素显示信号进行定位,能有效地发现有无 5p 缺失及缺失断裂部位。正常人细胞中可见探针杂交部位显示特异的荧光信号。若无荧光信号,说明该部位缺失,是诊断该综合征的可靠依据。

(五)诊断

5p 短臂缺失综合征的诊断除了依据临床表型以外,细胞遗传学的检验亦是主要依据。普通染色体核型分析可做出初步诊断,但由于难以精确定位,往往对染色体易位型缺失或其他特殊类型缺失不易做出明确诊断,此时应采用 FISH 技术做进一步的精确定位,以明确缺失的起始部位。

五、Kilinefelter 综合征

Kilinefelter 综合征又称先天性睾丸发育不全综合征,是由于生殖细胞在减数分裂中,卵子形成前的性染色体不分离,或形成精子时 XY 不分离所致。

1942 年,Klinefelter 等首先发现并描述了患者的临床特征为小睾丸、男性乳腺发育、无精症、不育、FSH 水平增高等。1959 年,Jacobs 等首次用细胞遗传学方法证实了该病患者的染色体异常。本病在新生男婴中发病率为 1/800~1/500,在男性精子缺乏症中占 11%,男性不

育中占 3%。绝大多数患者的核型为 47,XXY,少数为嵌合型 46,XY/47,XXY,还可见到 48,XXYY 和 48,XXXY 等核型。

（一）病因

本病是由于性染色体在减数分裂的过程中或受精卵在有丝分裂时发生不分离所致。其中额外的染色体 50%～60% 是父源性的,40%～50% 为母源性的。

（二）诊断

1.临床表现

本病主要的临床特征为性腺发育不良、身材瘦长、精神异常等。

但本病在儿童期临床表现无特异性,不易诊断。在婴儿期可表现为尿道下裂、小阴茎、隐睾等;学龄期可出现学习障碍、语言发育迟缓、行为问题、注意力缺陷等;青春期出现性发育不良或性发育迟缓;成人期表现为不育、男性乳腺发育等。通常年幼儿童中观察到非特异的外生殖器畸形,如隐睾、尿道下裂、小阴茎、阴囊发育不全时,才会被检查诊断;而在青春期或成人期则常因小睾丸、高促性腺激素性腺功能低下、乳腺发育、不育而被诊断。

青春发育期及成人期可有以下表现:

（1）性发育不良:睾丸小而硬、小阴茎,阴囊的大小及色泽正常。由于少精症或无精症,患者不育。

（2）男性表型:体格瘦长（成人平均身高 179.2cm±6.2cm）,皮下脂肪较丰满。第二性征发育差,有女性化表现,56%～88% 的患者出现乳腺发育、皮肤细嫩,喉结较小,无胡须,腋毛、阴毛及脂肪分布呈女性型。

（3）患者可有性格孤僻、神经质、胆小表现;部分患者有精神异常及患精神分裂症的倾向。语言发育迟缓,部分患者存在认知功能障碍。部分患者智力低下,但大多数智力正常,X 染色体越多智力发育障碍越明显。

（4）其他:患者易患自身免疫性疾病（系统性红斑狼疮、类风湿性关节炎等）、其他内分泌异常（糖尿病、甲状腺功能减退等）、骨质疏松（25% 的患者骨密度降低）等。乳腺癌的发生率约为 3.7%,是正常男性的 20～50 倍。

本病通常不具有典型的面部特征,但核型为 48,XXXY 的患者可出现眼距宽、鼻梁低平等表型特征。

2.实验室检查

（1）染色体核型:绝大多数患者的核型为 47,XXY,少数为嵌合型 46,XY/47,XXY 以及 48,XXXY 等核型。

（2）性激素:促性腺激素（LH、FSH）水平高,血浆睾酮水平较正常低。

（三）鉴别诊断

本病在青春期前缺乏明显症状而不易被认识,对智力落后或行为异常的男性患儿做染色体核型分析可协助诊断。但应注意与青春期发育迟缓相鉴别。

青春期发育迟缓的患者青春期较正常儿延缓,但最后可达到发育正常水平,染色体核型分析正常。

（四）治疗

11～12岁后开始用雄性激素治疗，促进第二性征发育。排除可用长效睾酮制剂肌内注射，11岁起，每3周注射一次25mg，渐增至50mg，以后每年增加50mg，至成年时每次250mg。治疗过程中应注意监测血浆睾酮水平。

六、Turner 综合征

Turner综合征（TS）又名先天性卵巢发育不全综合征，是由于全部或部分体细胞中一条X染色体完全或部分缺失，或结构异常导致身材矮小和卵巢发育不全为主要特征的综合征，是人类唯一的出生后能存活的完全单体疾病。1930年由Ullich首先报道该病，1938年Turner对该病患者进行详细的临床描述，1959年Ford发现了该病染色体异常，核型表现为45，X。该病在活产女婴中的发病率为1/2500～1/2000；在自发性流产中，10％为本病引起，其中99％的45，X均在孕期第10～15周死亡，占胚胎死亡的6.5％。

（一）病因

TS是由于一条X染色体完全或部分缺失或结构异常所致的人类染色体畸变疾病之一。正常女性有2条X染色体，目前研究表明，X染色体的短臂和长臂上均有调控身高增长和性腺发育的相关基因，而TS患者由于X染色体完全或部分缺失或结构异常可出现身高和性腺发育的异常。临床上TS染色体异常主要有以下几种核型表现：

（1）X单体：核型为45，X，占55％左右，是最多见的一种核型，临床表现较典型，是由于生殖细胞在减数分裂的过程中卵细胞或精子的性染色体不分离所致。本型约99％自然流产，仅少数存活下来。

（2）嵌合型：核型为45，X/46，XX及45，X/47，XXX等。嵌合型约占25％，病例易存活，部分症状亦较轻，临床症状的轻重取决于正常与异常细胞系所占的比例。

（3）X染色体长臂或短臂等臂：核型为46，X，i(Xq)或46，X，i(Xp)。等臂染色体是由于染色体复制前后，其着丝粒横断，使复制后的两条染色单体的短臂和长臂分开，两条长臂或短臂借着着丝粒连接成一条等臂X染色体。存活的Turner综合征中X，i(Xq)常见，但在自发性流产中X，i(Xq)很少见，原因不明。

（4）X染色体的短臂或长臂缺失：核型为46，X，del(Xq)或46，X，del(Xp)等。

（5）环状染色体：核型为46，X，r(X)，是由于X染色体的短臂和长臂的部分缺失。环的大小表明缺失的程度，并决定症状的轻重：环越小，表明缺失的部分越多，表型越明显。r(X)与del(Xp)的形成均为X的两次断裂，发生于同一个臂的两次断裂为缺失，发生于不同臂的两次断裂则成环。

（6）尚有一部分患者有Y染色体的存在。

（二）诊断

1.临床表现

由于遗传物质丢失的不同，TS患儿的临床表现亦不一致。

TS新生儿期的特点：出生时可有身长、体重落后，部分存在特征性的手足背水肿和后颈部皮肤松弛。淋巴水肿一般在 1 年以内消失,有时在手或足残留凹陷性水肿,后颈部过多的皮肤以后变成颈蹼。

TS 常见临床特征:

(1)躯体异常:常见内眦赘皮、低耳位、发际低、蹼颈、盾状胸、乳头间距较宽、肘外翻、第四掌骨短小、色素痣、高腭弓、小下颌等。

(2)身材矮小:TS 最常见的临床特征(发生率约达 99%)。患儿出生时身长、体重均低于正常胎龄儿平均值 1 个标准差以上,平均身高小于 47cm。儿童期及青春期的生长落后更为明显,TS 成人的身高较正常人均值矮 20cm 左右。未经治疗的 TS 患者,一般最终身高在 143cm 左右。

(3)性腺发育不全:常表现为外阴幼女型,卵巢完全不分化、呈条索状,子宫幼稚型或发育不良,青春期无第二性征出现,乳房不发育,无月经初潮,原发性或继发性闭经,阴毛和腋毛稀少或缺如。部分可有自主青春期发育,但多伴有第二性征发育不良、月经异常、青春期发育延迟等表现;一般不能妊娠,虽然有个别怀孕的报道,但通常伴有胎停育、先兆流产史等。

(4)先天畸形:约 30% 的 TS 患者有先天性心脏缺陷,30% 的患者伴有泌尿系统畸形,25% 有肾脏畸形。

(5)代谢、免疫、消化、神经等系统的异常症状及体征:如肥胖、特发性高血压、糖耐量异常、糖尿病、自身免疫性甲状腺炎、类风湿关节炎、骨质疏松、中耳炎、传导性耳聋、结肠炎、脂肪泻等。多数 TS 患者智力不表现严重异常,但存在非语言性的认知功能如视觉空间构象、数字计算、逻辑推理等方面功能障碍及心理问题。

2.实验室检查

(1)细胞遗传学检查:外周血淋巴细胞染色体核型分析是 TS 诊断的"金标准",常见的异常核型有 X 单体型、嵌合型、X 长臂或短臂等臂、环状 X 染色体等。如表型为女性并具有以下特征者,应进行核型分析确诊:①身材矮小(低于同年龄均值 2.5 标准差以上);②表现有与性腺发育不全有关的躯体异常或心血管畸形;③青春期延迟伴血浆卵泡刺激素(FSH)水平升高;④青春期女孩原发性或继发性闭经;⑤新生儿颈蹼或先天性淋巴水肿;⑥多种躯体畸形,如大动脉缩窄或马蹄肾、输尿管异常。

胎儿核型分析可产前诊断 TS。高龄孕妇、孕期胎儿水肿以及末 3 个月血清绒毛膜促性腺激素、未结合雌激素、甲胎蛋白水平异常者,应警惕胎儿 TS 的可能。

若患儿出现难以解释的生长落后、性发育迟缓、临床高度怀疑 TS,而外周血染色体核型分析结果正常,应考虑更先进的细胞遗传学检查技术,或必要时进行皮肤成纤维细胞培养,以排除嵌合体的情况。含有 Y 染色体物质的女性患者,应高度警惕条索性腺发生性腺胚细胞瘤的可能。

(2)性激素水平检查:青春期患者血浆促黄体生成素(LH)、FSH 水平增加尤为明显,雌激素水平极低。当促性腺激素水平正常时,应行盆腔 B 超检查,了解性腺情况。

(3)盆腔 B 超检查:卵巢可呈条索状或囊状,子宫幼稚型或未发育。

(4)生长激素激发试验:一般 TS 患者体内生长激素不缺乏。若患者生长曲线明显偏离 TS 生长曲线时,应考虑进行生长激素激发试验,以了解是否为生长激素缺乏所致生长缓慢。

(5)其他:对已确诊的患者需常规行静脉尿路造影术或肾脏超声,以排除可手术矫正的肾脏畸形。超声心动图检查可早期发现先天性心脏畸形。

(三)鉴别诊断

1.体质性青春发育延迟

患者出生身高、体重多正常,多见于男孩。本病的特点是迟到的自然青春发动后,有身高增长的加速及循序推进的性发育过程,与正常儿童无异,可在20岁或更迟达到成年终身高,并有正常的生育功能。其父母可有青春期发育延迟史。该病患者可出现身材矮小,但无TS的特殊体征,测定垂体前叶激素水平可协助诊断。

2.生长激素缺乏症

生长激素缺乏症的主要特点是:①除外其他疾病影响,身高低于正常同种族、同性别、同年龄儿童平均身高2个标准差以下。②骨龄落后实际年龄2年以上。③生长缓慢,生长速度<4cm/y。④两项药物刺激试验生长激素分泌峰值均小于$10\mu g/L$。若大于$5\mu g/L$,是生长激素部分性缺乏;若小于$5\mu g/L$,是生长激素完全性缺乏。⑤匀称性矮小,腹部皮下脂肪较多,智力正常,与年龄相称。身材矮小是本病最突出的表现,但患儿无TS的特殊体征,染色体核型分析亦正常。部分TS患者可伴有生长激素缺乏。

3.宫内发育迟缓

TS患儿可有出生时的身高及体重的落后,且孕早期(孕32周前)的宫内发育迟缓儿可能与染色体异常等有关。染色体核型分析可协助诊断鉴别。

4.Noonan综合征

本病男女均可发病,亦可出现类似于TS的矮小和特殊的体征。此外,男性者可表现为生殖器分化、完全缺如或隐匿;女性者可见正常性腺发育、性腺发育不全及闭经等。但是,该病患者染色体核型均正常(46,XX或46,XY)。

5.垂体功能减退

垂体功能减退可表现为矮小和性腺的异常,但是由于腺垂体全部或部分受损导致垂体分泌各种激素缺乏。测定垂体核磁及垂体前叶激素水平可协助诊断。

(四)治疗

TS的治疗应早期诊断、早期治疗并最大限度地增加其最终身高,诱导第二性征并模拟人工月经周期。同时,关注患者的并发症及心理问题,改善其生活质量。

1.生长激素(GH)治疗

目前应用重组人生长激素(rhGH)促进TS患儿的生长,提高最终身高,早期诊断、早期治疗的患儿甚至可以达到正常身高范围。目前,美国FDA已认证短效rhGH治疗TS身高矮小,推荐使用剂量为$0.375mg/(kg \cdot d)(1mg \approx 31UGH)$,建议每晚睡前皮下注射,每3~6个月随诊1次,根据IGF-1水平(目标是达到同年龄、同性别人群IGF-1水平的上限)调整用药剂量。建议一旦发现患者生长减慢,即及早开始生长激素治疗;当患者达到了满意的身高或继续生长潜力不大时(骨龄≥14岁,且生长速度<2cm/y),可考虑停药。

2.雌激素治疗

TS患者12~13岁(骨龄>11岁)可开始雌激素替代治疗,模仿正常的性发育过程,促进乳房的发育及女性体征的形成。治疗一般分为两步,首先为诱导青春期第二性征发育,其后再做人工周期治疗。开始治疗时雌激素的剂量应小,为 1/6～1/4 成人剂量,用 6～12 个月;然后每 3～6 个月逐渐调整剂量至成人量,根据治疗的反应及 Tanner 分期、骨龄、子宫的生长情况调整剂量,持续治疗 1～2 年。第一次阴道出血发生后或雌激素治疗已经 12～24 个月后,考虑建立月经周期,开始加用孕激素如甲羟孕酮。即每月 1～23 日服用雌激素,于雌激素用药的第 11 天开始加入甲羟孕酮,每天 5～10mg,至第 24 天时与雌激素同时停用,停药后常引起撤退性阴道出血,即人工周期。

开始雌激素治疗时应尽可能保证身高的增长及第二性征的发育,同时,雌激素替代还可以对其身高、神经认知、代谢及心理健康等方面有改善作用。虽然目前认为骨龄＞11 岁时开始雌激素替代治疗较为合适,但仍然应该根据每人的生长和青春期的发育情况及心理接受程度而加以个体化治疗。

3.不孕的治疗

辅助生殖技术,如卵细胞捐赠、试管婴儿、胚胎移植、单精子注射等技术的发展,给 TS 患者生育带来了希望。但辅助生殖妊娠患者主动脉增宽、妊娠期高血压疾病等的风险较自然妊娠者明显增加,且生育的胎儿可能出现染色体异常。有 2%～5% 的 TS 患者可能自然妊娠,亦可能出现染色体异常,故建议 TS 患者拟妊娠前应进行详细的产前咨询,充分评估心血管风险,在内分泌科、妇产科、心内科等多学科指导下进行妊娠。

4.心理治疗

TS 患者常有自卑、社会交往胆怯等心理问题,因此,应注意加强对患者及家长进行相关疾病及心理知识教育,鼓励和支持患者参与社会活动。家长和社会应给予患者更多的关心,结合患者的自身特点进行培养、教育,最大限度地发掘其潜能,让患者乐观、积极地融入社会。

5.其他

建议患者进行适当的户外运动,保持合适的体重,适当增加肉类、蛋类及奶类等含钙丰富的食物;代谢方面,建议低脂饮食,定期监测血糖、血脂变化。TS 患者发生免疫疾病的风险较正常人高,故出现类风湿性关节炎等免疫疾病应及时就诊,伴发自身免疫性甲状腺疾病,尤其在生长激素或雌激素治疗期间,应定期复查甲状腺功能,必要时补充左甲状腺素治疗;伴有先天性畸形疾病应定期随诊,进行听力检测,注意有无脊柱侧弯及骨密度变化,必要时补充钙元素。

七、脆性 X 综合征

患者 X 染色体有异常易断裂的脆性部位。1943 年 Martin 和 Bell 最先报道一个 X 连锁遗传的精神发育迟缓大家系。1969 年 Lubs 发现这一家系患者 X 染色体长臂末端有脆弱位点,证实此位点有不稳定遗传的 CGG 重复序列。正常人重复序列为 43～200 个,该病患者超过 200 个,多余的序列可灭活编码 RNA 结合蛋白的基因(FMR1),影响蛋白表达而出现症状。该病需要通过 DNA 检查确诊。

脆性 X 综合征是导致遗传性精神发育迟缓最常见的原因,活产男婴中发生率约为

1/1500。女性具有两条 X 染色体,受累率为 50%,程度较轻。重复三联密码子 CGG 的长度与精神发育迟缓的程度有关,因此,脆性 X 变异型偶见于智力正常的男性,患者外孙可患病。

该病典型患儿表现为三联征:精神发育迟缓、特殊容貌(如长脸、大耳、宽额头、鼻大而宽和高腭弓)和大睾丸。患儿身高正常,一般于 8~9 岁出现大睾丸,85% 的患儿智力低下,多为中等程度,常伴随行为异常,多于青春期前出现自伤性行为、暴躁及冲动性行为,以及刻板和怪异动作、多动症、多言癖,孤独症患者可有特有的拍手动作。9%~45% 的患儿合并癫痫发作。

第二节 苯丙酮尿症

苯丙酮尿症(PKU)属常染色体隐性遗传,是一种常见的氨基酸代谢病,我国的发病率约为 1/16500。按酶缺陷不同可分为两种:①典型 PKU。肝细胞缺乏苯丙氨酸-4-羟化酶(PAH),不能将苯丙氨酸转化为酪氨酸,因此,苯丙氨酸在血、脑脊液、各种组织和尿液中的浓度极高,同时产生大量苯丙酮酸、苯乙酸等旁路代谢产物,高浓度的苯丙氨酸及其旁路代谢产物导致脑细胞损伤。绝大多数本病患儿为典型 PKU。②四氢生物蝶呤(BH_4)缺乏型,是由于鸟苷三磷酸环化水合酶(GTP-CH)、6-丙酮酰四氢蝶呤合成酶(6-PTS)或二氢生物蝶呤还原酶(DHPR)等酶缺乏所致。BH_4 是苯丙氨酸、酪氨酸等芳香氨基酸在羟化过程中所必需的共同辅酶,缺乏时不仅苯丙氨酸不能氧化成酪氨酸,而且多巴胺、5-羟色胺等重要神经递质的合成也受阻,加重了对神经系统的损害。因此,本型的临床症状更重。本型仅占本病的 1%~5%,其中半数为 6-PTS 缺陷。

一、临床表现

患儿出生时大多表现正常,新生儿期无明显特殊的临床症状,部分患儿可能出现喂养困难、呕吐及易激惹等非特异性症状。未经治疗的患儿 3~4 个月后逐渐表现出智力、运动发育落后,头发由黑变黄,皮肤白,全身和尿液有特殊鼠臭味,常有湿疹。

随着年龄增长,患儿智力落后越来越明显,年长儿约 60% 有严重的智能障碍。2/3 患儿有轻微的神经系统体征,如肌张力增高、腱反射亢进及小头畸形等,严重者可有脑性瘫痪。约 1/4 患儿有癫痫发作,常在 18 个月以前出现,可表现为婴儿痉挛性发作、点头样发作或其他形式。约 80% 患儿有脑电图异常,异常表现以癫痫样放电为主,经治疗后血苯丙氨酸(Phe)浓度下降,脑电图亦有明显改善。PKU 患者除受智能发育影响外,还可出现一些行为、性格的异常,如忧郁、多动、自卑及孤僻等。

对于临床和新生儿筛查检出的高苯丙氨酸血症(HPA),排除 BH_4 缺乏症后,Phe 浓度超过 $360\mu mol/L$ 可诊断为苯丙酮尿症,血 Phe 浓度小于或等于 $360\mu mol/L$ 为轻度 HPA。典型的病儿临床表现有程度不等的智能低下,60% 属重度低下(IQ 低于 50)。约 1/4 病儿有癫痫发作。患者头发、皮肤颜色浅淡,尿液、汗液中散发出鼠臭味,伴有精神行为异常。

对于高苯丙氨酸血症,从病因上可将其分两大类:苯丙氨酸羟化酶缺乏和 PAH 的辅酶——四氢生物蝶呤（BH_4）缺乏。大多数高苯丙氨酸血症为 PKU，但部分患者为四氢生物蝶呤（BH_4）缺乏症，两类高苯丙氨酸血症治疗方法不同，所以早期鉴别诊断十分重要。

BH_4 缺乏症又称非经典型 PKU 或恶性 PKU，患儿除了有典型 PKU 表现外，神经系统表现较为突出，如躯干肌张力下降，四肢肌张力增高，不自主运动、震颤，阵发性角弓反张，顽固性惊厥发作等。BH_4 缺乏症者单独用低苯丙氨酸饮食治疗可使血苯丙氨酸浓度下降，但神经系统的症状仍呈持续性进展。该病的发生率在我国高苯丙氨酸血症中占 10%～15%，因此，对所有高苯丙氨酸血症都应进行常规鉴别诊断。诊断主要依靠 HPLC 测定尿中新蝶呤（N）和生物蝶呤（B）。如因 6-丙酮酰四氢蝶呤合成酶（PTPS）缺乏时所致的 BH_4 缺乏症，尿中新蝶呤明显增加，生物蝶呤降低，N/B 增高，B%＜10%。如为二氢蝶呤还原酶（DHPR）缺乏时，N 正常，B 明显增加，N/B 降低，B% 可增高。三磷酸鸟苷环化水解酶（GTPCH）缺乏者，尿中 N 和 B 均非常低，N/B 正常。因特异性酶的测定较为复杂困难，可进一步做 BH_4 负荷试验以助诊断。

二、实验室检查

1.新生儿筛查

新生儿期的 PKU 患儿无任何临床表现，生后 3 个月后才渐渐出现 PKU 的表现。随着预防医学科学的发展，苯丙酮尿症的新生儿筛查已逐步成为常规。新生儿筛查即是通过测定血苯丙氨酸浓度，在群体中对每个新生儿进行筛检，使 PKU 患儿在临床症状尚未出现之前，而其生化等方面的改变已比较明显时得以早期诊断和早期治疗，避免智能落后的发生。

2.尿三氯化铁（$FeCl_3$）及 2,4-二硝基苯肼试验（DNPH）

三氯化铁（$FeCl_3$）试验，在新鲜尿液 5mL 中加入 0.5mL 的 $FeCl_3$，尿液呈绿色为阳性。2,4-二硝基苯肼试验，在 1mL 尿液中加入 1mL 的 DNPH 试剂，尿液呈黄色荧光反应为阳性。这两种试验阳性反应也可见于枫糖尿病及胱氨酸血症，故并非为 PKU 特异性试验，需进一步做血苯丙氨酸测定才能确诊。新生儿 PKU 因苯丙氨酸代谢旁路尚未健全，患者尿液测定为阴性，该方法不能用于新生儿筛查。

3.血苯丙氨酸测定

有两种方法：①Guthrie 细菌抑制法，为半定量法，正常浓度小于 $120\mu mol/L$（2mg/dL）；②苯丙氨酸荧光定量法，正常值同细菌抑制法。

4.HPLC 尿蝶呤图谱分析

在 10mL 晨尿中加入 0.2g 维生素 C，酸化尿液后，使 8cm×10cm 新生儿筛查滤纸在其中浸湿后晾干，寄送有条件的实验室分析尿蝶呤图谱，进行四氢生物蝶呤缺乏症的诊断和鉴别诊断。

5.口服四氢生物蝶呤负荷试验

在血 Phe 浓度＞$600\mu mol/L$ 情况下，直接给予口服 BH_4 片 20mg/kg，BH_4 服前、服后 2、4、6、8 及 24 小时分别取血做 Phe 测定。对于血 Phe 浓度＜$600\mu mol/L$ 者，可做 Phe＋BH_4 联合负荷试验，即给患儿先口服 Phe（100mg/kg），服后 3 小时再口服 BH_4，服 Phe 前后 1、2、3 小

时,服 BH$_4$ 后 2、4、6、8 及 24 小时分别采血测 Phe 浓度。BH$_4$ 缺乏者,当给予 BH$_4$ 后,因其苯丙氨酸羟化酶活性恢复,血 Phe 明显下降;PTPS 缺乏者,血 Phe 浓度在服用 BH$_4$ 后 4～6 小时下降至正常;DHPR 缺乏者,血 Phe 浓度一般在服 BH$_4$ 后 8 小时或以后下降至正常;经典型 PKU 患者因苯丙氨酸羟化酶缺乏,血 Phe 浓度无明显变化。

6.脑电图检查

约 80% 病儿有脑电图异常,可表现为高峰节律紊乱及灶性棘波等。

7.CT 和 MRI 检查

患者头颅 CT 或磁共振影像(MRI)可无异常发现,也可发现有不同程度脑发育不良,表现为脑皮质萎缩和脑白质脱髓鞘病变,后者在 MRI 的 T$_1$ 加权图像上可显示脑室三角区周围脑组织条形或斑片状高信号区。

8.智力测定

评估智能发育程度。

三、治疗

(一)治疗原则

PKU 是第一种可通过饮食控制治疗的遗传代谢病。天然食物中均含一定量苯丙氨酸,但低蛋白饮食将导致患儿营养不良,因此要用低苯丙氨酸饮食治疗,例如上海生产的华夏 2 号或其他同类产品。其治疗原则如下:

(1)一旦确诊,应立即治疗。开始治疗的年龄越小,预后越好,智能发育可接近正常人。晚治疗者都有程度不等的智能低下。3～5 岁后治疗者,可能减轻癫痫和行为异常,但对已存在的严重智能障碍改善不明显。由于新生儿筛查在我国已逐步推广和普及,筛查出的患者往往能在出生 1 个月内,甚至 2 周之内得到确诊和治疗,为病儿的健康成长提供了保证。

(2)苯丙氨酸是一种必需氨基酸,为生长和体内代谢所必需。PKU 患者的智能障碍是由于体内过量的 Phe 及旁路代谢产物的神经毒性作用而引起的,要防止脑损伤,所以要减少从食物中摄取苯丙氨酸。血苯丙氨酸应控制在一定范围,以满足其生长发育的需要。一般应保持血苯丙氨酸浓度在 120～240μmol/L 较为理想,过度治疗将导致苯丙氨酸缺乏,出现嗜睡、厌食贫血、腹泻,甚至死亡。

(3)由于每个患儿对苯丙氨酸的耐受量不同,故在饮食治疗中,仍应根据患儿具体情况调整食谱。治疗至少持续到青春发育成熟期,提倡终生治疗。

(4)家长的合作是治疗成功的关键因素之一。如果家长充分了解治疗原则,饮食控制得比较合理,病儿的智力发育往往正常。

(5)对成年女性 PKU 患者,应告知怀孕之前半年起严格控制血苯丙氨酸浓度在 120～360μmol/L,直至分娩,以免高苯丙氨酸血症影响胎儿。

(6)近年来北京、上海等地都开展了 PKU 高危家庭产前诊断,通过直接查找基因突变点结合微卫星遗传多态性分析方法(STR),成功地对高危家系实施了产前诊断,取得了良好的社会效益。产前诊断之前必须采集 PKU 患儿及其父母静脉血做家系突变分析,产前诊断于孕

9～12周取绒毛或17～18周取羊水细胞。由于STR多态连锁分析不是直接检测基因突变的,因此,在应用中必须注意临床诊断的准确性,千万不能将非PAH基因突变的PKU当成PAH突变的病例来进行连锁分析。在产前诊断中还必须严防样品污染,尤其是母体细胞污染。

(二)治疗方法

在正常蛋白质摄入的情况下,血苯丙氨酸浓度持续高于360μmol/L两次以上者均应给予低苯丙氨酸饮食治疗,血苯丙氨酸浓度≤360μmol/L者需定期随访观察。患者一经诊断,应停止给予天然饮食。母乳是婴儿最理想的天然食品,哺乳期病儿在确诊后虽应暂停母乳喂养,但切勿断奶,以便在控制血苯丙氨酸浓度后能及时添加。

患者需给予低苯丙氨酸奶方治疗,剂量按每千克体重需要的蛋白质计算。血苯丙氨酸浓度监测需在餐后2小时采血,一般在治疗后4天左右降至600μmol/L以下,待血浓度降至理想浓度时,可逐渐少量添加天然饮食,其中首选母乳,因母乳中血苯丙氨酸含量仅为牛奶的1/3。较大婴儿及儿童可添加入牛奶、粥、面和蛋等,添加食品应以低蛋白、低苯丙氨酸食物为原则,其量和次数随血苯丙氨酸浓度而定。每位患者能添加的食物种类与量因人而异,与酶的缺陷严重程度有关。较轻患者的血苯丙氨酸浓度较易控制,而严重缺乏者则不容易增添天然食品。每次添加天然饮食或更换食谱后3天,需再复查血苯丙氨酸浓度,以维持血浓度在120～240μmol/L较为理想。

低苯丙氨酸饮食治疗者,如血苯丙氨酸浓度异常,每周监测一次;如血苯丙氨酸浓度在理想控制范围内,可每月监测1～2次,使血苯丙氨酸浓度维持在各年龄组的理想控制范围。定期进行体格发育评估,在1岁、3岁及6岁时进行智能发育评估。

第三节　糖原贮积病

一、糖原贮积症Ⅰ型

糖原贮积症Ⅰ型(GSDⅠ)是一组葡萄糖-6-磷酸酶(G-6-P)系统缺陷所致的糖代谢异常的遗传性疾病。该症主要有GSDⅠa和GSDⅠb两种亚型,Ⅰa型约占80%,由于葡萄糖-6-磷酸酶催化亚单位(G-6-PC)先天性缺陷所致;Ⅰb型约占20%,由于葡萄糖-6-磷酸酶转运体(G-6-PT)缺陷所致。

(一)病因

G-6-PC或G-6-PT基因突变,导致G-6-P系统的缺陷,6-磷酸葡萄糖不能进一步水解成葡萄糖,造成空腹低血糖;当外源性葡萄糖耗尽时,血糖降低使升糖激素分泌增多,G-6-P转化为丙酮酸的旁路亢进,丙酮酸酵解产生大量乳酸形成高乳酸血症;另外,低血糖使脂肪大量动员,脂肪分解的中间代谢物增多致高脂血症;G-6-PC的底物G-6-P堆积造成戊糖代谢旁路亢进,产生过量嘌呤,嘌呤分解产生导致高尿酸血症。

（二）临床表现

1.低血糖

重症患者在新生儿期即可出现低血糖,严重低血糖时可出现抽搐。婴幼儿表现为空腹低血糖、晨起出冷汗等,慢性低血糖可表现为精神运动发育迟缓。

2.肝大

患者的肝为中、重度增大,腹部因肝明显增大而显著膨隆,有腹胀感。

3.其他症状

患者生长迟缓、肌肉松弛、有高脂血症,部分患者有鼻出血等出血倾向。

4.GSD Ⅰ b 型症状

患儿除上述表现外,还会出现反复感染及炎症性肠病。

（三）辅助检查

1.血液生化测定

有低血糖、代谢性酸中毒、高乳酸血症,血脂(三酰甘油升高为主)及尿酸升高,肝功能可见谷丙转氨酶、谷草转氨酶升高。

2.血常规

可有白细胞、中性粒细胞减少。

3.影像学检查

肝、胆、脾 B 超或 CT、MRI 等提示肝大。

4.胰高血糖素试验

低血糖时,皮下注射胰高血糖素 0.01~0.03mg/kg(最大量为 1mg),5 分钟、10 分钟、15 分钟、20 分钟、25 分钟、30 分钟、35 分钟、40 分钟、45 分钟分别取末梢血测微量血糖。如出现明显低血糖反应症状时,应立即终止试验并治疗低血糖;正常时在 15~45 分钟血糖可升高 1.5~2.8mmol/L,患者血糖升高不明显。

5.G-6-PC 基因、G-6-PT 基因检测

基因分析结果提示纯合或复合杂合突变。

6.肝组织活体检查和酶活力测定

肝组织活检见糖原增多、多少不等的脂滴形成;特异性酶活性降低。

（四）诊断

根据临床表现和辅助检查即可确诊。

（五）鉴别诊断

1.其他类型的糖原贮积症

主要有Ⅲ、Ⅳ型,均有生长发育迟缓、肝大等症状,仅从临床表现难以鉴别,需进行酶或基因分析进行鉴别。

2.氨基酸及有机酸代谢异常

如尿素循环障碍、瓜氨酸血症、酪氨酸血症等,血浆氨基酸或尿有机酸分析可见特征性代谢产物。酶学分析或基因分析有助确诊。

3.脂质代谢异常

如戈谢病、尼曼匹克病、Wolman's病等,酰基肉碱或血浆氨基酸分析可见特征性代谢产物。酶学分析或基因分析有助确诊。

（六）治疗

1.一般治疗

（1）护理

注意保暖,加强皮肤护理,监测血糖情况,注意患儿饮食情况;如有鼻胃管,注意鼻胃管的护理,防止脱管。

（2）营养管理

①饮食治疗:婴儿期,可每2～3小时母乳或麦芽糊精按需喂养,6个月后可逐渐改用生玉米粉替代麦芽糊精;幼儿期,生玉米粉1.0～1.5g/kg,每4～6小时一次;学龄前期,生玉米粉1.5～2.0g/kg,每4～6小时一次;儿童期以后,生玉米粉1.5～2.0g/kg,每6小时一次。夜间可口服2～3次生玉米粉或采用胃导管法将葡萄糖或葡萄糖聚合物通过胃微造瘘口注入胃肠道。

②补充各种微量元素和矿物质。

（3）心理治疗

关心、体贴患儿,向家长讲解疾病的知识,解除其思想顾虑,使其积极配合治疗、护理工作。

2.对症治疗

（1）维持血糖浓度,纠正酸碱平衡和电解质紊乱,并发感染时抗感染治疗。

（2）GSDⅠb型患者有以下指征之一时可以使用非格司亭:①中性粒细胞绝对数持续低于0.2×10^9个/升;②发生严重的感染,需要静脉使用抗生素;③经结肠镜镜检及活检诊断出的炎症性肠病,病情严重;④需要住院治疗或影响正常生活的严重的腹泻病。

欧洲GSDⅠ治疗联盟（ESGSDⅠ）建议:非格司亭的起始用量为$2.5\mu g/kg$,隔天使用或每天使用,每天检测血细胞数目,当中性粒细胞总数$>1.0\times10^9$个/升,可根据血细胞数目调整剂量。建议逐步增加药量至$5\mu g/(kg\cdot d)$,最大用药量为$25\mu g/(kg\cdot d)$,用药至中性粒细胞升到5×10^9个/升或白细胞升到10×10^9个/升时停药。

（3）对饮食和药物治疗不敏感者,可行肝移植,但无法纠正肾并发症。

二、糖原贮积症Ⅲ型

糖原贮积症Ⅲ型（GSDⅢ;MIM232400）是一种由于糖原脱支酶基因AGL突变所致的常染色体隐性遗传病,主要分为Ⅲa型和Ⅲb型。GSDⅢa型患者肝脏和肌肉均受累,表现为肝脏肿大、生长发育落后、空腹低血糖、不同程度的高脂血症、进行性肌无力和（或）心肌病。GSDⅢb型患者则仅有肝脏受累,表现为肝脏肿大、生长发育落后、空腹低血糖和不同程度的高脂血症,肌肉正常。

（一）病因

此病是由于糖原脱支酶基因AGL突变使大分子糖原分解过程中的脱支酶（GDE）活性明显减少或缺失。一方面,糖原在肝脏和肌肉组织中贮积造成肝脏增大和肌肉无力;另一方面,由于糖原不能正常分解产生葡萄糖而造成空腹低血糖。自从人类 AGL 基因 1992 年被定位后,至今为止,在人类基因突变库中有记录已报道的 AGL 基因突变超过 150 种,包括无义突变、缺失突变、重复突变、剪切突变和错义突变等。基因型和临床表型的相关性尚不明确。

(二)诊断

1.病史

绝大多数患儿出生时正常,新生儿期没有明显异常,肝脏不大。婴幼儿期出现腹部膨隆,常伴易饥饿,逐渐出现身高增长不满意。极少数患者父母为近亲或者有一个同样患病的同胞。

2.临床表现

患者临床表现差异较大,不同年龄表现各异。典型患者主要表现为腹部膨隆,体格发育落后,常伴有易饥饿和多食,偶有空腹抽搐;进一步检查发现肝脏明显增大,可伴有轻度脾脏增大;实验室检查示空腹低血糖和不同程度的高脂血症。GSDⅢa 型患者可有不同程度的进行性肌肉无力症状,伴血清肌酸激酶(CK)增高,其中部分患者心肌受累出现心肌肥厚、心功能衰竭。GSDⅢb 型患者仅有肝脏受累表现,没有肌无力和 CK 增高。

肝脏增大和空腹低血糖随年龄增大而明显改善,少数患者出现肝功能衰竭、肝腺瘤和肝癌。

3.辅助检查

(1)肾上腺素刺激试验:GSDⅢ型患者空腹肾上腺素刺激试验血糖升高小于 2.5mmol/L,餐后 2 小时刺激试验血糖升高超过 2.5mmol/L。此试验对临床分型有一定的帮助,但是对年龄小的患者需要有更多的实验室检查支持分型。

(2)肝脏影像学检查:肝脏体积增大,有弥散性病变或有脂肪肝样改变。少数患者肝脏可见肝硬化、肝腺瘤和肝癌影像学改变。

(3)肝脏病理:结构异常的短链糖原明显增加有高度提示意义,同时肝细胞空泡样改变,伴不同程度纤维化。

(4)肝脏 GDE 活性和糖原含量测定:肝细胞 GDE 活性明显降低,伴糖原含量增加有确诊意义。

(5)肌电图和神经传导检查:以肌源性改变为主,也可伴有周围神经传导异常。肌电图检查正常不能排除本病。

(6)AGL 基因突变分析:GSDⅢa 和 GSDⅢb 均由 AGL 基因突变所致。AGL 基因外显子 3 的致病突变与 GSD Ⅲb 表型有关,其余突变均与 GSDⅢa 表型有关。发现 2 个致病突变有确诊意义。目前,基因型和临床表现没有明确的相关性。基因诊断是产前诊断的主要方法之一。

(三)鉴别诊断

1.糖原贮积症Ⅰ型

婴幼儿期发病时的临床表现很难鉴别。通常 GSDⅠ型患者血脂、血尿酸和血乳酸较 GSDⅢ型患者明显增高,而肝脏转氨酶水平在 GSDⅢ型患者明显增高。当 GSDⅠ型患者出现肾脏受累表现或当 GSDⅢ型患者出现肌肉受累和 CK 增高时,两者在临床上即可鉴别。基因分析在任何时候都能作为鉴别诊断的依据。

2.糖原贮积症Ⅸ型

主要由肝脏磷酸化酶激酶缺乏所致,最常见的是 PHKA2 基因突变导致的 X 连锁遗传病。婴幼儿期发病时的临床表现很难鉴别。糖原贮积症Ⅸ型患者血尿酸和乳酸常在正常范围,而且在综合治疗下,临床体征和血生化改变可以快速好转,甚至接近正常。基因突变分析是两者鉴别的重要依据。

(四)治疗

1.生玉米淀粉

对有明显空腹低血糖的患者,尤其是儿童患者,只要胃肠道能耐受(通常在 1 岁以上),建议尽早给予生玉米淀粉。剂量为每次 $1\sim2.5g/kg$,每 $4\sim6$ 小时一次,选择能维持空腹血糖正常[$3.9\sim7.8mmol/L$($70\sim140mg/dL$)]的最小剂量为适宜量。当体重增加而空腹血糖仍正常时不建议增加淀粉量。对于 1 岁以内的婴儿,建议少量多次喂养,避免空腹低血糖,必要时在夜间胃管持续滴入葡萄糖;1 岁以上对生玉米淀粉不耐受的儿童,可给予口服胰淀粉酶帮助淀粉吸收。

2.高蛋白饮食

GSDⅢa 型患者随年龄增加有不同程度的肌肉受累症状,其中部分患者出现进行性心肌肥厚。目前已知高蛋白饮食可以改善心肌受累的程度。有文献报道,建议蛋白摄入量达每天摄入热量的 25% 或蛋白摄入量高达 $3g/(kg\cdot d)$。

3.其他治疗

所有患者不论年龄均应避免饥饿。患病时,尤其是疾病造成胃肠道症状出现呕吐和腹泻时,要积极监测血糖,必要时静脉持续输葡萄糖以维持血糖在正常范围,直至胃肠道功能恢复。患者可以按时进行常规预防接种,包括乙肝疫苗和甲肝疫苗。

4.避免或慎用的药物

慎用口服药物包括可能影响血糖的 β 受体阻滞剂和可能造成肌病的他汀类降脂药。避免使用含有雌激素的避孕药。必须全身麻醉时避免使用可以造成肌肉溶解的药物,如琥珀胆碱。

5.长期并发症的监测和治疗

(1)GSDⅢ型患者应定期监测肝功能和腹部 B 超,必要时行腹部增强 CT 和 MRI,以明确肝脏病变是否进展为肝硬化,是否出现肝腺瘤或肝癌;应定期监测骨密度、血钙、血磷、碱性磷酸酶和 25-OHD 水平,必要时口服维生素 D 和钙剂。

(2)GSDⅢa 型患者应定期监测心电图和心脏彩超,以明确是否出现心肌肥厚、心律失常和心功能受损情况,必要时在心内科医生指导下给予药物治疗,以维持心脏功能;应适时进行肌肉功能评估和专业指导下的康复锻炼。

第十章　感染性疾病

第一节　手足口病

手足口病(HFMD)是由肠道病毒引起的一种常见传染病,主要症状为手、足、口和肛周有皮疹,口腔黏膜出现疱疹。少数患儿可引起心肌炎、肺水肿、无菌性脑膜脑炎等并发症。个别危重症患儿病情发展快,可出现神经源性肺水肿而导致死亡。

一、病因

引发手足口病的肠道病毒有20多种(型),柯萨奇病毒A组的16、4、5、9、10型,B组的2、5型,以及肠道病毒71型均为手足口病较常见的病原体。其中,以柯萨奇病毒A16型(Cox A16)和肠道病毒71型(EV71)最为常见。重症病例多由肠道病毒71型(EV71)感染引起,病情凶险,病死率高。其感染部位是包括口腔在内的整个消化道,通过污染的食物、饮料等经口进入体内并在肠道增殖。

二、流行病学

人是肠道病毒唯一宿主,传染源包括患者和隐性感染者。流行期间,患者为主要传染源。该病传播方式多样,以通过人群密切接触传播为主。肠道病毒可通过被唾液、疱疹液、粪便等污染的手、毛巾、手帕、牙杯、玩具、食具、奶具以及床上用品、内衣等引起间接接触传播;患者咽喉分泌物及唾液中的病毒可通过飞沫传播;如果接触被病毒污染的水源,亦可经水感染;门诊交叉感染和口腔器械消毒不合格亦是造成传播的原因之一。人群普遍易感,感染后可获得免疫力。由于不同病原型别感染后抗体缺乏交叉保护力,人群可反复感染发病。成年人大多已通过隐性感染获得相应抗体,手足口病的患者主要为学龄前儿童,尤以是3岁及以下年龄组发病率最高。据国外文献报道,手足口病每隔2~3年在人群中可流行一次。此病分布广泛,无明显的地区性;四季均可发病,以夏秋季高发。手足口病常呈暴发流行后散在发生;流行期间,幼儿园和托儿所易发生集体感染,家庭亦可发生聚集发病现象。该病传染性强,传播途径复杂,在短时间内可造成较大规模流行。

三、诊断

(一)病史

在流行季节发病,有手足口病接触史或去人群密集区域特别是医院的病史。

（二）临床表现

潜伏期为 2～14 天,平均 3～5 天。

1.普通病例

初有发热和口痛,可伴轻咳、流涕和咽痛。口腔黏膜见散在小疱疹或浅溃疡;手足皮疹初为斑丘疹,后转为丘疱疹,可延至臀部或肢体,呈离心性分布。部分病例仅表现为皮疹或者疱疹性咽峡炎。

2.重症病例

可分为重型和危重型。

(1)重型:出现神经系统受累表现。如精神差、嗜睡、易惊及谵妄;头痛、呕吐;肢体抖动,肌阵挛、眼球震颤、共济失调及眼球运动障碍;无力或急性弛缓性麻痹;惊厥。可有脑膜刺激征,腱反射减弱或消失。

(2)危重型:①频繁抽搐、昏迷及脑疝;②呼吸困难、发绀、血性泡沫痰及肺部啰音等;③休克等循环功能不全。出现上述情况之一者为危重型。

3.EV71 感染的临床分期

(1)第 1 期(手足口出疹期):主要表现为发热,手、足、口及臀等部位出疹(斑丘疹、丘疹及小疱疹),可伴咳嗽、流涕及食欲缺乏等症状。部分仅表现为皮疹或疱疹性咽峡炎;个别病例可无皮疹。

(2)第 2 期(神经系统受累期):多发生在病程 1～5 天内,表现同上述重症病例。脑脊液检查为无菌性脑膜炎改变。脑脊髓 CT 扫描可无阳性发现;MRI 检查可见异常。

(3)第 3 期(心肺功能衰竭前期):多发生在病程 5 天内。表现为心率、呼吸增快,出冷汗、皮肤花纹及四肢发凉,血压升高,血糖升高,外周血白细胞升高,心脏射血分数可异常。

(4)第 4 期(心肺功能衰竭期):多发生在病程 5 天内,病例以 0～3 岁为主。病情继续发展,出现心肺功能衰竭,临床表现为心动过速(个别心动过缓)、呼吸急促、口唇发绀、咳粉红色泡沫痰或血性液体、持续血压降低或休克。亦有病例以严重脑功能衰竭为主要表现,肺水肿不明显,出现频繁抽搐、严重意识障碍及中枢性呼吸循环衰竭等。

(5)第 5 期(恢复期):体温逐渐恢复正常,对血管活性药物的依赖逐渐减少,神经系统受累症状和心肺功能逐渐恢复,少数可遗留神经系统后遗症状。

（三）病原学诊断

临床诊断病例具有下列之一者即可确诊:①肠道病毒(CoxA16 及 EV71 等)特异性核酸检测阳性;②分离出肠道病毒,并鉴定为 CoxA16、EV71 或其他可引起手足口病的肠道病毒;③急性期与恢复期血清 CoxA16、EV71 或其他可引起手足口病的肠道病毒中和抗体有 4 倍以上的升高。

四、辅助检查

1.实验室检查

(1)末梢血白细胞:白细胞计数升高或降低。

（2）血生化检查：部分病例可有轻度转氨酶、心肌酶升高，血糖升高。

（3）脑脊液检查：脑脊液外观清亮，压力增高，白细胞正常或增多，蛋白正常或轻度增多，糖和氯化物正常。

（4）病原学检查：咽拭子、肛拭子特异性肠道病毒核酸检测阳性或分离出肠道病毒。

（5）血清学检查：特异性肠道病毒抗体检测阳性。

2.物理学检查

（1）X线胸片：可表现为双肺纹理增多，网格状、点片状、大片状阴影，部分病例以单侧为著，快速进展为双侧大片阴影。

（2）磁共振：以脑干、脊髓灰质损害为主。

（3）脑电图：无特异性改变，可表现为弥散性慢波，少数可出现棘（尖）慢波。

（4）脑干诱发电位：异常。

（5）经颅多普勒：显示大脑血液灌注异常。

（6）心电图：无特异性改变。可见窦性心动过速或过缓，ST-T改变。

五、鉴别诊断

根据流行病学特点，皮疹形态、部位，出疹时间，有无淋巴结肿大以及伴随症状等进行鉴别，以皮疹形态及部位最为重要，最终可依据病原学和血清学检测进行鉴别。

在大规模流行时，本病诊断不困难，但散在发生时，须与下列疾病相鉴别。

1.麻疹

麻疹是麻疹病毒所致的小儿常见的急性呼吸道传染病，以发热、上呼吸道炎（咳嗽、流涕）、结膜炎、口腔麻疹黏膜斑（又称柯氏斑）及皮肤特殊性斑丘疹为主要临床表现。本病传染性强，易并发肺炎，多在发热后3～4天出皮疹，体温增高至40～40.5℃，全身毒血症状重，嗜睡或烦躁不安，甚至谵妄、抽搐、咳嗽加重。皮疹先出现于耳后、发际、颈部，逐渐蔓延至额面、躯干及四肢。疹形是玫瑰色斑丘疹，继而色加深呈暗红，可融合成片，疹间可见正常皮肤，同一部位皮疹持续2～3天，不伴痒感。此期肺部有湿性啰音，X线检查可见肺纹理增多或轻重不等弥散性肺部浸润。出疹3～4天皮疹按出疹顺序开始消退。若无并发症发生，食欲、精神等其他症状也随之好转。疹退后，皮肤有糠麸状脱屑及棕色色素沉着，7～10天痊愈。病后免疫力持久，大多终身免疫。

麻疹抗体检测：ELISA测定血清特异性IgM和IgG抗体，敏感性和特异性均好。

2.脊髓灰质炎

脊髓灰质炎是由脊髓灰质炎病毒引起的小儿急性传染病，多发生在5岁以下的小儿，尤其是婴幼儿，故又称小儿麻痹症。本病主要表现为双峰热，病程第2周退热前或退热过程中出现弛缓性瘫痪，无皮疹。自从口服的脊髓灰质炎减毒活疫苗投入使用后，本病发病率已明显降低，许多国家已消灭本病。

实验室检查：起病后1周内，从患儿鼻咽部、血、脑脊液及粪便中可分离出病毒。

血清学检查：用中和试验或补体结合试验检测血清中特异性抗体，病程中双份血清抗体滴度 4 倍以上增高有诊断意义。

用 ELISA 法检测血清及脑脊液中特异性 IgM 抗体,阳性率高,第 1～2 周即可出现阳性,可作早期诊断。

3.水痘

水痘是一种传染性极强的儿童期出疹性疾病,通过接触或飞沫传染。易感儿童接触水痘患儿后,几乎均可患病,感染后可获得持久的免疫力,但以后可以发生带状疱疹。本病冬春季多发,潜伏期多为 2 周左右。前驱期仅 1 天左右,表现为发热、全身不适、食欲缺乏等;次日出现皮疹,初起于躯干部,继而扩展至面部及四肢,四肢末端稀少,呈向心性分布,系水痘皮疹的特征之一。皮疹开始为红色斑丘疹或斑疹,数小时后变成椭圆形水滴样小水疱,周围红晕;约 24 小时水疱内容物变为混浊,且疱疹出现脐凹现象,水疱易破溃,2～3 天迅速结痂。病后 3～5 天,皮疹陆续分批出现,瘙痒感较重。由于皮疹演变过程快慢不一,故同一时间内可见上述 3 种形态皮疹同时存在,这是水痘皮疹的又一重要特征。皮疹脱痂后一般不留瘢痕。黏膜皮疹可出现在口腔、结膜、生殖器等处,易破溃形成浅溃疡。

水痘多为自限性疾病,10 天左右自愈,一般患者全身症状和皮疹均较轻。PCR 检测患者呼吸道上皮细胞和外周血白细胞中的特异性病毒 DNA,是敏感、快捷的早期诊断方法。

4.口蹄疫

口蹄疫的病原体为口蹄疫病毒,属于人畜共患病原体。口蹄疫病毒只引起偶蹄类动物牛、羊、猪、鹿、骆驼等发生口蹄疫,成为人患口蹄疫的传染源。只有先出现兽疫,才有可能使人患病。口蹄疫是通过接触病畜口腔、蹄冠部的溃疡烂斑,经皮肤黏膜感染的;偶尔也有食用了被病毒传染而又未加热(巴氏消毒)的奶感染的。因此,人患口蹄疫是极为散在发生的。口蹄疫起病后主要表现为全身中毒症状和局部疱疹损害两大特征。患者出现发热、头痛、全身不适,1～2 天在口腔黏膜、舌边、手指间、足趾端发生水疱,再 1～2 天水疱破溃,形成烂斑,继发感染成脓疱,然后结痂、脱落,一般不留瘢痕。而手足口病大多无发热或低热,但有呼吸道感染症状,先在口腔黏膜出现疱疹,分布于颊黏膜、牙龈、舌边,并破溃成溃疡,随即在手指、足部、臀部、膝部出现丘疹,第 2 天只有少部分丘疹形成疱疹,如绿豆、赤小豆大,单个性、不融合,内含透明液体,终不破溃,3～5 天自行吸收收缩。

六、治疗

EV71 感染重症病例从第 2 期发展到第 3 期多在 1 天以内,偶尔在 2 天或以上;从第 3 期发展到第 4 期有时仅为数小时。因此,应当根据临床各期不同病理生理过程,采取相应救治措施。

1.一般治疗

注意隔离,避免交叉感染;清淡饮食,做好口腔和皮肤护理;药物及物理降温退热;保持患儿安静;惊厥病例使用地西泮、咪达唑仑、苯巴比妥等抗惊厥;吸氧,保持呼吸道通畅;注意营养支持,维持水、电解质平衡。

2.手足口病各期的治疗

(1)第 1 期(手足口出疹期):无须住院治疗,以对症治疗为主。注意隔离,避免交叉感染;

清淡饮食,做好口腔和皮肤护理;药物及物理降温退热;鼓励进食,维持水、电解质平衡。此期病例属于手足口病普通病例,绝大多数病例在此期痊愈,病程 1 周左右。常用药物有鱼腥草颗粒、抗病毒口服液、康复新液含服,同时补充多种维生素等。

(2)第 2 期(神经系统受累期):需住院治疗。

①控制液体入量:一般补充生理需要量 60～80mL/(kg·d)(脱水药不计算在内),建议匀速给予,即 2.5～3.3mL/(kg·h)。

②出现颅内高压时:a.20％甘露醇,单次剂量为 0.5～1.0g/kg,每 4～8 小时 1 次,20～30 分钟快速静脉注射。严重颅内高压或脑疝时,可加大剂量至每次 1.5～2g/kg,每 2～4 小时 1 次。b.利尿药,如呋塞米,单次剂量为 1～2mg/kg。c.人血白蛋白,每次 0.4g/kg,常与利尿药合用。

③对持续高热、肢体抖动频繁或病情进展较快的病例,建议应用:a.丙种球蛋白 1.0g/(kg·d),连续应用 2 天;b.糖皮质激素,甲泼尼龙 5～10mg/(kg·d),连续应用 2～3 天;c.惊厥、惊跳频繁病例使用苯巴比妥镇静,每次 5～8mg/kg。

④密切观察体温、呼吸、心率、血压及四肢皮肤温度变化等可能发展为危重型的高危因素,尤其是 3 岁以内、病程 5 天以内的伴有持续发热、手足凉、肢体有惊跳和抖动的病例。

(3)第 3 期(心肺功能衰竭前期):应收入 PICU 治疗。

①血管活性药物使用:a.米力农,负荷量 50～75μg/kg,维持量 0.25～0.75μg/(kg·min),一般使用不超过 72 小时。b.血压高者将血压控制在该年龄段严重高血压值以下、正常血压以上,可用酚妥拉明 1～20μg/(kg·min)或硝普钠 0.5～5μg/(kg·min),一般由小剂量开始逐渐增加剂量,逐渐调整至合适剂量。

②根据机械通气指征及早应用呼吸机,进行正压通气或高频通气。

③机械通气时机:早期气管插管应用机械通气,尤其是呼气末正压(PEEP)对减少肺部渗出、阻止肺水肿及肺出血发展、改善通气和提高血氧饱和度非常关键。有下列表现之一者建议进行机械通气:a.神志改变伴有呼吸急促、减慢或节律改变等中枢性呼吸出现时。b.出冷汗,四肢末梢凉,毛细血管再充盈时间超过 2 秒,常规生理盐水 10～20mL/kg×2 组,进行液体复苏 4～6 小时改善不明显,伴有反应差、精神萎靡、嗜睡时。c.短期内肺部出现湿性啰音,胸部 X 线检查提示肺部渗出性病变时。d.频繁抽搐伴深度昏迷。e.血气分析异常,pH＜7.25,$PaCO_2$ 示过度换气或 CO_2 升高、PaO_2 降低。

有学者认为,患儿出现脉搏容积血氧饱和度(SpO_2)或动脉血氧分压(PaO_2)明显下降,或气道分泌物呈淡红色或血性时进行机械通气,时机已晚,预后差。

④机械通气模式:常用压力控制通气,也可选用其他模式。有气漏或顽固性低氧血症者可使用高频振荡通气。

⑤机械通气参数调节

目标:维持 PaO_2 在 60～80mmHg 或以上,二氧化碳分压($PaCO_2$)在 35～45mmHg,控制肺水肿和肺出血。

有肺水肿或肺出血者,建议呼吸机初调参数:吸入氧浓度为 60％～100％,PIP 为 20～

$30cmH_2O$(含 PEEP)，PEEP 为 $6\sim12cmH_2O$，通气频率为 $20\sim40$ 次/分，潮气量为 $6\sim8$ mL/kg。呼吸机参数可根据病情变化及时调高或降低，若肺出血未控制或血氧未改善，可每次增加 PEEP $2cmH_2O$，一般不超过 $20cmH_2O$，注意同时调节 PIP，确保潮气量稳定。

仅有中枢性呼吸衰竭者，吸入氧浓度为 $21\%\sim40\%$，PIP 为 $15\sim25cmH_2O$(含 PEEP)，PEEP 为 $4\sim5cmH_2O$，通气频率为 $20\sim40$ 次/分，潮气量为 $6\sim8mL/kg$。

呼吸道管理：避免频繁、长时间吸痰造成气道压力降低，且要保持气道通畅，防止血凝块堵塞气管导管。

此外，适当给予镇静、镇痛药，常用药物包括：咪达唑仑 $0.1\sim0.3mg/(kg\cdot h)$，芬太尼 $1\sim4\mu g/(kg\cdot h)$；预防呼吸机相关性肺炎及呼吸机相关性肺损伤。

⑥撤机指征：a.自主呼吸恢复正常，咳嗽反射良好；b.氧合指数($OI=PaO_2/FiO_2\times100$)≥$300mmHg$，X 线胸片示病情好转；c.意识状态好转；d.循环稳定；e.无其他威胁生命的并发症。

(4)第 4 期(心肺功能衰竭期)：此期病例属于手足口病重症病例危重型，治疗困难，病死率较高。

①肺水肿和肺出血病例，应适当增加 PEEP，不宜频繁吸痰。如血压下降，低于同年龄正常下限，停用血管扩张药。低血压休克患者可给予多巴胺 $5\sim15\mu g/(kg\cdot min)$、多巴酚丁胺 $2\sim20\mu g/(kg\cdot min)$、肾上腺素 $0.05\sim2\mu g/(kg\cdot min)$、去甲肾上腺素 $0.05\sim2\mu g/(kg\cdot min)$ 等。儿茶酚胺类药物应从低剂量开始，以能维持接近正常血压的最小剂量为佳。以上药物无效者，可试用左西孟旦和血管加压素等。左西孟旦起始以 $12\sim24\mu g/kg$ 负荷剂量静脉注射，而后以 $0.1\mu g/(kg\cdot min)$ 维持；血管加压素，每 4 小时静脉缓慢注射 $20\mu g/kg$，用药时间视血流动力学改善情况而定。

②亦有病例以严重脑功能衰竭为主要表现，肺水肿不明显，出现频繁抽搐、严重意识障碍及中枢性呼吸循环衰竭等，预后差。

3.预防

(1)预防手足口病的关键是注意家庭及周围环境卫生，讲究个人卫生。饭前便后、外出后要用肥皂或洗手液洗手；不喝生水，不吃生冷的食物；居室要经常通风，勤晒衣被。流行期间不带孩子到人群密集、空气流通差的公共场所，避免接触患病儿童。

(2)流行期可每天晨起检查孩子皮肤(主要是手心、足心)和口腔有没有异常，注意孩子体温的变化；发现患者，及时隔离治疗。

(3)家庭预防。如果家里没有孩子患手足口病，采用一般家庭的预防方法即可，不需要使用消毒剂。如果家里有孩子患手足口病，可采用以下方法消毒：奶嘴、奶瓶、餐具、毛巾等物品用 50℃以上的热水浸泡 30 分钟或者煮沸 3 分钟；污染的玩具、桌椅和衣物等使用含氯的消毒剂(84 消毒液或漂白粉)按使用说明每天清洗；孩子的痰、唾液要倒入适量消毒剂消毒，粪便和擦拭用纸等都最好倒入适量消毒剂，搅拌消毒后再如厕。

第二节　麻疹

麻疹是由麻疹病毒引起的已知最具传染性的呼吸道疾病之一，儿童普遍易感，病后大多可获得终身免疫。临床上以发热、上呼吸道感染、结膜炎、口腔麻疹黏膜斑（又称柯氏斑）、全身斑丘疹及疹退后遗留色素沉着伴糠麸样脱屑为特征。

一、病因

麻疹病毒属副黏病毒科、单股 RNA 病毒，球形颗粒，有 6 种结构蛋白。麻疹病毒仅存在一种血清型；抗原性稳定。人是唯一宿主，麻疹病毒侵入呼吸道（鼻咽部、支气管）上皮细胞，经血液播散到网状内皮系统，感染各类白细胞，造成皮肤、呼吸道及其他器官损害。病毒在外界生存力弱，不耐热，对紫外线和消毒剂均敏感。随飞沫排出的病毒在室内可存活 32 小时，但在流通的空气中或阳光下 30 分钟即失去活力。

二、流行病学

麻疹患者是唯一的传染源。感染早期，麻疹病毒在患者呼吸道大量繁殖，含有病毒的分泌物经过患者的呼吸、咳嗽、喷嚏排出体外并悬浮于空气中，通过呼吸道进行传播；密切接触者亦可经病毒污染的手传播。麻疹患者出疹前后的 5 天均有传染性，有并发症的患者传染性可延长至出疹后 10 天。以冬春季发病为多。

三、临床表现

潜伏期：平均 10 天左右。临床分典型表现和非典型表现。

（一）典型表现

1.前驱期

有发热、咳嗽、结膜炎及明显的鼻卡他症状，并出现麻疹黏膜斑（指在充血、粗糙的口腔黏膜上出现的白色小斑点）。黏膜斑开始于第二磨牙相对应的位置，可增多累及整个颊黏膜甚至唇黏膜，出疹后迅速消失，这具有临床诊断意义。

2.出疹期

发热后 3～4 天出疹，为玫瑰色斑丘疹，先出现于耳后、发际，渐及额面、颈部、躯干及四肢，最后达手掌和足底。斑丘疹可融合成片，不伴痒感，同时发热、咳嗽等症状加重。

3.恢复期

皮疹按出疹顺序消退，其他症状也好转。疹退后，有糠麸状脱屑和棕色色素沉着。

（二）非典型表现

1.轻型麻疹

见于有部分免疫力的患儿。表现为潜伏期长、前驱期短及临床症状轻。患儿发热低，常无麻疹黏膜斑，皮疹稀疏、色淡，疹退后无脱屑和色素沉着，无并发症。

2.重型麻疹

见于免疫力低下的人群。表现为高热、中毒症状重。患者皮疹密集融合,可伴鼻出血、呕血、咯血、血尿及血小板减少等,常并发肺炎、脑炎,甚至呼吸衰竭、循环衰竭等,死亡率高。

3.异型麻疹

见于既往接种过灭活疫苗或个别减毒活疫苗但缺乏 F 蛋白抗体者。表现为前驱期短暂或缺如,常无麻疹黏膜斑。患者全身症状重,出疹顺序与典型麻疹相反,从远端至近端;常伴腹痛、肌痛和头痛等,并发症多。恢复期,麻疹血凝抑制抗体和补体结合抗体滴度常显著升高。

（三）并发症

1.呼吸系统并发症

肺炎是麻疹最常见的并发症,中耳炎、鼻窦炎、喉炎及支气管炎等亦可见到。

2.神经系统并发症

麻疹脑炎的临床表现和脑脊液检查同一般的病毒性脑炎,脑炎的轻重与麻疹轻重无关。亚急性硬化性全脑炎(SSPE)为少见的麻疹远期并发症,为脑组织慢性退行性病变,最后呈去大脑强直状态死亡。

3.消化系统并发症

包括胃肠炎、肝炎、阑尾炎和肠系膜淋巴结炎等。

4.其他并发症

心肌炎、肾炎及血小板减少性紫癜等少见。麻疹还可导致原有结核病恶化或潜伏结核病灶的活化;营养不良性水肿及维生素 A 缺乏性干眼症偶可见到。

四、辅助检查

（一）血常规检查

血白细胞总数减少,淋巴细胞相对增多。

（二）多核巨细胞检查

于出疹前 2 天至出疹后 1 天,取患者鼻、咽分泌物或尿沉渣涂片,经瑞氏染色后直接镜检,可见多核巨细胞或包涵体细胞,阳性率较高。

（三）血清学检查

多采用酶联免疫吸附试验(ELISA 法)进行麻疹病毒特异性 IgM 抗体检测,其敏感性和特异性均好,出疹早期即可出现阳性,临床常用。

（四）病毒抗原检测

用免疫荧光法检测鼻咽部分泌物或尿沉渣脱落细胞中麻疹病毒抗原,可早期快速帮助诊断。也可采用 PCR 法检测麻疹病毒 RNA。

（五）病毒分离

前驱期或出疹初期取血、尿或鼻咽分泌物接种人胚肾细胞或羊膜细胞进行麻疹病毒分离,出疹晚期则较难分离到病毒。

五、鉴别诊断

(一)幼儿急疹

幼儿急疹为人疱疹病毒6型感染所致。患儿一般情况好,高热3~5天,热退疹出是本病的特点。皮疹为红色细小密集斑丘疹,头、面、颈及躯干部多见,四肢较少,1天出齐,次日开始消退。高热时可有惊厥,耳后枕部淋巴结可肿大,常伴有轻度腹泻。

(二)猩红热

猩红热为乙型溶血性链球菌感染所致。患儿高热,中毒症状重,出现咽峡炎、杨梅舌、环口苍白圈、扁桃体炎。发热1~2天出疹,出疹时高热;皮肤弥漫充血,上有密集针尖大小丘疹,持续2~3天退疹,疹退后伴大片状脱皮。白细胞计数增高。

(三)风疹

风疹病毒感染。患儿全身症状轻,耳后、枕部淋巴结肿大并触痛,发热12~24小时出疹,出诊顺序为面部→躯干→四肢,多为斑丘疹,疹间有正常皮肤,退后无色素沉着及脱屑。

六、治疗

(一)一般治疗

1.护理

常规皮肤和眼、鼻、口腔清洁护理。督促患儿卧床休息,同时保持室内适当的温度、湿度和空气流通,避免强光刺激。鼓励患儿多饮水,并给予易消化和营养丰富的食物。

2.营养管理

由护士对患者的营养状况进行初始评估,记录在《住院患者评估记录》中。总分≥3分,有营养不良的风险,需在24小时内通知营养科医生会诊,根据会诊意见采取营养风险防治措施;总分<3分,每周重新评估其营养状况,若病情加重应及时重新评估。

3.心理治疗

心理治疗是麻疹等传染病的基础治疗。婴幼儿,住院期间给其播放动画片、玩小玩具;年长儿,与其交流解释病情,帮助其树立战胜疾病的信心、保持乐观情绪。

(二)药物治疗

1.抗病毒治疗

尚无特异性抗病毒药物。

2.对症治疗

高热时可酌情使用对乙酰氨基酚(扑热息痛)或布洛芬退热,但应避免急骤退热,特别是在出疹期。世界卫生组织(WHO)推荐给予麻疹患儿补充维生素A。剂量为1~6月龄5万U,7~12月龄10万U,1岁以上儿童20万U,每天1次,口服,连服2天可减少并发症的发生,有利于疾病的恢复。仅在继发细菌感染时给予抗生素治疗。

(三)预防

1.管理传染源

对麻疹患者要做到早发现、早报告、早隔离、早治疗。一般隔离至出疹后5天,合并肺炎者延长至出疹后 10 天。

2.切断传播途径

流行期间易感儿童避免到人群密集的场所去。患者停留过的房间应通风并用紫外线照射消毒,患者衣物应在阳光下暴晒。无并发症的轻症患儿可在家中隔离,以减少传播和继发医院内感染。

3.增强人群免疫力

(1)主动免疫,采用麻疹减毒活疫苗预防接种。我国麻疹疫苗计划免疫定于 8 月龄初种、7 岁时复种。此外,根据麻疹流行病学情况,在一定范围、短时间内对高发人群开展强化免疫接种。

(2)被动免疫。接触麻疹后 5 天内立即给予免疫血清球蛋白 0.25mL/kg 可预防发病,如果使用量不足或接触麻疹 5 天以后使用,仅可减轻症状。被动免疫只能维持 3~8 周,以后应采取主动免疫。

第三节 流行性腮腺炎

流行性腮腺炎是由腮腺炎病毒引起的急性呼吸道传染病。病毒对腺体和神经组织具有亲和力。临床以腮腺和(或)其他唾液腺肿大为主要特征,可并发脑膜脑炎、睾丸炎及胰腺炎等。

一、病因及流行病学特征

腮腺炎病毒属副黏病毒,基因组为单股负链 RNA,只有一个血清型。流行性腮腺炎的传染源为患者和隐性感染者,病毒经呼吸道途径传播,人群普遍易感,感染后获终身免疫。本病呈全球性流行,好发年龄在 5~14 岁,常在集体机构中流行,发病高峰季节为冬春季。婴儿因有母体被动抗体保护(维持 9 个月)而很少发病,若孕妇患病可将病毒经胎盘感染胎儿。

二、诊断

1.病史

有流行性腮腺炎接触史,未接种腮腺炎疫苗。

2.临床表现

潜伏期为 12~25 天,一般 16~18 天,30%~40%患者为隐性感染。典型病例先有发热、头痛及不适等,随后诉有"耳痛",次日腮腺逐渐肿大,以耳垂为中心呈马鞍形,有轻触痛。腮腺管口红肿有助诊断,通常一侧腮腺先肿大,数日内可累及对侧,颌下腺或舌下腺可同时肿大或单独肿大。

3.并发症

(1)脑膜脑炎:常发生在腮腺炎后 3~10 天,表现为发热、头痛、呕吐及颈项强直,很少惊厥。脑脊液呈无菌性脑膜炎改变。一般无后遗症。

（2）胰腺炎：突起上腹疼痛和有紧张感，伴发热、寒战、软弱及反复呕吐。

（3）睾丸炎、附睾炎：10岁后男性患者有20％～35％发生，多为单侧。患者突起发热、寒战、头痛、恶心、呕吐和下腹痛；睾丸肿胀、疼痛和变硬。约半数病例日后睾丸发生萎缩，因常为单侧受累，故很少影响生育。

（4）其他并发症：女性患者可有卵巢炎，还可见甲状腺炎、乳腺炎、泪腺炎、关节炎、肝炎、间质性肺炎、肾炎、心肌炎和神经炎等。

4.病原学诊断

（1）病毒分离：取急性期唾液标本和脑膜脑炎发生后5天内脑脊液分离病毒，观察病变细胞。用特异性抗血清可快速检出培养物中的病毒（免疫荧光法）。

（2）特异性IgM检测：特异性IgM在疾病早期出现，持续60天，阳性提示近期感染。

三、鉴别诊断

需与急性淋巴结炎、急性化脓性腮腺炎、复发性腮腺炎（感染、药物过敏或腮腺管结石引起）和其他病毒所致腮腺炎鉴别。

四、治疗

（一）一般治疗

（1）隔离患者，使之卧床休息直至腮腺肿胀完全消退。同时，注意口腔清洁，饮食以流质、软食为宜，避免酸性食物，保证液体摄入量。

（2）用青黛、硼酸外敷治疗流行性腮腺炎，对镇痛、消肿有一定的效果。

（3）局部可用红外线、透热等理疗。

（二）对症治疗

（1）高热降温，可用对乙酰氨基酚等。

（2）中药是常用药物，可用复方毛冬青颗粒、板蓝根及腮腺方药物。

（三）对因治疗

无特效治疗法。发病早期可使用利巴韦林15mg/（kg·d）静脉滴注，疗程5～7天；也可使用干扰素治疗，有加速消肿、缩短热程的效果。

（四）预防

1.隔离与留观

及早隔离患者，直至腮腺肿大完全消退为止。接触者逐日检查，集体儿童机构应检疫3周。

2.自动免疫

流行性腮腺炎减毒活疫苗预防感染的效果小儿可达97％，腮腺炎活疫苗与麻疹、风疹疫苗同时联合使用，效果良好，互不干扰。

3.被动免疫

一般免疫球蛋白、成年人的血液均无预防本病的作用。

第四节 巨细胞病毒感染

巨细胞病毒感染是由人巨细胞病毒（HCMV）感染人体引起的一组临床表现轻重不等的疾病。我国为 HCMV 感染高发地区，多于儿童时期感染。在免疫正常人群主要表现为无症状或亚临床型或潜伏性持续感染。但是，HCMV 感染是一些特殊人群（包括婴幼儿及免疫功能不全者）的主要致病因子。先天感染可致小头畸形、智力障碍和耳聋等多种损害，婴儿感染易累及肝，在免疫缺陷个体如骨髓移植或器官移植患者则可导致全身播散型感染，严重者可致死亡。

一、病因

人巨细胞病毒也称人疱疹病毒 5 型，属疱疹病毒 8 亚科，为线状双链 DNA 病毒，直径为 80～110nm，病毒壳体为 20 面对称体，含有 162 个壳粒，周围有单层或双层的类脂蛋白套膜，体外分离培养一般用人成纤维细胞培养，复制周期为 36～48 小时。被巨细胞病毒感染的细胞在光学显微镜下检查可见到细胞及其核变大，有包涵体形成。核内包涵体周围与核膜间有一轮"晕"，因而称为"猫头鹰眼细胞"，这种细胞具有形态学诊断意义。

二、流行病学

感染者是 HCMV 唯一的传染源，可长期或间歇地自鼻咽分泌物、尿、宫颈及阴道分泌物、乳汁、精液、眼泪和血液等排出病毒。HCMV 感染可常年发生，无季节性，传播途径为母婴传播和水平传播，婴幼儿期高感染率和高排病毒率。机体对人巨细胞病毒的易感性取决于年龄、免疫功能状态、社会经济情况等因素，一般年龄越小，其易感性越高，症状也越重。病毒往往以潜伏感染的形式持续终身，只有当宿主免疫状态失去平衡，潜伏的病毒才复活。

三、临床分类

（一）根据感染来源分类

1.原发感染

原发感染指宿主初次感染 HCMV，而在感染前缺乏对 HCMV 的任何特异性抗体（6 个月以前的婴儿可有从母体被动获得的 IgG 抗体）。

2.再发感染

再发感染是由于潜伏在宿主体内的病毒被重新激活而复制增殖；或再次感染外源性不同毒株或更大剂量的同株病毒。

（二）根据原发感染时间分类

1.先天性感染

先天性感染指由 HCMV 感染的母亲所生的子女在出生 14 天内（含 14 天）证实有 HCMV 感染，是宫内感染所致。

2.围生期感染

围生期感染指由 HCMV 感染的母亲所生的子女在出生 14 天内没有 HCMV 感染,而于生后 3～12 周证实有 HCMV 感染,是婴儿在出生过程中或通过吮吸母乳、密切接触引起的感染。

3.生后感染或获得性感染

该感染指婴儿在生后 12 周后发现 HCMV 感染。

(三)根据临床征象分类

1.症状性感染

病变累及 2 个或 2 个以上器官系统时称全身性感染,多见于先天感染和免疫缺陷者;或病变主要集中于某一器官或系统。

2.无症状性感染

无症状性感染者有 HCMV 感染证据但无症状和体征,或有病变脏器体征和(或)功能异常,后者又称亚临床型感染。需要强调的是,绝大多数儿童 HCMV 感染表现为无症状性感染。

四、临床表现

1.先天感染

生后 2 周内实验室证实有 HCMV 感染可确诊。5％～10％患儿有典型多系统器官受损表现,旧称巨细胞包涵体病(CID)。临床表现以黄疸(直接胆红素升高为主)和肝脾大最常见;可有血小板减少所致淤斑、头小畸形、脑室扩大伴周边钙化、视网膜脉络膜炎、神经肌肉功能障碍(如肌张力低下、瘫痪和感音神经性耳聋);外周血异型淋巴细胞增多,脑脊液蛋白增高和血清肝酶增高,Coombs 阴性的溶血性贫血;可有腹股沟疝、腭裂、胆道闭锁、心血管畸形和多囊肾等畸形。另有 5％为非典型者,可以上述 1 种或多种组合表现,单独存在头小畸形、肝脾大、血小板减少或耳聋相对常见。非神经损害多可恢复,但神经性损害常不可逆,可有智力障碍、感音神经性耳聋(显性感染发生率 25％～50％,不显性感染 10％～15％,可呈晚发性或进行性加重)、神经缺陷和眼部异常等后遗症。部分患儿可出现语言发育障碍和学习困难。

2.婴儿围生期及生后感染

生后 3～12 周内开始排病毒者为围生期感染;出生 12 周后开始排病毒者为生后感染。显性表现包括:①HCMV 肝炎,呈黄疸型或无黄疸型,轻至中度肝大,常伴脾大;黄疸型常有不同程度淤胆,血清肝酶轻至中度升高。②HCMV 肺炎,多无发热,可有咳嗽、气促,偶闻肺部啰音;影像学检查多见弥散性肺间质病变,可有支气管周围浸润伴肺气肿和结节性浸润。③输血后综合征:临床表现多样,可有发热、黄疸、肝脾大、溶血性贫血、血小板减少、淋巴细胞和异型淋巴细胞增多。常见皮肤灰白色休克样表现;亦可有肺炎,甚至呼吸衰竭。在早产儿,特别是极低体重儿病死率可达 20％以上。早产儿和高危足月儿,特别是生后 2 个月内开始排病毒的早产儿发生后遗症的危险性增加。生后感染者不发生后遗缺陷。

3.免疫正常儿童感染

显性感染在 4 岁以下可致支气管炎或肺炎;在 7 岁以下可表现为无黄疸型肝炎;在青少年

则可表现为单核细胞增多症样综合征:不规则发热、不适和肌痛等,全身淋巴结肿大较少见,渗出性咽炎极少,多在发热1~2周后出现血象改变(白细胞总数达10×10^9个/升~20×10^9个/升,淋巴细胞>50%,异型淋巴细胞>5%);90%以上有肝酶轻度增高,仅约25%有肝脾大,黄疸极少见。

4.免疫抑制儿童感染

最常表现为单核细胞增多症样综合征,但异型淋巴细胞少见。部分因免疫抑制治疗有白细胞减少伴贫血和血小板减少。其次为肺炎,在骨髓移植者最为多见和严重,病死率高达40%。HCMV肝炎在肝移植受者常与急性排斥反应同时存在,以持续发热、肝酶升高、高胆红素血症和肝衰竭为特征。肾移植者可发生免疫复合物性肾小球肾炎。胃肠道疾病常见于艾滋病患者及骨髓、肾和肝移植者,病变常累及整个胃肠道,内镜可见溃疡,严重时见出血性和弥散性糜烂;还可发生脑膜脑炎、脊髓炎、周围神经病和多发性神经根炎等神经系统疾病。

五、辅助检查

1.实验室检查

(1)病毒分离:最可靠、特异性最强的方法,但常规需观察3周以上。本方法利用免疫标记技术检测病毒抗原,可缩短培养物中病毒检出时间至24~32小时。各种体液和组织匀浆均可进行病毒分离,常采集尿样本。病毒分离阳性表明有活动性HCMV感染。

(2)HCMV标志物检测:在各种组织或细胞标本中可检测HCMV,标志物如巨细胞包涵体、病毒抗原、病毒颗粒和病毒基因。其方法有:①用光镜直接在样本中寻找典型病变细胞或包涵体。阳性率不高,阴性不能排除HCMV感染。②电镜下检查病毒颗粒。③免疫标记技术检测病毒抗原,如即刻早期抗原(IEA)、早期抗原(EA)、晚期抗原(常检测pp65)。④分子杂交试验或聚合酶链反应(PCR)检测HCMV DNA或HCMV mRNA。前三项阳性或检出HCMV mRNA均表明有活动性HCMV感染。

(3)血清学诊断:主要指血清抗HCMV IgG和IgM的检测。①抗HCMV IgM是原发感染或活动性感染的标志。一般在原发感染后2周左右出现,持续12~28周;再发感染(潜伏病毒复活或再次感染外源性病毒)时常再现,但其水平一般低于原发感染时。②抗HCMV IgG感染后终身存在,观察到该抗体阳转是诊断原发感染的可靠指标。双份血清抗体滴度≥4倍增高是活动性感染的标志,但难以区别原发感染和再发感染。6个月以下婴儿需考虑来自母体的IgG抗体。

2.物理学检查

(1)X线胸片检查:多见弥散性肺间质病变,可有支气管周围浸润伴肺气肿和结节性肺浸润。

(2)超声检查:主要包括脑室周围和脑室钙化、脑室扩大、囊形成、小脑损伤,可对HCMV感染预后做出判断,有HCMV实验室检查和临床征象的患儿更易出现脑超声异常。

(3)头颅MRI检查:可能漏掉钙化异常,但可比B超检查发现更多的异常,如神经迁移障碍、脑白质营养不良、髓鞘化延迟、囊肿等。

（4）听力检查：HCMV 感染后可出现听力受损，因此，对于有 HCMV 感染的婴儿要定期进行听力检查，包括听觉诱发电位，以早期发现听力受损并及时治疗。

六、诊断标准

1.临床诊断

具备活动性感染的病毒学证据，临床上又具有 HCMV 性疾病相关表现，排除现症疾病的其他常见病因后可做出临床诊断。由于 HCMV 致病力弱，绝大多数免疫正常个体感染后临床无症状。国外资料显示，宫内 HCMV 感染时也只有 5％发生全身播散型感染，另 5％出现轻微症状，90％无症状。因此，即使找到 HCMV 活动性感染的证据，也必须排除现症疾病的其他常见病因后才能考虑病因为 HCMV 感染。

2.确定诊断

从活检病变组织或特殊体液如脑脊液、肺泡灌洗液内分离到 HCMV 或检出病毒复制标志（病毒抗原和基因转录产物）是 HCMV 感染疾病的确诊证据。

七、鉴别诊断

本病临床表现轻重不等，全身性 HCMV 感染主要发生于新生儿和幼婴期，如此时见到黄疸、肝脾大、皮肤淤点、小头畸形和颅内钙化等，应注意与以下疾病鉴别。

1.弓形虫病败血症

从临床症状难以鉴别，但本病有接触病猫、食用未煮熟肉类及禽蛋史，标本 Giem-sa 染色、病理组织检查或动物接种能发现虫体。

2.先天性胆道梗阻

结合病史、大便颜色初步判断，本病确诊可采用十二指肠胆汁引流或胆道磁共振成像鉴别。

3.先天性风疹综合征

本病孕母于妊娠初期有风疹接触史或发病史，患儿出生后有先天性心脏畸形、白内障、耳聋、发育障碍等表现，血清或脑脊液标本中存在特异性风疹 IgM 抗体。

4.先天性白血病

本病除了有发热、体重不增、出血倾向和肝、脾大表现外，还有皮肤损害、中枢神经系统白血病等髓外浸润表现，血或骨髓中出现大量髓细胞系或淋巴细胞系幼稚细胞。

八、治疗

1.一般治疗

合理喂养，注意卫生，避免继发感染。

2.对症治疗

因临床表现差异较大，根据累及器官不同给予相应治疗。

（1）护肝治疗:降酶退黄。

（2）纠正低氧血症,防治呼吸衰竭。

（3）纠正贫血,补充血小板。

（4）保护脏器功能,如护脑、护心等治疗。

3.病因治疗

抗病毒药首选更昔洛韦。

（1）应用指征:抗病毒治疗对免疫抑制者是有益的,而免疫正常个体的无症状感染或轻症疾病无须抗病毒治疗。主要应用指征包括:①符合临床诊断或确定诊断的标准,并有较严重或易致残的 HCMV 感染疾病,包括间质性肺炎、黄疸性或淤胆型肝炎、脑炎和视网膜脉络膜炎(可累及黄斑而致盲),尤其是免疫抑制者如艾滋病患儿;②移植后预防性用药;③有中枢神经损伤(包括感音神经性耳聋)的先天感染者,早期应用可防止听力和中枢神经损伤的恶化。

（2）方法:二期疗法。

①诱导治疗:5mg/kg(静脉滴注 1 小时以上),每 12 小时 1 次,持续 2～3 周。

②维持治疗:5mg/kg,每天 1 次,连续 5～7 天,总疗程 3～4 周。

若诱导治疗 3 周,病毒学检查显示无效,应考虑耐药毒株感染或继发耐药;若维持阶段疾病进展,可考虑再次诱导治疗。

4.预防

（1）一般预防:避免接触含病毒的体液、生活用品及血液制品。

（2）预防输新鲜血引起的 HCMV 感染,可用下列方法:①使用冷冻血液或经冲洗的血液;②血液输入前须储存 48 小时以上;③使用经放射线照射过的血液;④使用血液滤器除去血液中的巨细胞。

（3）阻断母婴传播

①带病毒的母乳处理:已感染 HCMV 的婴儿可继续母乳喂养,无须处理。②早产和(或)低出生体重儿须处理带病毒母乳后再喂养,一15℃冻存的母乳至少 24 小时后室温融解可明显降低病毒滴度,再加巴斯德灭菌法(62.5～72℃,5 秒)可消除其病毒感染性。

（4）药物预防

①骨髓移植和器官移植患者的预防:有学者建议使用抗病毒药物加 IVIG 或高效价HCMV 免疫球蛋白预防某些高危移植患者的 HCMV 疾病,如更昔洛韦 100～200mg/kg,于移植前 1 周和移植后每 1～3 周给予,持续 60～120 天。②有学者建议对严重支气管肺发育不良须用激素治疗的 HCMV 感染的早产儿,应考虑用更昔洛韦预防。

第十一章　小儿外科疾病

第一节　肥厚性幽门狭窄

一、病因

确切的病因尚不清楚,但与下列因素有关:

(1)幽门环肌原发性肥厚或出生后受食物机械性刺激造成黏膜水肿、肥厚。

(2)幽门部神经发育异常:肌肉可长时间处于痉挛状态,久之引起肥厚。

(3)遗传因素:临床发现有很高的家族性发病率。

(4)内分泌因素:如血清促胃液素高,其幽门肥厚发生率高。但两者之间的因果关系不清楚。

二、病理

幽门肌层肥厚,以环肌为主,比正常厚3倍。幽门形成纺锤形肿块,质地坚硬,形似橄榄,由于肥厚后血管受压,故色泽苍白,显微镜下见肌纤维排列紊乱,甚至少量有结构破坏。解剖标本有时见幽门腔仅能通过1mm探针。

三、临床表现

1.呕吐

呕吐为早期的主要症状,虽然出生时幽门狭窄已存在,但由于肌层肥厚的个体差异,婴儿食量、内容及黏膜水肿程度不同,故每个患儿出现呕吐时间不一样。大多数在出生后2～4周发生,但也有极少数在生后3～4天或迟到3～4个月出现呕吐症状。

该病呕吐症状是典型、有规律的进行性加重,即从开始溢奶到喷射性呕吐,从开始每天几次到喂养后每次都呕吐。呕吐物为奶汁或乳凝块并含酸味,但不含胆汁,少数病例的呕吐物可呈现咖啡色,此系反复呕吐或刺激性胃窦引起黏膜毛细血管损伤所致。

患儿呕吐后有很强的求食欲,呕吐后因饥饿而时刻出现觅食反射,能用力吸吮,但喂奶后又出现呕吐。呕吐初期,因大量胃酸及钾离子丧失,可引起碱中毒,呼吸变浅而慢,随病情进展,脱水严重,酸性代谢产物潴留,此时可形成代谢性酸中毒,而碱中毒症状不明显。长期呕吐,可出现营养不良、消瘦,皮肤松弛有皱纹,皮下脂肪少。我国目前因该病入院患儿中50%

以上有不同程度的营养不良。由于摄入量不足、脱水,患儿排尿量明显减少,粪便干燥呈弹丸状,称为饥饿性粪便。

2.黄疸

此病中患儿黄疸不常见,发生率为 2‰~8‰,以间接胆红素升高为主,其原因不清楚。有人认为与胃扩张使腹压增高、门静脉和腔静脉受到压迫,血流量减少,肝动脉血液代偿增加,未经处理的间接胆红素重回血循环有关。也有人认为可能是由于反复呕吐,热量摄入不足导致肝脏的葡萄糖醛转移酶活性低下所致。一旦手术解除幽门梗阻后,黄疸迅速在 3~5 天内消退。

3.腹部体征

体检时可见上腹部较膨隆,而下腹部则平坦柔软。约 95% 的患儿上腹部可见胃蠕动波,起自左肋下向右上腹移动后消失,一般在喂奶时或饮食后易看到。右上腹肋缘下腹直肌外缘处可触及橄榄样幽门肿块,约 1~2cm 大小,在呕吐后胃排空时或腹肌松弛时检出率更高,可达 90%。

四、诊断

根据患儿典型呕吐病史,即生后 2~3 周出现呕吐,进行性加强,呈喷射状,呕吐物不含胆汁,仅是奶及奶块,即应疑为先天性幽门肥厚性狭窄;上腹部可见胃蠕动波并能及橄榄样肿块,即可诊断。若不能扪及肿块,则须进行 B 超检查。B 超现已成为首选的辅助诊断方法,主要测量幽门肌层的厚度、幽门直径和幽门管长度。诊断标准为幽门肌肥厚≥4mm,幽门管内径<3mm,幽门管长度>15mm。目前一般通过病史采集和 B 超检查可确诊,已很少用 X 线钡餐检查。

五、治疗

诊断肯定后,应积极做术前准备,尽早施行手术治疗。幽门环肌切开术为标准的手术,其操作简便、效果佳,术后胃肠功能恢复快。近年有人采用腹腔镜做该手术,效果相当。长期效果有待进一步观察。

术后现提倡 6 小时后即可给水喂养,如无呕吐可给奶喂养。术后早期积极喂养有利恢复,缩短住院时间。

第二节　先天性肠旋转不良

先天性肠旋转不良是指胚胎期肠管在发育过程中,以肠系膜上动脉为轴心的旋转过程中进行的不完全或固定异常,使肠管位置发生变异和肠系膜附着不全的疾病,可引起上消化道梗阻和肠扭转肠坏死。本病主要见于新生儿期,但也有少数病例发生于婴儿或较大儿童中。

一、胚胎学病因

先天性肠旋转不良的发生，与胚胎时期中肠的发育有关。在胚胎的第 6～10 周，消化管生长的速度超过腹腔的生长，因此中肠不能容纳在腹腔内而被挤到脐带底部，形成一个暂时性脐疝。到了妊娠第 10 周时，腹腔的生长速度加快，容积增加，因此中肠又逐渐回复到腹腔内。此时正常的肠旋转即开始。中肠末端的盲肠、升结肠和横结肠，初时位于腹腔左方，在旋转时按逆时针方向从左向右旋转，至盲肠转到右下腹髂窝为止。正常旋转完成后，升结肠和降结肠即由结肠系膜附着于后腹壁，小肠系膜亦由屈氏韧带开始，由左上方斜向右下方，附着于后腹壁。

在中肠旋转阶段，如果发育不正常，就可产生肠旋转不良，结果盲肠不在右髂窝，而停留在右上腹、中腹或左腹部，同时结肠系膜和小肠系膜都不附着于后腹壁上。

二、病理

胚胎肠道在旋转过程中的某个阶段如果发生停顿，即可产生以下各种病理情况：

1.肠旋转不良、十二指肠被压迫

由于中肠从脐部回缩入腹腔后旋转的终止，盲肠和升结肠位于幽门部或上腹部胃的下方，而非正常地在右下腹部。从盲肠和升结肠发出的腹膜系带（Ladd 膜）跨越十二指肠第二段的前面，并附着于腹壁右后外侧。这样，十二指肠就被它压迫而发生不完全性梗阻。有些病例的盲肠旋转时，正好停留在十二指肠降部的前面，而被腹膜壁层固定，也造成该部十二指肠受压形成梗阻。

2.肠扭转

在肠旋转不良时，整个小肠系膜未能正常地从左上腹到右下腹宽广地附着于后腹壁；相反，它仅在肠系膜上动脉根部附近有很狭窄的附着。在这种情况下，小肠易环绕肠系膜根部发生扭转。有时盲肠与升结肠非常游离，也可与小肠一道发生扭转，这即是中肠扭转，扭转多是顺时针方向的。扭转的结果是肠道在十二指肠空肠连接处和右结肠某处曲折成角而产生梗阻，在经时过久或扭转特别紧窄的病例，可造成肠系膜上动脉闭塞，使整个中肠发生梗死性坏死。

3.空肠上段膜状组织压迫

有些病例的十二指肠祥停留在肠系膜上动脉的前方而不进行旋转。在这种情况下，空肠起始段多被腹膜系带所牵缠，有许多膜状组织粘连压迫，并使它屈曲或变窄而形成不完全近端空肠梗阻。

在肠旋转不良病例中，以上三种病理改变为最常见：一般均有十二指肠第二段被压迫而发生不同程度的不全性梗阻，约 2/3 同时存在不同程度的肠扭转，也有约 1/3 同时合并空肠起始段屈曲和膜状组织牵缠压迫。

除此之外，尚有少数病例可见以下病理改变：①肠不旋转。中肠从脐带退回腹腔后，不发生任何程度旋转，小肠位于右侧腹部，盲肠、阑尾位于左下腹部。②盲肠位置正常的旋转不良。盲肠和（或）十二指肠位置正常，升结肠和结肠肝曲发出的腹膜带压迫十二指肠引起梗阻。

③肠反向旋转:中肠从脐带退回腹腔后,中肠进行顺时针旋转而非逆时针旋转,此时十二指肠及盲结肠左右位置颠倒,肠系膜上动脉位于横结肠前并压迫造成横结肠不全性梗阻。④其他。尚有高位盲肠、活动性盲肠、腹膜后盲肠及十二指肠旁窝等发育异常,它们与肠旋转不良有关,但不一定出现临床表现。

肠旋转不良可以作为一种孤立的畸形存在,也可合并或引发其他发育畸形。肠旋转不良总是先天性膈疝和腹壁缺损(腹裂和脐膨出)的组成部分。近50%的十二指肠闭锁和1/3的空回肠闭锁有肠旋转不良,这些畸形的发生可能与肠旋转不良有关。另外,8%～12%的肠旋转不良合并十二指肠腔内膈膜或狭窄。有报道指出,幽门肥厚性狭窄、胆囊和肝外胆道畸形亦可能部分与肠旋转不良有关。

三、临床表现

(1)新生儿肠旋转不良主要表现为十二指肠不全梗阻。典型症状是出生后有正常胎粪排出,出生后3～5天突然发生大量胆汁性呕吐,排便量减少或便秘。

(2)婴儿和儿童肠旋转不良多表现为十二指肠慢性梗阻。有的患儿在新生儿期有程度较轻的胆汁性呕吐,自愈后一段时间反复发作;部分婴儿几个月或几岁后逐渐出现间隙性呕吐。少数轻症患儿无症状。

(3)肠扭转是肠旋转不良中最严重的一种病理类型,发生率为50%～56%,新生儿期可高达78%。肠扭转持久后肠系膜上动脉栓塞而绞窄,出现频繁喷射状呕吐,呕吐物含咖啡样物乃至呕血,肠坏死时腹部高度膨胀,出现中毒症状、便血等。

(4)脐膨出、膈疝、腹裂畸形常与肠旋转不良并发。部分伴有乳糜腹。

(5)体检时患儿有脱水和营养不良现象,有的有生长发育障碍。

四、诊断

新生儿肠旋转不良的诊断并不十分困难,手术前诊断正确率达90%左右。凡是新生儿有高位肠梗阻的症状,其呕吐物含大量胆汁,曾有正常胎粪排出者,应考虑肠旋转不良的诊断,并做X线检查加以证实。对婴儿和儿童病例的诊断比较困难,如有间歇性呕吐,表现为高位肠梗阻症状者也要考虑本病。X线检查对本病确诊至为重要。

1.腹部直立位平片检查

新生儿若在第一个星期内发生肠旋转不良肠梗阻,因其十二指肠内容物不能下行,所以空肠和回肠变成萎瘪,其中仅有少量气体,甚至完全无气体。因此,X线平片显示患儿下腹部只有少数气泡或仅显示一片空白。平片的另一个征象是胃和十二指肠第一段扩张,左上腹和右上腹略低处各有一个液平面,但右部的液平面较狭,不及十二指肠闭锁病例液平面宽广。

2.钡剂灌肠透视及摄片检查

如果X线检查证实盲肠和升结肠位于上腹部或左侧,这对肠旋转不良的诊断有决定意义。但有时盲肠位置正常,尚不能完全排除肠旋转不良的诊断。

3.钡餐造影检查

部分肠旋转不良病例可显示空肠起始部位于脊柱右侧,肠管走向异常。如果中肠扭转,可见空肠近端呈尾状扭转的"鼠尾征"。对慢性发作病例,发作间歇期钡餐造影检查十二指肠、空肠通过可正常,但发作时可见十二指肠或空肠钡剂通过淤滞,此对明确诊断和确定手术部位尤为重要。新生儿病例一般不需要做钡餐检查。

4.腹部 CT 扫描和超声检查

在肠扭转病例,腹部 CT 扫描或多普勒超声检查可探及扭转的小肠系膜呈螺旋状排列,也称漩涡征,对诊断有决定作用;在发生肠绞窄时可提示肠管血流异常,应紧急进行手术。

新生儿肠旋转不良的鉴别诊断,主要是先天性十二指肠闭锁、狭窄和环状胰腺,这些畸形的临床症状都非常酷似,呕吐物均带胆汁。在 X 线直立位平片上可见到两个高位液平面,下腹无气者可能为十二指肠闭锁,下腹有少量气体者则可能是环状胰腺或十二指肠狭窄或肠旋转不良,结合钡剂灌肠造影对确诊本病更有价值。必须指出,肠旋转不良可以与上述几种发育畸形同时存在。

较大婴儿和儿童的肠旋转不良应与其他原因引起的十二指肠不完全性或间歇性梗阻鉴别,如环状胰腺、十二指肠膈膜、肠系膜上动脉压迫综合征等。钡餐和钡剂灌肠 X 线检查可提供很大帮助,若不能完全确诊,也应尽早剖腹探查。

五、治疗

新生儿病例应在入院后 24 小时内,观察和了解呕吐情况,做 X 线检查和进行必要的手术前准备,然后尽早施行手术。手术前准备包括静脉补液,给予抗生素、维生素 K 和 C,并按常规插入小号胃肠减压管,吸出聚积的气体和液体,以利于腹腔手术的操作。

手术可采用右上腹旁正中切口或脐上偏右侧横切口。腹膜切开后仔细观察病理情况,大多数新生儿两种主要病变都存在。

1.肠扭转的处理

首先见到的是色泽发紫和瘪陷无气、细小如鸡肠的小肠团块,而不能见到结肠,这时不要犹豫,迅速将整个小肠托出腹腔之外,此时就可看到肠系膜根部扭结。肠扭转多是顺时针方向的,所以应循逆时针方向转动整个肠团,一般扭转 360°,有时扭转 2~3 个 360°。有时只有小肠扭转,部分病例游离的盲肠及升结肠也扭曲于肠系膜根部,整个中肠发生扭转。要循逆时针方向整复到肠系膜根部完全平坦为止,此时可见小肠色泽转为红润,肠腔内充气。若肠管已坏死,则必须切除,但今后将导致短肠综合征。

2.松解压迫十二指肠的 Ladd 膜

肠扭转复位后,可见盲肠和升结肠位于上腹部,并有一层薄膜(Ladd 膜)将它连接到后腹壁,跨越于十二指肠第二段之前。用剪刀切开这张菲薄无血管的腹膜带,然后还要将覆盖在十二指肠上的膜状组织尽可能剥离,并将盲肠和升结肠推移到左侧,不要试图将盲肠和升结肠拉到右侧正常的解剖位置。由于肠系膜仍属游离,故有可能复发肠扭转,但临床上复发者罕见。

3.松解空肠上段的膜状组织

检查十二指肠空肠连接处附近及空肠第一段有无膜状组织粘连致肠管扭曲和狭窄,用剪刀或电刀锐性将其完全切开分离,并将空肠起始段推移到脊柱右侧,使它与十二指肠几乎成直线地相连。

采用以上手术方法处理,症状多于术后全部消除,疗效良好。如患儿情况良好,可常规将阑尾切除,以免今后急性阑尾炎诊断困难。一般可用套叠内翻方法切除阑尾,以防腹腔细菌污染。有报道通过腹腔镜技术治疗先天性肠旋转不良,亦取得较好疗效。

六、手术后处理

术后最重要的措施是胃肠减压和防止呕吐物吸入。由于手术操作较多,范围广泛,术后常有肠麻痹,应严密观察肠蠕动的恢复。液体疗法要维持3~4天,直到婴儿能正常摄入乳汁。肠旋转不良一般术后恢复良好,手术治愈率90%以上,术后呕吐、腹痛症状消失,营养状况改善。

第三节 先天性肠闭锁和肠狭窄

先天性肠闭锁和肠狭窄指在从十二指肠到直肠间发生的肠道先天性闭塞和变窄,是新生儿外科中一种较常见的消化道畸形。该病的发生率约为1/5000,男女发病率接近。以前该病死亡率较高,但近年来,随着麻醉和手术技术的改进、术后营养支持和监护水平的提高,存活率已显著提高。

一、病因

先天性肠闭锁和肠狭窄的发病原因尚不清楚,目前有多种学说解释其发生。

1.肠管空泡化学说

胚胎第5周时,十二指肠和空肠上段已形成一个贯通的管腔,后来肠管上皮细胞增生致使管腔阻塞,形成一个暂时性肠管实变期。此后,在实变的管腔内出现很多空泡,并逐渐扩大,至第12周时空泡互相融合,肠腔又贯通。在胚胎第2~3个月期间如肠管发育停止即形成闭锁;如管腔贯通不全即形成狭窄;管腔内遗留一层膈膜,膈膜中心有一小孔。

2.血管学说

空肠中下段及回肠在胚胎发育过程中,并无上述暂时性肠管实变期存在。闭锁形成是由于胎儿肠道局部血液循环发生障碍,一段胎肠发生坏死、吸收、断裂或缺如,结果导致肠管闭锁。脐环收缩过快、索带压迫、肠系膜血管畸形或缺如、胎儿期的肠扭转及肠套叠,是血管学说中肠闭锁的可能原因。

3.炎症学说

临床上肠闭锁患儿常有腹腔粘连、胎粪性腹膜炎合并肠闭锁、闭锁肠的两断端可见肉芽和瘢痕组织,提示肠管炎症、肠穿孔腹膜炎也可能导致肠闭锁。胎儿坏死性小肠炎、胎儿阑尾炎穿孔、肠坏死胎粪性腹膜炎可能是这部分小肠闭锁的原因。

二、病理

肠道的任何部位都可以发生闭锁和肠狭窄。肠闭锁最多见于回肠，其次是空肠和十二指肠，结肠闭锁较少见；而肠狭窄则以十二指肠最多，回肠较少。另有 10%～15% 的病例为多发性闭锁。

1.肠狭窄

最多见于十二指肠和空肠上段，常呈膈膜状，脱垂在肠腔内，形态如"风帽"状，中央有 2～3mm 直径的小孔。回肠与结肠也可见局限性环状狭窄。

2.肠闭锁

可分为四型：

(1)闭锁Ⅰ型：肠管外形连续性未中断，仅在肠腔内有一个或偶尔多个膈膜使肠腔完全闭锁。

(2)闭锁Ⅱ型：闭锁两侧均为盲端，其间有一条纤维索带连接，其毗邻的肠系膜有一"V"形缺损。

(3)闭锁Ⅲ型：闭锁两盲端完全分离，无纤维索带相连，毗邻的肠系膜有一"V"形缺损，有人将此称为Ⅲa型。Ⅲb型者两盲端系膜缺损广阔，致使远侧小肠如刀削下的苹果皮样呈螺旋状排列(apple-peel 闭锁)。此型闭锁肠系膜上动脉发育不全，回结肠动脉是远端小肠唯一的营养血管，小肠系膜缺如，小肠全长有明显的短缩。

(4)闭锁Ⅳ型：为多发性闭锁，各闭锁段间有索带相连，酷似一串香肠；有时有的闭锁肠系膜有一"V"形缺损。

必须指出，狭窄虽然发生于十二指肠、空肠上段较多，但十二指肠闭锁的发生率也很高，多在十二指肠第二段，其病理形态与闭锁Ⅱ型、Ⅲ型相似。

肠闭锁近侧肠管因长期梗阻而发生扩张，直径可达 3～5cm，肠壁肥厚，血运不良，蠕动功能很差，有些极度扩张的盲袋可发生穿孔。闭锁远侧肠管异常细小，其直径不到 0.4～0.6cm，肠管完全萎陷，呈带状，肠腔内无气体，仅有少量黏液。近年研究提示，闭锁近端膨大的肠管存在神经肌肉发育异常。

有些病例同时伴有胎粪性腹膜炎，即除上述病理改变之外，尚有广泛的肠粘连和钙化的胎粪。另外，有的闭锁尚伴有其他先天性畸形，如其他消化道畸形、先天性心脏病和先天性愚型等，特别是在十二指肠闭锁或狭窄时更为常见。

三、临床表现

本病主要为典型的新生儿肠梗阻表现，包括母亲妊娠时羊水过多，以及新生儿呕吐、腹胀、胎粪排出异常等，而症状出现的早晚和轻重取决于闭锁的部位和程度。在生后最初几小时，患儿全身情况尚好，以后由于呕吐频繁，可出现脱水、吸入性肺炎，全身情况会迅速恶化。如同时有肠穿孔腹膜炎，腹胀更加明显，腹壁水肿发红，伴有呼吸困难、发绀和中毒症状。

1.十二指肠闭锁和狭窄

闭锁者表现为完全性十二指肠梗阻，母亲妊娠时有羊水过多史，呕吐为最突出的症状。患儿常在生后几小时或初次喂奶后即出现呕吐,其特点是含有大量胆汁,有时呈喷射状;少数十二指肠闭锁发生在胆总管开口以上,则呕吐物中无胆汁。由于闭锁位置高,腹胀常不明显,一般为腹部瘪陷,偶尔在上腹部可见胃型。出生后无正常胎粪排出是十二指肠闭锁的重要表现。正常新生儿生后 24 小时内排出墨绿色胎粪,48 小时内总量为 100～200g。十二指肠闭锁的患儿出生后多无胎粪排出,有时仅排出少量的灰白色或青灰色黏液样物,为闭锁远端肠管的分泌物和脱落的细胞。

狭窄患儿表现为不全性十二指肠梗阻,根据狭窄处开口大小,表现稍有不同。开口细小者同十二指肠闭锁;开口宽者母亲妊娠时羊水过多史可不明显,生后常有胎粪排出,胆汁性呕吐出现较迟,有时生后 2～3 天多次喂奶后出现,有时甚至一周后才发生,腹胀亦不明显。

2.小肠闭锁和狭窄

小肠闭锁表现为完全性小肠梗阻,母亲妊娠时常有羊水过多史,其主要症状为呕吐、腹胀和便秘。呕吐多于第一次喂奶后或生后第一天出现。肠闭锁位置越高,则呕吐出现越早,而末端回肠闭锁生后 2～3 天才出现。呕吐出现后呈进行性加重,吐出量较多。高位肠闭锁的患儿呕吐物为奶块,多含有胆汁,较晚时低位闭锁呕吐物可呈粪便样并带臭味。腹胀是肠闭锁的常见特征,其程度与闭锁的位置和就诊时间有关。闭锁的位置越低、就诊时间越晚,腹胀程度就越重;反之则较轻。高位闭锁的腹胀仅限于上腹部,多不严重,在大量呕吐之后或胃管抽出胃内容后,腹胀可消失或明显减轻。低位闭锁的病例,全腹呈一致性膨胀,进行性加重,大量呕吐或抽出胃内容后,腹胀仍无明显改变,往往可见到扩张的肠袢,出生后无胎粪排出。

肠狭窄临床症状视狭窄的程度而有所不同。少数有显著狭窄的病例,出生后即有完全性肠梗阻的表现,与肠闭锁很难区别。多数为不完全性肠梗阻,可以吃奶,但反复多次呕吐,呕吐物为奶块及胆汁。出生后有胎粪排出,以后也可有大便。腹胀程度视狭窄部位而定,高位狭窄腹胀限于上腹部,低位狭窄则全腹膨胀。少部分患儿表现为慢性不完全性肠梗阻,有时要到生后几个月才得以就诊和确诊。

3.结肠闭锁和狭窄

结肠闭锁以右半结肠多见,主要表现为低位完全性肠梗阻。由于羊水能在小肠内被吸收,故常无羊水过多史。喂奶后逐渐出现腹胀、胆汁性呕吐,有时吐粪汁,无胎粪排出。腹部可见肠型和蠕动波,肛门检查外观正常,但由于闭锁远端结肠和直肠细小,常难插入手指或长段导管。

结肠狭窄症状与狭窄程度有关:狭窄严重者表现类似于结肠闭锁;狭窄程度轻者一般在出生后数周内逐渐出现低位不全性肠梗阻症状。呕吐为间歇性,进食后腹胀加重、呕吐出现,禁食时可无呕吐,腹胀亦减轻;可见肠型、蠕动波,肠鸣音亢进。患儿多有消瘦、营养不良和贫血表现。

四、诊断及鉴别诊断

(1)母亲有羊水过多史者占 15.8％～45％。尤以空肠闭锁多见,羊水量可超过 2000～2500mL。

（2）生后 1～3 天出现呕吐,进行性加重,呕吐物中含胆汁。如低位闭锁,呕吐物可呈粪便样,味臭。

（3）腹胀常见。高位闭锁仅上腹胀;低位闭锁全腹膨胀,进行性加重,常可见扩张肠祥。

（4）生后 24 小时仍无正常胎粪排出,仅排出少量灰白色或青灰色黏液者,注意肠闭锁的可能性。

（5）数日内出现脱水和电解质紊乱,可并发吸入性肺炎和肠穿孔。

（6）肠狭窄多表现为不全性肠梗阻,反复性呕吐,呕吐物含胆汁,生后有少量胎粪排出,腹部可见肠形、肠蠕动波,肠鸣音亢进。

（7）X 线检查腹部立位片中,高位小肠闭锁时可见"三泡征"或上腹部数个液平面;低位小肠闭锁则显示较多扩张肠祥和液平面;侧位片中可见结肠及直肠内无气体。肠闭锁钡灌肠检查显示胎儿型结肠。妊娠晚期宫内肠套叠所致肠闭锁时结肠直径可正常。肠狭窄有时需行钡餐检查以明确狭窄部位。

（8）B 超检查对产前诊断小肠闭锁很有价值。高位空肠闭锁显示从胃延伸至空肠近端有一长形液性区或在胎儿腹腔上部探测到数个扩张的空肠液性区。

五、治疗

肠闭锁和肠狭窄一经明确诊断,即需要手术治疗,手术是唯一能挽救生命的方法。肠闭锁的手术方法很多,不同部位闭锁的治疗方法亦不尽相同。近年来,随着完全肠道外营养的广泛应用,该病的治愈率较过去有明显提高。术前充足准备是保证手术成功必不可少的条件,病情越重,术前准备显得越重要。

1.十二指肠闭锁和狭窄的治疗

十二指肠闭锁或狭窄的病例,可采用十二指肠纵形切口、切除膈膜后横形缝合术或做十二指肠与十二指肠侧-侧菱形吻合术。前者方法简单,效果也不错,但有损伤十二指肠乳头的风险;后者是目前常用的方法,无十二指肠乳头损伤之虞,效果良好。

2.小肠闭锁的治疗

空肠上段膈膜闭锁或狭窄可采用膈膜切除肠管成形术。小肠闭锁以切除近侧膨大的盲端,行肠管端-端吻合术最为理想。手术中应尽量切除近侧膨大的盲端或进行楔状成形,使闭锁肠管近远端口径接近,利于端-端吻合,以免遗留神经肌肉发育异常的肠壁,影响术后肠功能的恢复。同时用注射器向闭锁远端萎陷的肠管内注入气体或生理盐水,使远端肠管膨大、扩张,直至直肠充盈,以扩张肠管和排除远端肠管存在多发性闭锁。远侧盲端须切除 1～2cm,并自系膜对侧缘呈 45°斜形切除,以增大其口径,必要时还可适当剪开系膜对侧的肠壁,使两断端的口径一致。吻合时应用无损伤针做一层间断缝合,不可向内翻入过多,以免发生吻合口狭窄。手术时进行闭锁远端肠管组织活检,以排除肠神经发育异常。有报道,在腹腔镜辅助下进行先天性肠闭锁手术取得较好疗效。

3.结肠闭锁的治疗

结肠闭锁确诊后应立即手术,以免结肠的闭祥梗阻造成结肠张力过高而穿孔。一般需先行闭锁近端结肠造瘘术,3~6个月后再做回-结或结-端斜吻合术。由于存在黏稠的胎粪、大量的细菌和肥厚扩张的肠壁,使结肠闭锁一期吻合术后易于发生梗阻和吻合口瘘。但亦有学者根据临床体会,推荐脾曲近端结肠闭锁采用一期肠吻合术,而脾曲远端结肠闭锁则先行暂时性结肠造瘘术。直肠及远端乙状结肠闭锁的二期手术方法可选用直肠内结肠拖出吻合术(Swenson术)或直肠后结肠拖出吻合术(Duhamel术)。

肠闭锁和肠狭窄术后应将患儿置于保温箱内,保持恒定的温度和湿度。已行小肠和结肠一期吻合术者,术后肠功能一般需要7~10天才能恢复正常,故应保持胃肠减压通畅,给予胃肠外营养支持,同时注射抗生素,以防切口感染。肠管切除过多、剩余小肠过短和肠瘘的患儿,术后应长期采用完全肠道外营养疗法。

第四节　肠套叠

肠套叠是肠管的一部分连同相应的肠系膜套入邻近肠腔内的一种特殊类型的肠梗阻。该病是婴儿时期的一种特有疾病,是最常见的婴幼儿急腹症,居婴幼儿肠梗阻病因的首位。根据病因不同,该病可分为原发性肠套叠与继发性肠套叠;根据年龄的不同,又可分为婴儿肠套叠与儿童肠套叠。

急性肠套叠随着年龄的增长发病率逐渐降低,常见于2岁以下婴幼儿,4~10个月为发病年龄高峰。男孩发病比女孩多2~3倍,健康肥胖儿多见。发病季节与胃肠道病毒感染流行相一致,以春末夏初最为集中。

一、急性肠套叠

(一)发病率

急性肠套叠是婴儿期一种特有疾病,1岁以内多见,占60%~65%,以4~10个月婴儿多见,2岁以后随年龄增长发病逐年减少,5岁患者罕见。男女病例之比为(2~3):1。肠套叠一年四季均有发病,以春末夏初发病率最高,可能与上呼吸道感染及淋巴结病毒感染有关;夏、冬次之,秋季较少见。我国小儿急性肠套叠的发病率较欧美高。

(二)病因

肠套叠的病因尚不清楚,可能与下列因素有关:

1.饮食改变

生后4~10个月,正是添加辅食及增加乳量的时期,也是肠套叠发病高峰期。由于婴儿的肠道不能立即适应所改变食物的刺激,导致肠道功能紊乱,引起肠套叠。

2.回盲部解剖因素

婴儿期回盲部游动性大,回盲瓣过度肥厚,小肠系膜相对较长,新生儿回肠盲肠直径比值为1:1.43,而成人为1:2.5,提示回肠盲肠发育速度不同。90%婴儿回盲瓣呈唇样凸入盲肠,长达1cm以上,加上该区淋巴组织丰富,受炎症或食物刺激后易引起充血、水肿、肥厚,肠蠕动易将回盲瓣向前推移,并牵拉肠管形成套叠。

3.病毒感染

国内有报道肠套叠与肠道内腺病毒、轮状病毒感染有关。

4.肠痉挛及自主神经失调

由于各种食物、炎症、腹泻、细菌或寄生虫毒素等刺激肠道产生痉挛,使肠蠕动功能节律紊乱或逆蠕动而引起肠套叠。也有人提出由于交感神经发育迟缓,自主神经系统活动失调引起套叠。

5.遗传因素

近年报道肠套叠有家族发病史。

(三)病理及分型

肠套叠在纵断面上一般分为三层:外层为肠套叠鞘部或外筒,套入部为内筒和中筒,复套可有五层。肠套叠套入最远处为头部或顶端,肠管从外面套入处为颈部。外筒与中筒各以黏膜面相接触,中筒与内筒各以浆膜面相接触。肠套叠多为顺行性套叠,与肠蠕动方向相一致,肠套叠发生后,套入部随着肠蠕动不断推进,该段肠管及其肠系膜也一并套入鞘内,颈部紧束使之不能自动退出。逆行套叠极少见。由于鞘层肠管持续痉挛,致使套入部肠管发生循环障碍,初期静脉回流受阻,组织充血水肿,静脉扩张,黏膜细胞分泌大量黏液,进入肠腔内,与血液及粪质混合呈果酱样胶冻状排出。进一步发展,导致肠壁水肿、静脉回流障碍加重,使动脉受累,供血不足,最终发生肠壁坏死。中层及鞘部转折处最易坏死,内层发生坏死较晚,外层很少发生坏死。

根据套入部最近端和鞘部最远端肠段部位将肠套叠分为以下类型:

1.小肠型

包括空空型、回回型和空回型。

2.回盲型

以回盲瓣为出发点。

3.回结型

以回肠末端为出发点,阑尾不套入鞘内。此型最多,约占 70%～80%。

4.复杂型或复套型

常见为回回结型,约占肠套叠的 10%～15%。

5.多发型

在肠管不同区域内有分开的两个、三个或更多的肠套叠。

(四)临床表现

小儿肠套叠分为婴儿肠套叠(2 岁以内者)和儿童肠套叠,临床以前者多见。

1.婴儿肠套叠

多为原发性肠套叠,临床特点如下:

(1)阵发性哭闹不安:常见既往健康肥胖的婴儿,突然出现阵发性有规律的哭闹,持续约10～20 分钟,伴有手足乱动、面色苍白、拒食、异常痛苦表现,然后有 5～10 分钟或更长时间的暂时安静,如此反复发作。此种阵发性哭闹与肠蠕动间期相一致,由于肠蠕动将套入肠段向前推进,肠系膜被牵拉,肠套叠鞘部产生强烈收缩而引起的剧烈腹痛,当蠕动波过后,患儿即转为安静。肠套叠晚期合并肠坏死和腹膜炎后,患儿表现萎靡不振,反应低下。一部分患儿体质较弱或并发肠炎、痢疾等疾病时,哭闹不明显,而表现出烦躁不安。

(2)呕吐:呕吐物初为奶汁及乳块或其他食物,以后转为胆汁样物,1～2天后转为带臭味的肠内容物,提示病情严重。

(3)腹部包块:在2次哭闹的间歇期触诊,可在右上腹肝下触及腊肠样、有弹性、稍活动并有轻压痛的包块,右下腹一般有空虚感,肿块可沿结肠移动,有时在横结肠或左侧中下腹触及马蹄形肿块,严重者可在肛门指诊时,在直肠内触到子宫颈样肿物,即为套叠头部。个别病例可见套入部由肛门脱出。临床统计,约80%病例可触及肿块。晚期腹胀重或腹肌紧张时,不易触及肿块。小肠型肠套叠上述症状不典型。

(4)果酱样血便:婴儿肠套叠发生便血者达80%以上。家长往往以便血为首要症状就诊,多在发病后6～12小时排血便,早者发病后3～4小时即可出现,为稀薄黏液或胶冻样果酱色血便,数小时后可重复排出。便血原因是肠套叠时,肠系膜被嵌入在肠壁间,发生血液循环障碍而引起黏膜出血、水肿与肠黏液混合在一起而形成暗紫色胶冻样液体。

(5)黏液血便:肛门指诊有重要临床价值。有些来诊较早患儿,虽无血便排出,但通过肛门指诊可发现直肠内有黏液血便,对诊断肠套叠极有价值。

(6)全身状况:依就诊早晚而异,早期除面色苍白、烦躁不安外,营养状况良好。晚期患儿可有脱水、电解质紊乱、精神萎靡不振、嗜睡、反应迟钝表现。发生肠坏死时,则有腹膜炎表现,可出现中毒性休克等症状。

2.儿童肠套叠

儿童肠套叠临床症状与婴儿肠套叠相比较,症状不典型。起病较为缓慢,多表现为不完全性肠梗阻,肠坏死发生时间相对比较晚。患儿也有阵发性腹痛,但发作间歇期较婴儿为长,呕吐较少见。据统计,儿童肠套叠发生便血者只有40%左右,而且便血往往在套叠后几天才出现,或者仅在肛门指诊时指套上有少许血迹。儿童较合作时,腹部查体多能触及腊肠型包块。儿童肠套叠很少有严重脱水及休克表现。

(五)诊断

当患儿具备阵发性哭闹不安、呕吐、果酱样血便及腹部触到腊肠样包块时,即可确定诊断。但临床约有10%～15%病例,来院就诊时缺乏肠套叠的典型表现或只有其中1～2个症状,此时应仔细检查腹部是否可触及肿块,右下腹有无空虚感,肛门指诊时观察指套上是否有果酱样黏液便,以便进一步确诊。必要时做腹部超声等辅助检查,协助诊断。

(六)辅助检查

1.腹部超声

腹部超声为该病首选检查方法,可以通过肠套叠的特征性影像协助临床确定诊断,并可通过监测水压灌肠复位肠套叠的全过程完成治疗。在肠套叠横断面上显示为"同心圆"或"靶环"征,纵切面上,呈"套筒"征。

2.空气灌肠

在空气灌肠前先做腹部正侧位全面透视检查,观察肠内充气及分布情况。注气后可见在套叠顶端有致密软组织肿块呈半圆形,向结肠内突出,气栓前端形成明显杯口影,有时可见部分气体进入鞘部形成不同程度钳状阴影。诊断的同时可进行灌肠复位治疗。

3.腹部 CT 和放射性核素消化道扫描检查

该检查对临床怀疑继发性肠套叠患儿有一定参考价值,如消化道重复畸形和梅克尔憩室。

(七)鉴别诊断

小儿肠套叠临床症状和体征不典型时,注意与下列疾病鉴别。

1.细菌性痢疾(菌痢)

鉴别要点:菌痢多见于夏季,常有不洁饮食史;早期即可出现高热,体温达 39℃或更高;黏液脓血便伴里急后重,大便常规见到大量脓细胞,如细菌培养阳性,即可确诊;腹部触不到腊肠样包块;B 超见不到肠套叠的典型影像。但偶尔菌痢腹泻时,因肠蠕动紊乱,可引起肠套叠。

2.急性坏死性小肠炎

鉴别要点:该病以腹泻为主,大便呈洗肉水样或红色果酱样,有特殊腥臭气味;高热,呕吐频繁,明显腹胀,严重者吐咖啡样物;全身情况较肠套叠恶化得快,严重脱水,皮肤花纹和昏迷等休克症状。

3.过敏性紫癜

鉴别要点:腹型紫癜患儿有阵发性腹痛及呕吐,有腹泻或便血,呈暗红色,有时因肠管水肿出血而增厚,可在右下腹触及肿块。注意患儿是否有双下肢出血性皮疹、膝关节和踝关节肿痛等,部分病例可有血尿。有报道 25%腹型紫癜可伴发肠套叠,此时应做 B 超或空气灌肠检查协助诊断。

4.梅克尔憩室出血

鉴别要点:梅克尔憩室溃疡出血系突然发生,便血量往往很多,严重者可出现休克;出血时并无腹痛或仅有轻微腹痛。但梅克尔憩室也可引发肠套叠,与原发性肠套叠很难鉴别,多在手术中发现。

5.蛔虫性肠梗阻

鉴别要点:该病多见于幼儿及儿童,表现为阵发性腹疼,可有吐、便蛔虫史;腹部包块多在脐周呈条索状或面粉团样,压之可变形;临床很少有便血;患儿在发病前多有驱虫不当史;腹部超声显示肠腔内蛔虫影像。

6.直肠脱垂

少数晚期肠套叠,其套入部可由肛门脱出。鉴别要点:直肠脱垂时,可见肠黏膜一直延续到肛门周围的皮肤,而肠套叠时,在肛门口与脱出肠管之间有一条沟,手指通过此沟可伸入直肠内;直肠脱垂无急腹症症状,多发生在用力排便和增加腹压时。

(八)治疗

小儿急性肠套叠分非手术疗法和手术疗法两种。在非手术疗法中有空气灌肠、钡灌肠和B 超下水压灌肠复位疗法,其中空气灌肠复位已被长期应用。近十余年来,B 超监测下水压灌肠复位也收到良好效果。三种复位方法的适应证和禁忌证基本一致。

1.非手术疗法

(1)适应证与禁忌证

适应证:病程不超过 48 小时,全身情况良好,无明显脱水及电解质紊乱,无明显腹胀和腹膜炎表现者,均可采用上述三种灌肠复位方法中的任一种。复位压力一般控制在 60～100mmHg,3 个月以下婴儿肠套叠和诊断性灌肠压力一般不超过 80mmHg。

禁忌证:①病程超过 2 天以上,全身情况显著不良者,如严重脱水、精神萎靡、高热或休克等症状者;②高度腹胀,腹部有明显压痛,肌紧张,疑有腹膜炎时;③反复套叠,高度怀疑或已确诊为继发性肠套叠;④小肠型肠套叠;⑤3 个月以下婴儿肠套叠。

(2)B 超监视下水压灌肠复位肠套叠:腹部 B 超观察到肠套叠影像后,可在实时监视下水压灌肠复位,随着注水量增加和肠腔内压力的升高,可见肠套叠"同心圆"或"靶环"状块影逐渐向回盲部退缩,形如"半岛征",随着复位的进展,"半岛"由大变小,最后通过回盲瓣突然消失。在此瞬间,结肠内液体急速通过回盲瓣充盈回肠,截面呈蜂窝状改变,水肿的回盲瓣呈"蟹爪样"运动,同时注水阻力消失,压力下降,证明肠套叠已复位。国内复位成功率为 95.5%,结肠穿孔率为 0.17%。

(3)空气灌肠复位肠套叠:采用自动控制压力的结肠注气机,肛门插入 Foley 管,此法是由小儿外科与放射线科医师密切合作完成。肛门注入气体后即见肠套叠肿块各种影像,逐渐向盲肠退缩,直至完全消失,此时可闻及气过水声,腹部中央突然膨隆,可见网状或圆形充气回肠,说明肠套叠已复位。空气灌肠复位率可达 95% 以上。

(4)钡剂灌肠复位:最早复位肠套叠的灌肠疗法;目前国内已较少应用。

灌肠证实肠套叠已完全复位后,还要做如下观察:①拔出气囊肛管后排出大量带有臭味的黏液血便和黄色粪水;②患儿很快入睡,无阵发哭闹及呕吐;③腹部平软,已触不到原有肿块;④口服活性炭 0.5～1g,6～8 小时由肛门排出黑色炭末。

(5)灌肠复位并发症

严重并发症为结肠穿孔:①B 超下水压灌肠复位过程中,结肠内充盈液体突然消失,腹腔内出现较多液体,肠管呈漂浮状,此时应考虑有肠穿孔,立即拔出肛管,迅速排出肠腔内盐水,腹穿抽出腹水。②空气灌肠肠穿孔时,透视下出现腹腔"闪光"现象,即空气突然充满整个腹腔,立位见膈下游离气体;拔出肛管无气体自肛门排出;患儿呼吸困难,心跳加快,面色苍白,病情突然恶化。应立即用消毒针在剑突和脐中间刺入排出腹腔内气体。③钡剂灌肠结肠穿孔时,透视下钡剂突然弥散到腹腔,应立即停止钡剂灌肠。因钡剂和肠内容物污染腹腔易形成化学性和细菌性腹膜炎,感染较重。对以上各种灌肠复位所致肠穿孔,均需迅速做好术前准备。

2.手术疗法

(1)手术适应证:①非手术疗法禁忌证的病例;②应用非手术疗法复位失败的病例;③小肠套叠;④继发性肠套叠。

(2)肠套叠手术复位术:

手术前应纠正脱水和电解质紊乱,禁食水以进行胃肠减压,必要时采用退热、吸氧、备血等措施。麻醉多采用全麻气管插管。

较小婴儿可采用上腹部横切口,其他采用右侧经腹直肌切口。若经过灌肠已知肠套叠达到回盲部,也可采用麦氏切口。

开腹后显露肠套叠包块,检查有无肠坏死。如无肠坏死,用压挤法沿结肠框进行肠套叠整复,术者用两手拇、食指握住套叠远端即套头部,向近端轻柔推挤,耐心缓慢地进行挤压复位,当复位到达回盲部时,复位阻力增大,鞘部张力增高,切忌在近端拖拽套入部,以免发生肠破裂。如复位困难时,可用温盐水纱布热敷后,再作复位。肠套叠复位后要仔细检查肠管有无坏死,肠壁有无破裂,肠管本身有无器质性病变,阑尾是否有充血水肿及坏死。如无上述征象,将肠管纳入腹腔,按层缝合腹壁。对不能复位及肠坏死的病例,应行坏死肠段切除吻合术。

二、慢性肠套叠

慢性肠套叠是指病程延续在 2 周以上至几个月之久的病例,一般多发于年长儿及成人。慢性肠套叠多为肠道存在器质性病变而引起的继发性套叠,在国内发生率占小儿肠套叠的0.8%。肠管器质病变常见有肠息肉、憩室、重复畸形、紫癜血肿、肿瘤及结核等。肠蛔虫病和肠炎也可因蛔虫毒素或感染而诱发慢性肠套叠。

(一)病理

年长儿发生回结肠型肠套叠时,回肠套入结肠内,由于结肠肠腔较大,因而使回肠肠腔仍可保持部分通畅,尽管肠壁有水肿,在相当长的时间内无严重的血循环障碍,很少有肠坏死。个别慢性肠套叠可以自动复位,但以后可反复套叠。

(二)临床表现

发作期有腹痛,为较轻的隐痛或间歇时间不定的绞痛。少数病例在绞痛时伴呕吐。患儿在患病期间仍能进食及正常排便,少数病例仅有少量黏液血便。一般无腹胀,在结肠框部位可触到腊肠型肿块,当腹绞痛发作时,常感到肿块变硬。不同时间检查,肿块位置可能有移动。

(三)诊断

临床上不易早期诊断。当患儿有阵发性腹痛和黏液血便时,应怀疑本病,可行 B 超或 X线钡灌肠等辅助检查,如见到典型肠套叠影像,即可确定诊断。怀疑有器质性病变者,可行CT、放射性核素消化道扫描(ECT)等。

(四)治疗

慢性肠套叠往往有器质性病变,确诊后均应手术治疗。有器质性病变者,常需行肠切除吻合术;无器质性病变者,手术整复即可。

第五节　阑尾炎

阑尾炎为小儿常见急腹症,随着年龄增长而发病率逐渐增高,6～12 岁达到发病高峰,5 岁以下的发病率相对减少。3 岁以下特别是 1 岁以内的小儿阑尾炎很少见,但误诊率高,穿孔率可达 40%。

阑尾是位于盲肠后下端的细长管状器官,于胚胎第 8 周出现。小儿阑尾长约 4～8cm,直径约 0.3～0.5cm。

阑尾的位置随着盲肠的位置变化而变化,绝大多数位于右下腹部。个别患儿盲肠游离或伴肠旋转不良使盲肠位置发生变异,阑尾可移位到肝下或中腹。阑尾动脉为回结肠动脉终末分支,与其他盲肠血管无交通支,血管纤细,遇有血液循环障碍容易产生血栓,引起阑尾坏死。偶有穿孔性阑尾炎的感染经回结肠静脉和肠系膜静脉扩散到门静脉系统,引起门静脉炎或肝脓肿。婴幼儿期阑尾腔呈漏斗状,基底较宽,阑尾腔不易梗阻和感染,可能是婴幼儿阑尾炎发生较少的原因之一;儿童期阑尾渐呈管状,粪石堵塞不易排出。儿童的阑尾壁较成人薄,并有丰富的淋巴滤泡,发生炎症容易穿孔。婴幼儿的大网膜短而薄,阑尾发炎后,不易包裹局限,而扩散到整个腹腔,形成全腹膜炎。

一、急性阑尾炎

(一)病因

本病的病因为综合性,常见为:①阑尾腔梗阻。儿童阑尾腔为一细长的盲管,管腔狭窄,加之阑尾系膜较短,容易发生粪石梗阻及阑尾扭转,导致阑尾腔压力升高,继发阑尾壁血液循环障碍,局部组织坏死,细菌快速繁殖,黏膜破溃导致阑尾炎。②细菌感染。病原菌常见为厌氧菌、大肠杆菌变形杆菌、链球菌及绿脓杆菌等,细菌一旦侵入阑尾黏膜,由于阑尾腔引流不畅,迅速使炎症扩散而发生急性阑尾炎。

(二)病理

根据炎症的不同阶段和类型,急性阑尾炎一般分为以下三种类型:

1.单纯性或卡他性阑尾炎

阑尾充血水肿,阑尾壁有中性多核白细胞浸润及嗜酸性粒细胞浸润,并有淋巴细胞增生,黏膜可见小溃疡,阑尾周围有少量浆液性渗出。

2.化脓性阑尾炎

阑尾高度肿胀、充血或出血,腔内积脓,表面有纤维素苔附着,镜下见阑尾壁各层均有大量炎性细胞浸润,阑尾周围有脓性渗出,可发生阑尾穿孔或形成阑尾周围脓肿。

3.坏疽性阑尾炎

由于阑尾壁发生的血液循环障碍,导致阑尾发生局限性或广泛性的坏死;阑尾呈暗紫色或黑色,周围渗出不多,有臭味,常合并穿孔。

化脓性阑尾炎及坏疽性阑尾炎合并穿孔后形成弥散性腹膜炎,甚至可以引起中毒性休克。

(三)临床表现

1.腹痛

腹痛为小儿急性阑尾炎的主要症状,开始是脐周和上腹部痛,数小时后转移至右下腹部。疼痛为持续性,如为梗阻性阑尾炎,则伴有阵发性绞痛;阑尾穿孔引起弥散性腹膜炎后,则全腹有持续性痛。为减轻腹痛,小儿喜屈膝倦卧于右侧。

2.胃肠道症状

患儿可有食欲缺乏,于发病初期有恶心、呕吐,呕吐次数不多。患儿常有便秘,如并发腹膜炎或盆腔脓肿时,可有多次稀便。

3.体温与脉搏

一般患儿早期体温略上升,随病情发展,可很快上升到 38～39℃,年龄越小体温变化越快,脉搏加快与体温成正比。

4.右下腹固定压痛

早期没有腹肌紧张,待炎症波及腹膜后就出现局限性腹肌紧张,中毒症状多较严重,可有精神不好、高热、脱水、腹胀,全腹压痛紧张,但一般仍以右下腹为重。

(四)诊断及鉴别诊断

1.诊断

(1)主要靠病史和体格检查。凡小儿有急性腹痛伴有恶心、呕吐,持续 6 小时以上,腹部有压痛及叩击痛,甚至影响行走活动,均应考虑急性阑尾炎的可能。

(2)腹部检查,右下腹有局限性压痛,表现为固定的位置、固定的范围和固定的压痛。多数患儿可有反跳痛或叩击痛。

(3)对小儿腹痛性质、部位陈述不清,体格检查时应反复多次才能确诊。婴幼儿患者常喜欢固定于一体位,当按到阑尾部位时哭闹加剧。对不配合者使用适量镇静剂,使其进入浅睡眠状态,以便于检查。

(4)疑有腹膜炎时,可在局部麻醉下行腹腔穿刺,抽出渗液为脓性或冲洗液中白细胞满视野时即可诊断。

(5)血白细胞计数可显著增高,早期多在$(15\sim20)\times10^9$ 个/升;中性多形核粒细胞可高达$80\%\sim90\%$。少数有严重休克或中毒症状的患儿白细胞计数可正常或偏低,提示免疫能力低下。

(6)腹部 B 超可提示肿大的阑尾。

(7)腹部 X 光平片在排除其他急腹症,如肠梗阻、消化道穿孔时有意义。而 CT 及 MRI 检查多不必要。

2.鉴别诊断

与急性阑尾炎相鉴别的疾病如下:

(1)急性肠系膜淋巴结炎:多与上呼吸道感染同时存在,反应性炎症的淋巴结累及回盲部时易与阑尾炎相混淆。与阑尾炎不同的是,本病可有较高的体温,胃肠道症状不明显,右下腹压痛体征较轻,且不固定,白细胞计数略有增高或正常,卧床休息数小时后可缓解。

(2)急性胃肠炎:患者有不洁饮食史,开始即有腹泻及剧烈呕吐,体温可增高,腹部疼痛及压痛常不固定,腹胀较明显,排泄物中镜检有白细胞及脓球。

(3)梅克尔憩室:梅克尔憩室位置靠近阑尾,但更接近脐部。临床表现与阑尾炎相似,如体征重,特别是有腹膜刺激症状时不易与阑尾炎相鉴别,有手术适应证时应及时手术。如术中检查阑尾炎症不明显时,应继续探查小肠 100cm 以内寻找梅克尔憩室,如已发炎应予以切除。

(4)卵巢囊肿扭转:右侧的卵巢囊肿蒂扭转时可引起急性右下腹痛,卵巢扭转后局部缺血、血性渗出,可以有压痛及反跳痛甚至肌紧张,不易与急性阑尾炎相鉴别。但本症不发热,白细胞计数增加不明显,可疑病例做腹部直肠双合诊可触及包块,在右下腹做腹腔穿刺可吸出血性渗液,有助于诊断。

(5)原发性腹膜炎:发病急剧,常突发高热,剧烈全腹疼痛、腹肌紧张、弥散性压痛、反跳痛及肌紧张,白细胞计数在 $20×10^9$ 个/升以上,腹腔穿刺可吸出米汤样稀薄脓液,涂片为革兰氏阳性球菌。

(五)治疗

小儿阑尾炎不论何种类型,均应早期行手术治疗。有下列情况可试行非手术治疗:病程超过3天甚至更长,右下腹已有炎性包块,有阑尾脓肿形成者。在非手术治疗过程中,密切观察病情的发展,如体温持续升高,感染中毒症状日趋严重,局部炎性包块不断扩大或软化,腹膜炎体征明显,须迅速中转手术。如遇到诊断困难,但不能排除阑尾炎或其他急腹症的病例,也应开腹探查。

1.非手术治疗

(1)抗生素:目前已经知道阑尾炎60%以上为需氧菌与厌氧菌混合感染,首选药物为针对革兰氏阴性杆菌及阳性球菌的广谱抗生素加甲硝唑,遵循联合、足量、有效的原则,以抑制需氧菌及厌氧菌的生长。同时应禁食、输液,纠正脱水和电解质紊乱。

(2)局部疗法:如果局部已有脓肿形成,可用清热解毒中药外敷,并配合理疗等。

2.手术治疗

(1)术前准备:尽快手术,术前0.5~2小时给予有效抗生素。术前已经进食的患儿,留置胃管。阑尾穿孔、全腹膜炎伴有较重的中毒症状者,手术同时需补液,纠正脱水和电解质紊乱。

(2)麻醉:婴幼儿可采用全身麻醉。年长儿可用基础麻醉加连续硬脊膜外腔阻滞麻醉,阑尾穿孔、全腹膜炎患儿以全身麻醉为安全。

(3)阑尾切除术:首选右下腹部麦氏切口,适用于诊断明确、无严重并发症的患儿,在脐与髂前上棘连线的中外1/3的交点上,与腹外斜肌方向平行。对诊断尚不确定或阑尾已穿孔形成全腹膜炎时,可采用右侧经腹直肌探查切口。盲肠若无粘连宜移出腹壁,然后沿结肠带寻找阑尾,阑尾系膜应缜密缝扎,防止滑脱后出血。阑尾切除后的残端,一般埋藏在荷包缝合中,不使其在腹腔暴露。盲肠有水肿、充血或炎性浸润时浆膜脆弱,缝合荷包易引起撕裂,不宜勉强牵拉损伤肠壁,否则术后容易并发肠瘘,不如用阑尾系膜覆盖残端。

如阑尾位于盲肠后位或粘连较重分离困难及黏膜过短时,可先离断阑尾根部施行逆行切除阑尾。

放置腹腔引流指征:①阑尾穿孔后腹腔有大量脓性渗出液,特别是脓液稠厚带有粪臭味者;②阑尾脓肿切开后阑尾根部炎症严重,阑尾不能切除或根部无法得到良好处理,术后可能产生残端溃破发生肠瘘者;③阑尾与周围组织紧密粘连,分离时广泛渗血可能引起血肿者。

(4)阑尾周围脓肿切开引流术:根据脓肿位置,切开入路分为腹膜外和腹膜内两种,原则上以肿块隆起明显部位切开。原则上做单纯切开引流,脓肿周围组织不作广泛分离,以免损伤正常肠壁。原则上待阑尾脓肿治愈后3~6个月,再行阑尾切除术。

(5)腹腔镜下行阑尾切除术:近年来,腹腔镜下阑尾切除术获得开展,主要有2种方法。

①经脐单孔腹腔镜阑尾切除:由于小儿盲肠移动度较大,可采用经脐单孔腹腔镜阑尾切除,手术后不遗留切口,符合微创、美容的需求。首先在脐部做1.0cm切口,可在直视下插入Trocar,造成人工气腹后,插入腹腔镜,探查腹腔,经操作通道插入阑尾抓钳,牵起阑尾尖端,提到脐孔下,拔出腹腔镜同时,将阑尾经脐部创口提到腹腔外,常规切除阑尾。

②常规腹腔镜阑尾切除:脐部操作同上,制造气腹后,在左右下腹各做小切口放置5mm或3mmTrocar,右侧孔放置阑尾抓钳,左下腹置操作器械,用阑尾抓钳牵起阑尾,置入钛夹钳,在阑尾系膜上放置钛夹后用电凝剪刀切断,分离达阑尾系膜根部置钛夹或置线结扎后远端0.3cm处剪断,残端电凝,从10cm的Trocar内取出阑尾。目前腹腔镜技术和止血设备发展迅速,阑尾系膜可用超声刀等直接切断,不需结扎。

腹腔镜技术对异位阑尾炎意义更大,可以很方便地探查整个腹腔,并且可以发现阑尾炎以外的病变。

(6)术中注意事项:①寻找阑尾沿着结肠带找到回盲肠的交界处,阑尾即在其外下方。盲肠后位阑尾炎,有时与周围粘连紧密,可用手指沿着阑尾的方向行钝性分离,以免损伤盲肠壁造成粪瘘。②为防止阑尾破裂或腹腔及切口感染,对阑尾位置较深或粘连较重者切口一定要够大,充分暴露术野。③结扎阑尾系膜时一定要准确、可靠,阑尾动脉行双重或贯穿缝合结扎。④术中如阑尾正常,腹膜也无炎性改变,应想到其他病变可能,如局限性肠炎、梅克尔憩室炎,需探查距回盲部100cm范围内的回肠。

二、慢性阑尾炎

慢性阑尾炎多发生在7岁以上的年长儿,被认为是急性阑尾炎消退后遗留下来的病变,发病率约占阑尾炎患儿的1.28%。

(一)病因和病理

急性阑尾炎经非手术治疗后或自行愈合后,阑尾的急性炎症虽然已消退,但可能遗留一些病变,如阑尾壁的纤维组织增生形成瘢痕、阑尾管腔部分狭窄与闭合、阑尾周围粘连形成等。这些改变可以妨碍炎症完全消失,使急性炎症转为慢性,或是轻度的急性炎症多次复发;也可能由于瘢痕组织使阑尾运动功能发生紊乱,或压迫阑尾壁而远端黏膜仍有分泌功能,黏液可以积存于阑尾腔内逐渐使管腔扩大,形成阑尾黏液囊肿。

除上述情况外,阑尾腔内的粪石、异物、寄生虫或虫卵,阑尾过长导致排空功能障碍等,阑尾的先天性粘连、淋巴组织增生等,都可以因管腔狭窄、机械刺激或慢性炎症而引起慢性阑尾炎症状的反复发作。

阑尾壁有纤维化改变,管腔呈部分或完全梗阻,黏膜可见陈旧性溃疡及瘢痕,并有慢性炎性细胞浸润。

(二)临床表现

1.右下腹痛

右下腹慢性腹痛,经常出现,位置固定,是由阑尾病变直接所致,常因剧烈活动、过久行走及饮食不佳而诱发急性发作。

2.胃肠道功能障碍症状

部分患儿可引起上腹部不适、恶心、反酸等,轻度的腹胀和便秘或排便次数增加等症状,可能为反射性结肠运动功能紊乱引起。

3.体征

慢性阑尾炎最重要的体征是右下腹局限性压痛,无反跳痛及肌紧张。

（三）诊断

如有典型的急性阑尾炎发作病史，以后有持续性或复发性右下腹痛，无其他阳性体征，则慢性阑尾炎的可能性很大。

X线检查慢性阑尾炎腹部，X线平片多无特征性表现。胃肠钡剂造影对慢性阑尾炎的诊断有重要意义，其表现有：①用手直接压迫显影的阑尾有疼痛感；②阑尾显影粗细不均，外形粗糙、僵硬变形；③阑尾呈扭曲状，位置固定，移动受限；④阑尾梗阻部分或全部不显影；⑤阑尾有钙化。腹腔镜检查对慢性阑尾炎的诊断有一定的帮助并能同时切除阑尾。

（四）鉴别诊断

需与一些引起慢性腹痛的疾病相鉴别，如肠痉挛、肠蛔虫症、肠粘连、习惯性便秘、肠结核、肠系膜淋巴结核、慢性结肠炎等。临床上必须全面检查，完全排除其他引起右下腹部疼痛的疾病，不能轻易做出慢性阑尾炎的诊断。

（五）治疗

临床上有足够的依据诊断慢性阑尾炎后需行手术切除阑尾。如术中发现阑尾外观正常，并与临床症状不相符时，还需探查其他脏器以明确诊断。慢性阑尾炎一般粘连较重，手术中操作要仔细。

第六节 胆道闭锁

一、病因

胆道闭锁的病因相当复杂，至今仍不清楚。目前的观点认为，胆道闭锁是新生儿肝胆系统受胚胎期和围生期多种因素影响所致，比较公认的是由病毒（巨细胞病毒、轮状病毒）所激发，造成机体细胞免疫紊乱（以T细胞免疫为主），随之带来围生期胆道上皮的一系列病理改变，诸如肝脏纤维化、胆管上皮凋亡、细胞内胆汁淤积。

1.病毒感染

英国病理学家 Landing 提出胆道闭锁、新生儿肝炎、胆总管囊肿可能是由同一损伤因素攻击肝胆系统的不同部位造成的结果。最近人们的注意力主要在5种病毒（巨细胞病毒、呼肠病毒、轮状病毒、人类乳头瘤病毒和反转录病毒）上。近年，Szavay PO 建立了呼肠病毒、轮状病毒经腹腔注射感染孕鼠导致新生鼠发生胆道闭锁的动物模型，进一步提示胆道闭锁可能与宫内的某种病毒感染有关。

2.免疫或自身免疫损伤

最新的研究进一步表明，胆道闭锁是一类病毒诱导的自身免疫性疾病，机体在致病因素的作用下对胆道特异性抗原产生了自身免疫损伤。这个过程包括遗传易感性、发育异常、病毒感染或异常的免疫反应等错综复杂的相互作用。胆道闭锁可能是一个"多次打击"的病理过程。在此过程中，病毒或毒性因素对胆管上皮的初始损伤作用，导致胆管上皮表面新的抗原表达或抗原变异,在适宜的基因决定的免疫环境下,激活 Th1 反应,引起胆管上皮进一步损伤;由病毒抗原激活的特异性 T 细胞通过 γ-干扰素(INF-γ)刺激巨噬细胞释放氧化亚氮、氧代谢物质和肿瘤坏死因子(TNF),通过凋亡或坏死途径导致上皮损伤,由此再释放隐蔽抗原或新抗原导致免疫瀑布的持续激活,并最终导致肝外胆管的纤维化和梗阻。

3.其他

肝动脉异常或缺血可能导致胆道的狭窄或闭塞;部分的胆道闭锁伴发内脏的位置异常(如多脾综合征),提示这些病例的病因可能与胆道形成异常有关;胆汁中的毒性物质或炎症因子可能会通过损伤的胆管上皮层作用于肝外胆道,导致胆道继发性炎症硬化,这亦可能是除胆道闭锁初始损伤因素之外的另一重要病因。

二、病理

胆道闭锁的病理改变表现为肝门附近的胆道系统狭窄、闭锁或缺如,胆囊亦纤维化、空瘪或有少许无色或白色黏液。组织学检查示肝外胆管存在不同阶段的炎症过程,大多呈瘢痕结节样慢性炎症,形成一三角形的纤维索。纤维索位于肝门部的横断面上尚可见一些不规则的胆管结构,与肝内胆管相通,这些胆管结构即为 Kasai 手术的解剖基础。

肝内病变是进行性的,早期的肝组织内肝小叶结构欠清,但肝细胞改变不明显,仅部分见再生结节;门脉区水肿、纤维化,伴肝内胆管炎症及胆汁淤积;单核细胞包括淋巴细胞和巨噬细胞浸润集中在门脉区。所以早期胆道闭锁,肝组织病理改变主要是肝内门脉区的胆管炎症及纤维化形成;而婴儿胆汁淤积病例,肝细胞病变相对明显,较少见胆管反应,存在一定程度炎症和纤维化,但主要在肝小叶内而非肝小叶外。肝内的这种病理改变对于两种疾病的鉴别诊断具有一定价值。晚期病例肝脏有显著的胆汁性硬化,肝的体积增大 1～2 倍,质地坚实,呈暗绿色,表面有结节。

胆道闭锁按胆管受累而闭塞的范围可分为 3 个基本型:

Ⅰ 型为胆总管闭锁,约占 5%～10%,肝管未闭锁,胆总管部分或全部缺如。此型可以进行胆肠吻合,以往被称为"可治型"。Ⅱ 型为肝管闭锁,此型中少数病例闭锁部位在肝管,而胆囊及胆总管存在,并连接十二指肠,称为胆总管未闭锁型胆道闭锁。Ⅲ 型为肝门部闭锁,此型和 Ⅱ 型胆道闭锁占 85% 以上,以往由于无法进行胆道肠管吻合而被称为"不可矫治型"。

三、临床表现

胆道闭锁的典型病例婴儿为足月产,在生后 1～2 周时往往被家长和医生视作正常婴儿,大多数并无异常,粪便色泽正常,黄疸一般在生后 2～3 周逐渐显露,有些病例的黄疸出现于生后最初几天,当时被认为是生理性黄疸;粪便变成棕黄、淡黄、米色,以后成为无胆汁的陶土样灰白色。但在病程较晚期时,粪便偶可略现淡黄色,这是因为胆色素在血液和其他器官内浓度增高,而少量胆色素经肠黏膜进入肠腔掺入粪便所致。尿的颜色随着黄疸的加重而变深如红茶,将尿布染成黄色;黄疸出现后,通常既不消退,且日益加深,皮肤变成金黄色甚至褐色,黏膜、巩膜亦显著发黄,至晚期甚至泪液及唾液也呈黄色;皮肤可因瘙痒而有抓痕;腹部异常膨隆,肝脏肿大显著,尤其肝右叶,边缘可超过脐平线达右髂窝,患儿年龄越大(4个月或更大者),肝脏也愈大,其边缘非常清晰,扣诊时肝质地坚硬;腹壁静脉显露。部分病例脾脏亦有肿大。极晚期病例,腹腔内可有一定量的腹水,以致叩诊有移动性浊音,说明胆汁性肝硬化已很严重。

在疾病初期,婴儿全身情况尚属良好,但有不同程度的营养不良,身长和体重不足,偶尔小儿精神倦怠,动作及反应较健康婴儿为迟钝。病程达4~5个月者,外表虽可能尚好,但体格发育已开始变慢,精神萎靡。由于血清中凝血酶原减少的结果,有些病例已表现出血倾向、皮肤淤斑、鼻出血等。疾病后期可出现各种脂溶性维生素缺乏,维生素D缺乏可伴发佝偻病串珠和阔大的骨骺。由于血流动力学状况的改变,部分动静脉短路和周围血管阻力降低,在心前区和肺野可听到高排心脏杂音。未治的胆道闭锁患儿大多数在1岁左右因肝硬化、门脉高压,发生肝性脑病而死亡。

四、诊断及鉴别诊断

胆道闭锁主要症状是持续性黄疸或黄疸虽经治疗可暂时或一过性减轻,但从无完全消退。其他症状包括:排浅黄色、灰白色或白陶土色大便,小便色黄或为浓茶色,肝脏增大可变硬,脾脏亦可增大;晚期出现全身腹壁静脉怒张、腹水及严重凝血机制障碍。

需与胆道闭锁鉴别的婴儿黄疸常见疾病有新生儿溶血症、母乳性黄疸、败血症黄疸、婴儿巨细胞肝炎(又称新生儿肝炎)和先天性胆管扩张症,某些遗传性代谢性疾病也会出现类似梗阻性黄疸的表现。目前随着肠外营养的普遍应用,越来越多的低体重儿、早产儿及行肠外营养的婴儿出现胆汁淤积,其临床表现也与胆道闭锁极其相似,需进行鉴别。其他原因如肿瘤等则罕见。目前对梗阻性黄疸鉴别诊断的方法有多种,但尚无一种方法是特异及可靠的。

为及时对胆道闭锁进行诊断,应早期对黄疸的新生儿进行筛查。大便比色卡是新生儿早期筛查的一种有效而便捷的方法,其敏感度和特异性较高。通过对出现黄疸的新生儿的粪便进行比色,早期认识患儿的粪便颜色有异常,可提高认识胆道闭锁的警惕性,并能及时对这部分患儿进行鉴别诊断。

对于足月产儿出生后2周、早产儿出生后3周仍有黄疸、大便颜色偏浅、尿色加深的新生儿需要监测肝功能,并可检查血总胆红素、直接胆红素、谷丙转氨酶、谷草转氨酶、碱性磷酸酶、r-谷氨酰转肽酶。胆道闭锁表现为以直接胆红素增高为主,占总胆红素水平的50%~80%,血胆汁酸升高,转氨酶正常或轻度增高和明显的r-谷氨酰转肽酶增高。尿检查常规含大量胆红素,但无尿胆原和粪胆素。大便常规检查可见脂肪球。

胆道闭锁早期诊断的检查方法包括:

1.B超检查

直至目前为止,B型超声显像仍是临床常规检查项目之一,可在基层医疗单位进行。B超对肝门处的胆总管闭锁伴有肝管囊性扩张诊断价值较高,对绝大多数Ⅲ型肝门部闭塞的诊断有帮助,但有难度。胆道闭锁的B超检查,因胆囊空瘪或发育不良,检查结果多数为未发现胆囊或胆囊发育不良;还可通过观察进食前后胆囊的收缩情况,计算进食后胆囊缩小超过50%,

可排除胆道闭锁。进食前后胆囊的收缩率计算方法为：分别在进食前、中、后半小时，测定胆囊长径和前后径，以其最大长径和前后径乘积作为胆囊面积，测算胆囊收缩率。胆囊收缩率＝（最大胆囊面积－最小胆囊面积）/最大胆囊面积×100%。

胆道闭锁患儿肝门有一纤维结缔组织块，略呈三角形，为条索状高回声。胆道闭锁患儿多可在肝门部见纤维块，对诊断特异性很高。通过观察胆囊的情况以及胆囊进食前后的变化，特别是观察有无肝门纤维块，能较早期地做出正确诊断。B超检查的优点在于无创伤性、可重复进行，在当前我国绝大多数的医疗单位都具有这一设施，可普遍采用B超进行鉴别诊断。但患儿年龄小，有时不易观察到肝门纤维块，个别胆道闭锁患儿可无肝门纤维块。

2.放射性核素肝胆显像

利用肝细胞具有排泄功能，静脉注射^{99m}锝标记的亚氨基二乙酸（IDA，亦称 Tc-IDA），^{99m}Tc-IDA 类化合物与肝细胞膜上的阴离子结合膜载体结合，进入肝细胞内，再与细胞内的受体蛋白结合，分泌入毛细胆管，最后经胆道系统进入肠道。正常情况下注射化合物 10 分钟后，肝外胆管和肠道相继显影。出现胆道阻塞时，可经肾异途径排出。先天性胆管扩张症，扩张的胆管内有放射性物质浓聚，4~6 小时后显影更清晰。婴儿肝炎的患儿，心、肾影较浓，且消退较迟，而肠道显影较晚。当梗阻较重时亦会表现为肠道 24 小时仍不显影，此时可误诊为胆道闭锁。胆道闭锁患儿由于显像剂不能经胆道系统排至肠内，因此表现为胆囊和肠道无放射性物质，24 小时仍不见肠道显影。虽然放射性核素肝胆显像对胆道闭锁的诊断敏感度较高，但有时会把婴儿肝炎误诊为胆道闭锁，其主要原因是胆红素水平过高、肝细胞受损影响吸收以及胆道正处于完全梗阻时期。为减少婴儿肝炎的误诊，应让患者于检查前口服苯巴比妥钠，剂量按每天 5mg/kg，用药 5 天以上。若能静脉滴注皮质激素，增加胆汁排出和减轻胆道水肿则检查效果更好。本检查方法在患儿出生 30 天前进行，效果比较理想。当婴儿肝炎患儿大便出现持续陶土色或淡黄色时，多提示此时胆道出现阻塞。此时，放射性核素肝胆显像检查结果多误为胆道闭锁。IDA 显像剂具有迅速通过肝脏、胆汁中浓度高的优点，对早期阻塞性黄疸的患儿有较高的诊断率，但缺点是 IDA 显像剂与胆红素均经阴离子转输机制进入肝细胞内。因此，血清胆红素对 IDA 被肝细胞摄取有竞争抑制作用，使有婴儿肝炎的患儿肝外胆道和肠道无放射性物质出现。特别是婴儿肝外胆道口径小，肝炎累及肝外胆道可出现炎症水肿和胆汁黏稠，使胆道阻塞，可出现误诊。

3.磁共振（MRI）检查

小儿 MRI 检查一般行不控制呼吸的磁共振胰胆管检查（MRCP）。MRCP 能清楚显示胆道、胰胆管合流异常，对扩张的胆道如胆管扩张症能显示清楚。肝炎的患儿经 MRI 检查，可见包括胆囊、胆囊管、胆总管、总肝管、左右肝管及肝内二级肝管的胆道；而胆道闭锁的患儿仅能显示胆囊，同时胆道闭锁患儿可见门静脉周围纤维性增厚，据此可做出诊断。本检查方法是一种可靠程度较高，非损伤性诊断方法。但由于它是不控制呼吸的检查，患儿需在绝对镇静的情况下才能进行，同时由于检查时间较长，此检查方法操作过程有难度。

4.十二指肠引流

根据胆道闭锁患儿胆汁不能流入消化道，十二指肠液中没有胆红素，化验检查无胆红素或胆酸，故可对十二指肠液测定进行鉴别诊断。为确保引流管在十二指肠内，也可在 X 线下观察协作下插管,必要时注入造影剂,证实引流管进入十二指肠后,再抽液进行检查。抽取十二指肠液后,定量测定标本中的总胆红素值。胆道闭锁患儿的十二指肠液胆红素值<$8.5\mu mol/L$,婴儿肝炎综合征的十二指肠液胆红素值≥$8.5\mu mol/L$。也有对十二指肠液进行胆酸的测定,婴儿肝炎者为阳性,阴性者多为胆道闭锁。还有利用静脉注射放射性核素,收集十二指肠液,观察有无含放射性的物质,进行胆道闭锁和婴儿肝炎的鉴别诊断。具体方法是:从静脉注射同位素[99]锝的衍生物,然后定时收集十二指肠液进行检测,进行 γ 射线闪烁计数。两病无相互交叉的结果,可靠性较高。十二指肠引流具有无创伤、可重复进行、诊断率较高的优点。但患儿在无消化道梗阻的情况下,有时不易收集到十二指肠液。为避免此种情况,改用较粗的导管经口腔插管,上述情况可有改善。

5.肝活检术

肝脏穿刺活检,特别是在 B 超引导下行肝脏的穿刺活检,对诊断胆道闭锁有帮助。但肝脏穿刺活检有局限性,要求穿刺的肝的标本至少要包括 6 个肝小叶结构。此外,病理诊断的局限性包括:①其准确性很大程度上依赖病理医生的经验和标本的取材;②穿刺有一定风险;③年龄在 6 周以内的患儿由于肝脏病变有一个发展渐进的过程,故常需要重复穿刺;④部分晚期梗阻性黄疸的非胆道闭锁肝脏也有与胆道闭锁相同的病理改变。

6.腹腔镜检查

近年来采用腹腔镜进行梗阻性黄疸的鉴别诊断,步骤包括:在腹腔镜下观察肝脏及肝外胆道、行肝活检、穿刺胆囊造影。胆道闭锁的患儿肝脏明显淤胆、肝门区空虚、胆囊塌陷、肝胆管均显示不清。行胆囊穿刺,再从穿刺的胆囊注入合适浓度造影剂,胆道闭锁患儿肝外胆道不显影或胆囊萎缩无法穿刺造影;或只见胆囊、胆囊管及胆总管远端通畅,而胆总管近端胆管不显影,此时需压紧胆总管再注入造影剂,如果仍无肝内胆管显影则可诊断胆道闭锁。肝门部有囊肿,也可直接穿刺囊肿造影。如果无法在手术时行胆道造影,可胆囊穿刺看有无胆汁抽出,无胆汁或仅抽出无色的少量液体时,提示近端胆管无胆汁排出。再从胆囊注入稀释的亚甲蓝液,无法注入或者肝外胆道,特别是左右肝管无显示,提示为胆道闭锁。而非胆道闭锁的患儿,可出现几种情况:从相对较充盈的胆囊,穿刺可抽出黄色的胆汁;或从胆囊注入少许生理盐水后,通过稀释胆囊内容物,再回抽可见有黄色的液体或黄色丝状物,均提示近端胆管有胆汁排出。再把稀释的亚甲蓝液从胆囊注入,如果胆总管和十二指肠内有蓝色液体显示,可排除胆道闭锁。腹腔镜检查属微创手术,手术创伤小,能直接观察到肝外胆管和胆囊的情况。随着小儿腹腔镜应用的普及,该检查不失为一种快速鉴别诊断的好方法。

综上所述,早期诊断的检查方法虽多,但目前的检查方法无一是绝对可靠的,各有利弊。在这些检查方法中,究竟选用哪一种或几种检查方法,医生应根据所在单位所具备的设备、对检查方法的熟悉程度等进行分析。每一检查方法均有优缺点,在熟练掌握后结合临床表现多能做出正确的诊断。尤其应注意考虑就诊时患儿的年龄,不应僵化地进行程序性鉴别诊断,而忽略了这一点,致使闭锁患儿错失手术的时机。胆道闭锁患儿以 60 天左右手术疗效较好,但恰恰是 60 天内进行鉴别诊断比较困难,且年龄越小,诊断越困难。而年龄越接近 3 个月,供医生进行鉴别诊断的时间就越短,此时越应加紧时间,尽快做出诊断。必须强调,应结合临床并综合分析检查所得结果进行鉴别诊断。

对鉴别诊断有帮助的还有临床表现与血清学检查。胆道闭锁出现黄疸的时间早，多数患儿在生后 3~5 天时出现，黄疸程度深于正常儿的生理性黄疸，虽经治疗后黄疸有所减轻，但不能完全消退；而婴儿肝炎在生理性黄疸消退后，多在 2~3 周后再重新出现黄疸。胆道闭锁患儿较早排浅黄色或白陶土色大便，多在排完胎粪后，大便颜色开始变淡；而婴儿肝炎患儿大便颜色时淡时深，白陶土色大便多是一过性。肝脏的硬度亦是胆道闭锁的患儿要明显硬于婴儿肝炎的患儿。

血清学检查中，两病均表现为阻塞性黄疸的改变，但肝炎多数谷丙转氨酶明显升高，直接、间接胆红素都升高，间接胆红素与直接胆红素升高的值大致相当。而胆道闭锁的胆红素以直接胆红素升高为主。

此外，还要综合分析临床资料、实验室检查，才可做出正确的判断。如吃母乳的患儿比用奶粉喂养的患儿大便颜色要深，但胆道闭锁的患儿大便不会出现含有绿色的粪便。同时在观察大便时，还要注意患儿有无服用药物，因服用药物后会使大便颜色改变，而干扰观察结果。

五、治疗原则与方案

唯有手术治疗才能有效治疗胆道闭锁，手术治疗包括葛西手术（Kasai 手术）以及各种改良术式和肝移植手术。葛西手术对于大多数胆道闭锁患儿可达到退黄或延长自体肝生存时间的目的。对 60 天左右的胆道闭锁患儿治疗首选行葛西手术治疗，若葛西手术失败或超过 120 天的患儿，可选择肝移植术。90~120 天的胆道闭锁患儿应先行肝门空肠吻合术或可推迟肝移植的年龄，使患儿增加获取供肝的机会。另外，葛西手术可为肝移植手术创造一个较为理想的条件。在胆道闭锁的治疗中，葛西手术仍具有重要的、不可替代的作用，目前仍是胆道闭锁首选的手术方法。肝移植是治疗胆道闭锁的有效方法，不但对年龄较大的患儿可直接进行肝移植手术，而且对葛西手术后出现肝功能不全、门静脉高压等患儿可行肝移植手术。因而，葛西手术和肝移植手术，这两种治疗方法是相辅相成的，必须根据当地医疗条件、医疗技术水平以及患儿的具体情况来决定。一般认为：①患儿年龄<3 个月，宜先行葛西手术；超过 3 个月则首选肝移植；②葛西手术后无胆汁排出或量少或反复发生胆管炎，影响了手术治疗效果者，宜选用肝移植；③葛西手术后出现肝终末期者可再行肝移植。

葛西手术及各改良术式强调及时诊断、尽早手术，这对胆道闭锁的疗效至关重要。早期诊断、早期治疗，应在 60 天左右，最迟不能超过 90 天。本病造成的肝脏损害是进行性的，如果手术延迟，效果就相应降低，肝硬化加重成为不可逆性，最后患者死于肝功能衰竭。

具体手术方案如下：

1.术前处理

术前除进行常规准备和检查外，重点注意患者凝血功能是否正常。胆道闭锁患儿往往伴有凝血功能异常，术前需纠正；血浆蛋白水平也必须补充至正常参考值水平，以免伤口和吻合口愈合不佳。此外，还应进行积极护肝治疗，患儿因阻塞性黄疸，可出现脂溶性维生素吸收障碍，出现维生素 K 吸收减少，加上肝功能不好，凝血功能障碍，术中和术后易出血不止。所以，术前需补充维生素 K，还需进行肠道准备。因为胆道闭锁手术属于限期手术，患儿应尽量在入院后较短的时间内进行手术。

2.进行手术

手术包括 2 个基本部分:肝门部的解剖和胆道重建术。其中,肝门解剖的范围和深度,直接决定了肝门部胆汁的排出量,影响了手术的预后。Kasai 根治术的关键是要彻底剪除肝门纤维块,此时操作最好在手术放大镜下进行,小心解剖肝门部纤维组织,微小的胆管来自 Glisson 组织的纤维部分,先结扎数支由门静脉进入纤维块的小静脉,使剪除断面的侧面达左右门静脉入肝实质处,纵向达门静脉分支上缘水平,然后切除纤维块。切除肝门纤维块的深度是此手术的关键性步骤,过浅可能未到达适宜的肝内小胆管,过深则损伤肝实质,术后吻合口出现瘢痕,影响胆汁的排出。一般是切除肝门纤维块时肝表面上只保存很薄一层包膜;而且,对于剪除创面的止血要慎用电凝,特别是左右肝管进入肝实质处,压迫止血可以达到一定的效果。

手术步骤:先将肝圆韧带、肝镰状韧带、左肝三角韧带和左冠状韧带等肝周韧带切断,使肝脏可顺利托出腹腔外,将肝门部向上翻起,使肝门部暴露良好;然后检查胆囊,观察胆囊是否空瘪萎陷,能否穿刺回抽无黄色或绿色液体;再经胆囊造影或注入稀释的亚甲蓝液,以判断闭锁的类型,确定手术方式。肝门空肠吻合术适合于肝管和胆总管缺如或闭锁。对肝门部的胆道呈囊肿样改变,术中胆道造影和探查均证实囊肿与近端肝管和远端胆道不通,应切除囊肿进行经典的 Kasai 根治术,不应利用囊肿与肠吻合。胆总管未闭锁型的胆道闭锁手术方式,亦以传统的肝门空肠吻合术(Kasai 手术)为佳。

胆道重建是将距蔡氏韧带 10~15cm 的空肠作为空肠肝支,空肠肝支长 35~50cm,与肝门部进行吻合,建立胆道。

随着腹腔镜的广泛应用,利用腹腔镜进行胆道闭锁的根治手术已有相关报道,但其临床疗效尚待探讨和随访,较多的外科医生持不赞成态度,故目前认为不推荐行腹腔镜胆道闭锁的根治手术。

3.术后处理

手术后除按胃肠道手术后常规进行外,还需继续护肝、利胆、防治胆管炎等治疗。

术后护肝和利胆,继续静脉注射护肝和治疗凝血功能障碍的药物。常规运用利胆药、糖皮质激素和抗生素,胆道闭锁术后有效的药物治疗对于改善预后极为重要。

(1)利胆药还包括去氢胆酸、胰高血糖素、前列腺素 E、熊去氧胆酸。其中以熊去氧胆酸应用最多,熊去氧胆酸能显著改善必需脂肪酸的缺乏,并能降低胆红素水平,目前作为常规使用获得良好疗效,尚未有不良反应报道。临床上推荐口服熊去氧胆酸 10~20mg/(kg·d),术后进食即开始,一般维持 1~2 年。

(2)糖皮质激素作为 Kasai 根治术后辅助治疗的主要组成部分,可以提高早期退黄,明显改善术后的生存质量,增加自体肝生存的年限,尽管其使用仍有争论。国内在胆道闭锁术后广泛应用激素,但各间医院的用量、用法、应用的时间不同。

(3)预防性抗生素的应用:胆道中存在肠道迁移的微生物、术后大量和长期应用的激素,以及肝内胆管发育不良,术后胆汁流量少,均增加胆管炎的发生风险,胆道闭锁手术后胆管炎直接影响预后,应积极防治胆管炎,故术后应预防性使用抗生素。目前一般主张术后静脉应用 3

代头孢菌素,甚至应用亚胺培南一类对革兰氏阴性菌有效的抗生素。

胆道闭锁患儿无论 Kasai 术后黄疸是否消退,都存在一定程度的营养不良,主要表现在:白蛋白水平,尤其是前白蛋白水平下降;三头肌皮肤厚度、上臂中段直径减少;各种脂溶性维生素及微量元素缺乏。其原因在于:患儿原发疾病导致食欲减退,胆汁分泌减少或胆汁不进入肠腔引发的吸收障碍,肝细胞代谢异常,肝硬化门静脉高压相关的胃肠道疾病。在给患儿提供高蛋白食物同时,需注意脂溶性维生素的补充。

4.术后并发症的处理

术后的并发症常见有胆管炎、肝门部胆管梗阻、门静脉高压以及肝内胆管的囊性扩张等。

(1)胆管炎:胆道闭锁术后胆管炎是葛西手术后最常见的,同时又是最难处理的并发症,发生率可达到33%～90%,常可影响疗效,故需积极治疗胆管炎。引起胆管炎的病原体有细菌和真菌。细胞多为革兰氏阴性杆菌,如铜绿假单胞菌、大肠埃希菌等。在长期大量使用广谱抗生素和激素后,还可发生真菌感染。胆管炎临床特征表现为不明原因的发热达 38.5℃ 以上的高热和弛张热,胆汁排出减少甚至完全停止。发生胆管炎时,患儿往往烦躁、哭闹不安、呻吟,睡眠中似做噩梦一般突然发出惊叫声,可伴腹胀、呕吐和肝功能变差,短时间内黄疸重新加深。因胆汁排出减少,大便颜色变淡,小便呈现深黄色。实验室检查血白细胞明显升高,尤以中性粒细胞增多为主,C-反应蛋白升高、血胆红素明显升高、直接和间接胆红素均升高。B超检查可见肝内胆管壁增厚、粗糙。

对于胆管炎,预防比治疗更重要。除围手术期期间静脉滴注抗生素外,手术后应选用经肝胆道排泄的广谱抗生素,静脉滴注抗生素如头孢曲松、头孢哌酮加舒巴坦等,联合甲硝唑或奥硝唑,一般用药 7～10 天。胆管炎控制不佳时可改用亚胺培南或美罗培南。抗生素应定期更换,持续 2～4 周。对持续高热、黄疸加重明显的患儿,可禁食,并适当使用激素冲击治疗。激素方案可静脉滴注甲基泼尼松龙每天 4mg/kg,3 天后逐步减量或每天分别注射甲基泼尼松龙 10、8、6、5、4、3、2mg/kg,共 7 天;亦可应用提高免疫力的药物,如静脉滴注丙种球蛋白。

(2)肝门部胆管梗阻:指胆道闭锁行葛西手术后,已能从肝门吻合口排出胆汁,但因各种因素,使肝门胆管堵塞,胆汁排出障碍。肝门部胆管梗阻的预防措施包括:葛西手术时,肝门部解剖和吻合口剪除适当,及时使用激素;更重要的是防止术后早期胆管炎发生。肝门部胆管梗阻发生后,需进行抗感染、利胆等治疗。如果非手术治疗仍无效,应进行手术治疗。手术步骤包括拆除肝门空肠吻合口、剪除肝门部瘢痕组织,剪除既要达到一定的深度,又不能误伤门静脉,这是一个决定再次手术是否成功的关键步骤。

随着生存病例数增加和存活时间的增长,肝内胆管囊状扩张例数也会增多,临床表现为发热、黄疸、排白陶土大便,通过 B超和CT 可做出诊断。肝内胆囊状扩张可分为 3 型:单个孤立囊腔与周围没有交通支的属 A 型;孤立囊肿与周围有交通支属 B 型;多发性囊状扩张属 C 型。A 型和 B 型可通过 PTCD 或肝内囊肿空肠吻合术而治愈,而 C 型此治疗方法效果差,要考虑肝移植。

(3)肝硬化门静脉高压:胆道闭锁晚期并发症,主要为肝硬化门静脉高压。门静脉高压出现消化道出血时,按门静脉高压消化道出血处理,推荐内镜下注射硬化剂或套扎术,可反复进行,亦有做分流术,合并脾亢可考虑做脾栓塞。

5.肝移植

患儿年龄超过 90 天或葛西手术失败者,以及术后肝功能差、生活质量不佳者,应考虑进行肝移植。小儿肝移植术式为背驮式,可进行减体积肝移植、亲属活体供肝肝移植、劈离式肝移植。

葛西手术后的患儿在什么情况下需行肝移植和何时行肝移植,是一个十分重要的问题。胆道闭锁 Kasai 术后患儿,需综合考虑血胆红素、转氨酶、凝血时间,以及肝硬化和门静脉高压程度、消化道静脉曲张情况、反复发作的胆管炎的次数和程度、生长发育停止或迟缓、肝脏合成蛋白障碍、腹水等情况,还有葛西手术后无胆汁排出或每日排出量不够 6mg,患儿术后仍长时间带黄疸生存,反复发生的消化道大出血,也适合行肝移植。

第七节　先天性胆管扩张症

先天性胆管扩张症(CBD),以胆总管囊状或梭状扩张,伴有或不伴有肝内胆管扩张为特点的胆道畸形。1792 年由 Vater 首次报道。一般认为亚洲人群发病率较欧美人群高,多在婴儿期和儿童期发现,女性发病率较男性高。根据国内文献报道,14 岁以下儿童发病占 84%,成人仅占10.49%。女性发病占 74.64%,男性中 25.35%,男女比例约为 1∶3。

一、病因

本病为先天性胆道发育畸形,确切病因尚不十分清楚,病因学说很多,1969 年 Bab-bitt 提出本病与胰胆管合流异常有关。有文献报道,本病合并胰胆管合流异常者约占 80% 以上。常见病因如下:

1.胰胆管合流异常(APBD)

正常胚胎第八周,胰胆管汇合部逐渐移行于十二指肠壁内,形成共同管,开口于 Vater 壶腹乳,随年龄增长,共同管长度逐渐变短。国内文献报道,婴儿共同管长度为 0.32 ± 0.02cm。病理状态下,由于胚胎期胆总管、胰管未能正常分离,胆总管接近或超过直角汇入胰管,二者在十二指肠壁外汇合,使共同管较正常延长,距 Vater 壶腹乳头 2~3.5cm,故胰管内压力较胆总管内压力高,胰液可反流入胆总管,破坏其壁的弹性纤维,使管壁失去张力,而发生扩张。近年通过手术、尸解、内镜逆行胆胰管造影和经皮肝胆道造影等,绝大多数病例证实这一解剖异常的存在。多数病例在囊肿的远端有一狭窄段胆总管,囊性扩张呈球形者显著,呈梭形者狭窄段多较短。

2.胆管发育不良

原始胆管在上皮细胞增殖转变为实体性时发育不平衡,使下部胆管过度增生,在空泡化再贯通时远端出现狭窄,近端则发生扩张而形成本病。

3.胆总管远端神经肌肉发育不良

20 世纪 50 年代曾有人提出神经肌肉发育异常的假说。80 年代以来的病理和动物实验结

393

果显示,扩张的胆总管囊壁内神经节细胞和神经纤维束均明显减少,推断胆总管运动减弱,远端出现功能性梗阻,胆汁排出受阻,胆总管内压升高,而逐渐形成扩张。

4.病毒性感染

有文献报道,巨细胞病毒感染可能引起胆道发育畸形,如胆道闭锁、胆管扩张症和胆道发育不良等。

5.其他原因

胆总管远端的狭窄、闭锁、屈曲、瓣膜或炎性瘢痕等,均可使胆汁排出受阻,导致胆总管扩张。有关胆管扩张症的遗传因素报道很少,尚不能明确。

二、病理与分型

(一)病理

先天性胆管扩张症患儿的肝胆系统亦多有病变:由于胆汁淤积、内压增高、胆总管扩张、反复感染,使管壁增厚、纤维结缔组织增生、平滑肌稀少、弹力纤维破坏、内层黏膜上皮消失,严重者胆汁混浊,黄绿色脓苔附着,可伴有溃疡、胆色素结石等。肝脏由于长期淤胆和反复感染,导致不同程度的肝脏纤维化和肝功能受损。随着对胰胆管合流异常的认识,胆管扩张症合并急慢性胰腺炎已引起人们的重视。胆囊、胆囊管可有扩张、肥厚、充血和水肿等炎性改变。

(二)先天性胆管扩张症分型

传统上将先天性胆管扩张症分为三型(Alonso-lej 分类,1959):Ⅰ型胆总管囊性扩张型;Ⅱ型胆总管憩室型;Ⅲ型胆总管出口末端囊性脱垂型。近年又增加了第Ⅳ型和第Ⅴ型,即多发性扩张型(肝外和肝内胆管扩张型)和肝内胆管扩张型。

Ⅰ型胆总管囊性扩张型为常见类型,囊肿可为球状或梭状,球状多于梭状,还有少数为圆柱状。囊肿的体积大小不一,小者如核桃、乒乓球,大者囊腔积液可达 2000mL 或更多,一般多在 500～1000mL。Ⅱ型胆总管憩室型少见,仅占 2%～3%。Ⅲ型胆总管末端囊性脱垂罕见,约占 1.4%。Ⅳ型为多发性扩张型,胆管扩张症,伴有肝内胆管扩张,在肝左、右叶内形成球状或圆柱状的一个或多个小囊肿。Ⅴ型为单纯肝内的胆管扩张,目前,多数学者认为,第Ⅴ型实际上是一类独立的病变,即 Caroli 病。

三、临床表现

症状多出现在 3 岁左右,少数在初生几个月内发病,随着对梭型胆管扩张的认识和检出率的增加,14 岁以上病例也占有一定比例。腹痛、黄疸和腹部肿块为本病的三个基本症状,但并非所有患者在病史中或就诊时均具有三个症状,临床上往往只出现一个或两个,三个症状同时存在者仅达 20%～30%。

1.腹痛

多发生于右上腹部,疼痛性质和程度不一,多数为钝痛或仅有轻度的胀痛,严重者出现绞痛,间歇性发作,患儿常取屈膝俯卧位。剧烈绞痛多因胰液胆汁通过共同通道,相互逆流引起胆管炎、胰腺炎所致,此时常伴有发热、恶心和呕吐。有腹痛症状者占 60%～80%,腹痛突然加重并伴有腹膜刺激征时,常见合并胆总管穿孔,腹腔穿刺可抽出胆汁性腹水。

2.黄疸

黄疸的程度与胆总管远端梗阻程度有直接关系,轻者临床上可无黄疸,但随感染、疼痛发作后出现黄疸。间歇性黄疸为其特征之一,由于胆总管远端出口不通畅,胆汁淤积,出现胆道感染,胆道水肿进一步加重梗阻,出现黄疸。经治疗后,胆汁能顺利排流时黄疸症状减轻或消失。

3.腹部肿块

腹部肿块有时是患儿就诊的首要症状,年长儿腹部肿块较显著,肿块位于右上腹肋缘下,肿块光滑呈球形,有明显囊性感,巨大者可占全右腹甚至越过腹中线,下缘达脐下;梭形的和小的胆管扩张症由于位置很深,不易扪到。在感染、疼痛、黄疸发作期肿块增大,好转后肿块又可略为缩小。在幼婴腹部有时不能触及肿块,随着超声显像技术的发展和普及,临床触不到肿块的病例不断被发现。

4.其他表现

合并急性胆系感染时,可有发热和呕吐,体温可上升到 38~39℃,系胆管炎所致。出现黄疸时大便颜色变淡,甚至灰白色,尿色呈深褐色。病程较长或合并重度黄疸者,脂溶性维生素吸收障碍,导致肝脏凝血因子合成低下,易有出血倾向。

5.囊肿穿孔

囊肿穿孔为本病严重并发症,出现剧烈腹痛、呕吐、腹壁强直、腹腔积液和胆汁性腹膜炎等表现。

四、诊断

本病的诊断可根据三个主要临床特征,即腹痛、黄疸和腹部肿块。但同时具备上述三个症状的患儿仅占少数,许多病例表现为一个或两个临床症状,应注意及时进行检查,做到早期诊断、早期治疗。诊断可进行的检查包括:

1.B超检查

B超为简便、无创的影像学检查,可显示肝内外胆管有无扩张以及扩张的部位、程度和胆囊壁厚度、囊内有无结石、肝脏有无纤维化、胰管是否扩张以及胰腺有无水肿等,诊断准确率可达95%左右。B超应作为首选的辅助诊断方法。

2.生化检查

大多数患儿的血、尿、便检查呈梗阻性黄疸改变。白细胞升高常见于囊肿合并感染时。血、尿淀粉酶的升高提示胰胆管合流异常伴发胰腺炎,尤其是腹痛发作时。可合并不同程度的肝功能不良,如碱性磷酸酶、转氨酶值升高,在缓解时可恢复正常。

3.X线检查

①腹部平片可见右上腹有占位性致密肿物阴影,囊肿较大者可明显地将胃和结肠推移。②钡餐检查正位显示胃受压向左移位,十二指肠前后变薄,肠框扩大,呈弧形压迹;侧位可见胃、十二指肠受压向前移位。③口服或静脉胆道造影在较大囊肿由于造影剂被稀释,多不能显

示囊肿,但有时可能显示肝内胆管囊肿;肝功能严重不良者不宜采用,目前应用较少,已被较先进的检查技术所替代。④经皮肝穿刺胆管造影(PTC)对诊断肝内胆管扩张较有价值。由于本检查需要全身麻醉,且具有一定创伤,多被 ERCP 所取代。⑤纤维内窥镜下逆行性胰胆管造影(ERCP)可了解胰胆管汇合情况,是确定有无胰胆管合流异常的重要检查手段。⑥术中胆道造影可清楚显示肝内外胆道、胰胆管结合部的形态,为术中处理提供根据。

4.CT 检查

CT 可明确胆总管扩张的程度、大小,以及有无肝内胆管扩张,特别是螺旋 CT 扫描和三维甚至四维图像重建,可以立体反映肝胆系统病变情况。

5.磁共振胰胆管造影(MRCP)

MRCP 为 20 世纪 90 年代应用到临床的无创成像技术,利用磁共振的特殊成像技术,显示肝内外胆管、胰腺的三维图像结构,但目前对胰胆管合流部位显示不够清晰,有待不断改进。

6.放射性核素扫描

常用 ^{99m}Tc-HIDA,追踪其排入胆道的情况,显示胆管扩张的部位和大小,还可判定胆道远端梗阻的程度。

五、鉴别诊断

1.胆道闭锁和新生儿肝炎

对出生 2～3 个月内出现黄疸,进行性加重、大便发白和肝肿大的婴儿,首先考虑到胆道闭锁或新生儿肝炎。两者与胆管扩张症的表现可以非常相似,仔细触摸肝下有无肿块,B 超和 X 线检查有助于确诊。

2.腹部肿瘤

右侧肾母细胞瘤和神经母细胞瘤都是恶性肿瘤,病程发展快,且无黄疸、腹痛。肝癌到晚期始有黄疸,血清甲胎蛋白测定阳性,必要时可做静脉肾盂造影,对鉴别腹膜后肿瘤有价值。胰腺假性囊肿多有外伤史,影像学检查可提示囊肿与胰腺的关系。此外,右侧肾盂积水、大网膜囊肿和肠系膜囊肿等,需要根据病史及临床表现具体分析,并结合辅助检查明确诊断。

3.肝包虫病

肝包虫囊肿在肝脏部位有肿块,局部可有轻度疼痛与不适,感染时亦可出现黄疸。所不同者,包虫囊肿多见于畜牧区,病程缓慢,囊肿呈进行性增大。B 超和 CT 等影像学检查显示为肝内占位性病变,做包虫囊液皮内试验和血清补体结合试验可确定诊断。

六、治疗

目前认为先天性胆管扩张症的治疗原则可以归纳如下:①在尽可能符合生理要求的前提下,进行肠管与近端胆道的吻合,解除胆总管的梗阻,恢复胆汁通畅地向肠道排出,胆道重建时要求保证吻合口足够大,避免吻合的肠管扭曲、成角;②切除扩张胆总管与胆囊,排除今后可能的胆管癌变的问题;③进行胰胆分流,解决胰胆管合流异常的问题;④了解并解决肝内胆管存在的扩张或狭窄及肝内胆管结石的问题;⑤了解并解决胰胆管共同通道可能存在的胰腺结石问题。

(一)手术适应证及手术时机的选择

原则上诊断明确后应及时进行手术治疗。在针对具体的患者选择手术时机时,由于临床、病理类型的不同、是否处于急性发作期、是否合并肝功能不良、是否合并高胰淀粉酶血症等情况,手术的时机及必须的术前准备有很大的不同。

1.先天性胆管扩张症囊肿型及胆总管明显扩张的梭状型患者

患儿一经明确诊断后,应做适当术前准备,及时手术。

2.急性发作期的患者

如果囊肿型病例出现严重的胆道感染症状、高热、腹肌紧张甚至休克,而判断为囊肿严重感染时,应急诊行囊肿外引流手术。但大多数的病例包括囊肿型或梭状型的急性发作并非由严重的细菌性感染所引起,而多由胰液反流胰酶消化引起的化学性炎症所致,此类患者经过禁食、解痉、抗炎等处理后多可以缓解,而处于缓解期时进行囊肿切除、胰胆分流的根治手术要安全许多。但个别病例即使采取以上的措施治疗一周甚至 10 天以上仍无法缓解腹痛、黄疸等症状,甚至加重,也可以急症进行手术。

(1)急性发作合并高胰淀粉酶血症及肝功损害的患者:先天性胆管扩张症,特别是梭状型的病例,在急性发作的病程中约 20%～40% 曾表现高胰淀粉酶血症,血液及尿中可查得胰淀粉酶的明显增高。少部分病例可能为合并真性胰腺炎,而大多为毛细胆管中胆汁内的淀粉酶反流入血液中而引起所谓"假性胰腺炎"的表现,该种病例胰腺病变多较轻微甚至没有明显的病理学改变。此类患者经过上述积极的术前准备后可以有所好转,一般胰胆分流及根治手术后,高胰淀粉酶血症及肝功受损的问题会很快消失,多没有必要因为高胰淀粉酶血症及肝功指标增高而延迟或改为即刻的紧急手术。

(2)合并胆道穿孔的患者:胆道穿孔也可表述为胆汁性腹膜炎,是先天性胆管扩张症的一种非常常见的并发症。本病可以发生于囊肿型合并感染、炎症时,但更多见于梭状型的病例,许多病例甚至以胆汁性腹膜炎为首发症状,而事前并不知晓是先天性胆管扩张症的患者。患儿往往突然出现全身情况恶化、腹部明显膨隆、末梢血运微弱、呼吸急促。腹腔穿刺抽出胆汁性腹腔积液即可明确诊断。此类患者应进行快速的补液、纠正水电解质紊乱等必须的术前准备后急症剖腹探查。因为炎症部位的渗出、水肿、粘连多较严重,患儿病情也多危重,多无法进行囊肿切除的根治性手术。如果能够找见穿孔部位,可以自穿孔部位置管行胆总管引流;如果无法发现具体穿孔部位,可以仅行腹腔引流,待今后再行根治;如果穿孔刚刚发生,且囊肿壁炎症较轻、患儿一般情况较好,也可一期行囊肿切除、胰胆分流胆道重建。

(二)常用手术方式及术式选择

随着对本病认识程度的提高,其手术方式的选择也发生了很大的变化。尽管曾经广泛应用的手术方式及目前正在推崇进行的手术的具体种类繁多,但大体可以归纳为三大类型:①胆总管外引流手术;②扩张胆总管肠管吻合的内引流手术;③扩张胆总管、胆囊切除,肝总管肠管吻合的胰胆分流、胆道重建手术,也就是根治性手术。目前,国内外学者一致认为扩张胆总管、胆囊切除,胆道重建应作为标准的手术方式。尽管扩张胆总管肠管吻合的内引流手术有手术简便、时间短、损伤小等优点,并且在国内外曾经广泛应用,但由于其远期效果不佳,有癌变、感染、结石等致命的并发症,目前应该完全摒除这种内引流手术。以下将历史上曾经广泛进行过的手术术式及当今的推崇手术进行较为详尽的介绍。

1.胆总管囊肿外引流手术

本术式应用于严重胆道感染。针对短期保守治疗无法控制、中毒症状严重、一般情况较差的患儿以及胆道穿孔引起严重胆汁性腹膜炎,而且穿孔部位粘连严重、病情危急无法一期进行根治手术的患儿,可以先进行胆总管囊肿外引流术,待手术1~3个月后,病情稳定、营养改善、炎症明显消退后可以择期进行根治性囊肿切除、胆道重建术。

2.扩张胆总管、胆囊切除及胆道重建术常用的术式有肝总管-空肠 Roux-Y 吻合术

自20世纪60年代末以来,国际上开始应用此术式,目前国内外学者已一致认为其为治疗本症首选的术式,可以解决囊肿、肠管吻合内引流手术所存在的许多问题。其优点为:①解决胆总管狭窄的问题。②可以较彻底地切除病灶,同时胰胆管的分流可以去除胰胆管合流异常的重要病理改变,防止胰液在囊肿内与胆汁合流。由此可以彻底解决由于囊肿内反流的胰酶导致被肝脏轭合解毒的致癌物质脱轭合而恢复其致癌性的问题,达到预防癌变发生的目的。③手术后并发症少,较囊肿肠管吻合引流手术的远期疗效明显好。④可以通过近端的肝总管了解左右肝管,甚至肝内胆道的病变,予以必要的处理。⑤可以了解胰胆共同通道内可能存在的胰腺结石等病变的问题,进行必要的处理。

近年,国内外都有报道经腹腔镜行胆总管囊肿切除、肝总管-空肠 Roux-Y 吻合术,并取得较好的效果。

(三)几种特殊情况的手术及辅加手术

1.合并肝内胆管扩张的手术

临床统计显示,约30%~40%的病例合并肝内胆管不同程度的扩张,仔细地进行影像学检查和术中探查,可见部分肝内胆管扩张呈自肝门部向胆管末端逐渐变细的锥形扩张,此类病例无需特别的手术处理。而另外部分则表现为肝内胆管约0.5~2.2cm直径大小的囊样扩张,左、右胆管最大径处明显扩张,但其汇入肝总管的开口却呈瓣膜状、膈膜状或细管状狭窄。对存在于左、右肝管处的此类狭窄者,根据狭窄情况以狭窄口膈膜切除或狭窄段纵切、横缝的方法解除狭窄,然后反复冲洗肝内胆管,最后完成肝总管-空肠 Roux-Y 吻合、胰胆分流胆道重建的标准手术。

2.胆总管轻微扩张病例的手术

一般认为,以胆总管直径大于0.4~0.6cm 即为异常,如果同时合并胰胆管合流异常,即可以明确为先天性胆管扩张症的诊断。但仅有轻微扩张的胆管与肠管吻合后可能发生吻合口的狭窄。对于极轻微扩张病例可以随访观察,随时间推移,胆管往往会渐渐扩张。部分患儿起初胆总管直径为0.5~0.6cm,以后数年内患儿有反复发作的胰胆症状,但经保守治疗后控制好转,2~6年后随访发现胆总管扩张至0.9~1.5cm,而成为梭形胆管扩张,而此时可以较好地完成肝总管-空肠吻合。

3.二次根治手术

部分病例由于病情需要,曾接受一期的囊肿外引流术,如急性严重感染的病例和扩张胆总

管穿孔的病例。而另有部分病例由于历史或其他原因而接受了囊肿肠管吻合的内引流手术，术后并发症会反复发作。在临床上遇到这两类患者，应该考虑二次根治性手术的问题。因为如果囊肠吻合的内引流手术未能解决胰胆管合流异常的问题，存在的囊肿就成为炎症反复发作或癌变的病灶，原则上应该行二次根治手术。

4.合并迷走胆管的手术

迷走胆管本身为胆道变异，其解剖走行、与肝内主胆道系统交通情况亦存在很多变异，加之先天性胆管扩张症由于炎症反复发作导致肝外胆管区粘连、水肿等病理改变，使得解剖关系更加不清，给手术增加了难度。对合并迷走胆管的先天性胆管扩张症的手术治疗，在标准根治术，即囊肿切除胆道重建的基础上，关键要判断迷走胆管是否与肝内主胆道系统相通，明确迷走胆管是否完全独立引流部分肝脏胆汁。若与肝内主胆道系统相通，可将迷走胆管结扎后再行胆肠吻合手术；若与肝内主胆道系统不相通，则先行迷走胆管与肝总管吻合成形，再行肝总管-空肠 Roux-Y 吻合。

第八节　泌尿生殖系统损伤

一、肾损伤

肾损伤是小儿较常见的脏器外伤，其发生率高于成人，原因有：①小儿肾脏的体积相对较成人大；②肾脏位置较低；③肾实质较脆；④肾包膜发育不全；⑤小儿腰部肌肉不发达，肾周保护作用较成人弱；⑥肾脏异常较多（如先天性肾积水等）。近年来随着交通、运输业的发展，交通事故不断增多，肾损伤的发生率也明显增加。小儿肾损伤多为闭合性损伤，其发生率各家报告不一，一般占腹部外伤的 8%～10%，占小儿泌尿系统损伤的 30%～40%。肾损伤通常为单侧病变，极少累及双侧，但常合并其他脏器或泌尿生殖系统其他部位的损伤。对肾损伤的分类目前仍无统一的意见，一般分为轻、中、重度三种。临床按治疗需要分为轻伤和重伤：轻度损伤包括肾挫伤、肾皮质裂伤、包膜下血肿；重度损伤包括肾贯通伤、肾粉碎伤、肾蒂损伤、肾盏破裂。临床所见的病例约 80% 以上为轻度肾损伤，仅少数的重度损伤或同时合并其他脏器损伤，如果不及时诊断与治疗，可危及患者生命或致严重并发症和后遗症。随着医学事业的发展与进步、医疗设备的更新、检查手段的不断完善，临床医生对小儿肾损伤可及时、正确做出伤情的判断，为治疗方法的选择提供可靠的依据，大大提高了小儿肾损伤的治疗效果。

（一）病因

1.暴力损伤

闭合性损伤中最常见的致伤原因是直接暴力（腰腹部肾区受到外力的撞击或腰部受到直接挤压）的车祸伤，其他较少见的原因有挤压伤、拳击伤、踩伤、踢伤。间接暴力，常由于高速运动中突然减速，如高空中的坠落伤等，或身体突然猛烈转动、搬运重物用力过猛或剧烈运动所致肌肉强烈收缩亦可造成肾损伤。

2.开放性损伤

多见于战伤,如弹片伤、枪弹伤等,小儿罕见。而利刃所造成的开放性肾损伤,平时或战时均可见到。

3.病理性肾损伤

小儿先天性肾脏疾病,如先天性肾积水、巨输尿管、重肾、异位肾、肾脏肿瘤等,轻微的外力作用即可造成闭合性肾损伤。

4.医源性肾损伤

医源性肾损伤是指患儿在接受手术或腔镜检查和治疗时,使肾脏受到意外的破裂或大出血等。

(二)病理

按临床治疗需要,肾损伤可分为轻伤及重伤。按肾脏的病理改变,肾损伤可分为五级:

1.肾挫伤

肾脏损伤中最轻的一种类型,约占85%。肾实质轻微受损,肾被膜及肾盂、肾盏完整。主要表现为显微血尿,也可出现肉眼血尿。肾挫伤可伴有肾被膜下局部淤血或血肿形成(包膜下血肿),无尿外渗。

2.肾裂伤

发病率仅次于肾挫伤,约占10%。肾实质破裂合并肾盂黏膜或肾被膜破裂,可有肉眼血尿或肾周血肿,一般不需要急诊手术处理。若肾被膜和集合系统同时破裂,则形成全层肾裂伤,导致肾周血肿伴尿外渗则需要手术治疗。

3.肾粉碎伤

临床上少见。其病理特点为肾实质有多处裂伤,使肾实质破碎成多块,常伴有严重的出血和尿外渗,临床症状危重,常有合并伤和失血性休克,若不及时处理可危及生命。

4.肾蒂损伤

肾蒂损伤指肾动、静脉损伤,包括动、静脉主干或分支血管的撕裂或离断,儿童少见。在突然加速或减速时,肾脏急剧移位,肾蒂受到猛烈的向上或向下的牵拉,血管外膜或肌层因有弹性被伸张,但无弹性的内膜则发生程度不同的挫伤和断裂,导致内膜下出血,管腔狭窄或形成血栓。较严重的损伤可使血管肌层和外膜同时受损,导致血管撕裂或完全断裂。患儿来院时多有严重的失血性休克,若不迅速诊断和及时手术抢救,常导致死亡。

5.肾盂裂伤

在闭合性损伤中,单纯肾盂破裂而不伴肾实质或肾蒂损伤者十分少见。

(三)诊断

1.外伤史

应尽可能详细地询问患儿的致伤原因、时间、受伤部位,伤后有无排尿、有无血尿、有无呕吐及昏迷史等。这对全面判断伤情,进一步检查处理有重要参考价值。

2.症状及体征

(1)血尿:为肾损伤最主要的临床表现,其血尿发生率约占肾损伤的70%,可为镜下血尿或肉眼血尿。通常为肉眼血尿,少数为镜下血尿。但肾实质损伤程度和血尿无相关性,有时仅为镜下血尿,甚至无血尿,却存在严重肾损伤,如肾蒂血管损伤断裂、严重的肾盂破裂、输尿管完全断裂或输尿管被凝血块堵塞等。若膀胱内血凝块较多可出现排尿困难。血尿也可能为延缓性、继发性或复发性,可能由于伤后没有很好地卧床休息或血块脱落造成,肾动、静脉瘘或小的假性动脉瘤以及感染也是长期血尿的原因之一。

(2)疼痛:伤侧肾区或上腹部疼痛是另一常见症状,一般为钝痛,多由于肾受伤后肾包膜内压力增高或软组织损伤所致。小凝血块通过输尿管时可发生肾绞痛。肾损伤后局部常有不同程度的压痛和肌紧张,两侧对比时检查,区别十分明显。若血液或尿液渗入腹腔或同时有腹腔脏器损伤时可出现全腹疼痛和腹膜刺激症状。

(3)腰部包块:常见于肾损伤较严重者,由于血液和外渗的尿液积集于肾脏周围,形成痛性包块。伤后早期因肌肉紧张或腹胀,包块常难以发现,触诊包块界限不清楚。若肾周包膜完整,包块可较局限,否则在腹膜后间隙可形成广泛性肿胀,包块大时不仅能摸到而且可看到腰部隆起及皮下淤血。患儿喜卧于患侧并屈腿,以使腰大肌放松减轻疼痛。

(4)休克:肾损伤的重要临床表现,发生率与肾损伤的轻重及有无合并伤密切相关。一般单纯肾挫伤、裂伤,休克少见;肾脏严重裂伤、粉碎伤或肾蒂伤常可发生失血性休克。若血尿轻微或仅镜下血尿,但出现休克者,则提示肾蒂损伤或合并腹腔其他器官损伤。偶有患儿在玩耍中受伤,出现迟发性休克,表现为突然面色灰白、皮肤湿冷、血压下降、脉细速并进行性意识丧失,可能是由于继发性大出血。

3.实验室检查

血尿是诊断肾损伤的重要依据,对疑有肾损伤者首先做尿常规检查。尿常规可见镜下血尿,对伤后不能排尿的患儿,应进行导尿检查。血红蛋白及血细胞比容降低提示失血,血细胞比容起初可正常,连续检测可发现其下降,提示有持续性出血;血清肌酐上升可因肾损伤或血容量不足;肾组织损伤后,可释放大量乳酸脱氢酶,其值升高,可协助诊断。

4.影像学检查

(1)超声检查:超声检查虽不能判断肾功能,也不能分辨肾挫伤、裂伤、肾蒂损伤,但可了解肾形态及结构的改变,如肾包膜是否完整及包膜下或肾内有无血肿,特别是对肾周血肿或尿外渗所致局限性肾周积脓具有重要的诊断价值。超声检查具有安全、方便、可反复进行等优点。在进行保守治疗时,可随时监测肾损伤的变化。

(2)X线平片:胸腹平片可了解有无脊柱及肋骨骨折、血气胸及膈下游离气体等。对于轻型肾损伤,X线平片常无重要发现;而重型肾损伤伴有尿外渗或肾周血肿时,可见肾影模糊、同侧膈肌升高、腰大肌阴影消失、脊柱凹向患侧。

(3)CT检查:为无创性检查方法,实用、方便、迅速。CT增强连续扫描较静脉肾盂造影更准确,能显示肾内血肿、肾皮质裂伤、肾周血肿及尿外渗等,其准确率在95%以上。CT扫描能客观、及时判断患肾的伤情,从而制定有效的治疗方案,还可协助诊断腹腔内其他实质性脏器损伤。若患儿情况危重,CT可作为首选检查方法。

(4)静脉尿路造影:肾损伤的重要检查手段,除严重休克未纠正外,凡有外伤性血尿疑有肾损伤的患儿均需做此检查。一般宜采用大剂量快速静脉滴入,按常规间隔时间进行序列拍片,据肾脏显影的情况可了解肾的形态及功能、确定有无尿外渗,判断伤肾的损伤程度及分类,同时可了解对侧肾脏情况。此外,还可发现有无合并存在的肿块和先天性畸形。血尿的患儿静脉肾盂造影显示正常图像时,可能为肾挫伤或小的肾裂伤;肾穿透伤或肾盂破裂时,可见造影剂外溢至肾周围组织;广泛性肾挫裂伤则见弥漫不规则阴影向肾周扩散;肾周有血液或尿液形成包块时,输尿管可移位,肾盂、肾盏受压变形。另外,肾损伤后3~6月应复查静脉肾盂造影,以了解伤肾功能和肾的形态和大小,判断肾周有无包裹性纤维化组织,必要时应清除以免影响肾脏的正常发育。

(5)放射性核素扫描:可了解肾形态与功能,是一种安全无创伤的检查手段,如果与CT扫描配合,能准确判断肾损伤程度和范围。肾损伤做放射性核素扫描可显示放射性核素分布不均匀,血管损伤处肾皮质血流灌注差。若血流期肾区无灌注,提示肾蒂撕裂或损伤性肾动脉栓塞;若为分支动脉栓塞,则表现为楔形缺损;功能期若出现放射性减低,则提示肾挫伤;若放射性范围增大、不规则,则提示尿外渗。此外,对于肾外伤后肾瘢痕的患儿可用此检查定期随访。

(6)肾动脉造影:静脉肾盂造影不显影或疑有肾血管损伤者,在患儿情况允许时可行肾动脉造影。表现为肾动脉闭塞、移位,实质期示肾影增大及界限清楚的异常透光区。另外,对肾损伤后持续肉眼血尿,经对症治疗效果不佳时,可行选择性肾动脉造影,既可以协助诊断,明确出血部位,又可以对分支动脉进行栓塞而达到止血的目的。

(四)治疗

儿童肾损伤的治疗原则是在保证患儿生命安全的前提下,最大限度保存伤肾组织及其功能,减少并发症的发生。肾脏血循环非常丰富,具有很大的代偿及修复能力,在出血停止后常可自愈,同时单纯肾损伤很少危及患儿生命。

1.紧急处理

对严重肾损伤伴有休克者,应积极抗休克治疗,如迅速补液、输血、复苏,在密切观察脉博及血压变化的同时,进行必要的泌尿系统及全身其他脏器的检查。应尽快对受伤程度和范围做出较明确判断,同时了解有无合并伤,以制定进一步治疗的方案。

2.非手术治疗

对于闭合性肾损伤中的肾挫伤和表浅的肾撕裂伤及无胸、腹脏器合并伤者宜用保守治疗,此类病例占85%以上。非手术治疗包括以下措施:①绝对卧床休息直至镜下血尿消失;②使用止血药物和抗生素;③密切观察血压、脉博、呼吸及体温变化,补充血容量,维持水、电解质平衡,保持足够尿量,以免小凝血块堵塞输尿管;④注意腹部情况、腰部压痛及肿块的变化,有无肿块明显增大,有无腹胀、压痛及腹膜刺激症状,了解是否存在合并伤;⑤定期复查尿常规,检测红细胞、血红蛋白和血细胞比容,了解出血情况及其变化;⑥可用B超监测伤肾,定期复查静脉尿路造影。

对于严重肾撕裂伤(裂伤深度达肾盏)和肾碎裂伤的处理目前尚有争议。赞成积极手术者认为修复破裂的肾脏并不困难,术后并发感染和再出血的机会少;又有人认为重型肾破裂和肾碎裂伤手术探查肾切除率高,而主张非手术治疗,在积极对症治疗和严密观察下,大部分病例病情逐渐稳定,血尿停止,肿块消失。一般认为在积极抗休克及综合治疗下仍不能维持正常血压,持续肉眼血尿无减轻趋势,红细胞计数、血红蛋白量及血细胞比容均进行性下降,肾区包块有扩大趋势者应及时进行手术探查。

对于集合系统破裂有尿外渗者，根据具体情况选择治疗方法：①早期大量尿外渗至腹腔，有明显腹膜刺激症状时应及时进行手术探查；②尿外渗已形成含尿性囊肿者，小的含尿性囊肿能自行吸收，无并发症，可对症保守治疗；③大的含尿囊肿可使肾及输尿管周围纤维化，肾盂、输尿管梗阻、感染及高血压发生率增高者，需手术治疗。

3.手术治疗

严重肾损伤经保守治疗症状控制的病例约 50% 发生并发症，包括延期出血、持续性尿外渗、肾周血肿或渗液合并感染等。做延期手术时，被迫做肾切除的概率较高，晚期可并发高血压和血肿吸收后致肾周纤维化组织包裹肾脏影响其正常发育等。严重肾损伤是保守治疗还是积极手术治疗，各有利弊，应根据患儿的具体情况做出选择。手术适应证：①开放性肾损伤合并其他脏器损伤；②疑有肾蒂血管损伤或经积极对症处理休克难以纠正，有进行性出血者；③持续肉眼血尿或血凝块堵塞尿路不能缓解者；④严重尿外渗，体检时有明显腹膜刺激症状者；⑤非手术治疗过程中腰痛加重，肾区包块逐渐增大，体温升高，疑有肾周感染者；⑥CT 增强扫描或静脉肾盂造影显示肾周有明显造影剂外溢积聚和（或）肾脏不显影者。

肾损伤的手术治疗包括肾周引流术、肾裂伤修补术、肾部分切除术、肾蒂血管修复、肾自体移植术和肾切除术。单纯肾缝合或仅切开引流者可经腹膜外入路，重度肾损伤或疑有腹腔内脏器合并伤者宜采用腹部探查切口，利于控制肾蒂血管，同时可探查对侧肾和腹腔其他脏器。另外，肾损伤的处理应尽可能首先阻断肾蒂。肾蒂血管暂时阻断后，术野清楚，可减少术中出血，便于肾损伤的修复，减少肾切除率。开腹后首先吸尽腹腔内积血，快速探查肝、脾等脏器，如无明显大出血，应迅速切开后腹膜，显露腹主动脉，找到左右肾动脉，用无损伤钳夹住伤肾动脉，在术野无出血情况下，仔细探查肾损伤的程度及范围。之后应据伤情进行相应的处理：①肾裂伤出血修补，用 3 号可吸收缝合线间断褥式缝合止血，可用明胶海绵、止血纱布、带蒂大网膜或邻近脂肪组织填入裂伤处再打结，多处裂伤在缝合止血后用带蒂的大网膜包裹肾脏；②肾损伤仅局限在肾上极或肾下极又无法修补者，可行肾部分切除术；③肾蒂血管损伤可用 6 号无损伤缝合线修补，若手术显露困难，有条件时可选肾自体移植；④肾碎裂伤者，切除所有失去生机的肾组织后，活跃出血的肾组织表示有生命力，应尽可能保留，肾包膜对肾修复有重要意义，若肾破碎严重，原位修补难度很大，可用肠线网袋紧缩或利用大网膜包裹，以期达到止血和愈合的目的；⑤若对侧肾功能良好，而伤肾破裂非常严重，修复又十分困难时，可行伤肾切除。

单纯肾盂破裂者少见，可发生于肾盂的穿刺伤和积水肾盂的闭合伤，如果为穿刺伤常并发腹膜破裂，形成尿性腹膜炎。有腹膜破裂者，经腹入路，清理腹腔内尿液并检查处理腹腔内器官损伤后，再进入后腹膜，清除尿液，缝合破裂的肾盂，后腹膜留置引流。如果肾盂破裂严重，修补不理想，应同时行肾造瘘。

由于腹部闭合性损伤行剖腹探查发现腹膜后血肿时，若后腹膜完整、血肿不大，证实为轻度肾损伤，一般不需要处理。若切开后腹膜清除血肿，可使已停止出血的创面再出血。如果怀疑肾损伤有集合系统破裂时，可经静脉注入 2mL 靛胭脂后观察腹膜血肿的颜色变化，若血肿周围着蓝色，说明存在集合系统破裂，应行腹膜后探查，清除血肿，修复集合系统，同时置肾周引流。

二、输尿管损伤

小儿输尿管损伤在临床上少见。小儿输尿管相对细小,解剖位置隐匿,前有腹腔脏器,后外侧有腰部肌群保护,内靠脊柱旁,本身又有一定活动度,故不易受伤。如有损伤多同时并存有其他内脏损伤,由于其他脏器损伤所表现的临床症状容易引起医务人员的注意,而并存的输尿管损伤常被漏诊,以致造成肾功能丧失,不得不切除伤侧肾脏。有报道输尿管损伤延迟诊断的肾切除率达 32%,而早期诊断的肾切除率仅为 4.5%。

(一)病因

1.腹部钝性伤

多为间接暴力所致,如高处坠落、车祸或极度旋转躯体(如玩碰碰车)时,胸腰脊柱过度延伸或侧弯,同时肾向上移位,而肾盂、输尿管交界处相对固定,输尿管受强力牵拉而致部分或完全断裂。由于儿童脊柱的活动性大,因此此种情况在儿童较成人多见。

2.医源性损伤

多见于下腹部或盆腔手术时,广泛剥离引起活动性出血,匆忙止血而误伤输尿管,如行盆腔肿瘤切除、高位无肛手术、巨结肠根治术等易误伤输尿管,特别是先天性巨结肠患儿在术前多次患肠炎者,腹腔脏器有广泛粘连,致输尿管解剖关系改变,在分离解剖直肠和乙状结肠系膜时如不注意极易伤及输尿管。因此,在施行上述手术时,开腹后应先找到双侧输尿管并加以保护再行手术操作,可最大限度避免输尿管损伤。

3.穿透性开放伤

锐器或火器穿透伤,直接导致输尿管断裂,其断裂受损处多为直接受伤部位,在小儿中非常少见。

(二)病理

输尿管损伤虽然可发生在任何部位,但小儿输尿管损伤多为肾盂、输尿管连接部撕裂伤,早期尿液渗至腹腔内可出现急性腹膜炎症状。另外,输尿管因血供受损致迟发性破裂,外渗的尿液被周围组织包裹而形成含尿性囊肿,也可致输尿管狭窄、闭锁造成肾积水和肾功能受损。

(三)诊断

1.临床表现

输尿管损伤常无特殊症状,故常被延误诊断。其主要临床表现如下:

(1)腰部疼痛:为伤后当时出现的症状,一般限于局部,但多在短期内减轻。如有尿外渗,则疼痛较重,尿外渗到腹腔内可出现急性腹膜炎的症状及体征。

(2)血尿:血尿并不一定出现,也不一定持续存在,无血尿不能排除输尿管损伤的存在。输尿管完全断裂,术中被结扎或血供受损均可无尿。

(3)尿瘘或尿外渗:急性尿瘘或尿外渗表现为伤后即时或数天内出现伤口漏尿、腹腔积液、阴道漏尿或直肠漏尿。外渗尿液不能流出体表,可在局部积聚形成包块,闭合性损伤时,这一体征常被其他合并伤所掩盖,往往在尿外渗合并感染时才被发现。慢性尿瘘是由于输尿管损伤局部慢性缺血、坏死继而破裂的缓慢病理过程所致,见于输尿管阴道瘘及输尿管皮肤瘘。

（4）少尿或无尿：单侧输尿管被结扎可短期无明显症状或出现少尿和腰部胀痛；单侧输尿管破裂，尿液渗至肾周或腹腔内，除引起急腹症外，可出现尿量减少，甚至可导致反应性对侧肾无尿而产生完全无尿。

（5）腰腹部包块：因输尿管迟发性破裂而产生腹膜后含尿性囊肿。主要表现为伤后 1～3 月腰部出现包块，并进行性增大，同时伴有腰部胀痛、低热、镜下血尿，并最终导致肾积水和肾功能损害。

2.实验室检查

可有镜下血尿，继发感染者则有血象升高，尿中有白细胞等感染征象；少尿或无尿致急性肾衰竭者则有血中肌酐、尿素氮升高。

3.影像学检查

（1）B超检查：早期可了解腹膜后及肾周有无血肿与尿外渗征象及其范围，晚期在肾下极可见无回声包块，同时可见肾盂扩张、积水。此法方便、简单、安全，可反复检查。

（2）腹部 X 线平片：可显示骨盆骨折或腰椎横突骨折；腰段弯向伤侧；腹腔因出血或尿外渗模糊。

（3）CT 扫描：增强 CT 扫描是输尿管损伤重要的诊断方法，应列为首选。特别是危重患儿，待病情稳定后应尽快做此项检查，可了解肾实质的损害，有无尿外渗及腹腔脏器合并伤等。如扫描肾实质完整，输尿管不显影，肾周间隙造影剂显著外溢，未见肾周血肿，可以确诊。

（4）静脉肾盂造影：95％以上的输尿管损伤都能通过静脉尿路造影确定，输尿管断裂、撕脱伤表现为造影剂外渗，损伤部位以上输尿管肾盂扩张；输尿管结扎表现为造影剂排泄受阻或肾盂、输尿管不显影，病变以上输尿管、肾盂扩张。

（5）逆行性输尿管肾盂造影：当静脉尿路造影不能明确诊断时，此检查方法可提高诊断率，能明确输尿管损伤的具体部位。但小儿做此检查需在麻醉下进行，且有导致损伤和上行感染的危险，应严格掌握其适应证。

（6）放射性核素扫描：当输尿管受伤后狭窄、梗阻时放射性核素扫描可分泌排泄段呈梗阻曲线图，同时还可了解肾功能。

4.诊断

当有腹部闭合性损伤或从高处坠落、突然减速等受伤因素存在，同时伴有肉眼血尿、镜下血尿、腰腹部压痛或受伤数周后出现腰部包块时，应疑输尿管损伤可能，应做必要的检查明确诊断、及时处理。如闭合性腹部损伤在剖腹探查时疑有输尿管损伤，或其他手术后出现腹腔积液，或从腹腔引流管、切口流出清亮液体疑术中误伤输尿管时，可经静脉途径注入靛胭脂 2mL，数分钟后若液体变蓝说明是尿液外渗，输尿管损伤的诊断可确定。

输尿管损伤的诊断应首选 CT 扫描，可了解肾实质的损伤、有无尿外渗及合并其他脏器损伤。如无 CT 设备，在急诊情况下做静脉尿路造影，也可显示肾功能及尿外渗状况。

（四）治疗

输尿管损伤的治疗目的包括恢复正常的排尿通路和保护患侧肾功能。其具体的方法常根据确诊至受伤的时间、受伤的性质和部位、受伤后局部病理变化、肾功能及全身情况而定。

通常应遵循以下原则：①由创伤所致输尿管损伤，如能及时明确诊断应立即进行手术探查,修复输尿管。②剖腹探查发现输尿管损伤,若无污染应施行一期修复术。③若受伤超过24小时,已形成盆腔感染或尿性囊肿,宜先行暂时性肾造瘘,对症治疗(包括抗感染及支持疗法)改善一般情况,3个月后再行修复术。④输尿管被误扎者,可行局部松解术;输尿管被切割或破裂者,可行局部修补术。⑤输尿管损伤范围不超过2cm者,可行损伤段切除,输尿管端-端吻合术。⑥上段输尿管损伤,可行肾盂、输尿管吻合术。⑦下段输尿管损伤,可行输尿管、膀胱再植术;若输尿管缺损超过2cm直接与膀胱吻合有困难时,膀胱悬挂腰肌可使输尿管吻合处张力减少,输尿管过短时可行膀胱瓣输尿管成形术。⑧若输尿管广泛损伤,长段缺损不能采用上述方法时,则可选择回肠代输尿管或自体肾移植术。⑨输尿管上段和肾脏严重积水、感染,肾功能严重受损或功能基本丧失,对侧肾功能良好时,可考虑做患肾切除术。

在行输尿管修复、重建时必须注意:①既要清创彻底,又必须保证输尿管具有良好的血循环,以防术后输尿管缺血坏死或纤维化;②确保吻合口无张力;③上下端对合要准确,采用匙形斜吻合,外翻式间断缝合;④输尿管内支架管必须引流通畅,勿使吻合部扭曲,吻合口周围放置引流,防止感染。

三、膀胱损伤

小儿膀胱损伤较成人多见,因为小儿膀胱未完全降至盆腔,位置较高,腹部损伤时易损伤膀胱。

(一)病因

1.间接暴力

小儿膀胱尚未完全下降到盆腔,下腹部发生的钝性损伤可导致膀胱破裂。另外,骨盆骨折也能引起膀胱损伤。

2.穿透伤

小儿少见,主要为坠落时尖物直接刺破膀胱。

3.病理性膀胱破裂

梗阻性膀胱尿潴留使膀胱极度扩张可发生破裂。

(二)病理

1.膀胱挫伤

损伤局限在黏膜或肌层,膀胱完整性良好。

2.腹腔内膀胱破裂

膀胱完全充盈时受损伤,尿液进入腹腔。

3.腹膜外膀胱破裂

膀胱空虚或轻微充盈时破裂,尿液渗到腹膜外膀胱周围。

(三)诊断

1.临床表现

(1)血尿:主要为膀胱挫伤和小裂伤所致。大多数为肉眼血尿,甚至排出血凝块。

(2)腹膜炎:腹腔内破裂使尿液进入腹腔导致腹膜炎,逐渐加重,出现肠麻痹甚至败血症。

(3)尿外渗:尿液经破裂口渗至下腹壁、阴囊、耻骨联合处后方及大腿内侧,按压疼痛,可见明显水肿。

(4)排尿障碍:尿液外渗后患儿有尿急,但无尿排出,置入导尿管示膀胱空虚或少许血尿,经导尿管注入一定量无菌生理盐水,片刻后抽出液体量明显少于注入液体量。

2.特殊检查

X线检查:膀胱造影显示造影剂进入腹腔或腹膜外膀胱周围。X线平片示骨盆骨折。

3.诊断

结合外伤病史及体征可做出初步判断;导尿管内无尿液流出,经导尿管注入无菌生理盐水到膀胱后回抽明显减少或消失,基本可明确诊断;必要时进行膀胱造影。

(四)治疗

1.留置导尿管

适用于膀胱挫伤。

2.手术治疗

膀胱破裂者均需手术治疗。手术包括膀胱修补、膀胱周围外渗尿液引流、耻骨上膀胱造瘘。

四、尿道外伤

尿道外伤较多见,且大多数为后尿道损伤合并骨盆骨折,处理较困难;若处理不当会导致尿道狭窄,严重者需再次手术。

(一)病因

1.车祸

车祸导致骨盆骨折,合并尿道膜部断裂;往往合并肛门直肠和膀胱损伤,及会阴部广泛皮肤撕脱伤。

2.骑跨伤

多在玩耍时发生,损伤尿道球部,合并伤少。

(二)诊断

1.临床表现

(1)尿潴留:受伤后尿液不能排出,膀胱充盈,下腹部可扪及膨胀的膀胱。

(2)尿道口出血:多为全血或血尿,有时为血凝块;导尿管不能进入膀胱。

(3)尿外渗:尿道膜部损伤,尿液渗到腹膜外膀胱周围,逐渐到会阴及阴囊。尿道球部损伤首先表现为阴囊及会阴部肿胀。

(4)会阴部损伤:肛门直肠撕裂伤,若在女孩常合并有阴道损伤。

2.特殊检查

(1)骨盆平片:提示骨盆骨折。

(2)膀胱尿道造影:导尿管放置于尿道外口,注入造影剂见造影剂外逸到膀胱周围,而膀胱不能显影。

3.诊断

(1)外伤后排尿困难,同时尿道口出血。

（2）导尿管不易插入膀胱，经尿道外口注入造影剂可明确诊断。

（三）治疗

1.抗休克治疗

尿道损伤往往合并严重骨盆骨折，出血量大，故应补充血容量及给予抗生素抗感染治疗。

2.手术治疗

（1）择期尿道修补术：患儿损伤严重，如合并复杂的骨盆骨折、膀胱损伤和肛门直肠、阴道撕裂伤，以及医师经验不足等情况，单纯行耻骨上膀胱造瘘手术，待3～6个月后行尿道修补术。

（2）一期尿道吻合术：患儿完全性尿道断裂，膀胱回缩明显，在医师技术成熟时，行耻骨上膀胱造瘘手术的同时游离尿道断端，经耻骨后或会阴部行尿道吻合术，尿道内留置导尿管4～6周。

第九节　肾及输尿管异常

一、肾盂、输尿管连接部梗阻

肾盂、输尿管连接部梗阻（UPJO）又称先天性肾积水，指肾盂、输尿管连接部梗阻致尿液从肾脏排出受阻，引起肾盂内压力升高，肾盂、肾盏逐渐扩张，肾实质受压萎缩，肾分泌功能减退。先天性肾积水是小儿泌尿生殖系统畸形中常见的一种疾病，其发病率仅次于隐睾和尿道下裂而居第三位，在泌尿系统梗阻中居首位。男性发病多于女性，左侧发病多于右侧，双侧同时发病亦不少见。

（一）病因

近年来其发病率有明显上升趋势，病因至今仍不十分清楚。梗阻的常见原因有肾盂、输尿管连接部狭窄，肾盂、输尿管连接处瓣膜，输尿管近端炎性息肉，迷走血管压迫，高位输尿管和输尿管起始部扭曲或粘连折叠等。肾盂、输尿管连接部管壁肌肉发育异常是先天性肾积水的主要病理因素。一般认为，狭窄是由于肾盂、输尿管起始段肌层增厚或纤维组织增生，并无明显炎性变化。但也有病例显示为肌肉发育不全甚至缺如，而妨碍正常蠕动波的传递。

肾盂、输尿管连接部平滑肌细胞发育异常是导致肾积水的重要原因。近年来经电子显微镜检查发现，肾盂、输尿管连接处有大量胶原纤维介于肌细胞之间，堆积在平滑肌细胞间的大量胶原纤维阻碍了细胞间的信息传递，不能传递来自起搏细胞的电活动。这种胶原纤维和平滑肌异常不仅存在于肾盂、输尿管连接处，也存在于扩张的肾盂壁上，术中要尽可能切除扩张的肾盂组织。有人研究了肾盂、输尿管连接处梗阻段神经的分布，显示梗阻段神经分布明显减少，使肾盂、输尿管连接处蠕动紊乱，从而导致机械性和功能性梗阻。

（二）病理

由于肾盂内尿液排出受阻，尿液潴留，可继发肾内感染，严重者可形成脓肾；梗阻、感染可继发结石，而结石又可加重梗阻、感染和肾功能损害。肾盂压力升高，肾盂、肾盏扩大，致肾实质内血管牵拉断裂而引起肾内出血,临床上出现血尿;肾实质受压、缺血,致肾素分泌增加而引起高血压;另外,肾实质缺血可致实质萎缩、分泌减少,最后导致肾功能受损,两侧病变则发生肾衰竭。

(三)诊断

常见症状有腹部包块、腹痛、血尿、尿路感染。大多为无症状肾积水,往往是筛查时发现肾积水。大龄儿童输尿管上段炎性息肉所致肾积水多表现为腰腹部疼痛不适和尿路感染。随着产前超声技术的提高与普及,50%以上的病例在产前已查出有胎儿肾积水。

1.腰腹部包块

腰腹部包块为最常见的体征。包块位于一侧腰腹部,呈囊性、光滑、界限清楚(张力不高的肾积水界限不清楚),稍活动,透光试验呈阳性。

2.腰腹部疼痛

较大儿童可诉说疼痛的部位和性质,有时大量饮水后可诱发腹痛发作。

3.消化道功能紊乱

表现为原因不明的食欲缺乏、厌食、恶心、呕吐。

4.尿路感染

以脓尿和发热等全身症状为主,婴幼儿多见。

5.血尿

20%～30%的病例可伴有血尿,一般为镜下血尿。血尿发生于腰部轻微损伤后,或出肾盂压力增高,髓质血管破裂所致;继发结石、感染也可产生血尿。

对经常出现消化道症状、不规则上腹部疼痛且又不能用消化道疾病或急腹症解释、反复尿路感染、药物治疗效果不佳时应考虑先天性肾积水的可能;腹部可触及囊性包块,尤其包块有张力变化时是先天性肾积水的特有体征,需进一步检查明确诊断。

(四)特殊检查

1.B超

显示肾轮廓增大、实质变薄,集合系统出现液性暗区。其方法简单、安全、无损伤,可反复进行,是肾积水首选的筛查方法。

2.静脉肾盂造影(IVP)

IVP为主要的诊断手段之一,主要用于轻中度积水及年龄较大的儿童。一般采用大剂量延缓摄片法,可了解患肾功能、形态以及肾盂、肾盏扩张程度,同时可了解对侧肾功能。电视监视静脉尿路造影(IVU)对轻中度肾积水的诊断具有重要的价值。

3.磁共振水成像(MRU)

MRU为诊断肾积水最新、无创伤的检查方法之一,无须造影剂即可显示肾盏、肾盂、输尿管的结构和形态。此法尤其适用于婴幼儿、严重肾功能不全和碘过敏者,缺点是不能评估肾功能及扫描时间长。

4.放射性核素肾图(SPECT)

放射性核素肾图利用单位时间达到肾脏的标志物来估计肾脏的血运情况以及吸收、分泌、排泄功能,可为MRU检查不足的补充。

5.CT

CT 具有较高的分辨率,图像清晰直观,可以了解包块的具体解剖位置、范围、形态、大小及性质。延时 CT 尿路造影(CTU)技术即在 IVU 后直接进行 CT 检查,是近年来泌尿系统影像领域中一项新的检查方法,简单易行,结果准确,解决了 IVU 不显影、诊断不明确的临床难题。CT 平扫、增强、三维重建不仅能提供双肾形态学资料,了解梗阻部位,而且可根据患肾有无强化、强化程度、肾盂内对比剂的浓度等判断肾功能,为治疗方案的确定和预后的判断提供可靠的依据。CT 检查可以获得 MRU 和 SPECT 检查的双重效果。

(五)鉴别诊断

本病应与肾母细胞瘤、腹膜后畸胎瘤、先天性巨输尿管症、肾囊肿、腹膜后含尿假性囊肿等疾病鉴别。

(六)治疗

治疗原则:解除梗阻,尽可能保留患肾,行离断式肾盂、输尿管成形术。

1.手术时间的选择

(1)暂观察、定期复查:对没有症状的轻度肾积水可暂不手术,严密观察、定期复查。

(2)尽早手术:凡是中度以上的肾积水或观察病例经定期复查发现肾积水加重,并发感染、结石者均应尽早手术治疗。

对学龄儿童如出现反复发作性腰腹部疼痛伴尿路感染,B超和影像学检查提示为轻度肾积水或有输尿管上段扩张,往往是输尿管炎性息肉,应尽快手术。

(3)新生儿肾积水:其手术时间及必要性仍存在争议,目前比较一致的意见为产前诊断的胎儿肾积水出生后 7～10 天应做超声检查,出生后仍有肾积水者,应进一步检查、评价其预后及决定处理措施。

对于肾盂直径较大、积水程度严重(3～4 级)、肾实质变薄、相对肾功能降低或者症状十分明显者则应尽快手术。目前的手术技巧和麻醉水平在新生儿期均可顺利完成肾盂成形手术。而对于肾积水程度较轻者,不急于手术干预,定期门诊复查(2～3 个月复查一次 B 超),在随访过程中积水无加重者,应继续观察至积水减轻或消失。

(4)重度肾积水合并严重感染:经药物治疗仍不能控制,可先行肾穿刺造瘘,待感染控制后再行肾盂成形术。

2.手术方法

离断性肾盂成形术,即切除扩张肾盂大部分和肾盂、输尿管连接部,将残留肾盂最下方与纵行切开的近端输尿管进行端-端斜吻合,其方法简单、效果好,被誉为治疗 PUJO 的"金标准"。

(1)开放性手术:方法简单、直接,吻合准确,疗效肯定。近年来对婴幼儿采用小切口同样能顺利完成手术操作。

(2)腹腔镜手术:是治疗 PUJO 的微创外科新技术,与开放性手术相比,具有创伤小和术后恢复快等优点。但腹腔镜手术要有腹腔镜的设备、熟练的腹腔镜技术,且费用较高,操作较复杂,尤其是重度肾积水的处理较困难,其手术效果需长期随访观察,所以腹腔镜手术目前仍没有完全普及。

3.双侧肾积水的处理

处理方法:①原则上先治疗积水程度较轻的一侧;②如一侧积水严重,同时伴有感染,可行该侧肾造瘘,同时对积水轻的一侧做肾盂成形术;③在患儿情况和技术条件允许的情况下,目前主张双侧肾盂成形术同期完成;④原则上不做肾切除术。

4.患肾切除指征

(1)严重肾积水患肾功能基本丧失,肾实质极薄、色泽灰白、厚度在 2mm 以下,尿液日引流量小于 100mL。

(2)积水肾失去正常形态,为长条形(似结肠状)。

(3)反复感染,肾实质有多处溃疡形成或并发严重的肾积脓者。

(4)当患肾功能在 10% 以下或有明显发育不良时(肾实质呈分散片状,并可见很多小囊泡)。

(5)对侧肾功能正常。

(七)预后

单侧肾积水术后预后良好,即使患肾切除,也不影响患儿的生长、发育和成年后的学习和工作。孤立肾或双侧肾积水,如在 1 岁前接受了成功的手术治疗,多数病例肾功能可望恢复正常,1～2 岁手术仅能保存或稳定原有的肾功能,2 岁以后手术到成年后可能造成肾功能不全或肾衰竭。

(八)随诊

肾盂成形术后应定期复查尿常规、B 超,3～6 个月后复查静脉肾盂造影,以了解术后患肾的形态变化和功能情况。

肾积水术后经定期 B 超及影像学检查显示肾体积较术前变小、积水量减少,无腰腹部疼痛、无尿路感染等症状即达到治疗目的。大部分病例术后 B 超检查仍提示有积水存在,但这不应视为手术失败。

二、输尿管囊肿

输尿管囊肿是由于输尿管开口狭窄及输尿管膀胱壁段肌层发育缺陷,输尿管末端逐渐膨大而形成囊肿突入膀胱腔所致。女孩的发病率约为男孩的 3～4 倍,输尿管左右侧的发生率无明显差异。3～7 岁患者多见,且 80% 以上囊肿来自重复肾。

(一)病理分型和临床表现

依据开口部位可分为两种类型:

1.单纯型

单纯型囊肿也称原位输尿管囊肿。成人多见,一般无重复肾和重复输尿管畸形。囊肿侧的输尿管口位置正常或接近正常。囊肿一般不大,局限在膀胱壁的一侧。梗阻严重者囊肿较大,甚至压迫对侧输尿管开口,引起对侧输尿管继发性扩张,阻塞膀胱颈部而导致尿潴留。

2.异位型

临床以此种类型为主。女婴多见,绝大多数伴有患侧重复肾和双输尿管。囊肿所引流的输尿管属于重复肾的上肾段,而囊肿的位置都在正常输尿管(引流下肾段)开口的内下方。异位输尿管囊肿较单纯型囊肿大,并可延至尿道内。患病女孩用力排尿时,可见部分囊肿从尿道口脱垂,肿物通常为葡萄大小,无感染时呈紫蓝色,若有感染则囊肿壁变厚呈苍白色,患儿安静后多可自行复位。偶可发生肿物嵌顿,引起急性尿潴留;也可有尿路梗阻或尿路感染的症状,如排尿疼痛、尿流中断和脓尿等。

(二)诊断

肿物自尿道口脱垂是输尿管囊肿诊断的重要依据,但仍需进一步检查。

1.B超检查

可显示膀胱内囊肿的部位和大小,同时可探明重复肾的上肾段和输尿管扩张积水。

2.静脉尿路造影(IVU)

异位输尿管囊肿所引流的上肾段常因功能差,积水常不显影。造影剂进入膀胱后可发现膀胱内有圆形或椭圆形的造影剂充盈缺损区。

3.膀胱造影

IVU造影显示不满意时可行膀胱造影。将静脉尿路造影剂稀释6～8倍后,经膀胱导管缓慢注入膀胱,即可显示造影剂充盈缺损的囊肿轮廓;侧位片见囊肿来自膀胱壁。

4.膀胱镜检查

可见到膀胱底部圆形隆起的囊肿。囊肿的开口常位于其后下方,不易见到。

(三)治疗

(1)有症状的囊肿,首选手术治疗。

(2)异位输尿管囊肿所属的上肾段往往已无功能,再加上有扩张积水,应予切除。

三、输尿管异位开口

输尿管异位开口系指输尿管没有进入膀胱三角区,而开口在膀胱外。男性与女性异位输尿管口的位置不同:男性可开口在后尿道、输精管及精囊等部位,仍在括约肌之近侧端;而女性则可开口于尿道、前庭、阴道及子宫等部位,均在括约肌之远端。输尿管口异位在女性的发生率为男性的4倍,常伴有重复肾和双输尿管畸形。异位开口的输尿管几乎都是引流重复肾的上肾段,偶有引流下肾段者;少数发生于单一侧的输尿管,而该侧肾脏往往发育不良。

(一)临床表现

女孩的输尿管异位开口均在外括约肌的远端,临床症状典型,即无间歇地滴尿和正常次数排尿。患病新生儿及婴儿前后两次正常排尿间,尿布或内裤总有浸尿,外阴甚至两侧大腿受尿液刺激继发湿疹乃至糜烂。如有继发感染,则滴尿混浊。年长儿可诉说腰背部胀痛。

(二)诊断

包括三个步骤:

1.初步怀疑

根据典型病史,有正常分次排尿,又有持续滴尿,即应怀疑输尿管异位开口。

2.寻找依据

检查外阴,先仔细观察尿道周围,大多见到尿道口与阴道口间有针眼状小孔,尿液呈水珠状不断从该小孔滴出。部分异位开口位于阴道,可见有尿液不断从阴道口流出。个别开口在尿道内,尿液不断从尿道口滴出,这种异位开口症状应与神经源性膀胱尿失禁相鉴别。鉴别方法是经导尿管向膀胱内注入少量亚甲蓝后拔出导管,注意观察。如尿道口滴出尿液清亮,不带蓝色,则是输尿管异位开口的证据。

3.判断病变的侧别

输尿管异位开口的诊断较易建立,但要确定病变侧则比较困难。下列几种检查手段所提供的线索是重要的参考资料:

(1)IVU:异位开口的输尿管所引流的重复肾上肾段,因发育不良长期积液扩张,几乎没有完好的肾实质,因此,在 IVU 时往往不能显示重复肾和双输尿管。下肾段因受上肾段积水的压迫,显影的肾盂肾盏可向下向外移位。显影的肾盏顶端至肾轮廓上缘的距离比下肾盏底端至肾轮廓下缘的距离长一些,说明有未显影的上肾段。

(2)逆行造影:如发现尿道口周围有滴尿的异位开口,可用 F3 号输尿管试插并注入造影剂,如见输尿管显影,则可根据所偏向的一侧判断病变即在该侧。开口于阴道内的异位开口很难进行插管。

(3)分别压迫左、右侧下腹部:患侧的输尿管都有扩张积水。如压迫某侧时,尿道口周围的异位开口或阴道口流出尿液量增加,则病变可能在该侧。

(4)B超检查:当输尿管增粗时,可见其下行于膀胱外,如显示重肾及发育不良肾脏,提示异位开口来源于此侧,但对于开口部位超声难以显示。B超与IVU检查互为补充,至为重要。

男性患者因异位开口在外括约肌之近端,仍受括约肌的控制,临床症状比较隐蔽,不容易引起家长和医务人员的注意。对反复表现为附睾炎者,肛指检查有时可发现精囊扩张;有继发感染者,触痛明显。对疑有输尿管异位开口的男孩,应行 IVU 和 B 超检查。开口在后尿道者,尿道镜检查有助诊断。

(三)治疗

输尿管开口异位只能用手术治疗。手术包括切除重复肾的上肾段和所属的扩张输尿管。重复输尿管无增粗、无积水和无合并感染者也可进行重复输尿管膀胱再植手术治疗尿失禁。

四、输尿管、膀胱连接部狭窄

输尿管、膀胱连接部狭窄指输尿管、膀胱连接部由于先天性因素致输尿管远端狭窄、梗阻,临床上并不少见。

(一)病因及病理

病因目前尚不十分清楚,可能为连接部输尿管壁肌层纤维化或胶原组织增生,也有人认为是胚胎期输尿管发生过程中假性肌肉增生或血管压迫所致。由于狭窄致输尿管内尿液潴留,继发尿路感染,使输尿管继发性扩张,其扩张多局限在输尿管中下 1/3 段。

(二)诊断

(1)腰腹部疼痛,有尿路感染史。

(2)B超检查提示患侧肾及输尿管扩张。

（3）静脉肾盂造影或肾穿刺顺行造影显示肾及输尿管扩张，造影剂在输尿管远端潴留。

（4）双肾、双输尿管、膀胱 CT 检查可进一步明确诊断。

此病应与原发性巨输尿管、严重膀胱输尿管反流及其他原因所致的输尿管下段梗阻性病变（如结石、瓣膜、肿瘤、损伤）相鉴别。

（三）治疗

（1）有严重感染者，先行抗感染治疗。

（2）输尿管、膀胱移植术：用于反复尿路感染、诊断明确者。如输尿管过度扩张，应将输尿管下 1/3 裁剪修正使管腔变小后，再经膀胱黏膜下隧道与膀胱吻合（Cohen 手术）。术中要注意保留输尿管壁的血循环。

五、先天性巨输尿管

先天性巨输尿管又称原发性巨输尿管，系指输尿管远端没有任何器质性梗阻而输尿管明显扩张、积水。这不同于下尿路梗阻、膀胱输尿管反流以及神经源性膀胱等所致的继发性输尿管扩张积水。

（一）病因

病因不明。可能由于输尿管远端管壁肌细胞的肌微丝和致密体发育异常或该段的肌束与胶原纤维间比例失调所致。

（二）病理

输尿管明显扩张、积水，输尿管扩张段的管径可达 4mm 以上，管壁增厚，外观颇似肠管，其远端约数毫米长输尿管似为狭窄，与扩张段形成鲜明对比。而实际上，该段输尿管解剖正常，并无机械性梗阻存在。试插输尿管导管，可顺利通过 F5 号导管。患者肾脏可有不同程度的积水，肾实质萎缩。如有继发感染，则可形成输尿管积脓，有脓肾或结石。

（三）临床表现

先天性巨输尿管并无特征性的临床症状，因输尿管扩张、积水，可表现为腹部包块。包块一般位于腹中部或偏向一侧，与肾积水的包块位于该侧腰腹部不同。患儿感染后可有发热、腹痛、血尿或脓尿。有些只能在显微镜下见有红细胞、白细胞或脓细胞。有些患儿因有消化道症状，如食欲缺乏、厌食或体重不增就诊。

（四）诊断和治疗

以腹部包块就诊者，先做 B 超检查，可发现扩张的输尿管与肾盂相连。有血尿或尿路感染者应常规做 IVU，可以发现肾积水和明显扩张积水的输尿管。膀胱镜检查输尿管插管注入造影剂行逆行造影，可显示扩张迂曲的输尿管。先天性巨输尿管常伴有尿路感染，最终将严重损害患侧肾功能，确诊后应积极采取手术治疗。

六、输尿管息肉

输尿管息肉临床上常见于学龄期儿童，多为纤维上皮息肉或炎性息肉，常发生于输尿管上段或肾盂、输尿管连接部，呈圆柱或球茎形，有一较细的蒂茎与输尿管壁相连，具有一定的活动度。病因尚不清楚,息肉可导致慢性不全性尿路梗阻,造成病变上段输尿管及肾积水。

(一)诊断

(1)反复发作性腰腹部疼痛。

(2)间隙性血尿及尿路感染。

(3)静脉肾盂造影和 B 超检查显示输尿管上段扩张及肾积水。

(4)膀胱镜逆行造影能显示出输尿管腔内有球茎形充盈缺损和输尿管上段扩张及肾积水。

(5)双肾、双输尿管、膀胱 CT 检查可进一步明确诊断。

(二)治疗

本病术前定性诊断较困难,只要影像学检查提示有输尿管梗阻、扩张,即应手术探查。

(1)切除病变段输尿管及息肉,再行输尿管端斜吻合或输尿管、肾盂吻合。

(2)剖开扩张的输尿管后电灼息肉:适用于多发性病变,累及输尿管范围广泛者。

(3)肾及输尿管切除:用于病程长、积水和感染严重,肾功能基本丧失,对侧肾功能正常者。

(4)对疑有恶变者,术中应送快速冰冻切片检查,待病理报告结果出来后再决定手术方案。

七、下腔静脉后输尿管

下腔静脉后输尿管是指右侧输尿管绕过腔静脉之后,走向中线,再从内向外沿正常途径至膀胱的发育异常,是一种少见的畸形。

(一)病因及病理

由于下腔静脉发育异常,使输尿管位于下腔静脉后方,造成肾盂及输尿管上段伸长扩张,但不一定都发生梗阻。临床上可分为两型:Ⅰ型常见,有肾积水和典型的梗阻症状,梗阻近端输尿管呈鱼钩样扩张;Ⅱ型没有肾积水或仅有轻度积水,此型输尿管在更高的位置绕过下腔静脉。

(二)诊断

(1)患侧腰部可发生钝痛,甚至发生绞痛。

(2)可伴有血尿和尿路感染。

(3)静脉肾盂造影或膀胱逆行造影,显示输尿管呈典型的 S 形或镰刀形弯曲,肾盂及输尿管上段扩张。

(4)如在做下腔静脉造影前行右侧输尿管插管,注入造影剂,可见输尿管包绕下腔静脉。此检查术设备要求较高,且是一种创伤性检查方法,应尽量避免。必要时可选用 B 超、CT 或 MRI 协助诊断。

(三)治疗

(1)若患者无明显临床症状、积水轻,可先随诊观察,如积水及症状加重再行手术。

(2)手术治疗:适用于临床症状明显、积水较重者。在下腔静脉外侧离断扩张的输尿管,将远端输尿管复位到腔静脉前,再将两断端输尿管用可吸收缝线间断斜吻合。

第十节 尿路感染

尿路感染(UTI)是小儿最常见的疾病之一,它是小儿内外科医生经常遇到的问题,也是泌尿系统内部结构异常的最常见表现。在小儿感染性疾患中,泌尿系统感染仅次于呼吸系统感染而居第二位。约2/3男童和1/3女童在泌尿系统结构异常的基础上并发感染,3/4以上女童患泌尿系统感染后复发。感染可累及尿道、膀胱、肾盂及肾实质。婴幼儿症状多不典型,故诊断困难。而且在不同性别、不同年龄的幼儿,其发病率不同。尽管抗生素的发展迅速、品种繁多,但是这种非特异性尿路感染的发病率仍然很高,而且时常反复发作。小儿尿路感染对肾脏的损害重于成人,反复感染可致肾瘢痕形成,造成不可逆性肾脏损害。因此,积极治疗尿路感染,防止对肾脏造成损害非常重要。

一、病因

小儿尿路感染分为梗阻性和非梗阻性两大类,前者在小儿尿路感染中占有重要地位。完全正常的泌尿系统固然可以发生感染,但更重要的是须注意局部有无尿路畸形的解剖基础,如先天性尿路梗阻、反流等。忽视这一点,尿路感染就很难治愈,即使感染暂时得到控制也常再发。

在小儿出生后最初几周内,无论男孩或女孩其尿道周围都有很多嗜氧菌,尤其是大肠杆菌等,又因其本身的免疫力极低,而易发生尿路感染。随着小儿年龄的增长,这些细菌逐渐减少,到5岁以后,尿路感染的发生也逐渐减少。即使细菌入侵尿路,也不都发生尿路感染。大多数是由于某些原因使机体的防御机制受损时,细菌方可在尿路中生长繁殖,而发生尿路感染。导致小儿尿路感染的易感因素如下:

1.小儿的生理解剖特点

小儿的输尿管长且弯曲,管壁弹力纤维发育不全,易于扩张及尿潴留,故易患尿路感染。尿道内或尿道外口周围异常,如小儿包茎、包皮过长和包皮粘连等,均可使尿道内及尿道外口周围隐藏大量细菌而增加尿路感染的概率。女孩的尿道短而宽,外阴受感染的概率高,亦易发生上行感染。

2.泌尿系统畸形、尿路梗阻

一方面,尿路梗阻、扩张,允许细菌通过尿道外口并移行进入泌尿道,易诱发尿路感染;另一方面,由于梗阻、扩张使其泌尿道腔内压增高,导致黏膜缺血,破坏了抵抗细菌入侵的屏障,诱发尿路感染的危险性升高。常见疾病有肾积水、巨输尿管症、输尿管囊肿、输尿管异位开口、尿道瓣膜、尿道憩室、尿道结石、尿道异物、尿道损伤、瘢痕性尿道狭窄、神经源性膀胱等。

3.原发性膀胱输尿管反流

正常情况下,膀胱输尿管交界部的功能是在排尿时完全阻止膀胱内尿液上行反流至肾脏。而当存在膀胱输尿管反流时,尿流从膀胱反流入输尿管、肾盂及肾盏,这可能使输尿管口扩张,并向外移位,同时造成膀胱动力不完全,使有菌尿液经输尿管达肾脏而引起感染。有文献报道,约半数尿路感染患儿存在膀胱、输尿管反流(VUR)。VUR为细菌进入肾脏提供了有效的通路,且低毒力的菌株也可造成肾内感染。

4.排尿功能异常

排尿功能异常的患儿(如尿道狭窄或神经源性膀胱等)排尿时间延长,膀胱内压增高或残余尿量增多均有利于细菌稳定增殖,甚至可导致非尿路致病菌引起严重的尿路感染。

5.便秘和大便失禁

便秘和大便失禁均可使肠道共生菌滞留于尿道外口时间延长,大肠杆菌黏附于尿道口时使尿道上皮受内毒素作用,尿道张力下降、蠕动能力减弱,尿液潴留易发生逆行感染。有研究表明,控制便秘可降低复发性尿路感染的发生率。

6.医疗器械

在行导尿或尿道扩张时可能把细菌带入后尿道和膀胱,同时可能造成不同程度的尿路黏膜损伤,而易发生尿路感染。有文献报道,留置导尿管1天,患者感染率约50%,3天以上则可达90%以上。在进行膀胱镜检查、逆行尿路造影或排尿性膀胱、尿道造影时,同样易引起尿路感染,应严格掌握其适应证。

7.全身抵抗力下降

如小儿营养不良、恶性肿瘤进行化疗或应用免疫抑制剂及激素的患儿,全身抵抗力下降也易发生尿路感染。

二、病原菌

任何入侵尿路的致病菌均可引起尿路感染。但是,最常见的致病菌仍然是革兰氏阴性杆菌,其中以大肠杆菌最为常见,约占急性尿路感染的80%,其次为副大肠杆菌、变形杆菌、克雷伯杆菌、产气杆菌和铜绿假单胞菌。约10%的尿路感染是由革兰氏阳性细菌引起的,如葡萄球菌或粪链球菌。大肠杆菌感染最常见于无症状性菌尿或首次发生的尿路感染。在住院期的尿路感染、反复性尿路感染或经尿路器械检查后发生的尿路感染,多为粪链球菌、变形杆菌、克雷伯杆菌和铜绿假单胞菌所引起,其中器械检查之后铜绿假单胞菌的发生率最高,变形杆菌常伴有尿路结石者,金黄色葡萄球菌则多见于血源性引起。长期留置尿管、长期大量应用广谱抗生素时或抵抗力低下及应用免疫抑制剂的患儿,应注意有无真菌的感染(多为念珠菌和酵母菌)。

病原菌特点:无泌尿系统畸形的肾炎患儿体内分离的菌株与肠道共生菌不同,而伴有畸形者(如梗阻、反流等)的菌株与肠道共生菌相同,且更易发生肾损害。

三、感染途径

1.上行性感染

尿路感染中绝大多数是上行性感染,即是致病菌(多为肠道细菌)先于会阴部定居、繁殖,污染尿道外口,经尿道上行至膀胱,甚至达肾盂及肾实质,而引起的感染。一旦细菌进入膀胱后,约有1%可侵入输尿管达肾盂,这多是由于存在各种原因所致膀胱输尿管反流。

2.血行感染

血行感染较上行感染少见,是致病菌从体内的感染灶侵入血流,然后达肾脏至尿路而引起的感染。临床上常见的仅为新生儿或是金黄色葡萄球菌败血症所致血源性尿路感染或因肿瘤放化疗后存在免疫抑制者血行感染的概率增高。其他肾实质的多发脓肿、肾周脓肿也多继发于身体其他部位感染灶。

3.淋巴道感染

腹腔内肠道、盆腔与泌尿系统之间有淋巴通路,肠道感染时或患急性阑尾炎时,细菌通过淋巴道进入泌尿道,有发生尿路感染的可能,但临床上极少报道。

4.直接感染

邻近组织的化脓性感染,如腹膜后炎症、肾周围炎等直接波及泌尿道引起的感染。

四、发病机制

尿路感染主要是由细菌所致,许多致病菌属于条件致病菌。尿道是与外界相通的腔道,健康成年女性尿道前端 1cm 和男性的前尿道 3～4cm 处都有相当数量的细菌寄居。由于尿道具防御能力,从而使尿道与细菌、细菌与细菌之间保持平衡状态,通常不引起尿路感染。当人体的防御功能被破坏或细菌的致病力很强时,就容易发生尿路的上行性感染。一般认为,尿路感染的发生取决于细菌的致病力和机体的防御功能两个方面;在疾病的进程中,它又与机体的免疫反应有关。

1.病原菌的致病力

在尿路感染中,最常见的病菌为大肠杆菌。近年来对大肠杆菌及其致病力的研究也较多,认为大肠杆菌的表面抗原特征与其致病力有关,特别是细胞壁 O 抗原,已知 O 血清型,如 O_1、O_2、O_4、O_6、O_7、O_{75} 与小儿尿路感染有关。也有学者发现,从无症状菌尿者分离出大肠杆菌与粪便中的大肠杆菌相同,而来自有症状菌尿大肠杆菌株与粪便中分离出来的不同。因此,提示大肠杆菌 O 抗原的血清型与其致病力有关。细菌入侵尿路能否引起感染,与细菌黏附于尿路黏膜的能力有关。致病菌的这种黏着能力是靠菌毛来完成的。大多数革兰氏阴性杆菌均有菌毛,菌毛尖端为糖被膜,其产生黏附素与上皮细胞受体结合。根据受体对黏附素蛋白的特异性,菌毛分为 I 型及 P 型。有报道表明,有 P 型菌毛的大肠杆菌是肾盂肾炎的主要致病菌。另外,具有黏附能力的带菌毛的细菌,还能产生溶血素、抗血清等,这些都是细菌毒力的表现。下尿路感染通常为 I 型菌毛细菌所引起,在有利于细菌的条件下可引起肾盂肾炎,有 P 型菌毛的大肠杆菌则为肾盂肾炎的主要致病菌。细菌一旦黏着于尿路黏膜后即可定居、繁殖,继而侵袭组织而形成感染。

除上述菌毛作为细菌的毒力因素之外,机体尿路上皮细胞受体密度多少亦为发病的重要环节,在感染多次反复发作的患者,菌毛受体的密度皆较高。

在肾盂肾炎的发病过程中,尚有一个因素值得提出,即细菌侵入输尿管后,输尿管的蠕动即受到影响,因为带有 P 型及抗甘露糖菌毛的细菌常有含脂肪聚糖的内毒素,有抑制蠕动的作用。输尿管蠕动减低,于是发生功能性梗阻。这种情况,肾盂内压力即使不如有机械性梗阻时那样高,也可使肾盂乳头变形,细菌即可通过肾内逆流而侵入肾小管上皮。用超显微镜观察肾小管,还可见带菌毛的细菌黏附于肾小管细胞膜上,并可见到菌毛的受体。

2.机体的防御功能

细菌进入膀胱后,大多数是不能发生尿路感染的。健康人的膀胱尿液是无菌的,尽管前尿道及尿道口有大量的细菌寄居,且可上行至膀胱,但上行至膀胱的细菌能很快被消除。留置导尿 4 天,90%以上的患者可发生菌尿,但拔掉导尿管后多能自行灭菌。由此说明,膀胱具有抑制细菌繁殖的功能。一般认为,尿路的防御功能主要有如下几个方面:

(1)在无尿路梗阻时,排尿可清除绝大部分细菌,膀胱能够完全排空,则细菌也难以在尿路中停留。尿路各部分正常的神经支配、协调和有效的排尿活动具有重要的防止感染作用。肾脏不停地分泌尿液由输尿管流入膀胱,在膀胱中起到冲洗和稀释细菌的作用。通过膀胱周期性排尿的生理活动,可将接种于尿路的细菌机械性地"冲洗"出去,从而防止感染或减少感染。动物实验观察结果认为,这是一个相当有效的机制。

(2)较为重要的防御机制是尿路黏膜具有抵制细菌黏附的能力。动物实验表明,尿路上皮细胞可分泌黏蛋白,如氨基葡萄糖聚糖、糖蛋白、黏多糖等,皆有抗细菌黏着作用。扫描电镜观察可见尿路上皮细胞上有一层白色黏胶样物质,可见细菌附着在这层物质上。在排尿时,这些黏蛋白如能被排出,则入侵细菌亦随之而排出。若用稀释的盐酸涂于膀胱黏膜仅 1 分钟,细菌黏着率即可增高,因稀释盐酸可破坏黏蛋白而为细菌入侵提供条件。于 24 小时后,细菌黏附率可恢复到盐酸处理前状态。在稀释盐酸破坏黏蛋白层之后,若在膀胱内灌注外源性的黏多糖,如合成的戊聚糖多硫酸盐等,则抗细菌黏着功能即可恢复。

(3)也有动物实验证明,膀胱黏膜具有杀菌能力。膀胱可分泌抑制致病菌的有机酸、IgG、IgA 等,并通过吞噬细胞的作用来杀菌。

(4)尿 pH 低、含高浓度尿素和有机酸,尿液过分低张和高张等因素均不利于细菌的生长。

(5)如果细菌仍不能被清除,膀胱黏膜可分泌抗体,以对抗细菌入侵。

3.免疫反应

在尿路感染的病程中,一旦细菌侵入尿路,机体即有免疫反应。无论是局部的还是全身的,这些反应与身体其他部位的免疫反应相同。尿内经常可以发现免疫球蛋白 IgG 及 IgA。有症状的患者尿中 IgG 较低,而无症状的菌尿患者尿中 IgG 则较高。IgG 是由膀胱及尿道壁的浆细胞分泌的免疫球蛋白,能使光滑型菌族转变为粗糙型,后者毒力较低。此外,补体的激活可使细菌溶解。上述非特异性免疫反应皆为细菌黏着造成障碍。若感染时期较长,患者机体可产生特异性免疫蛋白。球蛋白及补体的活动皆可促进巨噬细胞及中性粒细胞的调理素作用及吞噬功能。但吞噬过程中,吞噬细胞释放的过氧化物对四周组织有毒性作用,所以,吞噬细胞肃清细菌的过程亦对机体有伤害作用,尤其是对肾组织的损害。在动物实验性肾盂肾炎中,过氧化物催化酶能保护肾组织,不致发生过氧化物中毒。

有关实验研究表明,人体这种免疫反应对细菌的血行性和上行性感染有防御作用。

五、诊断

小儿反复尿路感染多伴有先天性泌尿系统异常,对反复尿路感染、药物治疗效果不佳的患儿,应行必要的检查明确诊断,以便及时合理地进行病因治疗。

（一）临床表现

小儿尿路感染临床表现因年龄而异，一般较大儿童具有典型尿路感染症状，而婴幼儿症状不典型易误诊。

1.新生儿期

以全身症状为主，如发热、嗜睡、吃奶差、呕吐、腹泻、面色苍白等非特异性表现。60%患儿可有生长发育迟缓、体重增加缓慢，甚至出现贫血、黄疸。一般局部症状不明显，有时与肺炎同时存在，肺炎的症状掩盖了泌尿系统的症状。因此，对原因不明的发热应及早做尿常规检查和尿细菌培养以明确诊断。

2.婴幼儿期

仍以全身症状为主，主要表现为发热、精神不振、食欲缺乏等消化道症状。尿频、尿急、尿痛等排尿统症状随年龄增长逐渐明显，排尿时哭闹、尿频或有顽固性尿布疹，应想到泌尿系统感染的可能。

3.儿童期

除全身发热外，多有典型尿频、尿急、尿痛、排尿困难等症状，有时伴有腰部疼痛或下腹不适感。

（二）实验室检查

（1）送尿常规检查和取中间尿送细菌培养。

（2）肾功能检查：反复或慢性感染时肾小管功能首先受损，出现浓缩功能障碍，晚期肾功能全面受损。此时可做血尿素氮和肌酐测定、尿浓缩功能试验、酚红排泄率试验检查。近年来提出尿抗体包裹细菌检查、致病菌特异抗体测定、C-反应蛋白测定、尿酶测定、尿 β_2-微球蛋白测定、血清铜蓝蛋白测定协助区别上下尿路感染。

（三）特殊检查

1.超声波（B超）检查

B超方便、安全、无损伤，对小儿应作为首选的检查方法。B超可测定肾脏的大小、肾区肿物的部位和性质，了解有无肾盂、肾盏扩张，重复畸形，巨输尿管；测定膀胱的残余尿，膀胱的形态、大小，膀胱壁有无异常增厚，膀胱内有无肿瘤、异物、憩室、囊肿等；同时还可以了解肾、输尿管、膀胱内有无结石等。

2.排尿性膀胱尿道造影

此方法是小儿尿路感染中重要的检查手段之一。其方法是将造影剂经导尿管或耻骨上膀胱穿刺注入膀胱内；也可在静脉肾盂造影时，待肾盂、输尿管内造影剂已排空，而膀胱仍积集大量造影剂时，嘱患儿排尿，在电视荧光屏上动态观察。此检查可了解：①膀胱的位置、形态、大小，其黏膜是否光滑，膀胱内有无真性或假性憩室、囊肿、肿瘤、结石、异物等。②有无膀胱输尿管反流及其反流程度。③膀胱出口以下有无梗阻，如尿道瓣膜、憩室、尿道狭窄等。

3.静脉尿路造影

由于小儿尿路感染与泌尿生殖系统异常有密切关系，而静脉尿路造影检查除可了解双肾功能外，对先天性尿路畸形、梗阻、结石、肿瘤、肾积水等疾病有重要的诊断价值，故应列为常规的检查方法。其临床指征为：①凡尿路感染经用抗生素4～6周而症状持续存在者。②男孩第一次发生尿路感染者。③女孩反复尿路感染者。④上腹肿块可疑来自肾脏者。

4.放射性核素肾图检查

放射性核素肾图检查在国内外已广泛使用,其方法简便、安全、无创伤,不仅有助于疾病的诊断,而且适用于疗效评价、监测和随访。根据需要选用合适的放射性药物,可以获得:①肾、输尿管、膀胱大体形态结构。②肾脏的血供情况。③计算出分侧肾功能、肾小球滤过率和有效肾血流量。④尿路引流情况,从而做出尿路梗阻的定位诊断。⑤膀胱输尿管反流及膀胱残余尿量等情况。

5.CTU检查

CTU是快速容积扫描、静脉注射对比剂和计算机三维重建三者的结合,可获得包括肾实质整个尿路的三维立体图像,具有分辨率高以及图像清晰、直观的特点。CTU不仅能提供尿路形态学资料、了解梗阻部位,还可根据患肾有无强化、强化程度、肾盂内对比剂的浓度等判断肾功能,为治疗方案的确定和预后的判断提供可靠的依据。

6.磁共振尿路造影(MRU)

通过三维系统成像可获得清晰的全尿路立体图像。此方法无须造影剂,扫描时间短,尤适用于婴幼儿、肾功能不全和碘过敏者。

六、治疗

小儿尿路感染的治疗原则是控制感染、解除梗阻、保持尿流通畅和预防复发。具体治疗方法如下:

1.对症处理

在诊断急性尿路感染后注意让患者休息,多饮水冲洗尿路,促进细菌及其毒素的排出;鼓励患儿多进食,以增强机体抵抗力。对中毒症状重,高热、消化道症状明显者,可静脉补液和给予解热镇痛药;对尿路刺激症状明显的,可给予阿托品、654-2等抗胆碱能药物,以减轻症状;另外,使用碳酸氢钠碱化尿液,除能减轻尿路刺激症状外,还可调节尿液酸碱度,有利于抗生素药物发挥作用。在对症处理的同时,对疑有泌尿系梗阻或畸形者,要抓紧时间进行必要的辅助检查,尽快确诊,及时手术矫治,以防因泌尿系感染对肾脏的损害。

2.抗生素的应用

小儿尿路感染治疗的主要问题是抗生素的选用和使用方法。抗生素要选择不良反应小、尿液中药物浓度高、细菌耐药发生率低者。一般应遵循以下原则:①由于小儿尿路感染的病原菌大多数(80%以上)为大肠杆菌或其他革兰氏阴性杆菌,而革兰氏阳性菌仅占10%以下,因此,在未查出何种细菌感染以前,最好选用对革兰氏阴性杆菌有效的药物;②上尿路感染选择血浓度高的药物,而下尿路感染则用尿浓度高的药物;③选择针对尿细菌培养和药敏试验结果而定;④选择不良反应小、对肾毒性小的药物,当存在肾功能不全时,则更应谨慎用药,如氨基糖苷类及多黏菌素类均有不同程度的肾脏损害作用;⑤联合用药,可以产生协同作用,不仅可以提高疗效,减少耐药菌株的出现,减少不良反应,同时可以避免浪费,减轻患儿家属的经济负担,对复杂和(或)严重的泌尿系统感染尤为重要;⑥口服易吸收药物;⑦新生儿及婴儿一般症状较重,致病菌毒性强,应静脉内给予抗生素;⑧一般静脉内给予抗生素 7～10 天,待体温正常、尿路刺激症状消失,可改口服抗生素,疗程需 2～3 周。

关于疗程,大多数人认为 7～10 天为宜,不管感染是否累及肾脏,均可获得满意疗效。但近年有一些学者支持 1～5 天的短程治疗,若为下尿路感染可给予单次大剂量治疗,其效果与 7～10 天疗程相同,且不良反应小、费用低、用药方便。如膀胱炎患者,用单剂治疗可使尿中抗生素迅速达到高浓度,且尿中短时间有高浓度的抗生素比长期低浓度更为有效。而对上尿路感染(如肾盂肾炎),则仍认为应常规使用抗生素 10～14 天或更长。

3.手术治疗

小儿尿路感染,尤其是反复发作的泌尿系统感染,约半数以上同时合并泌尿系统畸形。若经检查明确存在有尿路梗阻,在急性期药物不能控制感染时,应引流尿液(如肾造瘘或膀胱造瘘),待感染控制后再根据病变部位及性质选择外科根治手术。

4.原发性膀胱输尿管反流的处理

2 岁以下的患儿经药物控制感染后,80%的反流可望消失,对严重的反流(Ⅳ、Ⅴ度)或经药物治疗久治不愈反而加重者,应考虑手术矫正。

第十一节　神经母细胞瘤

神经母细胞瘤系胚胎期神经母细胞或原始神经嵴细胞在衍化发育为交感神经节细胞过程中恶变而来,其特点为恶性程度极高、生长迅速、转移早、疗效差。其发病率与 Wilms 病相近或更高,好发年龄为 3～6 岁,50%以上发生在 2 岁以前。肾上腺髓质及全身交感神经节均可发生小儿神经母细胞瘤(NB),但 75%病例原发瘤位于腹膜后,少数在盆腔;20%发生在纵隔,颈部约 5%。男女发病比例为 1.9:1。NB 瘤早期不易发现,临床上就诊时约 70%病例已有转移,故治疗效果不理想。

一、肿瘤生物学特性

1.早期扩散与转移

NB 瘤恶性度极高,早期即可迅速突破包膜侵入周围组织及器官并很快增大,以至于肿瘤已广泛转移却找不到原发瘤。在 6 个月以下婴儿,肿瘤可迅速转移至肝、骨髓和皮肤,构成预后较好的Ⅳs 期 NB 瘤。

2.肿瘤自发性消退

NB 瘤具有自发性消退的生物学特性,肿瘤由恶性—良性—消退而愈,临床上已不乏此类报道。研究发现,有的 NB 瘤内瘤细胞凋亡现象普遍存在,细胞凋亡指数越高,肿瘤内瘤细胞分布越稀疏,预后也越好。因此,推测瘤细胞凋亡可能是促使 NB 瘤自发性消退的重要因素之一。

3.儿茶酚胺代谢异常

NB 瘤细胞的细胞质内含有神经分泌颗粒(儿茶酚胺颗粒)分泌儿茶酚胺,导致血清内其代谢产物香草扁桃酸(VMA)及高香草酸(HVA)含量增高并可由血清及尿液中测出。部分神经节神经母细胞瘤能分泌血管活性肠肽(VIP)而出现顽固性水样腹泻和低血钾。

二、临床表现

1.非特异性全身症状

表现为低热、食欲缺乏、面色苍白、消瘦、体重下降及局部包块、疼痛等。

2.与肿块发生部位相关症状

(1)头颈部:发现一侧颈部肿块,局部淋巴结肿大,Homner 综合征。

(2)眼眶:眼眶出血,眼球突出,上睑下垂。脑部受损可出现视网膜出血、动眼肌肉轻度淤血、斜视等。

(3)胸部:上胸部出现肿块可发生呼吸困难、吞咽困难,诱发肺部感染。若包块出现在下胸部,常无症状。

(4)腹部:腹痛、食欲缺乏、呕吐,可触及腹部包块,压痛;新生儿期神经母细胞瘤常导致肝脏转移,可出现膈肌抬升,引起呼吸困难、呼吸窘迫等。

(5)盆腔:尿潴留、便秘,直肠指检可触摸到骶前肿块。

(6)椎旁:背部局部疼痛及触痛、下肢软弱无力、跛行、肌张力减低、大小便失禁。

3.其他临床表现

(1)儿茶酚胺代谢产物(VMA 或 HVA)异常及相应并发症状,如面色苍白、多汗、头痛、心悸及肾素分泌增多所致的高血压。

(2)血管活性物质增多引起的难治性水样腹泻、消瘦、低血钾。如神经母细胞瘤分泌胃肠激素(血管活性肠肽),则会表现为顽固性腹泻,任何治疗均无效。

三、临床分期

INSS 分期:

Ⅰ期:肿瘤限于原发组织或器官,肉眼完整切除肿瘤,淋巴结镜检阴性。

Ⅱ期:Ⅱa 肿瘤肉眼切除不完整,同侧淋巴结阴性。

Ⅱb 肿瘤肉眼完整或不完整切除,同侧淋巴结阳性。

Ⅲ期:肿瘤超越中线,同侧淋巴结镜检阴性或阳性;肿瘤未超越中线,对侧淋巴结镜检阳性;中线部位肿瘤,双侧淋巴结镜检阳性。

Ⅳ期:远距离转移至骨骼、淋巴结、骨髓、肝或其他脏器。

Ⅳs期:或称特殊Ⅳ期,患者年龄≤1 岁,仅有肝、皮肤或骨骼转移。

四、诊断

在临床诊断及体格检查基础上,还必须结合临床实际进行下列检查:

1.血和尿检查

血细胞计数、电解质、肝功肾功等变化是预后相关因素。血清乳酸脱氢酶(LDH)、神经元特异性烯醇化酶(NSE)和铁蛋白三项指标升高,预后较差。约 95% 的神经母细胞瘤伴尿儿茶酚胺代谢产物异常,HVA 和 VMA 增高有诊断意义,有助于治疗疗效评估及预后预测。也有学者提出,尿中 VMA 可作为神经母细胞瘤的筛查指标。

2.影像学检查

(1)超声检查:精确度高,可为 95% 的原发肿瘤进行精确定位并测量大小。超声检查重复性好、快捷、方便,应当成为神经母细胞瘤诊断的常规。

(2)CT 检查:在超声初步定位基础上,可对患者进行从颈部到盆腔的扫描,可提供详细信息,包括肿块、淋巴结肿大及周围组织浸润、远处转移等。

(3)MRI:可提供血管受累及肝转移精确信息。在原发肿瘤、淋巴结和周围组织浸润及转移病灶的检查比 CT 更为准确。

(4)MIBG 和 PET:近年在神经母细胞瘤的诊断及鉴别诊断中应用[131]I 标记的间碘苄胍(MIBG)扫描及正电子发射体层扫描技术(PET)是对原发性及继发性肿瘤特异性很强的检查。

3.穿刺活检

细针穿刺活检术(FNA)是一项损伤小、效率高的检查技术。如在 B 超引导下进行该项技术,可对神经母细胞瘤的诊断、疾病分期做出具有决定意义的判断。

五、治疗

神经母细胞瘤的主要治疗方法是手术治疗及化疗,必要时行放射治疗。

1.手术治疗

(1)完整切除肿瘤是神经母细胞瘤的最佳治疗方法。Ⅰ期、Ⅱ期病例应行肿瘤完整切除,不残留肉眼可见的肿瘤组织。Ⅲ期病例若能切除 90% 以上瘤体,应进行一期手术切除;若不能行一期切除手术,可术前给予 2～3 个疗程化疗,使肿瘤血管抑制、减少,肿瘤体积缩小,可易于手术分离,为二期完整切除肿瘤创造条件。

(2)原发器官处理:若有可能在不危及生命的前提下切除原发肿瘤器官,如病变累及一侧肾脏,原则上应予以切除。

(3)切除肿瘤组织进一步明确诊断和临床分期,顺利完成治疗。

2.化疗

(1)Ⅰ期、Ⅱ期病例:手术治疗＋术后化疗。

(2)Ⅲ期、Ⅳ期病例:术前 2～4 个疗程化疗＋手术治疗＋术后化疗。

(3)影响化疗的危险因素:神经母细胞瘤分期、确诊时患儿的年龄、MYCN 基因拷贝数、Shimada 组织学病理分类及 DNA 指数五项指标。根据以上五项指标将神经母细胞瘤分为低危组、中危组及高危组。

各组治疗原则如下:

低危组:以完整切除肿瘤为治疗手段,仅在复发时化疗。化疗药物:环磷酰胺、阿霉素。

中危组:手术切除原发肿瘤后采用温和化疗方案。

高危组:大剂量巩固化疗方案。

中危组及高危组采用下列化疗药物:顺铂、依托泊苷、环磷酰胺、阿霉素。

3.放疗

肿瘤完整切除的病例,不做放疗。肿瘤未完全切除或有淋巴结浸润的病例应做放疗,对骨转移的患儿放疗剂量应根据病情适当加大。

第十二节 血管瘤

血管瘤是小儿最常见的软组织良性肿瘤,属先天性脉管发育畸形的错构瘤,肿瘤内血管腔扩张增生并与大血管相通。血管瘤好发于1岁以内小婴儿,发病女性多于男性。血管瘤绝大多数为良性,虽不危及小儿生命,但对功能和面容有一定影响。

一、病理分类与临床表现

按血管瘤的病理结构可分为四型,临床表现各异。

1.毛细血管瘤

(1)红斑痣:也称葡萄酒斑,由皮内毛细血管网增生所致。出生时就已存在,为不规则形状,色泽由橘红到深紫色的斑块,范围大小不一,不高出皮面。好发于面部和四肢,加压时不易褪色,主要影响美容。

(2)草莓状血管瘤:为真皮层毛细血管增生、扩张形成,肿瘤内充满扩张迂回的毛细血管。出生时仅表现为一枚小红点,随年龄增长而扩大,一般在2~8个月时生长最快,1~4岁以后就渐停止增长。肿瘤高出皮面,形状、色泽似草莓故命名之。

2.海绵状血管瘤

海绵状血管瘤位于皮下组织,有的侵入肌肉层,为扩张的静脉窦组成,腔内充满静脉血,腔内层为单层内皮细胞覆盖。肿瘤与供血小动脉及静脉沟通;肿瘤可有完整的包膜,无包膜的血管瘤可侵入周围组织和肌肉层;肿瘤质地较软,表面皮肤多正常,大的肿瘤可侵及半个肢体。

3.混合型血管瘤

混合型血管瘤为毛细血管瘤和海绵状血管瘤混合存在,多发于面、颈和腋窝,四肢和躯干也可发生。肿瘤具有较大的侵犯性,可破坏周围组织和器官,造成面容畸形和功能障碍。婴儿的巨大血管瘤因肿瘤内滞留及消耗大量的血小板,凝血因子Ⅱ、Ⅴ、Ⅶ和纤维蛋白原,导致弥散性血管内凝血(DIC),称为 Kasabach-Merrit 综合征,若处理不当将危及小儿生命。

4.蔓状血管瘤

蔓状血管瘤属先天性血管畸形,由大小不等、迂曲的血管群组成,常存在动静脉瘘。肿瘤常侵犯某一肢体,使患肢增大、增粗形成巨肢。本型常伴皮肤红斑样改变,肢体皮肤温度增高,可扪及搏动,听诊可闻及杂音。肿瘤内发生血栓或感染时可出现患肢疼痛及功能障碍。

二、诊断

血管瘤的诊断不难,根据各型的临床表现即可诊断,如瘤体外观特征(葡萄酒斑状或杨梅状等),压之褪色或缩小;体位试验阳性,扪诊及静脉石,穿刺抽出全凝血(海绵型),扪有搏动感,听诊吹风样杂音,压闭供血动脉及杂音消失(蔓状型)等。若不能确定可行下列检查:

1.细胞学检查

用细针穿刺肿块,抽出血液,或镜下做细胞学检查就可明确诊断。

2.彩色多普勒检查

可显示动静脉血流影像,对诊断血管瘤有较高价值。

3.血管造影

动脉造影可诊断血管瘤与大血管交通位置及动静脉瘘的形态,有助于制订治疗方案。

三、治疗

血管瘤临床表现各具特点,瘤体部位、大小、生长方式、是否伴有并发症以及瘤体毗邻组织器官特点差异很大,很难有一种或数种固定的治疗模式。血管瘤治疗应遵循以下原则:控制瘤体生长、促进瘤体消退、减少并发症、保留器官功能、保护面容美观。

1.观察

90%以上真性血管瘤可以自行消退,因此,多数血管瘤可观察、随访。血管畸形不可能自行消退,应积极治疗。婴儿草莓状血管瘤、海绵状血管瘤、混合血管瘤如面积较小,位于非重要部位是观察、随访的主要适应证。观察不是消极等待,而应是定期、主动随访及评估。如果经过数周观察、随访,瘤体变大、发展迅速,逐渐累及面部及重要组织或器官,或伴出血、有明显出血倾向,应采取积极治疗手段。

2.糖皮质激素治疗

作用机制不完全清楚。主要作用为糖皮质激素引起局部皮肤血管收缩,对抑制血管生成有协同作用,抑制雌激素分泌,能竞争性地与雌激素受体活性物质结合,抑制雌激素生物活性等。

适应证:草莓状血管瘤、海绵状血管瘤、混合血管瘤和各种伴有毛细血管内皮细胞增生的真性血管瘤,以及 K-M 综合征,特别是对处于增生期的血管瘤效果更好。

给药途径:①口服泼尼松 2mg/(kg·d),用药 1～2 周可见肿瘤生长缓慢,停止,逐渐消退,1～3 个月为一疗程。②瘤内注射糖皮质激素,如醋酸确炎舒松、缩丙酮确炎舒松等。缩丙酮确炎舒松 40mg(4mL)加倍他米松磷酸钠 5mg(1mL)混合注入瘤内组织,瘤体多点注射。注射前回抽无血缓慢推注,药物不直接进入血液而进入瘤体间质。一般注射后次日瘤体停止生长,1～2 周体积明显缩小,药物作用时间可维持 4～6 周。6 周左右重复注射,3 次为一疗程,多数病例 1～2 个疗程即可治愈。

糖皮质激素瘤内注射疗效明显,不良反应为激素引起的库欣综合征。巨大瘤体治疗时,分步多次治疗,避免药物一次用量过大。眼眶附近注射治疗时,确保药物不直接进入血液并要缓慢推注,可避免视网膜中央动脉栓塞损害视神经。

3.抗癌药物局部治疗

研究证明,平阳霉素可促进真性血管瘤内皮细胞凋亡,抑制瘤体增生,促进血管瘤消退。平阳霉素现已被广泛地用于临床治疗血管瘤,临床经验证明,平阳霉素与糖皮质激素合用疗效更好。国内外学者应用梅来霉素、长春新碱等治疗血管瘤也有一定疗效。但由于抗癌药物用于治疗良性病变在理论上还有争议,其应用也相应地受到一定限制。

4.硬化剂局部注射治疗

硬化剂瘤体注射疗法历史久远。硬化剂种类繁多,如无水酒精、5%鱼肝油酸钠、奎宁乌拉坦、消痔灵等,但由于其最佳剂量难以控制,常常引起组织广泛坏死、溃烂,最终形成瘢痕,所以其应用明显受到限制。

尿素瘤体内注射治疗较传统硬化剂有明显优点。尿素注射后经代谢形成人体正常代谢产物,毒副作用小、注射方法简单、药物价格便宜,大量病例显示疗效满意。治疗方法:30%～40%尿素,每次1～10mL,局部注射,注射使瘤体颜色变浅即可;2～3次/周,大面积病变者1～2次/日,分部位注射,10～20次为一个疗程,间歇一个月进行第二个疗程。

5.激光治疗

CO_2激光及YAG激光刀手术切除血管瘤可减少出血,瘤体小的表皮血管瘤是较好的适应证。激光治疗的主要不足是治疗后留下明显瘢痕组织,瘤体较大的病例不宜行激光治疗。新型激光治疗仪不断用于临床,针对性更强,疗效更好。

6.手术治疗

手术治疗主要适应证:①血管畸形不会自行消退,药物治疗及局部注射治疗效果不佳时,手术治疗是最佳选择。②注射治疗效果不佳、瘤体不大、不影响美容的真性血管瘤选择手术治疗。③注射治疗效果不佳、严重影响功能的真性血管瘤宜采用手术治疗。较小血管瘤期待观察、随访,面部血管瘤美容要求甚高,巨大血管瘤有多种方法可供选择,而手术治疗血管瘤的病例受更多限制。

7.其他方法

冷冻治疗、放射治疗、微波治疗、高能超声波治疗、中医中药治疗都曾应用于临床,由于治疗方法本身的缺陷,临床应用受到限制。近年生物治疗逐渐兴起,如γ-干扰素、白细胞介素-12等。针对血管发生及血管内皮细胞增生的机制,采用内皮细胞生长因子的抑制因子治疗真性血管瘤,在动物实验疗效显著,有潜在临床价值。

参考文献

1.罗毅.儿外科分册[M].北京:人民卫生出版社,2020.

2.蔡威,张潍平,魏光辉.小儿外科[M].6版.北京:人民卫生出版社,2020.

3.魏克伦,尚云晓,魏兵.小儿呼吸系统常见病诊治手册[M].北京:科学出版社,2020.

4.邵肖梅,叶鸿瑁,丘小汕.实用新生儿学[M].5版.北京:人民卫生出版社,2019.

5.鲍一笑.小儿呼吸系统疾病学[M].北京:人民卫生出版社,2020.

6.魏克伦,李玖军.儿科实用药物速查手册[M].北京:科学出版社,2020.

7.朱翠平,李秋平,封志纯.儿科常见病诊疗指南[M].北京:人民卫生出版社,2019.

8.刘春峰,吴捷,魏克伦.儿科诊疗手册[M].3版.北京:科学出版社,2020.

9.陈超,杜立中,封志纯.新生儿学[M].北京:人民卫生出版社,2020.

10.罗小平,刘铜林.儿科疾病诊疗指南[M].3版.北京:科学出版社,2020.

11.陈大鹏,母得志.儿童呼吸治疗学[M].北京:科学出版社,2019.

12.曹玲.儿童呼吸治疗[M].北京:人民卫生出版社,2019.

13.易著文,吴小川.儿科临床思维[M].3版.北京:科学出版社,2019.

14.王亚平,孙洋.儿科疾病观察与护理技能[M].北京:中国医药科技出版社,2019.

15.赵正言.儿科疾病诊断标准解读[M].北京:人民卫生出版社,2018.

16.罗小平,刘铜林.儿科疾病诊疗指南[M].3版.北京:科学出版社,2018.

17.王卫平,孙锟,常立文.儿科学[M].9版.北京:人民卫生出版社,2018.

18.冯杰雄,魏明发.小儿外科疾病诊疗指南[M].3版.北京:科学出版社,2017.

19.史郭兵,张伶俐,袁洪.儿科专业[M].北京:人民卫生出版社,2017.

20.李玉波,陈敏.儿科疾病[M].北京:人民卫生出版社,2016.

21.毛安定,易著文.儿科诊疗精粹[M].2版.北京:人民卫生出版社,2015.

22.方峰,俞蕙.小儿传染病学[M].北京:人民卫生出版社,2014.

23.黄瑛.儿科疾病诊治的新发展[J].上海医学,2017,40(05):257-259.

24.张晓乐,余艮珍,易永红,等.护理专案改善在提高儿科急诊分诊准确率中的应用[J].护士进修杂志,2019,34(02):145-148.

25.孙树梅.关注儿童流感,重视疫苗接种——AAP感染性疾病委员会《儿童流感的预防与控制建议(2018—2019年)》解读[J].中国全科医学,2019,22(06):621-626.

26.郑旭新,俞月梅,廖金枚,等.磷酸奥司他韦联合蓝芩口服液治疗儿童流感的临床研究[J].现代中西医结合杂志,2019,28(14):1554-1557.

27.郑莉萍,闫安平.幼儿急疹合并热性惊厥的临床分析[J].临床医学研究与实践,2019,4(36):103-105.